LE

CLIMAT DE L'ITALIE.

Paris — Imprimerie de L. MARTINET, rue Mignon, 2.
(Quartier de l'École-de-Médecine.)

LE
CLIMAT DE L'ITALIE

SOUS LE RAPPORT

HYGIÉNIQUE ET MÉDICAL,

PAR

Le docteur ÉD. CARRIÈRE.

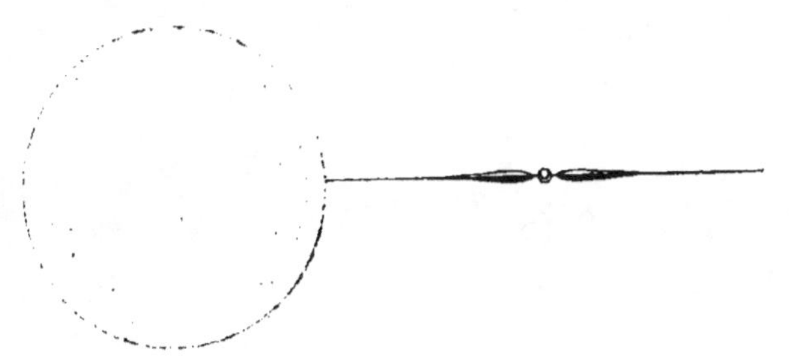

A PARIS,

CHEZ J.-B. BAILLIÈRE,

LIBRAIRE DE L'ACADÉMIE NATIONALE DE MÉDECINE,
RUE DE L'ÉCOLE-DE-MÉDECINE, 17;

A Londres, chez H. BAILLIÈRE, 219, Regent street.
A Madrid, chez C. BAILLY-BAILLIÈRE, Calle del Principe, n° 11.

1849.

AVANT-PROPOS.

Au moment de livrer une œuvre à la publicité, l'auteur éprouve toujours le désir d'en entretenir le lecteur, qui va devenir son juge. Je ne me propose pas cependant de réclamer une indulgence que je ne mériterais pas, si je ne m'étais efforcé de m'en rendre digne.

J'ai parcouru toute l'Italie, et séjourné dans ses villes les plus importantes ; j'ai vécu avec les malades et observé les effets que les divers climats produisaient sur eux ; j'ai consulté l'expérience des médecins du pays et réuni tous les documents dont je croyais pouvoir tirer quelque lumière. Je n'ai pas voulu me renfermer dans les temps trop voisins du nôtre ; les âges anciens m'ont fourni, à leur tour, des renseignements et des faits. Avec ces nombreux éléments, j'avais dans la main de grandes ressources pour un travail de comparaison et de correction entre les divers écrits publiés sur la climatologie italienne. Pour en tirer un utile parti, on comprend qu'un tel travail ne pouvait s'improviser. Je m'y suis consacré en entier depuis les années 1842 et 1843, époque de mon voyage, continuant, par l'activité de ma correspondance avec mes relations de la Péninsule, les recherches que je ne pouvais plus faire directement. Telle est la voie que j'ai suivie pour parvenir à fixer avec quelque précision les influences curatives d'un climat si fréquemment recommandé par les médecins, si ardemment désiré par les malades.

L'étude des climats a un grand attrait par elle-même. C'est une science qui commence et qui provoque à l'exploration, car ses sillons les plus riches n'ont pas encore été mis à découvert. Il y a une raison plus décisive encore. Les conditions sociales qui nous régissent vont lui imprimer un intérêt croissant d'actualité. Il n'existe plus de barrières entre les peuples ; la vapeur et les chemins de fer les ont fait à peu près disparaître, et lorsque les réseaux de voies qui couvrent une partie des surfaces continentales seront complétés,

ces barrières n'existeront plus. Déjà, comme les courants océaniques, de grands courants humains déplacent les populations ; ces
déplacements seront plus importants et plus nombreux à une époque
qui n'est pas assurément bien éloignée. En présence de cette
révolution dans les habitudes de la famille humaine, toutes les circonscriptions territoriales doivent finir par être connues, non pas
seulement sous le rapport de la race qui les habite, des mœurs, des
productions, du langage et des arts, mais surtout sous celui des
climats. Ce qui n'a pas été tenté sur la partie sérieuse et scientifique
de la question ne tardera pas à l'être ; et je n'ai pas voulu compter
parmi les derniers qui obéiront à une telle impulsion.

La Péninsule méritait plus que tout autre pays l'analyse des
conditions et des effets de son climat. Si l'Italie attire pour ses
souvenirs d'histoire et ses œuvres d'art, elle attire aussi pour les
qualités de l'air qu'on y respire. Si elle est la terre des artistes,
des curieux et des rêveurs, elle est aussi celle des malades. Si les
uns vont y demander des satisfactions ou des amusements pour
l'esprit, d'autres, et ils sont en grand nombre, accourent pour essayer de ranimer, sous ce ciel brillant, un flambeau qui s'éteint, le
flambeau de la vie. Bien des écrivains ont tracé les accidents de
la géographie historique, monumentale ou pittoresque du territoire
italien ; il devenait indispensable que quelqu'un entreprît de tracer
les lignes de sa géographie médicale.

Parmi les physiciens, les naturalistes et les médecins, quelques
uns l'ont tenté ; mais les ouvrages généraux ne contiennent que
des éléments d'observation, ou des inductions quelquefois sans
portée et souvent sans utilité pratique. Quant aux ouvrages plus
spéciaux, qui traitent seulement du climat d'un bassin ou d'une
ville, l'impartialité du savant disparaît sous l'enthousiasme du citoyen. Les exceptions qu'on remarque sont rares. On peut dire,
sans encourir aucun reproche, qu'il n'existe aucune analyse sérieuse
et complète du climat italien. A défaut de livres qui le prouvent
avec trop d'éclat, il n'y a pour s'en convaincre qu'à interroger les
malades qui vont hiverner dans la Péninsule, et les médecins qui
leur en recommandent le séjour.

Les médecins ne possèdent que quelques données incomplètes
ou inexactes sur les climats de deux ou trois villes du littoral.

Le reste de l'Italie leur est entièrement inconnu. Hors de ce cercle étroit, ils ne peuvent donner que de banales recommandations, qui livrent le client au caprice de sa liberté, c'est-à-dire au danger de ses incertitudes. Leur formule la plus ordinaire est celle-ci : Allez passer l'hiver en Italie, bien qu'ils sachent parfaitement qu'elle a des climats aussi différents entre eux que ceux de la France ou de tout autre grand territoire.

Les malades, n'arrivant sur la terre étrangère qu'avec des renseignements vagues ou erronés, ne tardent pas à y trouver des mécomptes. Leurs croyances sur l'inaltérable beauté du ciel et la constante douceur de l'air s'ébranlent à la première intempérie. Cette déception en amène bientôt de nouvelles ; car, dans leur ignorance des conditions du climat, ils ne savent pas régler leur vie comme il est indispensable de la conduire pour utiliser le séjour. Si cette situation se continue, il est rare que le désenchantement moral n'exaspère pas les souffrances. Ces malheureux désillusionnés délaissent alors le climat sur lequel ils avaient tant compté, et commencent une course vagabonde à travers les principales villes du territoire, pour y chercher cette terre promise de la santé qui ne brille que pour s'éclipser rapidement. D'autres, moins inconstants, demeurent fidèles au climat qui leur a été prescrit ou qu'ils ont choisi eux-mêmes ; mais la plupart n'en accusent pas moins ce ciel auquel ils reprochent une menteuse renommée. Ces dangers n'existeraient pas, si, toute illusion écartée, une juste part était faite entre les influences favorables et contraires. Elle permettrait aux malades de profiter des bons effets et de se soustraire aux mauvais.

Une géographie médicale de l'Italie restait donc encore à l'état de problème à résoudre ou de sujet à traiter. Elle devait avoir pour résultat de rendre inutiles, tout en profitant des documents sérieux qu'elles renferment, les nombreuses monographies locales, pièces d'une mosaïque aux tons faux et criards, qui réclame impérieusement l'harmonie. Elle devait satisfaire surtout un intérêt d'urgence réclamé par la science et l'humanité, la nécessité de placer entre les mains des médecins un traité qui servît à remplir une lacune jusqu'à ce qu'il en survienne un meilleur, et entre les mains des malades un guide à consulter pour le temps de leur séjour en Italie.

Voilà le programme que j'ai voulu remplir, le but que je me suis proposé d'atteindre. Mon travail resterait infructueux, que je réclame au moins le privilége d'avoir essayé de tracer la route. Qu'on s'y engage après moi, et surtout qu'on y marche mieux, puisque le progrès est dans les conditions de l'esprit humain.

L'époque peut sembler mal choisie pour la publication d'un tel ouvrage. L'atmosphère morale est trop ébranlée pour ne pas interdire aux malades le séjour des villes hospitalières de l'Italie. Mais les événements humains se comportent comme ceux de la nature physique. La tourmente est à son terme, le flot tumultueux des passions va s'apaisant ; et après les grandes commotions, les esprits deviennent plus calmes, comme, après un terrible orage, le ciel reprend sa plus brillante pureté. Que les rêveurs, que les malades ne désespèrent pas : l'Italie va rendre aux uns ses poétiques impressions, aux autres ses douces influences.

On me permettra de terminer par quelques mots dictés par le cœur, et que je ne puis m'empêcher de tracer avant de quitter la plume. Une œuvre de longue haleine est toujours, quelque originale qu'elle soit, une œuvre collective par les encouragements affectueux par les conseils éclairés que l'auteur reçoit de ses amis. Ce concours, que j'ai réclamé bien souvent, et qui m'a soutenu dans mes défaillances, ne m'a jamais manqué. Que je dise à ces amis, dont le nom reste caché dans les plis du cœur, que je suis heureux de leur témoigner ici ma profonde reconnaissance. Il y en a un qu'il faut que je nomme, c'est mon bien-aimé frère, dont le séjour prolongé en Italie m'a été si précieux pour compléter les matériaux que je n'avais pu recueillir pendant la durée de mon voyage. Comme il a une part dans l'œuvre, je ne la lui dédie pas ; mais s'il y a quelque mérite à l'avoir faite, j'en partage fraternellement avec lui tout l'honneur.

Dr ÉDOUARD CARRIÈRE.

LE CLIMAT DE L'ITALIE

HYGIÉNIQUE ET MÉDICAL.

PREMIÈRE PARTIE.

CONSIDÉRATIONS HISTORIQUES SUR LE CLIMAT DE L'ITALIE.

La place qu'occupe l'Italie sur le globe lui donne une importance que ne partagent pas la plupart des autres régions du continent européen, et explique la destinée du peuple qui l'habite. Située entre le 37ᵉ et le 47ᵉ degré de latitude boréale, jouissant d'une température mitigée, et abordable presque sur tous les points, à cause de la vaste étendue et du facile accès de ses côtes, elle semble être le centre naturel des relations de tous les peuples entre eux. Vitruve, qui a célébré en artiste cette favorable situation de l'Italie, dit qu'elle a été placée où elle est, pour vaincre les méridionaux par la force et soumettre les septentrionaux par l'intelligence (1). Cette appréciation, très juste sous le rapport historique, puisqu'elle exprime la double influence qu'a produite le

(1) *De archit.*, l. I.

1

monde romain, veut dire aussi, dans la pensée de l'auteur, que la race était mixte comme le climat, et que si les anciens maîtres de l'Italie possédaient la force qui soumet et la pensée qui civilise, le ciel et le sol réunissaient par une heureuse alliance les effets toniques du nord aux énervantes influences du midi. L'opinion de Vitruve était partagée par toute l'antiquité. La terre heureuse de l'Italie, qui n'avait à redouter ni les froids extrêmes de la Germanie, ni les ardeurs brûlantes du soleil de l'Égypte, était la terre d'élection entre toutes les autres; et il n'y en avait aucune ou sur les côtes de la Grèce, ou dans les régions de l'Occident, qui pût lui être préférée. De tels avantages, qui furent exagérés peut-être à l'époque où Rome brillait de toute sa splendeur, attirèrent les barbares sur le sol de la Péninsule. Tout le luxe, tous les monuments, toute la puissance de la métropole et de l'Italie disparurent devant eux; mais le climat resta. Il est devenu de notre temps un sujet d'étude et d'application, et la médecine a pu le mettre au nombre des moyens d'action qu'il emploie pour combattre les maladies.

Il ne faut pas croire cependant que l'étude des climats soit une science nouvelle; elle remonte aux premiers âges de la médecine, et la Grèce en a solidement posé les fondements. Mais à cette période primitive, pendant laquelle notre science connaissait si bien l'art difficile d'observer, on se bornait souvent à la formule sans arriver jusqu'aux applications. Ainsi, on n'ignorait pas que l'air épais de la Béotie n'était pas favorable à l'activité de l'intelligence; on savait que Crotone, sur le golfe Ionien, faisait de vigoureux lutteurs; on assignait enfin à telle ville ou telle région, de préférence à d'autres, des influences qui nuisaient aux qualités de l'âme ou aidaient à leur développement; et on ne songeait pas à placer les constitutions irritables sous le ciel de la Béotie, ou à recommander aux organisations épuisées le séjour qui semblait avoir le privilége de retremper les forces ; enfin on ne savait pas distribuer les malades dans les lieux qui pouvaient faire office de médicament et contribuer à l'œuvre de la guérison. Il n'y avait qu'un pas à faire, et on ne le fit pas ; ce progrès était réservé à d'autres sièc'es. Rome imita ses devanciers ; elle mit à profit, dans une certaine limite, les idées qu'elle avait reçues de l'Orient, en y ajoutant un peu des siennes, sans marcher davantage vers le but auquel il paraissait si facile de toucher. L'ancienne bibliographie médicale porte, il est vrai, des traces plus ou moins indirectes de quelques idées sur ces propriétés thérapeutiques des climats ; mais elles méritent à peine d'être notées (1). Toutefois, les Romains, qui trouvaient l'Orient trop chaud, l'Occident trop froid, et qui n'avaient des louanges que pour la Péninsule et les bords du Tibre, où trônait, à quelques milles des flots azurés de la mer Tyrrhénienne, la métropole du monde ancien, ces Romains ont dû s'occuper du climat de l'Italie. Médecins, poëtes, historiens, l'ont fait ou dans des livres, ou dans des lettres familières, ou sous la forme poétique. On peut compter au premier rang Pline, Caton, Varron, Cicéron, Palladius et Columelle, qui, en traitant de la culture des terres ou de l'histoire naturelle du sol, ont donné des détails sur les conditions générales du ciel et les caractères variés des saisons ; mais ils ne sortent de ces questions de météorologie que pour chanter des hymnes en l'honneur de la patrie : c'est surtout ce qu'y trouve le médecin. Pour atteindre à la première pensée qui ait paru se fixer sur les propriétés médicales du climat péninsulaire, il faut quitter l'antiquité et aborder le moyen âge.

L'époque de laquelle je veux parler est cette période si entraînante de l'histoire qui vit l'Occident se ruer sur l'Orient, à la voix vénérée des papes, pour y conquérir les

(1) Ideler, *Meteorologia veterum Græcorum atque Romanorum.* Berolini, 1832, in-8.

lieux où se passèrent les grands faits de notre religion. La médecine était alors très cultivée en Italie, dans les écoles monacales du mont Cassin et de Salerne. Et au retour des croisades, qui ne furent pas toujours légitimées par le succès, les médecins formés dans ces deux centres d'instruction reçurent les blessés et les infirmes. Salerne surtout, qui était sur le chemin le plus direct de la Terre-Sainte, pour les croisés d'Espagne, de France, et même des pays plus septentrionaux, servit d'ambulance à ces débris des siéges de Jérusalem et des combats de la Palestine. L'école de cette ville jouissait déjà d'une grande renommée; mais elle augmenta par les cures qu'elle fit sur ses nouveaux clients. Comme la plupart de ces blessés n'appartenaient pas à la classe vulgaire des hommes d'armes, mais aux princes qui marchaient à leur tête, ces guérisons merveilleuses eurent un grand retentissement; et l'opinion réunit, dans l'interprétation qu'elle leur donna, l'influence salutaire du climat à la rare habileté des artistes. Le climat fut si bien apprécié, en effet, par les soldats de la croisade, que même ceux qui n'avaient pas besoin des secours de l'art s'oublièrent à Salerne au milieu des charmes d'un agréable repos, et que quelques uns, renonçant à leur patrie, y fixèrent leur demeure. Cet événement a-t-il été le signal de ce progrès de la science qui a attribué au climat italien des propriétés curatives? a-t-il imprimé aux recherches une impulsion vers ce but? On peut admettre cette hypothèse; car il serait difficile de nommer l'œuvre où cette nouvelle interprétation de l'influence du climat est indiquée d'une manière un peu précise. Si même il y en a une qu'on puisse citer, n'est-ce pas le traité poétique d'hygiène (1), seul héritage que l'école italienne ait légué à la postérité médicale, et où l'action des choses extérieures sur l'homme est si nettement

____

(1) *Regimen medicinæ Salernitanæ.*

formulée? On n'y voit rien, il est vrai, qui mette en cause directement le climat de Salerne, ou le climat général de l'Italie, sous le rapport thérapeutique ; mais ne dirait-on pas que cette médication commence à poindre, et qu'on touche au moment de son entière manifestation?

On atteignait le but ; malheureusement, en science comme en toute chose, le but ne paraît jamais plus loin que lorsqu'on croit en être le plus près. Des événements agitèrent de nouveau le sol de la Péninsule, qui a été foulée pendant tant de siècles par de si nombreuses invasions ; les écoles se dépeuplèrent d'élèves, elles perdirent peu à peu l'autorité qu'elles avaient acquise, et il ne fut plus question pendant quelques siècles du problème fécond dont le germe avait été déposé. Mais la vie n'avait fait que se suspendre pendant cette période, elle ne s'était pas éteinte. Un jour vint donc où les études médicales, et même les études climatologiques, furent reprises avec honneur. Ceux qui se sont occupés de l'histoire de l'art de guérir savent qu'à la renaissance de la science on s'adonna surtout à l'étude des épidémies qui avaient exercé l'esprit des médecins grecs. En Italie, ce genre de travaux devait même avoir la préférence sur les autres, car la Péninsule avait été, même du temps des Romains, en proie à ces fléaux terribles qui sévissent sur les populations ; et depuis qu'elle avait été couverte de ruines, ces maladies revenaient par intervalles et semblaient puiser une nouvelle énergie dans les conditions insalubres de quelques parties du sol. On se livra donc à l'analyse des effets en même temps qu'à l'étude attentive des causes ; et ces travaux qui naissaient de la nécessité donnèrent des notions plus précises sur l'état du sol, sur les qualités de l'air, sur l'influence des vents , et sur les relations de toutes ces données avec les effets physiologiques ou morbides qu'elles déterminaient sur l'homme. Beaucoup d'entre eux ne nous sont pas peut-être parvenus, mais nous en possédons qui ont résumé merveilleusement les connaissances du temps touchant ces questions d'un si grand intérêt. Je dois citer en tête les deux mémoires de Lancisi sur le climat romain (1), où certainement rien ne manque ni sous le rapport de l'étendue des détails, ni sous celui de la portée des aperçus. Cette publication, qui eut lieu dans le passage du XVIIe au XVIIIe siècle (Lancisi était médecin de Clément XI, qui fut intronisé en 1700), fait d'ailleurs connaître suffisamment l'esprit qui inspirait l'époque. On entrait dans l'ère de la recherche expérimentale et de l'application pratique, au milieu de laquelle la science vit toujours. L'Italie se distingua dans cette nouvelle période de l'évolution de l'esprit humain. On ne doit pas oublier, en effet, qu'elle produisit successivement Galilée, Torricelli, Galvani et tant d'autres illustrations de divers genres, qui contribuèrent à faire connaître les forces de la matière autant par les théories que par les instruments d'appréciation dont ils furent les inventeurs. Alors la chimie, la physique, commencèrent à faire des progrès réels ; la géologie vint plus tard grossir le cortége ; la météorologie puisa à son tour dans toutes les sciences pour essayer de s'organiser ; enfin il fut permis de poursuivre des observations avec suite, de les constater avec justesse, et d'avoir sous la main les données les plus importantes des principaux phénomènes d'action et de réaction dont l'ensemble constitue un climat. Les difficultés étaient aplanies pour parvenir à appliquer aux maladies le traitement de l'air et des lieux. Avec les sciences physiques, on dissipait une partie de l'ombre qui dérobait la nature de certaines causes ; avec l'hygiène, la physiologie, et même la thérapeutique, on obtenait dans une limite la raison des influences qu'il m'est permis de nommer, je crois, la mécanique des effets. Voilà où nous en sommes

(1) Lancisi, *De nativis cœli romani qualitatibus. — De adventitiis cœli romani qualitatibus.*

aujourd'hui. Le problème de la climatologie s'est simplifié pour nous en devenant plus complexe.

Qu'a-t-on fait, toutefois, avec ces nombreux éléments dont on avait la libre disposition et la facile intelligence? On a dressé, en Italie, des tableaux climatologiques qui ne se rapportent qu'à une ville ou à un territoire limité. On pouvait faire cependant, en se renfermant dans ce cercle, d'utiles monographies; mais, en excluant les vues d'ensemble, on s'est exposé aux erreurs d'application, et même on a rarement su les éviter. Ces travaux ont sans doute un bon côté; malheureusement ils sont écrits à ce point de vue dithyrambique qui célèbre outre mesure l'efficacité curative de la ville natale, et la place en antagoniste des villes qui ont la même prétention. Ce sont des pièces au procès, où l'alliance de la vérité et de l'erreur, de l'observation juste et des illusions enthousiastes, est tellement intime, que, tout en discernant les uns des autres, il est souvent difficile de les isoler entre eux. Il y en a cependant, ce sont les plus rares, où le culte de la patrie ne nuit pas à la sincérité scientifique. De cet ordre sont deux monographies, de Naples (1) et de Nice (2), qui méritent de grands éloges, bien que la première soit trop médicale et que la seconde ne le soit pas assez; il est fâcheux de ne pas pouvoir en nommer beaucoup d'autres. On peut dire aussi que les climatologies qui embrassent la Péninsule tout entière n'existent pas. Le docteur J. Clark (3) s'est borné à réunir dans son livre des chiffres plus ou moins exacts et des monographies presque toujours insuffisantes. Le docteur Barzelotti, de Pise (4), a au moins fait quelque chose d'original; il a dressé une carte

---

(1) De Renzi, *Topografia e statistica medica della città di Napoli.*

(2) Roubaudi, *Nice et ses environs.*

(3) Clark, *The sanative influence of climate.* 4ᵉ édition, London, 1846, in-8.

(4) Barzelotti, *Avvisi agli stranieri che amanno di viaggiare in Italia*, etc.

divisée en catégories de climats, où chacune d'elles est représentée par une nuance particulière; mais ce travail n'est qu'ingénieux. Quant au texte du livre, le dithyrambe y trouve aussi sa place, et il ne présente, du reste, qu'une sorte de guide utile à tout le monde, excepté aux malades qui auraient le désir de le consulter. Reste une œuvre volumineuse publiée bien antérieurement à ces deux ouvrages tout modernes, et dont l'auteur est un Français; on est fort surpris, en la feuilletant, de n'y trouver rien de ce qu'on y cherche. Thouvenel, c'est son nom, n'entre ni dans les détails utiles, ni dans les applications pratiques; il place la scène loin de la terre et dans les régions des nuages, où tous les rôles sont dévolus aux fluides gazeux et à l'électricité (1). Une climatologie générale de la Péninsule italienne reste donc toujours à faire; la lacune qu'elle laisse dans la science n'est pas encore remplie.

Je crois que les documents ne manquent pas pour entreprendre un pareil travail et même pour réaliser les principales conditions qu'il impose. Outre les ouvrages de physique terrestre et de climatologie qui ont été publiés en France, sans compter les documents que la science agricole a fournis pour l'appréciation des climats, l'écorce du territoire péninsulaire est parfaitement connue depuis les travaux de l'illustre géologue Pilla et d'autres savants ses compatriotes, parmi lesquels il faut compter M. de Collegno, qui a dressé une excellente carte géologique de l'Italie. Pour ce qui regarde les autres données du climat, il s'est fait aussi des progrès analogues. Je m'abstiens d'en parler, car je saurai m'en occuper plus tard. Ainsi ce travail est possible; les difficultés ont diminué, les facilités augmentent; mais il est surtout nécessaire, car les monographies ne peuvent présenter une exactitude véritable, dans l'analyse des

---

(1) Thouvenel, *Le climat de l'Italie*. Vérone, 1707, 4 vol. in-8.

données du problème et de ses effets sur l'organisation saine
ou malade, qu'à la condition de les rattacher à des points de
vue généraux. Il faut, pour que ces descriptions particulières puissent avoir un but pratique qui ne trompe ni le
malade ni le médecin, qu'elles forment les chapitres d'un
livre, ou, en d'autres termes, le développement successif
d'une même pensée. Cette opinion peut paraître exagérée ;
mais, en y réfléchissant, il est, ce me semble, impossible
de ne pas reconnaître qu'elle résulte de faits incontestables. N'y a-t-il pas des influences générales, comme les
vents, comme la température, qui s'exercent sur une grande
étendue? Les premiers, en traversant un vaste continent,
n'y contractent-ils pas des qualités ou des conditions dont
les effets peuvent se manifester à des distances considérables ? et, pour bien apprécier ces effets, ne faut-il pas connaître les circonstances qui les déterminent? La seconde ne
se modifie-t-elle pas suivant des causes qu'il ne faut pas chercher souvent parmi les causes locales, si l'on ne veut pas
se tromper touchant les phénomènes dont on poursuit l'explication? Cela est vrai d'une manière absolue ; c'est incontestable si on l'applique particulièrement au territoire de la
Péninsule. En voici la raison. Cette surface, qui, des bords
de la Brenta, s'étend jusqu'à l'extrémité des Calabres, loin
d'être divisée en une série de bassins indépendants, présente une sorte d'uniformité qui établit une mutuelle dépendance dans toutes les parties. Ce sont des côtes qui s'articulent parallèlement à une chaîne de montagnes dont la
direction ne change qu'aux deux extrémités de son parcours.
Ces côtes correspondent à des mers assez étendues ; et si
l'on peut dire que le plan topographique de la Ligurie et
celui du royaume Lombardo-Vénitien sont différents de celui
du reste de la Péninsule, le territoire lombard n'est-il pas
ouvert sur l'Adriatique, et le littoral ligurien ne borde-t-il
pas la Méditerranée? Il faut donc, surtout quand il s'agit

de l'Italie, étudier les influences générales, pour parvenir à être exact dans les appréciations plus circonscrites. Les premières rendent compte des secondes et écartent par anticipation l'erreur dans laquelle on serait inévitablement tombé, si l'on avait cru pouvoir se passer de ces importants préliminaires. Quand le sort des malades est en cause, quand on veut éclairer ces nombreuses caravanes d'êtres souffrants qui quittent souvent la patrie avec la triste pensée qu'ils laisseront peut-être leur dépouille sur la terre étrangère, il convient, pour bien faire, de ne rien laisser derrière soi des données essentielles du problème, si l'on ne veut pas se préparer des déceptions en même temps que des regrets.

Pour procéder avec ordre et logique, il n'y a point d'autre division à adopter que celle d'Hippocrate (1). Quelques progrès qu'ait faits la science depuis cette époque, il faut toujours commencer par cette inévitable trilogie : l'air, les eaux, les lieux : seulement, elle a perdu de sa simplicité originaire. Chacun de ses éléments forme aujourd'hui un faisceau de données nombreuses qui exigent, suivant leur valeur relative, leur part de développement. Ainsi, les lieux comprennent la forme du territoire, son orientation, sa composition géologique, les transformations chimiques qu'il peut offrir, les caractères généraux de la végétation, ces indices des qualités de la terre et de l'influence du ciel. Les eaux, qu'il faut étudier dans leur nature et dans leur distribution autour des continents et sur le sol lui-même, doivent être appréciées aussi sous cette forme météorique qui les condense après les avoir réduites à l'état de vapeur, et joue un rôle si actif dans les conditions du climat et dans les changements diurnes qu'il éprouve. L'air renferme toute l'histoire, du reste imparfaitement connue, des mouvements de l'atmosphère et des réactions qui s'opèrent dans les profon-

______

(1) Voyez *OEuvres complètes d'Hippocrate*, traduction nouvelle par **E. Littré. Paris**, 1840, t. II. p. 13 et suiv.

deurs de ce fluide avec le concours de l'électricité, du calorique, des matières gazeuses et des données inappréciées
encore qui nagent invisibles au milieu de cet océan lumineux. En ajoutant à tous ces ordres de causes l'homme ou
la race qui en est modifiée et porte la trace plus ou moins
profonde de leur puissance, mais qui les modifie à son tour,
les conditions principales du problème seront groupées dans
la mutualité et dans l'ensemble de leurs rapports. Avec
l'analyse de cette action complexe qui s'exerce et se distribue sur toute la surface du sol italien en variant ses caractères, en laissant prédominer les uns pour laisser s'effacer
les autres, on trace les grandes lignes du tableau, et il
devient moins difficile de ne pas s'égarer plus tard dans
l'exécution des détails de l'œuvre.

CHAPITRE PREMIER.

TOPOGRAPHIE, GÉOLOGIE ET CONDITIONS AGRICOLES DU TERRITOIRE.

Je préfère la comparaison dont se sert Pline, pour donner une idée de la configuration du territoire italien, à celle
qu'a fait adopter l'usage vulgaire. Il dit que la Péninsule
ressemble à une feuille de chêne étroite et longue, ce qui
est plus élégant et même plus exact que de la comparer à
une botte dont la pointe pousserait la Sicile dans la mer.
Cette feuille aux contours découpés exprime assez bien, en
effet, la longue série de baies, de golfes et de promontoires
qui accidentent la côte dans toute son étendue; et même,
si l'on voulait pousser plus loin la comparaison, on pourrait dire que la nervure qui divise la feuille dans sa longueur représente également cette chaîne importante de
l'Apennin qui divise dans le même sens la région maritime

de l'Italie. J'ai nommé, en faisant ce rapprochement, les deux éléments principaux de la topographie, les côtes et les montagnes, celles-ci qui jouent un rôle important, par leur disposition, sur les mouvements de l'air et les divers états de l'atmosphère, les autres qui exercent une grande influence sur la température et caractérisent en grande partie le climat.

Les côtes qui affectent à peu près une direction parallèle, ne sont pas exactement tournées vers l'orient pour celles qui se découpent sur la mer Adriatique, vers l'occident pour celles qui dessinent leurs sinuosités sur la Méditerranée; l'orientation exacte est au nord-est pour le premier littoral, et au sud-ouest pour le second. Renfermé entre ces deux lignes à peu près parallèles, l'Apennin suit la direction du nord-est au sud; mais la chaîne de montagnes qui se prolonge jusqu'à l'extrémité méridionale de la Péninsule ne remonte pas jusqu'à ses limites septentrionales : l'Apennin est le système de l'Italie maritime, les Alpes forment en grande partie celui de l'Italie continentale. Chacune de ces deux régions mérite donc une description particulière. Dans la région continentale, les Alpes couvrent le Milanais au nord depuis la hauteur de l'ancienne Aquilée jusqu'au lac de Genève; c'est le mur de granit qui sépare le royaume Lombardo-Vénitien de l'Autriche sa suzeraine. Elles se dirigent ensuite vers l'occident, pour se continuer jusqu'au col de Tende; et enfin elles coupent l'Apennin, qui remplit de ses cimes l'espace compris entre le comté de Nice et la Toscane. L'Apennin et les Alpes ont concouru par conséquent à former les trois côtés d'un carré qui n'est libre que vers l'orient, c'est-à-dire dans la direction de la mer Adriatique. Cette plaine, très arrosée, très populeuse, très féconde, comprend, avec le Milanais, une grande partie du domaine papal. A la frontière supérieure de la Toscane finit l'Italie continentale et commence l'Italie maritime : dans cette région l'économie du territoire va changer. En effet, l'Apennin, qui a suivi la marge du golfe de Gênes depuis la frontière sarde jusqu'au centre de l'Italie, se replie brusquement pour former la nervure de cette feuille de chêne aux découpures multipliées qui figure, d'après Pline, le territoire péninsulaire. Tantôt elle s'éloigne, tantôt elle se rapproche des côtes ; et avant de finir, en se bifurquant, à l'extrémité méridionale du royaume de Naples, dont les limites se découpent sur la mer d'Ionie, elle détache de sa masse des prolongements latéraux, comme la chaîne campanienne ou les montagnes de Gaëte. L'Apennin divise donc la Péninsule en deux régions opposées, celle qui appartient à la mer Adriatique et celle qui touche à la Méditerranée. Sauf les exceptions qui résultent des conditions particulières que je viens de signaler, la partie maritime de l'Italie peut être divisée en deux zones latérales où s'exercent librement des influences contraires.

Les zones occidentale et orientale de la chaîne apennine qui s'étendent en plaines stériles ou ne forment qu'une étroite lisière entre les montagnes et la mer, se distinguent l'une de l'autre par une condition très importante ; elles diffèrent sous le rapport du niveau. La première, c'est-à-dire la zone occidentale, forme dans beaucoup d'endroits une plaine basse sur laquelle les eaux courantes ne trouvent pas un facile écoulement, et qui favorisent l'épanchement des eaux marines et de celles qui viennent de l'intérieur. La seconde, au contraire, affecte plus souvent (je ne parle pas de la Lombardie, mais seulement de l'Italie méridionale) la disposition en amphithéâtre, et le bord, au lieu de finir en plaine, s'élève au-dessus du niveau de la mer (1). Cette différence dans la topographie est très importante, car elle en établit une très grande dans les conditions re-

____

(1) Aut. Salvagnoli medico, *Statistica medica delle maremme Toscane.*

latives de la salubrité. Les épanchements marécageux se forment sur les parties du sol dépourvues de déclivité, et qui continuent dans les terres la dépression du littoral maritime. Avec le concours de la chaleur et d'autres influences que j'analyserai plus loin, un mouvement s'opère dans la masse liquide, et ce travail intérieur, assez imparfaitement analysé jusqu'ici, donne en résultat des émanations miasmatiques qui font régner endémiquement la fièvre intermittente avec tous ses dangers et toutes ses complications. Le rivage occidental présente beaucoup de ces espaces marécageux qui, heureusement pour l'hygiène publique de l'Italie, se réduisent au lieu de s'étendre. L'homme a compris qu'il était né pour dominer la puissance de la nature; et les princes italiens, à la tête desquels il faut placer le grand-duc de Toscane, qui a pris le premier l'initiative de cette lutte de l'intelligence contre les forces mortes des éléments, travaillent avec ardeur à restituer au territoire ce que des conditions défavorables, jointes à la négligence et à l'abandon, lui avaient fait perdre depuis bien des siècles. La rive orientale de l'Apennin, pas plus que celle de la mer Ionienne, n'est entièrement à l'abri des mêmes effets; mais cette sorte de dégradation topographique se développe sur un plus grand espace le long du littoral de la Méditerranée.

Si la dépression du rivage italien présente des inconvénients, ses irrégularités multipliées, ses profondes découpures produisent des avantages. Les climats maritimes jouissent des plus douces influences relativement aux climats continentaux. Cette douceur, qui se lie à l'état hygrométrique de l'air et à l'uniformité de température des mers, est en raison de la sinuosité des côtes, ou, en d'autres termes, de leur développement absolu. Plus le littoral présente ces caractères, plus les extrêmes de la température se rapprochent; moins il fait froid en hiver, moins il fait chaud en été. L'Europe est plus favorisée de ce côté qu'aucun pays du monde ; or, en Europe, il y a deux régions qu'on peut placer sous ce rapport au-dessus de toutes les autres : l'une, c'est l'Angleterre avec les îles de sa dépendance ; l'autre, c'est l'Italie depuis la Toscane jusqu'aux Calabres. La première doit à ces conditions une moyenne hibernale qui, même à 62° de latitude, celle des îles Féroë, n'est jamais descendue au-dessous de zéro (1) ; l'autre doit au moins en grande partie aux mêmes influences, le chiffre élevé de sa moyenne d'hiver.

Quelque favorables que soient les conditions d'exposition de périmètre et de surface pour constituer un bon climat, elles doivent se compléter par un autre dont le concours est nécessaire. Avec la latitude, l'orientation , une direction déterminée des montagnes et le voisinage des mers, on a un climat doux, mais on peut ne pas avoir un climat sain. La salubrité ne dépend pas seulement en effet de la hauteur du sol relativement aux eaux qui entourent ou parcourent le territoire, elle résulte aussi de la nature des couches minérales qui forment les terrains. Pour l'Italie, cette question, à la fois géologique et chimique, mérite surtout d'être étudiée, car on sait déjà qu'il existe à sa surface des centres nombreux d'émanation miasmatique qui frappent sur la population un terrible tribut.

Avant que la géologie fût parvenue à faire l'analyse de l'écorce du globe, on ne désignait souvent les terrains que par la couleur. C'est ainsi que procède Lancisi en parlant des terres des marais Pontins ; il les appelle terres noires , et il trouve dans ce caractère l'indice de l'influence morbigène dont elles pénètrent l'air (2). Aujourd'hui il est au moins permis de rattacher les faits à des causes plus sé-

(1) Kaemtz, *Cours de météorologie* , trad. par Ch. Martins. Paris, 1843, in-12.
(2) Carte des marais Pontins, dans le 1er volume de ses œuvres.

rieuses ; la géologie et les sciences qui lui servent d'auxiliaires nous ont conduits là. Je n'entrerai cependant pas
dans des détails qui finiraient par m'écarter de mon but,
avec d'autant plus de raison que dans chaque chapitre je par-
lerai de la constitution du sol de la localité dont ce chapitre
traitera ; je ne veux jeter qu'un coup d'œil général sur les éléments qui forment la construction physique de la Péninsule,
et indiquer en même temps quels sont ceux qui favorisent
l'insalubrité et ceux qui entretiennent l'état contraire.

En commençant par les points culminants, on trouve
le granit dans les régions supérieures des Alpes et du système apennin. Sur les versants, et quelquefois à une distance assez considérable dans les terres, paraissent les calcaires qui appartiennent à la formation secondaire, comme
le calcaire jurassique et ses autres variétés. Ces roches sont
très compactes, présentent un grain fin et serré, et résistent à la décomposition pendant de longues séries d'années.
Leur gisement existe jusqu'à la limite formée par la ligne
de Bergame, Brescia, et Vérone dans le nord du Milanais.
On le voit se reproduire dans les lieux les plus connus
sous le rapport de la pureté de l'air, comme le gracieux
golfe de Gaëte, les coteaux ombreux d'Amalfi, et enfin dans
les campagnes moins visitées du voyageur qui s'étendent
depuis Policastro jusqu'au littoral de la mer Ionienne (1).
La vaste plaine du Milanais repose sur une épaisse couche
de craie qui suit la bordure orientale et occidentale de
l'Apennin, et a pour limite méridionale le voisinage des
frontières des États napolitains. Cette zone crayeuse est
recouverte par un diluvium plus ou moins puissant et par
des dépôts plus modernes, dont les matériaux alimentent
la magnifique végétation de cette partie du territoire italien. Depuis Turin jusqu'aux confins extrêmes des Cala-

____

(1) Tchihatcheff, *Coup d'œil sur la constitution géologique des provinces
méridionales du royaume de Naples.*

bres, les collines et les divers accidents du sol qui bordent les côtés de la grande chaîne péninsulaire, portent un terrain d'origine lacustre et marine qui a reçu le nom de terrain sub-apennin. Cette formation, qui supporte les dernières alluvions, est pénétrée par des échantillons de la vie organique, dont les analogues existent encore pour la plupart, et se compose d'agrégats très peu solides et d'une grande variété de structure. Elle présente, en effet, des grès à coquilles, des lignites, débris de la végétation d'une époque pendant laquelle nos continents achevaient de se constituer, des travertins qui ont servi aux constructions des temples de Pœstum, et à celle des basiliques de Rome, des marnes grossières ou plastiques, des argiles, des sables, etc. (1). Or, toutes ces roches poreuses, ou ces terres plus ou moins argileuses, ont une grande affinité pour l'eau (2) ; elles s'en pénètrent, elles s'en saturent, à l'exception des sables qui la laissent filtrer ; et si cette condition est très favorable à la végétation dans une certaine limite, elle peut donner lieu, avec le concours de la chaleur, à des réactions qui doivent nuire à la bonne composition de l'air.

Avec ces terrains de nature si diverse sous le rapport de l'ancienneté comme de la constitution, il y en a d'autres qu'on pourrait appeler accidentels, et qui ont une assez grande influence sur le climat ; ce sont les terrains volcaniques. Ils n'existent pas seulement sur le territoire et dans une des îles du golfe de Naples, où ils ont conservé, même sans parler du Vésuve, une certaine activité ; on les retrouve encore dans la campagne de Rome et dans la plaine aux sept collines. Dans les États-Romains, ils s'étendent depuis Aquapendente jusqu'à Nettuno, sur la lisière maritime et septentrionale des marais Pontins, c'est-

____

(1) **De Collegno**, *Carte géologique de l'Italie.*

(2) **MM. Becquerel et Ed. Becquerel**, *Éléments de physique terrestre et de météorologie.* Paris, 1847.

à-dire jusqu'aux maremmes du territoire étrusque. Cet espace comprend toute la campagne que traversent les eaux bourbeuses du Tibre pour se rendre à la mer, et cette plaine triste et accidentée, au fond de laquelle s'élèvent les dômes de la ville éternelle. Après Terracine, qui ferme les marais Pontins du côté du midi, et les montagnes secondaires de Gaëte, les terrains volcaniques reparaissent pour constituer les champs Phlégréens qui occupent l'espace renfermé entre la face occidentale de l'Apennin, la chaîne Campanienne du long promontoire terminé par le cap de Minerve, et enfin les plages tyrrhéniennes. Les productions volcaniques des États-Romains consistent principalement dans des tufs et des matières poreuses qui tombent facilement en décomposition ; l'action du temps et de la culture les change en une sorte de matière blanche qui se mêle à la terre végétale et aux détritus organiques qui couvrent le sol. Celles des champs Phlégréens présentent une plus grande variété de structure. La lithologie du Vésuve et des autres volcans d'Ischia, des environs de Pouzzoles et des campagnes du Labour, forme en effet une riche et curieuse galerie où de nombreux cristaux brillent dans les substances les plus diverses sous le rapport de la densité qui les distingue et des nuances qui les colorent. Les déjections les plus résistantes aux agents naturels comprennent seulement les différentes espèces de lave ; il y en a même qui s'altèrent dans un temps assez court. Les autres sont des tufs, des scories, qui ne tardent pas à perdre les conditions physiques qui les caractérisent. Les réactions qui s'opèrent dans ces matières fournissent des produits de plus d'une nature, comme des émanations sulfureuses par exemple. Ces émanations même se produisent spontanément et par masses dans le cratère du Vésuve, à la solfatare de Pouzzoles, et sur d'autres points plus ou moins circonscrits des champs Phlégréens. Quels sont les effets qui en résultent pour les

saines conditions de l'air? rendent-ils ce fluide plus excitant, plus électrique, ou moins salubre? Ce sont des questions trop importantes pour ne pas les reprendre plus tard ;
mais, pour le moment, il suffit d'établir que la structure des
terrains volcaniques favorise bien plus le travail de la décomposition que les terrains les moins compactes qui se
sont formés pendant le cours des périodes régulières des
âges géologiques.

L'altération que les forces de la nature peuvent déterminer sur les roches dures, les transformations qu'elles peuvent faire subir à leurs éléments procèdent, en effet, avec
la plus grande lenteur. Ainsi le granit ne change d'état,
dans une certaine épaisseur, qu'après un laps de temps
extrêmement considérable. M. Becquerel a trouvé, en comparant les altérations des pierres granitiques de la cathé-
drale de Limoges, dont la construction remonte à quatre
siècles, aux altérations profondes d une carrière voisine, il
a trouvé, dis-je, que ce travail comprendrait une période de
quatre-vingt-deux mille ans (1). M. Jomard, en visitant les
carrières de la Thébaïde, a remarqué des empreintes de
ciseau qui conservaient toute leur fraîcheur, bien qu'elles re-
montassent à trente siècles. J'ai vu les temples de Pœstum,
qui sont de travertin, dont la structure est très poreuse ; ils
ne présentent aucune altération, à l'exception d'un changement dans la couleur, qui les a couverts d'une teinte jaune
d'or de l'effet le plus merveilleux : on sait que leur construction date de quelques siècles avant l'ère chrétienne. Je puis
comparer le travertin possidonien à celui qui a servi à la
construction des principales basiliques de Rome ; il a acquis
comme l'autre une teinte dorée, mais il ne paraît pas qu'il
s'y soit produit la moindre modification dans la texture. L'air
de l'Italie est très conservateur dans certaines conditions ;

(1) *Our. cit.*

les monuments s'y dorent et s'y perpétuent comme en Grèce, parce que l'action solaire a bientôt neutralisé à leur surface l'influence de l'humidité ; mais ces mêmes pierres, qui ne s'altèrent pas lorsqu'elles font partie d'un monument, se comportent différemment lorsqu'elles gisent dans les lieux où l'eau ne circule pas, et où cet agent les pénètre et les imbibe. Alors le travail de décomposition est favorisé par les circonstances, et contribue à nuire, en définitive, à la salubrité de l'air. J'en excepte les roches granitiques et les calcaires compactes qui opposent, relativement aux roches d'une autre nature, une grande résistance à l'altération.

Ces changements, qui s'élaborent surtout dans la Péninsule, dans des lieux déterminés, qui ont des gîtes où les actions et les réactions s'opèrent, de manière à donner des effets qu'on pourrait appeler constants, ne doivent pas en laisser oublier d'autres dont on doit également tenir compte. Ceux-ci sont plus visibles que les premiers, et bien que pour s'établir ils ne procèdent pas de la même manière, ils produisent les mêmes effets au point de vue du climat : je veux parler des changements dans les dimensions du territoire. La mer s'est retirée dans certains endroits et a fait avancer les rivages. Parmi les exemples nombreux que je pourrais citer, je m'arrête au plus concluant. Le littoral de la campagne romaine où sont l'embouchure du Tibre et la ville d'Ostie a reçu et reçoit encore des additions telles, soit par les attérissements du fleuve, soit sous l'influence d'autres causes, qu'il existe une marge maritime de quatre milles à peu près entre l'ancien bord et le nouveau. Cette révolution partielle n'a pas eu seulement pour résultat de reculer dans les terres la vieille cité qui servait de port à Rome et de séparer de la mer l'ancienne embouchure du Tibre ; elle a placé la ville au milieu d'un territoire insalubre dont elle n'occupait que la lisière, et a été la cause progressivement croissante de sa dépopulation.

On sait qu'autrefois Ostie était trop petite pour ses habitants, et comptait parmi les cités magnifiques du Latium;
aujourd'hui, il n'y a plus qu'un prêtre, un aubergiste,
quatre ou cinq soldats, et quelques familles qui n'osent
pas même l'habiter toute l'année. Mais cette insalubrité ne
se borne pas à la ville; comme l'élaboration miasmatique se
fait sur une plus grande échelle, par suite de l'augmentation
dans l'étendue de la surface, il s'est ouvert depuis la période
romaine une nouvelle source d'effluves morbigènes dont il
faut tenir compte dans les conditions sanitaires de la contrée, surtout quand le vent souffle de la mer. Lancisi a
tracé les limites comparatives de cette progression du
rivage, déjà considérable de son temps, et on peut juger
là-dessus de combien le désert romain s'est agrandi (1).
La révolution qui a déplacé le littoral d'Ostie s'est produite
aussi, quoiqu'avec moins de puissance, sur d'autres points
de la Péninsule et principalement sur le bord que baigne
la Méditerranée. C'est autant de centres que l'insalubrité
s'est formés, et que les circonstances dépendant de l'industrie de l'homme n'ont fait malheureusement qu'augmenter,
ou tout au moins qu'entretenir. Ces éléments doivent être
réunis à ceux que fournissent les régions intérieures du
territoire, et tenir comme eux une place dans l'analyse des
influences partielles ainsi que des caractères généraux du
climat.

Voilà donc comment est placé, comment est constitué et
comment s'est altéré le sol péninsulaire. Ce qui précède ne
contient qu'une esquisse qui se complétera par l'étude de
l'action de l'atmosphère, des eaux et de la chaleur, et qui
suffit à faire connaître l'état de l'écorce solide qui forme
l'Italie. Mais il n'a été question jusqu'ici que du squelette
dépouillé de tout ce qui lui donne la vie, la beauté, le carac-

(1) *Ouv. cit.*, Carte du littoral d'Ostie.

tère. Au-dessus de ces stratifications minérales ou de ces terres, il faut placer la végétation, qui a une si grande influence sur les conditions du sol et les qualités générales de l'air.

L'Italie est très cultivée dans certaines régions, dans d'autres elle est presque abandonnée ; cela tient à la fois à la nature de la terre et aux habitudes traditionnelles de la population. Ainsi, les régions sablonneuses, comme les vallées du Volturne et du Liris et quelques parties assez étendues du littoral adriatique, sont presque dépouillées, si on les compare à la végétation qui couvre les plaines lombardes et les deux tiers de la surface de la Campanie. La campagne de Rome et les maremmes toscanes présentent surtout l'aspect d'un désert, lorsque la faux du moissonneur a fait tomber le froment et les grandes herbes, et que les troupeaux ont effacé les dernières traces des sillons. Mais, dans les belles parties du territoire, dans les régions fécondes qui s'étendent depuis les rivages de Naples jusqu'au littoral de la mer d'Ionie, et qu'on retrouve sur le territoire d'Ancône et de Bologne jusqu'aux confins septentrionaux de la Péninsule et au pied oriental des Alpes suisses, la terre brille partout par la plus rare fécondité. Sa physionomie cependant est bien différente, si on la considère dans les zones de l'Italie supérieure ou dans celles de l'Italie maritime, car les cultures ne s'y ressemblent pas.

La vigne est rare dans le Milanais, bien que les collines crayeuses puissent en favoriser le développement ; le monopole de la végétation est réservé aux graminées et au riz, qui occupent sans exagération presque toute la place. Des rideaux de peupliers jettent quelque variété dans la campagne et remplacent les bois absents. La région des vignes et des céréales a pour limite méridionale une ligne qui part du Piémont, suit le revers septentrional de l'Apennin, s'abaisse avec la chaîne lorsqu'elle change de direction à l'extrémité continentale de la Péninsule, et aboutit enfin à la mer Adriatique dans le voisinage d'Ancône (1). Cette frontière végétale une fois franchie, la culture prend un autre caractère, une zone plus méridionale commence à se prononcer. La vigne et les céréales sont toujours cultivées, mais l'olivier et l'oranger dominent dans le paysage avec le pin parasol qui se détache au sommet des collines du Latium, avec le lentisque, le laurier, le cytise, le myrte qui prend des proportions arborescentes sous cette latitude. L'oranger, le citronnier, et leurs variétés nombreuses atteignent dans la Campanie et dans le reste de la Péninsule une taille et une vigueur qu'on ne remarque ni dans les vallées de la rivière de Gênes et du pays de Monaco, ni dans les jardins abrités de Nice et d'Hières. L'olivier est plus commun peut-être que l'oranger dans les provinces méridionales, tandis que cet arbre et toutes ses variétés couvrent tout le bassin de la campagne de Naples et une partie du territoire de Salerne. Dans les endroits où l'arbre de l'olive est cultivé de préférence, le paysage semble revêtir une couleur triste et sombre, que ne dissipe pas entièrement l'éclat lumineux du ciel. Les hautes pousses des cactus, qui s'élancent des bords des chemins, et les élégants panaches aux larges feuilles, qui tombent des tiges droites des palmiers et qu'on voit apparaître çà et là dans la campagne, depuis l'extrémité méridionale de l'Italie jusqu'au territoire romain, introduisent cependant un élément de variété dans les régions les plus monotones, et peuplent les parties du sol qui paraissent le plus dépouillées. Les arbres de culture et d'agrément sont donc plus nombreux dans la zone maritime, malgré la nudité de la plaine de Rome, que dans la zone continentale, qui comprend, avec les plus riches provinces de l'Église, tout le royaume Lombard.

Les bois, les forêts qui couvraient, sous la période ro-

(1) M. de Gasparin, *Cours d'agriculture.*

maine, les montagnes et même une partie des plaines, sont
bien déchus de leur ancienne splendeur. La dévastation,
pour ne pas dire les défrichements, car la culture des terres
n'a pas été, depuis bien des siècles, très envahissante en
Italie, les a dégradés quand elle ne les a pas fait entièrement disparaître. Pendant l'antiquité ils étaient entourés de
respect. La religion, d'accord souvent avec l'hygiène, avait
multiplié les bois sacrés pour les interdire aux profanations
de la multitude. Cette pratique, moins superstitieuse que
prévoyante, avait éloigné des forêts toute tentative d'exploitation. C'est ainsi qu'elles vieillissaient et qu'elles
devenaient même impénétrables, *lucos inaccessos*, car
la végétation avait fini par oblitérer tous les passages et
effacer tous les sentiers. Quand le polythéisme eut disparu, la réaction religieuse opéra sur les bois sacrés comme
sur les temples; elle y porta la destruction. Les Barbares
firent le reste, et même ils furent aidés dans l'œuvre qu'ils
accomplirent par les révolutions successives qui passèrent
sur le territoire italien. Le présent est donc bien différent
du passé sous le rapport de la végétation forestière. Voici
d'ailleurs une appréciation générale de la situation. L'A-
pennin, qui portait les bois les plus épais, en a perdu une
grande partie depuis les bords du rivage ionien, où descendent ses derniers embranchements, jusqu'à la rivière de
Gênes. Quand on le visite, on trouve sans doute des lieux
assez richement boisés et qui même occupent les emplace-
ments que l'histoire assigne aux anciennes forêts sacrées;
mais leur étendue est très réduite, et on parvient bientôt à
la lisière où ils s'interrompent. Les montagnes dépendant du même système, qui forment la barrière occidentale de la plaine possidonienne, portent çà et là quelques
masses noires sur leurs pentes; mais elles sont à peu près
dépouillées. La branche campanienne, qui sépare le golfe
de Salerne du golfe de Naples, rappelle au contraire ces

bois primitifs contemporains de la période romaine. Les
châtaigniers et les chênes-liéges qui la couvrent et s'élèvent au milieu de rochers drapés de pans de verdure,
présentent les effets les plus inattendus. Les orangers
et les citronniers commencent à régner dans le bassin
de Naples, presque à la limite de la région des bois;
d'importantes forêts sur les montagnes, des vergers de
citronniers et d'orangers dans les basses vallées maritimes, telle est la décoration qui se déroule sous les yeux
du voyageur et qui se reproduit aux frontières septentrionales de la Campanie, sur le territoire de Gaëte. Les marais
Pontins, qui sont à l'entrée du pays latin, ne laissent voir
sur les monts Lépini, qui les bornent à l'orient, que quelques arbres clair-semés à l'entour des villages suspendus
au-dessus de la plaine marécageuse, et rien qui ressemble
aux restes des grands bois qui les couvraient. Près de la
mer, cependant, la végétation forestière se reproduit et
prépare le voyageur aux approches de cette magnifique
forêt de Nettuno si aimée des peintres, et où croissent
dans un merveilleux désordre le pin parasol, le myrte, le
châtaignier, le chêne-liége et le laurier si fréquent dans les
jardins ombreux des villas des anciens maîtres de la Péninsule. Mais, après Albano, qui a aussi sa forêt et ses ombrages historiques, et les coteaux de Frascati et de Tibur,
qui ont conservé quelques bois, on ne voit guère que des
terrains dépouillés : les forêts absentes ne sont même pas
remplacées par des cultures. Lancisi ne put sauver qu'une
partie des bois de Cisterna et de Sermineta, situés à l'extrémité septentrionale des marais Pontins, et qu'un prince
de Caserte avait voulu livrer à l'exploitation (1). Depuis ce
temps-là, la destruction a fait encore du chemin. D'après
Théophraste, qui vivait au cinquième siècle de l'ère romaine, les plaines de la campagne latine avaient des lau-

____

(1) *De Sylvis Cisternæ et Serminetæ.*

riers et des myrtes d'une telle grosseur qu'on les employait
à la construction des navires (1). Dans le même territoire,
près d'Ostie, il y avait une célèbre forêt, la Laurentienne,
que Pline traversait pour aller à sa villa de l'embouchure
du Tibre (2). Ni la forêt Laurentienne ni les grands bois de
myrte et de laurier n'existent aujourd'hui. Des ombrages
impénétrables formaient une barrière entre le pays des
Étrusques et le Latium, et ce fut une des causes qui défen-
dirent longtemps les premiers contre l'invasion romaine. Le
Cimino et le sol qui se prolonge jusqu'au rivage maritime
n'en portent plus de traces : la terre aride auprès de la roche
nue, ou des cultures abandonnées en proie aux invasions
marécageuses, voilà ce qu'on voit depuis quelques siècles.
San Quirico cite une ville étrusque qu'une forêt puissante
protégeait contre les insalubres atteintes du sud-est, et qui
dut être abandonnée lorsque la forêt fut détruite (3). Le
mauvais air de Ravenne, sur l'Adriatique, tient à l'influence
du même vent, qui règne, à ce qu'il paraît, depuis que la
pinière de Porto est en partie tombée (4). Enfin j'ai franchi
l'Apennin pour aller de Florence à Bologne, et je n'ai rien
vu qui ressemblât à cette forêt de hêtres qui défendait, d'a-
près un auteur, cette dernière ville contre les chaudes atteintes des vents du midi (5).

Sans entrer dans des développements moins incomplets
ou plus détaillés, je crois que ceux-ci suffisent à établir que l'Italie a beaucoup perdu de ses richesses forestières. On vient de voir que les conditions hygiéniques peuvent souffrir, sous un certain point de vue, d'une pareille
révolution ; mais elle peut avoir aussi son utilité. Pour
jeter, en effet, quelque lumière sur la question si complexe

(1) *Historia plantarum.*
(2) Lancisi, *De villâ Pliniana.*
(3) *Dissertatione di migliorare l'aria di Borgo.*
(4) De Renzi, *Topografia di Napoli.*
(5) Aldrovande, *Des plantes et des arbres.*

de l'influence que produisent sur un climat la nature et la distribution des productions végétales, il faut entrer dans quelques détails. Les arbres sont un foyer d'évaporation ; ils contiennent de l'humidité, et ils la communiquent à l'atmosphère ; lorsqu'ils disparaissent d'un territoire, il se fait une révolution dans l'hygrométrie : une sécheresse relative se produit qui amène la diminution des eaux courantes et fait baisser les étangs et les lacs, comme on l'a constaté dans ceux de la Suisse. Ces effets se prononcent davantage lorsque la destruction des bois s'accompagne de défrichements. La sécheresse de la terre se communique nécessairement à l'air, et on comprend combien cette modification, quelque peu importante qu'elle paraisse, doit agir, dans certaines circonstances, sur les conditions hygiéniques du climat. La terre dépouillée de ses abris naturels, les herbes sont découvertes et exposées, sans intermédiaire qui les protège, au rayonnement nocturne, c'est-à-dire au refroidissement. Il se joint donc aux changements dans l'état de l'humidité, des changements analogues dans l'état de la température, sous l'influence de faits auxquels les gouvernements et les peuples n'ajoutent souvent qu'une médiocre importance et qu'ils semblent même encourager.

Si on compare avec ces données l'Italie moderne à l'Italie de l'antiquité, on verra de grandes, de profondes différences. On sait déjà que les dévastations des Barbares, jointes à des causes étrangères au fléau de ces invasions, et qui se sont exercées pendant tant de siècles sur le sol tout entier de la Péninsule, on sait, dis-je, qu'elles ont privé le Latium et les territoires limitrophes de la plupart de ses importantes forêts. Il sera permis d'en conclure, car les faits viennent d'ailleurs le confirmer, que les eaux courantes sont moins abondantes qu'il y a vingt siècles ; la diminution est même si notable sur certaines rivières historiques, qu'elles sont devenues de minces ruisseaux. La sécheresse relative de l'air est moins facile à constater, car il faudrait savoir si les pluies ont varié, et puis si de nouvelles conditions n'ont pas compensé les effets des déboisements; il ne sera pas difficile d'établir, avec le concours de tous les éléments du climat, qu'il s'est produit une compensation à peu près exacte, et que la constitution hygrométrique n'a pas sensiblement varié. La température aurait au contraire subi une révolution assez importante qui consisterait dans le rapprochement des extrêmes d'hiver et d'été. Ce qui semblerait confirmer ce résultat ordinaire des déboisements, c'est que la neige ne reste pas longtemps aujourd'hui sur les sommets refroidis du Soracte, comme le dit Horace, que le Tibre ne se couvre plus de glace, comme Juvénal l'avait vu, et que Pline ne pourrait plus se plaindre des froids rigoureux qui auraient gelé les myrtes dans ses jardins de la Campanie. Je ne fais qu'effleurer la question de l'influence des forêts sur les conditions climatériques; elles n'agissent pas seulement sur l'humidité, sur la température, elles sont encore des rideaux que la nature déploie pour fermer les vallées et opposer des digues puissantes au déchaînement des vents impétueux et au déplacement des émanations insalubres. Ainsi, pour m'occuper de ces faits et revenir sur ceux que j'ai rapidement explorés, je dois m'empresser d'entrer dans de nouveaux détails d'analyse.

CHAPITRE II.

LES EAUX, LEUR NATURE ET LEUR DISTRIBUTION.

La Péninsule italienne est peut-être le pays d'Europe où l'eau se trouve en plus grande quantité sous la forme variée de mers qui la baignent , de fleuves ou de rivières qui l'arrosent, et de lacs ou de marais stagnants qui sont répandus sur les côtes ou qu'on trouve sur les autres parties du sol. On peut dire que sur son territoire, plus que partout ailleurs, les eaux forment une des conditions les plus essentielles du climat, et, par suite , une de celles qui exigent l'appréciation la plus complète.

L'influence générale appartient aux mers qui , sur une étendue très considérable, dont Nice d'une part et le territoire vénitien de l'autre, forment les deux extrémités, bordent le littoral du golfe de Gênes, du pays des Etrusques, du vieux Latium , de la brillante Campanie , de la grande Grèce , et enfin ce long rivage de l'Adriatique qui s'interrompt au nord , sur le sol où se voient encore les restes de l'ancienne Aquilée. Mais ce qui augmente le développement de ces côtes déjà si grand , ce sont les irrégularités , golfes , baies ou promontoires, qu'elles présentent presque sur tous les points. Sans tenir compte de cette disposition , il peut être évalué à peu près à 600 lieues ; en prenant pour base les calculs de M. Nagel , qui a trouvé qu'en Europe les continents ramenés à une configuration circulaire étaient, pour leur configuration réelle, dans le rapport de 1 à 3,03 (1), on trouverait pour l'Italie une différence bien plus marquée entre les deux termes, puisque c'est la région dont les côtes se distinguent, après celles de l'Angleterre , par les accidents les plus nombreux. A ce compte, ce serait plus de cinq fois 600 lieues (3000) que mesurerait l'immense étendue du rivage péninsulaire dans tous ses détours. La mer se multiplie donc, si je puis m'exprimer ainsi, en raison de la forme des côtes ; et plus cette condition l'emporte, plus son influence se fait sentir sur la lisière maritime et pénètre plus ou moins loin dans l'intérieur du continent. Je ne veux pas anticiper sur la question de la température et de son action

____

(1) MM. Becquerel père et Ét. Becquerel, *ouv. cit.*

sur ce grand réservoir d'eau, car je ne dois pas la traiter encore. Il me suffit de dire seulement que cette surface liquide est un foyer puissant d'évaporations qui explique l'abondance des rosées et la fréquence des nuages. La rosée nocturne est inévitable sur les côtes. puisque le rayonnement terrestre opère après le coucher du soleil une condensation de la vapeur vésiculeuse suspendue dans l'atmosphère ; c'est ce phénomène, à peu près régulier dans les régions maritimes et méridionales, qui a fait adopter l'usage du manteau pour les excursions de nuit. Lorsque ce refroidissement se produit dans les profondeurs de l'air, il tombe en effet une pluie fine, pénétrante, qui glace la surface des vêtements et qu'on ressent bien vite si on n'est pas suffisamment couvert. Quant aux nuages, leur formation et leur masse dépendent beaucoup de la disposition superficielle du sol qui borde la mer. S'il y a des montagnes, elles agissent comme de puissants condensateurs et rendent apparentes les masses de vapeur qui troublaient à peine, avant le phénomène, la transparence des couches de l'air. De là les nuages et les conséquences qui résultent de leur formation. Si le territoire est privé de ces croupes gigantesques, ou si elles s'élèvent loin de la plage, les choses se passent différemment ; l'eau dissoute dans l'atmosphère se consomme en partie ou s'épuise même pour les besoins de la végétation lorsqu'elle n'est pas dissipée par les déplacements que déterminent les vents dans les régions élevées : à choses égales, le ciel garde plus longtemps, dans ce cas, la teinte plus ou moins azurée des jours sereins. Les eaux qui s'écoulent ou stagnent dans l'intérieur des terres sont une nouvelle source où puise cette hygrométrie aérienne qu'entretient l'évaporation presque permanente qui se produit à la surface des mers ; et j'ai déjà dit que pour le nombre des fleuves, des rivières, des sources de nature diverse, des lacs et des étangs marécageux, l'Italie était bien richement partagée.

L'Apennin, en formant l'arête qui divise l'Italie dans le
sens de sa longueur jusqu'à son extrémité méridionale, où il
se bifurque en deux chaînes divergentes pour renfermer la
mer Ionienne, donne pour ainsi dire la distribution des principaux cours d'eau à la surface du territoire. Les fleuves et
les rivières descendent vers leur embouchure de chacun des
deux versants. Les uns vont de l'orient à l'occident ; ce
sont ceux qui se jettent dans la Méditerranée. Les autres
de l'occident à l'orient ; ce sont ceux qui aboutissent à
l'Adriatique. A l'extrémité de la Péninsule, où l'Apennin
se divise pour renfermer entre deux promontoires le golfe
d'Ionie, les cours d'eau descendent à la mer en marchant du
nord au midi, comme sur la côte de Gênes, où ils suivent
la même direction. Dans le grand carré borné de trois côtés
par de hautes chaînes de montagnes, et qui comprend avec
le Piémont et les duchés une partie des États de l'Église et
le royaume lombardo-vénitien, les fleuves et les rivières présentent moins de régularité. Ils dessinent sur cette vaste
plaine, en changeant plusieurs fois de direction, en traversant des lacs, et en payant un tribut aux canaux qui alimentent les cultures ou facilitent les communications, un
réseau à mailles rapprochées qui représente une masse
d'eau extrêmement considérable. Ainsi, sans parler du Pô,
ce magnifique fleuve qui étonne par l'étendue de son lit ; sans
parler de ces lacs immenses, comme le lac Majeur, celui
de Côme et celui de Guardia, qu'on pourrait appeler sans
exagération des mers intérieures, les canaux arrosent dans
le seul Milanais, pendant la belle saison, une surface de
168,900 hectares (1). Ce serait à ne pas y croire, si les statistiques n'en faisaient foi. Or, avec une surface liquide
aussi grande et aussi bien distribuée, l'agriculture et le commerce doivent être très prospères (2) ; mais elle doit nuire,

(1) M. Nadault de Buffon, *Des irrigations*, 2 vol. in-8.
(2) Ces arrosages donnent au pays un revenu qui est évalué à 37 millions de francs.   (*Nadault de Buffon.*)

par l'évaporation, à l'état du ciel et aux bonnes conditions du climat.

Les autres régions de l'Italie que j'ai appelées maritimes n'ont pas leur territoire aussi sillonné par les eaux que celui de l'Italie supérieure, mais elles sont resserrées entre deux mers, ce qui semblerait établir une sorte de compensation. Du reste, on va bientôt se convaincre que ni les rivières ni les sources, ni les grands réservoirs d'eau, comme les lacs et les étangs, ne manquent dans aucune des parties que baignent les parages méridionaux de l'Adriatique, la mer Ionienne et la Méditerranée. Le rivage de la première de ces trois mers, à partir de la hauteur de Ravenne jusqu'au système du Gargano, qui forme la branche septentrionale du golfe de Manfredonia, est couvert de nombreuses rivières qui coulent presque parallèlement pendant quelques lieues, depuis l'Apennin jusqu'au littoral où s'ouvre leur embouchure. Parmi elles on compte le vieil Isaume et le Rubicon aux cailloux rouges, illustré par le mot de César. Ces rivières ne roulent pas, sans doute, même les plus considérables, de grandes masses d'eau, comparables à celles du fleuve imposant de l'Italie supérieure; mais elles sont assez multipliées pour représenter, dans une certaine limite, la richesse hydraulique de la Lombardie. Du côté opposé de l'Apennin, les cours d'eau ne font pas défaut, bien qu'ils ne soient pas aussi rapprochés que sur l'autre. L'Arno qui arrose les belles parties de la moderne Étrurie, l'Ombrone qui traverse les plaines maremmatiques de l'ancienne, et enfin le Tibre dont les eaux limoneuses vont se mêler, sur le rivage d'Ostie, aux flots transparents de la mer Tyrrhénienne, sont les trois principaux fleuves de cette région occidentale : les autres ruisseaux ou rivières portent des noms historiques, mais ils ne roulent plus que des flots appauvris. La partie la plus méridionale de la Péninsule, qui s'étend depuis la Campanie jusqu'aux Calabres, et des Calabres jusqu'à la terre de Bari et les Abruzzes, n'est pas au-dessous de la région moyenne sous le rapport hygiénique. D'abord, la mer la pénètre davantage; car elle s'ouvre, pour ainsi dire, un passage dans le cœur même du territoire, en formant le grand golfe que bordent, d'une part, l'extrémité des Calabres, et de l'autre la terre d'Otrante. Là, les cimes apennines se groupent entre elles, se couronnent de plateaux élevés et de cimes hardies où la neige séjourne pendant de longs mois, comme dans l'Apennin septentrional, et contribue à alimenter les rivières qui sillonnent les basses plaines. On compte, dans tout le périmètre maritime des Etats napolitains, jusqu'à trente embouchures de ces cours d'eau, plus ou moins importants.

Cette hydrologie fluviatile doit être complétée par celle de ces eaux intérieures qui n'ont pas de cours, qui sont circonscrites dans des limites plus ou moins étendues, et sont une source d'émanations plus ou moins insalubres. J'ai déjà parlé de l'aménagement des eaux du royaume Lombardo-Vénitien. Cette organisation est excellente pour le genre de culture qui est pratiqué dans ce pays, et qui exige l'établissement de marais factices sur la terre grasse et fraîchement remuée des rizières; mais il n'est pas besoin de faire observer qu'elle présente de grands inconvénients, dont le cultivateur doit éprouver surtout les funestes effets. L'évaporation miasmatique du Milanais ne se borne pas à celle qui résulte des procédés agricoles; il existe sur les bords de l'Adriatique, les lagunes vénitiennes, les marais d'Aquilée, les attérissements du Pô, sans compter ces eaux stagnantes d'une surface plus réduite qui ont aussi leur action sur les conditions particulières de l'air. Les grands lacs que j'ai cités, et que j'ai appelés des mers intérieures, entretiennent sans doute la fraîcheur de l'atmosphère pendant la chaude saison; ils déterminent aussi

un climat local tout d'humidité qui agit défavorablement
sur l'organisme. Outre les fleuves, les rivières, les canaux
qui le traversent et l'arrosent, le Milanais présente donc
en même temps une hydrologie marécageuse qui nuit à la
salubrité. Les marécages se continuent ou plutôt se développent sur une plus grande échelle dans le reste de la Péninsule ; sous ce rapport on pourrait même dire qu'il n'y a pas
de comparaison, tant les régions méridionales l'emportent
sur la région septentrionale. D'abord, l'économie topographique du sol n'est plus la même. Je dois rappeler que l'Apennin divise la partie maritime de l'Italie en deux zones parallèles dont les niveaux, après s'être affaissés successivement
ou brusquement, finissent par former les rivages de l'Adriatique, de la mer d'Ionie et de la Méditerranée. Quand les
plaines montagneuses se prolongent jusqu'au littoral, l'écoulement des cours d'eau se fait sans obstacle, et on ne voit pas
d'épanchements marécageux ; mais quand une plaine basse et
d'une certaine étendue sépare la plage de la ligne où des accidents plus ou moins montueux commencent à se montrer,
alors les choses se passent autrement : des attérissements
s'accumulent à l'embouchure des rivières ; cette condition,
jointe à celle qui résulte de la disposition défavorable du sol,
fait exhausser le lit de ces cours d'eau jusqu'au niveau des
rives, et il s'ensuit, avec la fréquence des débordements,
la formation de petits marais, qui gagnent progressivement
en étendue si rien n'est changé dans les circonstances qui
ont déterminé cette série de changements. Ce qui est vrai
pour ces grandes artères du mouvement de la masse liquide
l'est aussi pour les petites, comme ces sources, par exemple,
qui, ne trouvant pas une suffisante déclivité pour se rendre
dans la rivière voisine, se perdent dans les terres et y entretiennent cette humidité marécageuse plus insalubre généralement que celle des marais où l'eau mesure une certaine
profondeur. Les lacs se forment aussi sous des conditions

analogues, car ils ont pu s'établir de la même manière, comme il est facile de s'en assurer ; mais il y en a qui remontent à la fois à une origine différente et à une date plus reculée. Ce sont d'abord ceux dont l'existence se rattache à la révolution géologique qui a dessiné la configuration actuelle de nos continents, et puis les lacs qui résultent de l'accumulation successive de grandes quantités d'eau au fond d'anciens cratères, réservoirs sans issue, creusés par des volcans dont les éruptions n'ont laissé de traces ni dans l'histoire ni dans la tradition : les lacs de cette dernière catégorie sont assez nombreux dans la Péninsule.

Tous ces divers bassins d'eau stagnante, ou marais, ou lacs, ou épanchements marécageux, occupent surtout le littoral de la Méditerranée. On n'en trouve pas sur la lisière des Calabres jusqu'au territoire de Pœstum ; mais, à partir de là, les terrains marécageux ou les marais se succèdent avec une régularité qui n'est interrompue par des surfaces salubres, que dans une faible étendue. Ainsi la plaine de Pœstum finit presque sous les murs de Salerne. Là, les terrains de bonne nature reparaissent jusqu'au pied du Vésuve et même jusqu'au Pausilippe. La scène change une fois qu'on a franchi cette barrière, dont le versant occidental semble s'appuyer dans la mer ; on est entré en effet sur le territoire de Pouzzoles et de Baïa, où les épanchements marécageux et les lacs se montrent vers quelque point qu'on se dirige. Cette disposition ne cesse qu'à l'extrémité du golfe de Gaëte, oasis perdue entre la région déchue de la vieille et brillante Campanie et les trop célèbres marais Pontins. Sous Terracine, ces marais commencent à se dérouler et à laisser briller leurs eaux stagnantes à travers les clairières et les hautes herbes qui les couvrent. La fraîche colline d'Albano s'élève et se prolonge comme un promontoire à leur extrémité septentrionale, et les sépare de la campagne romaine ; c'est une halte délicieuse entre deux territoires marécageux. Toutefois les terrains insalubres ne finissent pas aux champs du vieux Latium, ce désert romain, comme on l'a si bien nommé, qui est à la fois si imposant et si triste ; ils reparaissent de nouveau sous le nom de Maremmes, et occupent tout le rivage de l'Étrurie jusqu'à la région où l'Apennin se rapproche de la mer en tournant brusquement vers l'occident. Sur le rivage de l'Adriatique, les conditions sont moins défavorables, car la lisière maritime est, comme je l'ai déjà dit, moins basse et plus accidentée. Cependant il y a, de distance en distance, et quelquefois même sur des points très rapprochés, des épanchements lacustres qui se reproduisent jusqu'à la terre d'Otrante. Sur le littoral de la mer Ionienne, l'invasion marécageuse occupe une plus grande échelle, surtout vers le fond de ce beau golfe illustré par les souvenirs de la Grande Grèce, et de ces brillantes colonies dont quelques unes n'ont pas même laissé des ruines. Les vallées plus ou moins fermées qui sont plus rapprochées des montagnes du centre, les plateaux élevés qui présentent l'aspect de ces plaines maritimes dépourvues de déclivité, enfin ces cratères volcaniques, bassins tout préparés pour recevoir l'eau qui vient du ciel ou s'écoule de la terre, favorisent également dans la Péninsule la formation des marais et des lacs. On trouve en effet, dans l'intérieur du territoire des lacs assez multipliés, parmi lesquels on peut citer, à cause de leur grandeur, ceux de Bolsena, de Bracciano, et le plus historique de tous, celui de Trasimène : ceux-là sont situés dans les États-Romains. Sur le territoire napolitain on en compte le plus grand nombre ; le lac Fucin, qui repose dans un ancien cratère à l'origine de la vallée du Liris, est le plus vaste de tout le royaume ; les autres sont placés ou dans les bas-fonds qui se trouvent au pied des montagnes, ou, comme le lac de Pesole, au milieu même des parties abruptes de l'Apennin.

L'existence de ces centres si multipliés d'eaux stagnantes

s'explique par la disposition du sol, qui est trop bas dans une région, creusé comme un cirque dans une autre, et qui est privé, dans une troisième, de ces pentes absolument nécessaires pour offrir aux sources une voie facile jusqu'aux fleuves ou jusqu'à la mer. Mais les effets qu'ils déterminent d'abord dans l'air, et puis sur la santé publique, se rattachent, avec d'autres causes à la nature chimique et à la force de résistance des terrains. Sur des roches d'un grain uni, l'eau reposerait longtemps sans se charger en quantité bien appréciable des éléments qui leur appartiennent. Il n'en est pas ainsi dans ces plaines ou dans ces vallées formées de tufs volcaniques ou de substances qui se laissent facilement pénétrer et dissoudre par l'humidité, comme, par exemple, les marnes, les terres végétales, les argiles. Il faut joindre même à cet ordre de terrains ces encombrements de ruines qui constituent une partie du sol de Baïa et des territoires limitrophes, et forment quelques unes des ondulations de la campagne de Rome, ainsi que la plupart des accidents et de la superficie de la ville elle-même, dans la région inhabitée. Or, on comprend avec quelle facilité l'eau doit se glisser dans tous ces interstices qui pénètrent ces roches, ces terrains ou ces masses de ruines, et produire des réactions au sein de toutes ces molécules hétérogènes qui proviennent de la nature inerte comme de la nature organisée. La masse liquide n'a pas d'ailleurs partout des propriétés identiques ; elle varie dans sa composition : ainsi les eaux minérales et thermo-minérales sont très nombreuses dans la Péninsule, surtout dans les endroits les plus proches de la mer, et principalement dans ceux qui recouvrent des foyers volcaniques. N'est-ce pas aussi une condition nouvelle et une condition puissante qui s'ajoute aux autres et favorise cette élaboration superficielle ou profonde des lieux marécageux ? Au commencement de notre ère, la rude main des Barbares n'avait pas encore bouleversé le territoire et n'avait pas ajouté par conséquent une cause de plus aux causes naturelles de l'insalubrité ; mais les Romains avaient compris qu'ils devaient s'appliquer à combattre les vices et à entretenir les bonnes conditions du sol, s'ils ne voulaient pas le voir tomber en déchéance et le priver de ses avantages. Il est, je crois, utile de dire, comme exemple, en quoi consista cette prévoyante organisation.

Il ne faut pas même commencer par les Romains ; il faut remonter plus haut dans l'histoire. Les anciens Étrusques étaient très habiles dans l'hygiène publique et dans la science de l'amélioration du sol ; ils ouvraient les vallées pour dégager les eaux dormantes ; ils faisaient passer des eaux vives sur des fonds marécageux ; ils détruisaient les deltas des embouchures des rivières par des encaissements bien entendus ; enfin ils connaissaient l'art d'entretenir le territoire dans des conditions qui permissent à une population nombreuse de sainement vivre et de longtemps prospérer (1). Les Romains s'élevèrent bien au-dessus de ces premiers habitants de la Péninsule, en construisant de nombreux et magnifiques ouvrages qui ont résisté à l'action du temps, et en instituant une législation et des fonctions publiques pour assurer la bonne distribution et la pureté des eaux. Les aqueducs, dont quelques uns servent encore à alimenter les fontaines de la ville éternelle, et qu'on appelait des formes (*formæ*), transportaient des masses liquides, des fleuves, qui, suivant Cassiodore, étaient suspendus par la main des hommes et paraissaient ne pas avoir quitté leurs lits naturels. Toutefois, les longues séries d'arcades de ces utiles monuments ne rayonnaient pas seulement autour de Rome ; il y en avait dans toutes les villes de l'Italie et jusque dans les colonies les plus éloignées de la métropole. On trouve des restes d'aqueducs près de Gaëte, dans la campagne de

______

(1) **Nieburh**, *Histoire romaine.*

Naples ; et enfin , pour citer un des plus importants , qui
n'a pas admiré l'aqueduc à trois étages des environs de
Nîmes , que le temps nous a conservé dans toute son intégrité ? Les opulents de Rome impériale suivaient l'exemple
de l'État pour alimenter les viviers , les lacs factices et les
cours d'eau de leurs maisons de campagne. Le luxe privé
ne se jetait pas souvent dans de pareilles dépenses , auxquelles il aurait sans doute rarement suffi, malgré la grandeur des ressources dont il disposait ; mais il multipliait les
canaux souterrains, les tuyaux de conduite, les constructions
à fleur de terre qui recueillaient toutes les eaux pour les
utiliser. Ce système , appliqué en grand sur les rivages de
la mer Tyrrhénienne, s'opposait à la formation des épanchements et des marécages , malgré la disposition et la nature
si favorables du sol. Il fallait imprimer cependant à cette
pratique si sage d'hygiène publique les conditions de la durée ; c'est en cela que brilla surtout le génie romain.

Des magistrats furent chargés spécialement de la haute
surveillance des formes ou aqueducs, des rives et du lit du
Tibre, des cloaques qui passaient sous les principaux quartiers ; pendant l'empire , on nomma même un consul des
eaux (1). On va juger de la sagesse de la législation par les
prescriptions suivantes : il était interdit de planter ou de
laisser des arbres à quinze pieds de distance de chacun des
deux côtés de ces aqueducs , pour éviter que les racines ne
parvinssent jusqu'à leurs fondements et ne nuisissent à leur
solidité ; les personnes dont les propriétés étaient traversées par les constructions aquifères , et qui jouissaient d'un
certain droit de possession sur la masse liquide, étaient
exemptées de quelques impôts , pour qu'elles en appliquas-
sent les fonds aux réparations et à l'entretien de la partie
du monument dont elles avaient la charge ; enfin, la pri-
vation des droits de jouissance et des peines d'une autre

____
(1) Grævius, *Antiq. rom.*

nature avaient été instituées pour la répression des abus
ou des négligences qui auraient nui à la conservation des
aqueducs et aux intérêts de la salubrité. D'autres dispositions générales ou particulières complétaient cette législation des eaux, qui ne comprenait pas seulement les ouvrages
d'art, mais aussi les rivières de tous les ordres. Le magis-
trat chargé de veiller sur le Tibre devait en faire souvent
déblayer le lit, pour conserver au fleuve sa rapidité et sa
profondeur jusqu'aux rives où s'ouvrait son embouchure (1).
Avec toutes ces précautions si sages, si bien organisées, et
auxquelles contribuait l'État en même temps que la portion intelligente et riche de la population, le sol devait être
moins pénétré d'eau, moins marécageux que de nos jours,
comme le témoigne d'ailleurs l'histoire. Il est vrai que les
marais Pontins, comme la campagne d'Ardée, sur le littoral
d'Ostie, présentaient cette imbibition paludéenne qui annonce
l'insalubrité (2) ; mais, dans ces marais, toutes les parties n'é-
laboraient pas la même influence, puisque la côte portait des
maisons de campagne dans toute sa longueur, et que les environs d'Ardée ne formaient également qu'un point assez
circonscrit dans cette grande plaine de Rome qui s'étend des
collines boisées d'Albano aux frontières de l'Étrurie. D'un
autre côté, les vallées du Liris et du Volturne étaient salubres et habitées, les campagnes de Pouzzoles et de Baïa jouissaient d'un air pur, malgré l'abondance des eaux et le nombre
des lacs naturels ou factices ; et, pour borner là mes exemples, la campagne possidonienne, qui avait le privilége de
fournir des roses au patriciat romain, s'étendait comme un
jardin fleuri depuis Salerne jusqu'aux Calabres, et n'aurait
pas longtemps conservé ce caractère si les rivières et les étangs
avaient produit de malsaines émanations. L'atmosphère
était certainement plus saine au point de vue général ; mais

(1) Grævius, *ouv. cit.* — Frontin, *De aquæductibus.*
(2) Strabon, *Geogr.*

était-elle moins humide? Pour répondre à cette question, il faut rappeler d'abord que les montagnes, et même les plaines, étaient plus boisées que de notre temps ; cette circonstance développe, comme on sait, la richesse hygrométrique d'un territoire. Depuis, des épanchements marécageux se sont formés et produisent même de légères vapeurs comme celles qu'on voit se condenser sur la campagne de Rome et au-dessus des prairies des marais Pontins. Ces influences antagonistes ne doivent-elles pas se neutraliser et n'ont· elles pas dû faire régner dans les conditions hygrométriques générales une moyenne qui se serait soutenue sans éprouver de grandes modifications? Ce qui le prouverait, c'est l'accord des historiens et des poëtes de l'antiquité pour célébrer la sérénité du ciel et une certaine constance dans les beaux jours qui auraient lui avec moins d'éclat si l'air avait été plus humide. Ce ne sont malheureusement que des témoignages plus ou moins douteux auxquels ont fini d'ailleurs par succéder les observations précises de la science.

S'il existe, malgré l'apparente simplicité du plan géologique de l'Italie, des différences très grandes entre les localités de l'intérieur des terres et des rivages maritimes, sous le rapport des éléments hygrométriques qui couvrent le sol, ou des circonstances qui favorisent le développement de l'humidité, ces différences se dessineront surtout par le chiffre relatif de la masse de pluie qui tombe annuellement sur le territoire. On a recueilli avec soin des observations dans les villes principales depuis le siècle dernier, et généralement depuis une période beaucoup plus courte ; malgré ce qui leur manque, elles suffisent à donner une bonne base d'appréciation. La Péninsule peut se diviser en deux parties, dont l'une comprendra l'Italie continentale, et l'autre l'Italie maritime ; la ligne de démarcation est toute tracée par l'Apennin, lorsqu'entre Bologne et Florence, cette chaîne se brise à angle droit pour aller couvrir le rivage de la Ligurie et s'articuler aux Alpes de la Savoie. Or, voici quelle est la quantité de pluie qui arrose ces deux zones, avec sa distribution pendant chaque saison ; les chiffres suivants sont empruntés à M. de Gasparin (1) :

	Hiver.	Printemps.	Été.	Automne.	Ann. entière.
	mm	mm	mm	mm	mm
Italie au sud des Apennins ou Italie maritime . . .	195,2	194,2	133,2	291,7	804,3
Italie au nord des Apennins ou Italie continentale. .	139,2	253,1	275,6	353,8	1021,7

Il y a plusieurs conséquences à tirer des résultats groupés dans ce tableau. Et d'abord, il paraît assez extraordinaire que l'Italie continentale reçoive plus de pluie que l'Italie maritime, qui est pressée entre deux mers. Mais le royaume lombardo-vénitien est couvert de rivières, de lacs, de canaux, de marais agricoles, et présente une surface liquide très étendue à l'influence qui transporte l'humidité dans l'air. Ensuite, la plaine est fermée de trois côtés et s'oppose, par sa configuration, à cette mobilité des masses nuageuses qui éloigne la pluie en découvrant le ciel. Dans l'Italie méridionale, c'est le contraire qui se passe. La place qu'occupe cette partie de la Péninsule, les rivages découverts qui s'y succèdent, tant sur l'Adriatique que sur la Méditerranée, favorisent les mouvements des hydro-météores dans les hauteurs de l'atmosphère, et il résulte de cette disposition, malgré les causes qui devraient produire en apparence des effets opposés, une moyenne annuelle inférieure d'un cinquième à celle qu'atteignent les pluies dans l'autre région. Une seconde conséquence qui découle de ces chiffres, c'est qu'il pleut davantage sur le territoire italien tout entier pendant l'automne que pendant chacune des autres saisons. Les derniers mois de l'année sont en effet la véritable et presque la seule époque des grandes pluies et

(1) *Météorologie agricole.*

de ces terribles inondations qui se renouvellent dans de courtes périodes, et désolent les campagnes latérales de l'Apennin. Il y a trois ans à peine que l'Arno a désolé les vallées fertiles de la Toscane et porté la dévastation dans la capitale du grand-duché. Au commencement de 1843, le Tibre a débordé à la suite de pluies diluviennes qui tombèrent presque sans interruption pendant plusieurs jours. J'étais alors à Rome, et je vis les eaux envahir les quartiers du Bourg, toute la surface de l'ancien Champ-de-Mars, et pénétrer enfin jusqu'au milieu du Corso, dans le voisinage du mont Citorio, près la place Colonne. Dans les années 1660 et 1686, et à des jours à peu près correspondants, puisque l'événement se passa dans la première semaine de novembre, le fleuve inonda tous les bas quartiers et jeta une énorme masse d'eau sous la coupole du Panthéon ; mais plus d'un siècle avant (en 1598), il paraît que le débordement du Tibre s'étendit sur toute la ville, et que les sept collines surnageaient seules, comme des îles chargées d'édifices, au milieu du lac bourbeux et semé de débris qui les entourait (1). Malgré la surveillance dont le fleuve romain était l'objet sous le régime impérial, il savait franchir aussi ses rives à cette époque et porter le désordre au milieu des monuments de la grande cité ; Horace a vu ses eaux jaunies par les terres battre les murs du temple de Vesta et le pied du Palatin (2).

Si on compare maintenant les différents chiffres du tableau en les groupant entre eux, il en résultera que la répartition des pluies est loin de se faire de la même manière dans le nord et dans le midi de la Péninsule. Ainsi,

(1) **François Deseine**, *Description de la ville de Rome.* Lyon, 1690.

(2)   *Vidimus flavum Tiberim...*

. . . .

Ire dejectum monumenta regis

Templaque Vestæ.....   **Lib. I, Od.**

pour la première région, l'hiver et l'automne ne surpassent en quantité le printemps et l'été que de 35^{mm}, 7 ; pour la seconde, la différence est très importante, au contraire, au profit de ces saisons hivernales ; il tombe en effet pendant cette moitié de l'année 159^{mm}, 5. de plus que dans l'autre. En y joignant le caractère diluvien de ces pluies qui accumulent de grandes quantités d'eau et quelquefois celles de tout un hiver pendant la durée de quelques jours ou de quelques semaines, on doit reconnaître que l'état nébuleux ou orageux du ciel ne peut se continuer longtemps, et même qu'une sécheresse relative doit succéder bientôt au règne de l'humidité. C'est ce qui explique la beauté sereine des hivers et des automnes, dans quelques localités de la Péninsule. Les nuages s'amoncèlent et produisent de grandes averses lorsqu'ils ne se dissipent pas ; mais une fois la crise passée, on dirait la source de ces pluies diluviennes tarie pour bien longtemps, car les hydro-météores ne font plus que concourir à la richesse des couleurs et à la splendeur des effets qui brillent dans les espaces diaphanes de l'atmosphère. Il n'en est pas de même dans la région septentrionale, au-delà de l'Apennin. Les pluies, comme je viens de le dire, se distribuent dans chaque saison et presque dans chaque mois avec une certaine uniformité. L'hiver seulement en donne très peu, mais le printemps est très pluvieux, et il ne diffère que par quelques millimètres de l'été, comme cette saison ne diffère aussi que par une assez faible quantité de l'automne. Cette uniformité de distribution éclaire sur le caractère de ces pluies. Elles ne peuvent pas tomber par grandes averses, car, outre que celles-ci n'ont qu'une saison, des influences ultérieures s'opposent à ce qu'elles se répètent pendant tout le cours de l'année. Aussi les pluies diluviennes sont rares, lorsqu'elles ne font pas défaut, et l'eau que reçoit le sol tombe à la manière de ces pluies plus ou moins légères qui s'interrom-

pent et se reproduisent pendant un temps assez long, sans
élever de beaucoup le niveau du pluviomètre. Cette condi·
tion hygrométrique implique une sorte de persistance dans
l'état nébuleux du ciel qui n'exclut pas le règne de la sécheresse et une certaine pureté de l'air, mais qui les rend
assez rares, surtout si on rapproche ce que je viens de dire
des conditions spéciales qui distinguent le ciel de l'Italie
méridionale. Tout cela est très important à établir, et permet
déjà d'aborder la question des influences physiologiques qui
en sont la conséquence, et impriment leur cachet caractéristique sur les populations.

L'air vital est actif et tonique avec la sécheresse, il est
affaiblissant et déprime les fonctions avec l'humidité. Les
vents et la température modifient ces effets, soit en élevant
leur puissance, soit en l'abaissant, et soit aussi en préparant
des influences assez imparfaitement analysées jusqu'ici, et
auxquelles la science a donné le nom de constitution épidé-
mique. En me renfermant seulement dans les effets généraux
de l'humidité, il est possible en quelque sorte de les discerner
avec leurs différences ou leurs contrastes, sur les habitants
des diverses régions de la Péninsule. Le Lombard n'a pas la
coloration des Italiens de la zone méridionale. Bien qu'il
n'ait pas dégénéré complétement de ces hommes de fer qui
furent ses ancêtres, il a une certaine pâleur répandue sur
la face, qui se remarque surtout chez la femme, où la
force de résistance physique est beaucoup moins développée.
Lorsque cet effet n'a pas de correctif, dans la ventilation
par exemple, il s'exprime de la manière la plus nette ; mais
il se prononce jusqu'à atteindre même la forme morbide,
dans ces vallées creusées comme des cirques, entourées de
bois et renfermant des lacs : j'ai vu quelques unes des populations qui les habitent, et j'ai été frappé du caractère
de généralité qu'imprime sur elles cette influence. Lorsqu'on est entré dans la zone de ces pluies d'automne qui

semblent dégager le ciel d'humidité et de nuages pour le
reste de l'année, on remarque, avec une coloration différente, les signes d'une activité plus vive qui doit faire
admettre sans doute l'intervention de la température, mais
qui tient aussi à ce que l'humidité, cette influence dépressive
de l'énergie vitale, est loin d'y peser sur l'homme aussi
longtemps que dans le nord. On ne doit pas admettre ce
fait d'observation comme une règle générale ; il y a des
causes de plusieurs ordres qui le déguisent, qui en paraly-
sent même entièrement la manifestation ; mais dans quelques localités on le retrouve avec ses caractères. Je citerai
quelques parties du golfe de Naples, comme Sorrente, par
exemple, où l'humidité est consommée pour les besoins de
la végétation, où le règne des vents boréaux corrige les
effets de la température, où le ciel conserve la plus merveilleuse transparence, et dont les habitants présentent une
coloration dans la face, une activité dans le travail, qui sont
certainement la fidèle expression des conditions de l'atmosphère. Dans la Toscane, qui sert de transition entre
l'Italie du midi et l'Italie du nord, il y a une ville placée au
débouché de la dernière vallée de l'Arno et non loin des
rives de la Méditerranée, et où le ciel, ordinairement
nuageux, n'est dans aucune saison avare de pluie ; cette
ville, c'est Pise, dont la population présente le caractère
que j'assigne avec la science à celles qui vivent sous l'influence à peu près continue de l'humidité. Les effets sont
donc bien tranchés entre les deux parties de la Péninsule,
bien que les conditions hygrométriques de l'Italie supérieure paraissent s'exercer aussi au-delà de l'Apennin
toscan. On a voulu leur en rattacher d'autres qu'on a empruntés à deux affections endémiques qui règnent dans
chacune de ces deux grandes zones de l'Italie (1). L'une,

(1) Giacomo Barzelotti, *ouv. cit.*

c'est la pellagre, et l'autre, c'est la fièvre intermittente ; celle-ci se retrouve partout, mais elle est plus répandue sur le territoire méridional ; quant à la première, il faut passer la chaîne apennine pour aller l'étudier dans les principaux centres de son développement. Il est constant que l'humidité miasmatique produit la fièvre des marais. Pour ce qui regarde la pellagre, n'y aurait-il pas à la fois beaucoup à dire et beaucoup à faire pour déterminer sûrement la nature des causes qui la font naître ? Malgré tous les travaux parmi lesquels il faut compter les recherches attentives que vient de publier un jeune et consciencieux médecin (1), doit-on rattacher d'une manière absolue la production de cette maladie à l'alimentation par le maïs ? et l'humidité, cette cause puissante dont on ne tient pas toujours assez de compte, ne serait-elle pas, à cause de sa permanence d'action sur la peau de malheureux qui vivent d'une nourriture insuffisante et malsaine, une des conditions essentielles qui développent l'affection du système cutané ? En étudiant la population de quelques unes des parties continentales de l'Italie, il est difficile de ne pas se faire ces réflexions et de ne pas croire à leur justesse.

Pour quitter cependant le domaine des effets morbides afin de revenir sur celui de l'action physiologique, il ressort de ce qui précède que les qualités de l'air sont profondément changées par le mélange de ce fluide avec l'eau vésiculeuse, et que ces différences dans l'état de l'atmosphère en établissent une série d'autres dans l'expression extérieure et dans la vitalité des individus. Ainsi, cet air oxygéné qui est très actif de sa nature, et assez énergique pour fatiguer des poumons délicats, se fait accepter lorsqu'il se modifie par le concours de l'humidité. Quand les poumons sont sains,

____

(1) Théophile Roussel, *De la Pellagre, de son origine*, etc. Paris, 1845, in-8. Voyez aussi *Bulletin de l'Académie royale de médecine*, t. X, p. 788 ; t. XII, p. 929.

et qu'il faut restaurer les forces en donnant plus d'énergie aux organes et plus de richesse au sang, l'absence de l'eau dans le fluide respiratoire fait contracter à celui-ci une puissance de ressort qui se communique à l'économie et ne tarde pas à s'y traduire. Ainsi, je touche déjà aux services que la médecine réclame chaque jour du sol italien. Ils se dessineront mieux dans leur variété et surtout dans les données essentielles des conditions qu'ils présentent, lorsque j'aurai fait un dernier pas dans l'appréciation générale des éléments principaux du climat.

CHAPITRE III.

L'ATMOSPHÈRE, LES VENTS, LA TEMPÉRATURE, L'ÉLECTRICITÉ ET LES MÉTÉORES.

On est profondément surpris en arrivant dans la région méridionale de l'Italie de l'éclatante couleur du ciel, surtout lorsqu'on vient du nord de l'Europe ou des parties septentrionales de la France ; elle consiste dans un azur vif et lumineux, comme celui qui fait resplendir les atmosphères équatoriales. Cette éblouissante splendeur de l'air persiste, dans les jours de sérénité, sur toutes les parties de l'Italie méridionale, depuis la limite supérieure du royaume de Naples jusqu'aux parages du golfe Ionien. Mais ce qu'il y a de remarquable, et ce qui ajoute encore à la surprise, c'est la soudaineté avec laquelle cette condition du ciel se manifeste. Elle apparaît à l'entrée du golfe de Gaëte, sur la limite où finit le territoire latin, et où commence le sol privilégié de la Campanie. On s'aperçoit alors que le paysage est plus brillant, plus éclairé, et que les reliefs de la topographie se découpent à l'horizon avec une netteté qui semble exclure dans l'air la présence d'une certaine quantité d'eau vaporisée. Il n'en est pas ainsi dans l'Italie centrale ; l'azur est moins foncé, et l'atmosphère présente des lointains vagues et indécis qui ne peuvent s'expliquer que par l'intervention, à plus haute dose, de l'élément qui semble faire défaut au ciel napolitain. Au déclin du soleil et au crépuscule du soir, les vapeurs se condensent, gagnent en étendue dans les espaces de l'air, et se colorent des teintes les plus riches et les plus variées. Toutefois ce spectacle n'a pas l'éclat des couchers de soleil qu'on voit des rivages de la Calabre et du golfe de Naples ; il a quelque chose de doux et de suave qui caractérise, comme le savent les peintres, le ciel harmonieux du Latium. La forme que prennent les nuages mérite aussi d'être remarquée ; ils se dessinent ordinairement en bandes parallèles ou obliques à l'horizon, dégénèrent rarement en teintes brunes ou sombres, et se transforment ou se dispersent avec une grande facilité, ce qui prouve que ces zones de vapeur condensée présentent une très faible épaisseur. Il se joint à cette prédominance dans la disposition des nuages, une prédominance analogue dans la couleur qui teint le ciel à la fin des belles journées. Cette couleur, qui brille si souvent dans l'atmosphère du pays latin, c'est la pourpre qui, par une série de dégradations, devient rose, se fait violette, et règne, comme ton principal, sur toutes les surfaces éclairées, jusqu'au moment où la nuit vient obscurcir les espaces de l'air. En remontant vers le nord de l'Italie, au-delà des montagnes qui couvrent le territoire étrusque, le ciel change encore d'aspect. Il est loin de l'éclat de celui de Naples, et de la finesse de tons qui caractérise le ciel de l'Italie centrale. L'azur est affaibli par une sorte de teinte laiteuse, comme celle qui pâlit le bleu céleste des régions septentrionales. Les nuages s'y condensent aussi comme dans les atmosphères agitées ou comme dans les climats du nord, en masses arrondies, d'inégale étendue, aux contours blancs et frangés, et au centre obscurci d'une teinte sombre. Les stratifications légères du ciel romain s'y montrent aussi rarement que le vif azur des régions plus méridionales, excepté peut-être sur les campagnes qui forment le littoral de la mer Adriatique. Ainsi donc, le ciel péninsulaire a des caractères différentiels très tranchés, et peut se diviser en quelque sorte comme on divise géographiquement le territoire. Il y a, en effet, un ciel pur, brillant, réfléchissant l'azur avec intensité, qui appartient à l'Italie inférieure; un ciel moins azuré, presque nébuleux, et d'une grande richesse de teintes, qui appartient à l'Italie centrale; enfin un troisième, où la vive coloration de l'air est affaiblie et où les nuages s'amoncèlent par grandes masses, qui est celui de l'Italie supérieure dont l'étendue comprend la région tout entière des Marches et du Milanais.

Ces différences tiennent à des différences analogues dans les conditions qui régissent l'état du ciel. Ne pourrait-on pas admettre les suivantes? Dans l'Italie méridionale, où les centres d'évaporation sont si nombreux et si étendus, il y a deux sortes d'influences qui combattent la saturation de l'air par l'eau vésiculeuse : les vents d'abord, qui balayent du nord au sud les rivages maritimes, comme l'indiquent la position et les conditions topographiques de cette partie de la Péninsule; et puis ces pluies diluviennes qui débarrassent spontanément l'atmosphère des masses d'eau qu'elle tient en suspension. Dans l'Italie moyenne, les mêmes causes paraissent agir; mais les pluies diluviennes se combinent avec ces pluies fines et continues qui abaissent les proportions de la saturation, sans déterminer une solution qui fasse perdre à l'air la plus grande partie de son humidité. Il faut joindre à cette circonstance l'étendue plus considérable du sol entre les deux rivages parallèles de cette région de la Péninsule, ce qui donne plus d'ampleur aux vallées qui séparent le pied de l'Apennin du littoral des deux mers, et nuit à l'efficacité de la ventilation. Quant à l'Italie du nord, à cette partie continentale qui est entourée de trois côtés par des montagnes, et ouverte par un seul sur la mer, on comprend que l'humidité puisée sous l'influence de la température à la surface des marais, des lacs, des cours d'eau et des rizières en culture, entretienne dans les espaces aériens des conditions hygrométriques presque permanentes. Les vents se précipitent avec force sur cette vaste plaine, malgré les hautes montagnes qui l'encadrent, mais ils déplacent les hydro-météores sans les dissiper ; ils agitent seulement les profondeurs de l'atmosphère par des réactions plus ou moins violentes qui impriment aux nuages cette forme arrondie, ou par accumulation dont je parlais il n'y a qu'un instant. Ainsi l'état physique du ciel, comme on en peut juger seulement à la simple vue, donne déjà des indications climatologiques assez importantes ; elles sont en rapport, du reste, avec les notions plus précises que fournit l'étude des vents, de la température, et des autres influences qui agissent dans les profondeurs de l'air.

L'antiquité nous a légué sur les vents des détails d'un grand intérêt. Les traités d'agriculture et d'histoire naturelle que nous avons reçus des Romains contiennent, en effet, des observations sur la manière dont s'exercent les principaux mouvements atmosphériques. Les plus complètes appartiennent à Pline ; elles comprennent l'histoire de la succession des vents dans les différentes saisons de l'année. Mais, avant de citer ce qu'il y a de plus important dans cette étude anémologique, il est nécessaire de rapprocher l'ancienne terminologie de celle qui est en usage parmi nous ; ce sera le moyen de répandre quelque clarté sur des détails importants de la météorologie péninsulaire.

Le Septentrion, ou l'Aparctias de l'antiquité, correspond au vent du nord
Le Cœcias . . . . au nord-est.
Le Subsolanus, ou l'Apeliotes . . . . à l'est.
L'Eurus, ou le Vulturne. . . . . au sud-est.
L'Auster, ou le Notus . . . . au sud.
L'Africus, ou Libs . . . . au sud-ouest.
Le Favonius, ou le Zéphir . . . . à l'ouest.
Le Corus, ou l'Argestes. . . . . au nord-ouest.

Il y a d'autres vents intermédiaires ; je ne cite que le *borée*
ou l'*aquilon*, qui est placé dans un point de l'horizon correspondant à notre nord-nord-est. Cela posé, voici comment
s'exprime le grand naturaliste romain : « Le printemps, dit-il,
» ouvre les mers à la navigation ; à peine il commence, que
» déjà les zéphirs adoucissent le ciel glacé. Le soleil se trouve
» alors au 25ᵉ degré du verseau, et nous sommes au 6 des
» ides de février (le 8 du mois). On donne en quelques endroits
» au zéphir le nom de chélidonien, le 8 des calendes de mars
» (le 21 février), parce qu'on voit paraître alors les hiron-
» delles. A ce vent est opposé notre subsolanus qui se lève
» le 6 des ides de mai (le 10 du mois). Aux ides mêmes
» (le 15 du mois) souffle l'auster directement opposé au
» septentrion. A l'époque la plus chaude de l'été se lève la
» canicule, le soleil entrant dans le 1ᵉʳ degré du lion,
» 15 jours avant les calendes d'août (le 16 juillet). Le lever de
» cette constellation est annoncé environ 8 jours à l'avance,
» par des aquilons qu'on nomme prodromes. Deux jours
» plus tard, ces aquilons soufflent plus constamment, et
» prennent le nom d'étésiens..... Il n'y a point de vents dont
» le retour soit plus régulier. A leur retraite, les vents
» austraux soufflent fréquemment..... Avec l'automne com-
» mence l'empire du corus qui règne pendant cette saison,
» et qui souffle en sens opposé au vulturne. Environ 44
» jours après l'équinoxe d'automne, le coucher des pléïades
» indique l'entrée de l'hiver ; le 3 des ides de novembre
» (le 8 du mois) en est l'époque ordinaire. Alors s'élève

„ l'aquilon d'hiver qui est bien différent de l'aquilon d'été ,
„ et qui est directement opposé à l'africus (1). „

Ainsi le printemps est calme et favorisé par le souffle
des vents d'ouest. L'est, qui a une température plus prononcée, lui succède à mesure que la saison avance vers
l'été ; enfin vient le vent du midi, qui répand la chaleur
sur le sol italien. C'est vers le 8 juillet que commencent à
souffler les vents étésiens, phénomène régulier émanant des
régions boréales, qui dissipe les nuages, entretient la sérénité des beaux jours, et fait régner une influence vive et
sèche, et non pas énervante et humide comme celles
que produisent les vents méridionaux. Après eux, c'est-à-
dire au déclin de la chaude saison, le vent du sud et ses
collatéraux prennent de nouveau possession de l'atmosphère
qui devient lourde et accablante. Cette condition anémologique prépare la saison des orages, qui s'ouvre à la fin de
l'automme, et se continue pendant les premières semaines
de l'hiver. En automne cependant, le retour prochain des
jours froids s'annonce par les vents du nord-ouest : ce vent
est le plus impétueux de ceux qui règnent sur le rivage
de l'Italie. Enfin avec l'hiver souffle un vent septentrional
qu'il ne faut pas confondre avec le vent étésien, car si celui-
ci est directement opposé au vent du midi, l'autre a pour
antagoniste le vent du sud-ouest ; ce vent hibernal est donc
le nord-est, ou, pour plus d'exactitude, le nord-nord-est
que les Grecs avaient désigné sous le nom de borée, et les
Romains sous celui d'aquilon.

Les observations actuelles s'accordent avec celles de
Pline ; mais cet auteur ne parle évidemment que pour
une partie de la Péninsule, celle qu'il lui était permis d'observer de préférence à toutes les autres, le littoral de la
Méditerranée qui comprend le territoire romain, et où l'il-

(1) *Hist. nat.*, liv. II.

lustre naturaliste possédait ses brillantes maisons de campagne. Sur ce côté de l'Italie, en effet, les vents printaniers, qui réchauffent l'atmosphère refroidie par l'hiver, soufflent sans rencontrer d'obstacle. Ils passent sur la mer dont la température est moins basse que celle de la terre, et parviennent sur les campagnes du littoral où ils répandent une douce chaleur; ils ne pourraient atteindre le rivage de l'Adriatique qu'en franchissant l'Apennin, et en se refroidissant au contact des neiges qui couvrent les cimes de cette chaîne élevée. Le vent printanier de la côte Adriatique est donc le vent d'est et non pas le vent d'ouest, car celui-ci doit s'arrêter aux flancs de cette haute barrière qui divise la Péninsule en deux zones parallèles. L'est se fait sentir plus rarement, par la même raison, sur les rivages de la Méditerranée, puisqu'il faut aussi qu'il franchisse l'Apennin. Nous avons vu que, pendant l'été, régnaient les vents méridionaux et les vents étésiens. Ceux-ci, qui soufflent du nord, ont un accès facile sur les deux côtés du territoire, et se font également sentir sur le littoral adriatique et sur le tyrrhénien. Il n'en est pas ainsi pour ceux qui viennent des régions équatoriales. A cause de l'inclinaison du côté occidental qui penche du nord-ouest au sud, les vents d'ouest, du sud-ouest et du sud, parviennent directement sur ce littoral; tandis que sur l'autre, qui présente une orientation absolument contraire, les vents du sud-ouest et du sud y pénètrent difficilement : le passage n'est libre que pour le sud-est, l'est et les vents intermédiaires entre ce dernier et le nord. Il était important de noter cette différence, à cause du sud-est, qui, sous le rapport des phénomènes caractéristiques qu'il produit, joue un grand rôle dans le climat péninsulaire. Je dirai, pour le nord-ouest, le vent impétueux par excellence, ce que j'ai dit pour les vents méridionaux. Comme l'ouest, comme le sud, il a le privilége de régner librement sur le littoral de la Méditerranée; mais, en compensation, si cette zone lui appartient, il a des droits moins puissants sur l'autre; car les conditions topographiques, loin d'être les mêmes dans ces deux parties du territoire, sont entièrement opposées. Ce vent, qui semble prendre son origine dans le midi de la France, ou plutôt y revêtir le caractère qu'il conserve, à quelques modifications près, jusqu'aux confins extrêmes de la Péninsule, est depuis les premiers temps historiques dans la mémoire des habitants des deux pays. Strabon en a donné la description suivante qui n'a rien perdu de son exactitude, malgré les révolutions qu'a subies le sol sous le rapport agricole : « Toute la région, dit-il, qui » est au-dessus de Marseille et des Bouches du Rhône est » exposée aux vents. Le vent septentrional se précipite et » se déchaîne violent et redoutable sur cette surface, roulant » et emportant les pierres, renversant les hommes de leurs » chars, et les dépouillant de leurs armes et de leurs vête- » ments (1). » Bien que cet auteur ne désigne pas, par un nom spécial, le vent dont il a peut-être éprouvé lui-même les effets, on reconnaît aux phénomènes qui l'accompagnent, ce vent du nord-ouest, qui est le mistral de la Provence (2), le sciron athénien, et le circius ou le cers de la Gaule narbonaise (3), ainsi nommé à cause des tourbillons circulaires qu'il forme dans sa course précipitée (4).

Cette description géographique des vents, sous le rapport de leur distribution, indique à peine ce qu'il est si essentiel de savoir au point de vue de la climatologie; je veux parler

(1) *Géogr.*, liv. III.

(2) Il existe un ancien proverbe provençal ainsi conçu :

> Le parlement, le mistral et la Durance
> Sont les trois fléaux de la Provence.

(3) Le *cers* est si bien dans toutes les bouches, dans le midi de la France, que *L'ermite en Province*, de M. de Jouy, l'emploie pour dessiner la physionomie de l'une des villes du Languedoc :

> Vent de cers, vent marin, dit-il, voilà tout Carcassonne.

(4) *Gellius*, cité par Ideler.

des qualités diverses que contractent les différents mouvements de l'air, sous l'influence des causes qui contribuent à
constituer un climat. Les détails ne manquent pas sur ces
questions qui appartiennent à un aussi vaste cadre. Dans
ce cas comme dans l'autre, l'antiquité a fourni à la science
moderne de bonnes observations. Pline caractérise de la
manière suivante la température et les caractères météorologiques des principaux vents. Les plus froids, selon lui,
sont le septentrion et le corus, c'est-à-dire le nord et le
nord-ouest. Ces vents arrivent doués d'une grande force
d'impulsion ; on le sait déjà par ce que j'ai dit sur le dernier qui est le fougueux mistral de la Provence. Ils dominent les antagonistes et dissipent les nuages. Cependant
ces mêmes vents peuvent amener la grêle ; et le septentrion, uni à l'aquilon qui représente notre nord-nord-est,
produit ces ciels gris et neigeux dont la solution se fait par
la chute de la neige elle-même. Ces oppositions dans les
effets se comprennent aisément, surtout si on emprunte les
exemples à des saisons différentes. Ainsi le nord étésien
soufflera doué d'une certaine température, et chassera les
masses de vapeurs condensées dans l'atmosphère sans les
refroidir, et par conséquent sans les résoudre en pluie ou
en neige. En hiver, au contraire, l'influence des vents boréaux sur les nuages ou sur la vapeur invisible produira
un refroidissement spontané auquel se rattacheront les météores de la froide saison. Ce qui est vrai pour la neige ne
l'est pas entièrement pour la grêle, qui se forme sous l'influence d'un état électrique, et dans des conditions de température qui ne se ressemblent pas.

Les vents humides sont l'auster et l'africus, continue
le naturaliste romain, c'est-à-dire le sud et le sud-ouest ;
les plus secs sont le corus et le vulturne, c'est-à-dire le
nord-ouest et le sud-est ; le vent des ardeurs caniculaires,
c'est celui du midi ; le vulturne et le zéphir, c'est-à-dire le

sud-est et l'ouest, engendrent les chaleurs tièdes ; enfin l'a-
quilon, c'est-à-dire le nord-nord-est, est le plus favorable à
la santé (1). On comprend, en effet, que les vents austraux
qui soufflent librement à travers les espaces humides de
la Méditerranée, parviennent sur les rivages italiens,
saturés de vapeur et gros de pluie ; et si le vent du midi
fait éprouver ardemment la chaleur pendant l'été, lorsque
les vents étésiens ne règnent pas, c'est moins une chaleur
vive, que cet état de transpiration, d'accablement ou de faiblesse qui ne permet pas le travail. On sait que le corus
est impétueux, froid et sec en Provence et dans le midi
de la France, mais il se modifie avant de parvenir sur le
littoral de l'Italie méridionale. En passant sur les parages
tyrrhéniens, il devient plus doux en devenant moins sec ;
en soufflant par des espaces ouverts et non par les vallées
étroites des Cévennes et les encaissements du Rhône, il se
modère dans son impétuosité. Pourquoi Pline attribue-t-il
au vulturne cette sécheresse relative qui appartient au nord-
ouest ? Le vulturne, qui représenta l'eurus sous un nom
différent, paraît être, car il y a quelque incertitude à ce
sujet (2), un de ces vents austraux qui traversent la Méditerranée avant d'agir sur l'atmosphère de la Péninsule. Il
doit représenter probablement le vent redoutable de l'Italie,
le sud-est, ce terrible scirocco qui tue l'énergie morale et
physique et plonge les habitants des lieux qu'il frappe, dans
une accablante inertie. Déjà, dans le midi de la France, entre
les Pyrénées et l'Hérault, et depuis l'Hérault jusqu'aux
Bouches-du-Rhône, le vent marin (c'est ainsi qu'on nomme
le sud-est) déprime profondément les forces. Cette influence
se prononce surtout en Italie, où elle s'exerce avec intensité,
principalement dans la partie qui regarde les parages de la
mer Ionienne et de l'Archipel grec. Pourquoi donc, je le

(1) *Hist. nat.*, liv. II.
(2) Ideler, *ouv. cit.*

répète, Pline a-t-il attribué à ce vent une sécheresse qu'il ne devrait pas présenter, d'après les observations modernes et les traditions anciennes? Il est vrai que le scirocco, en passant sur la surface de la Péninsule pour atteindre le littoral occidental, doit perdre de son humidité ; mais cette déperdition n'est pas assez forte pour modifier sensiblement sa nature et ses effets sur l'homme. Mieux vaut penser qu'il y a confusion, et que le naturaliste romain veut plutôt indiquer un vent rapproché du subsolanus ou de l'est, que du sud-est lui-même. Le scirocco serait, dans ce cas, l'euronotus ou le notus, c'est-à-dire quelque chose comme le sud-est, et peut-être le sud, avec lequel les anciens l'auraient confondu peut-être, à cause des analogies que ces vents présentent dans la chaude saison, et surtout dans l'intervalle qui sépare l'été de l'hiver. Malgré cette dissidence, l'interprétation de Pline n'est pas absolue, car il dit aussi que, comme le zéphir ou l'ouest, le vulturne ou le sud-est engendre les chaleurs tièdes. J'ai déjà fait observer que l'est joue le rôle du zéphir à l'entrée du printemps, et que rien ne s'accorde mieux avec l'origine et l'itinéraire du scirocco que cette influence produite à la fois par l'action combinée de l'humidité et de la température.

Ainsi les vents austraux sont ceux qui chargent le ciel italien de nuages et amènent les pluies. Outre ce premier effet, ils portent sur le territoire, à raison de leur origine méridionale, cette chaleur humide favorable aux progrès de la végétation, mais nuisible à l'activité de l'esprit et à celle du corps. Sans parler des vents intermédiaires qui soufflent entre le sud-est et le sud, et entre ce dernier et le sud-ouest, il y en a trois, ceux que je viens de nommer et qui sont connus en Italie sous les noms de *Scirocco*, *Mezzogiorno* ou *Noto* et *Libeccio*, qui ont surtout le privilége de produire cette influence. Celui qui domine tous les autres sous le rapport de l'intensité des effets qu'il détermine, c'est

le scirocco. « Son action sur l'organisation humaine du-
» rant la saison d'été, dit le docteur Salvagnoli (1), ne peut
» s'exprimer exactement par des paroles. Quand il règne,
» les individus bien portants se sentent accablés; leurs
» mouvements musculaires sont pénibles, leur tête est pe-
» sante et douloureuse, la somnolence continuelle, l'appétit
» va en déclinant; les convalescents tombent facilement en
» rechute, les malades voient s'aggraver leur état. » Pendant le règne du vent sciroccal, le ciel contracte et conserve
plus ou moins longtemps une teinte légèrement trouble et
qui devient quelquefois obscure comme la teinte de nos
ciels de plomb. Il faut qu'il survienne un changement dans
la direction du vent, ou dans les conditions électriques de
l'air, ou dans l'état de la température, pour faire disparaître
l'humidité en saturation et restituer toute sa splendeur à
la transparence de l'atmosphère. Le notus ou le mezzogiorno a beaucoup d'analogie avec le scirocco, surtout pendant les chaudes et lourdes journées de l'automne; mais
prenant moins d'humidité en hiver, parce qu'il ne peut pas
en dissoudre beaucoup, il ramène au contraire les beaux
jours, en chassant les nébulosités formées par les influences
septentrionales. Le notus, dit Horace (2), ne fixe pas per-
pétuellement la pluie sur le ciel, qu'il dévoile souvent en
balayant les nuages qui le couvrent. Pline fait observer
qu'il est principalement humide en Italie (3). Il paraîtrait,
d'après Ideler, qu'il souffle d'abord sans troubler la sérénité et même en la prolongeant, mais qu'à son déclin il
forme des nuages et détermine la pluie (4). Cette condition
doit se produire quelquefois en été; elle doit être plus commune en hiver. Il est à peine besoin d'expliquer que cela

(1) *Statistica medica delle maremme Toscane; Primo Biennio.*
(2) *Carmina,* liv. I.
(3) *Hist. nat.,* liv. II.
(4) *Ouv. cit.*

tient à ce que la saturation aqueuse est très forte dans la première saison et ne peut être que très faible dans la seconde. Le libeccio ou vent d'Afrique, qui appartient à la famille des vents austraux, a avec eux des traits nombreux de ressemblance. Provenant à peu près d'une même origine, il suit presque le même itinéraire avant de toucher terre en Italie. C'est assez pour qu'il soit humide, pluvieux, pour que de ses ailes mouillées, comme le dit Rutilius (1), il étende de noires nuées sur la voûte céleste, et, comme le dit Théophraste (2), pour qu'on le voie toujours traîner des brouillards à sa suite ou les pousser devant lui ; mais il diffère du scirocco, qui n'est pas toujours calme, et du mezzogiorno, qui l'est généralement, en ce qu'il souffle rarement sans ébranler l'atmosphère avec violence et emprunter au nord-ouest quelque chose de ses allures emportées (3). On peut le classer parmi les vents orageux qui agitent le ciel péninsulaire.

Voici maintenant, en regard, le caractère des influences qui viennent des régions boréales ; mais je dois caractériser d'abord les vents qui tiennent un rang intermédiaire entre les septentrionaux et les méridionaux : je veux parler du zéphir et du subsolanus que les Italiens modernes nomment le premier *Ponente* et le second *Levante*. L'un a servi de thème à de nombreuses poésies, et c'est le vent mythologique par excellence. Chaud au printemps et faisant oublier l'hiver, frais en été et tempérant les ardeurs caniculaires, il semble représenter sur la terre, ces douces brises qui ne cessent de caresser, suivant les anciens mythographes, les bosquets fleuris des Champs-Élysées. L'autre, moins poétique que

---

(1) *Itinerarium*, I.

(2) *De ventis*, § 51.

(3) D'après *Virgile*, l'africus est fréquent en tempêtes, *creber procellis* ; d'après *Horace*, il est violent, *protervus*, précipité, *præceps*, caractères que lui reconnaît l'observation moderne.

son antagoniste, est plus doux peut-être, mais il est moins serein, car il trouble, dans certaines conditions, la transparence de l'atmosphère. Le vent le plus proche du zéphir ou de ce favonius si cher aux Romains et aux habitants des rivages occidentaux de l'Italie, c'est le nord-ouest, ce mistral du midi de la France, qu'on désigne sous le nom caractéristique de *Maëstro* dans la Péninsule. On sait que sa course est impétueuse, son passage bruyant, et que ses atteintes sont quelquefois glaciales. Il est rare que la Méditerranée ne lui fasse pas contracter des conditions hygrométriques, et qu'il ne brouille plus ou moins l'atmosphère suivant l'état du vent auquel il succède ou celui du vent qu'il vient remplacer. Le septentrion, qui est notre vrai nord, et qu'on nomme en Italie *Tramontana*, a pour caractères essentiels une basse température et une grande sécheresse. Avant d'arriver dans la presqu'île italique, il ne fait que traverser des continents, où il perdrait une grande partie de l'humidité dissoute, si son absence de chaleur ne s'opposait pas à un commencement de saturation. On comprend donc qu'il nettoie le ciel de nuages et qu'il entretienne les beaux jours. En hiver, cependant, il amène la neige, et en été la grêle (1), ce qui s'explique ici clairement par le froid qu'il apporte brusquement dans une atmosphère relativement humide, pour le premier cas, et, pour le second, à cause des réactions électriques qu'il doit produire en luttant contre les vents méridionaux, qui sont les vents d'été et d'une nature si opposée à la sienne. La *Tramontana* se calme quand elle est violente, et s'adoucit quand elle est froide, lorsqu'elle concorde avec la chute de la pluie (2). On doit considérer ce vent comme le vent fortifiant par excellence, c'est le meilleur antidote contre l'influence énervante du scirocco. L'aquilon, qui correspond

----

(1) Ideler, *ouv. cit.*
(2) Seneca, *quæstiones naturales*, IV.

au vent tramontana-gréco (le *Gréco* étant le nord-est des Italiens modernes), est très violent et souffle fréquemment sur la Péninsule ; il règne souvent avec la sécheresse et quelquefois avec l'humidité. L'aquilon étésien aurait, d'après Ideler (1), une autre origine que l'aquilon hibernal : au lieu de souffler du nord-nord-est, comme ce dernier, il représenterait notre nord-nord-ouest Cette opinion exprime un fait qui n'a pas même besoin d'être confirmé par l'observation, car les hydro-météores de la saison chaude étant formés sous l'influence des vents qui appartiennent au sud et au sud-est, c'est-à dire au notus, toujours humide, et au scirocco, toujours accablant, ce n'est que d'un point diamétralement opposé de l'horizon que peut s'élever un antagoniste qui balaye l'humidité et fasse régner les jours sereins. Quant à l'aquilon d'hiver, il appartient certainement au nord-nord-est. Horace dit (2), s'il faut un exemple, que le rapide vent d'Afrique est en lutte contre les aquilons ; ce qui paraît exprimer aussi une action directement antagoniste et désigner la place d'où soufflent ces vents d'hiver. Enfin le nord-est ou le gréco amène rarement des nuages, et se rapproche des autres influences septentrionales sous le double rapport de la température, qui est froide, et de sa constitution hygrométrique, qui existe au plus bas degré.

Il est permis en ce moment de résumer les conditions de l'atmosphère italienne au point de vue de l'anémologie. Et d'abord qu'on remarque combien les causes visibles qui les déterminent sont favorables. Les vents d'été, soufflant du côté de la mer, portent l'humidité sur le territoire ; mais les vents d'hiver, soufflant du côté du continent, portent la sécheresse dans l'air et lui restituent la transparence

(1) *Ouv. cit.*

(2)   *Nec timent præcipitem Africum*
Decertantem Aquilonibus.   Od. 1, 3.

qu'il avait perdue. Ainsi, avec les vents étésiens, qui règnent si régulièrement comme pour entretenir la sérénité
du ciel pendant la belle saison, il y a une raison pour que
les jours soient beaux pendant l'été , comme il y en a une
aussi pour qu'ils soient beaux pendant l'hiver ; c'est ce qui
donne à la Péninsule des avantages qui la placent au-dessus
de pays plus méridionaux et en apparence mieux situés que
ne l'est son territoire. En Afrique, par exemple, le midi est
sec et les vents septentrionaux sont humides, double condition qui engendre des étés brûlants et des hivers nuageux :
Pline avait déjà fait cette juste observation. En Judée, le
zéphir, qui est si frais, si doux pour le littoral de l'Italie
occidentale, le zéphir est un vent de pluie. Lorsque vous
verrez un nuage s'élever de l'occident, lit-on dans l'Évan-
gile (1), vous pourrez dire : La pluie vient, car elle arrive.
En effet le vent d'ouest doit traverser toute la longueur de la
Méditerranée avant de toucher aux rivages orientaux. Avec
la connaissance de la disposition et des rapports du sol péninsulaire, on vient d'obtenir la géographie des vents qui en agitent le ciel avec violence ou le caressent mollement. On n'a
pas oublié, en effet, que la zone occidentale est inclinée entre
l'ouest et le sud, tandis que l'autre regarde le nord-est et
l'est, et qu'une puissante barrière s'élève entre ces deux
zones, et les préserve plus ou moins des influences opposées.
Eh bien, la première, qui embrasse le grand arc de la Méditerranée et les rivages de la mer Ionienne, est surtout ouverte aux vents caractérisés par la chaleur et l'humidité ; la
seconde, qui est composée du Milanais et d'une partie du territoire riverain de l'Adriatique, est principalement livrée
aux vents secs du nord et du nord-est. La zone occidentale
est généralement favorable aux conditions physiologiques
qui réclament un air calme et imprégné de vapeurs chaudes ;

(1) *Selon saint Luc.*

la zone opposée est bonne à ces organismes qui se vivifient au lieu de s'user sous l'influence d'un air relativement froid, sec et agité. Il faut admettre, bien entendu, les nombreuses exceptions qui tiennent aux circonstances locales et font contracter à l'atmosphère, comme dans le Milanais, par exemple, un état hygrométrique très prononcé. Cette part largement faite, on peut comparer entre elles les deux classes d'hommes qui couvrent les zones latérales de l'Apennin sur la longueur de l'Italie maritime. D'un côté, l'énergie physique semble s'être réfugiée dans les montagnes à l'air vif et pur, pour laisser dans une sorte d'inertie langoureuse les habitants des basses vallées et des rivages maritimes. De l'autre, la campagne est moins belle sans doute ; mais la race y gagne, comme dans la Romagne, par exemple, et sur les plateaux montagneux qui l'entourent , car sa vue rappelle involontairement cette réflexion d'un ancien scoliaste : Le sol de l'Attique, disait-il, est aride et stérile ; mais cette atmosphère, peu favorable aux produits de la terre, est salutaire aux âmes des Athéniens.

En traitant de l'atmosphère et des influences qui l'agitent pour y former des hydro-météores ou y faire régner les beaux jours, j'ai dû m'occuper indirectement de la température ; le moment est venu de traiter avec soin cette importante question.

Il était nécessaire de mettre en présence toutes les données essentielles du climat avant d'analyser cette nouvelle cause, celle qui occupe en quelque sorte la première place. La température est en effet l'influence la plus générale ; elle modifie tout, la terre, les productions végétales, l'atmosphère, la population, et elle en reçoit à son tour des modifications tellement profondes, qu'elles déplacent, pour ainsi dire, la latitude, en transportant par exemple un climat chaud dans une région froide, ou un climat glacial sous une zone tempérée. M. de Humboldt classe de la manière sui-

vante les causes qui favorisent et dépriment le développement de la chaleur dans une contrée : « Les causes qui
» élèvent la moyenne annuelle, écrit-il (1), sont la proxi-
» mité d'une côte occidentale sous la zone tempérée; la
» configuration d'un continent offrant des péninsules et des
» mers intérieures ; les rapports de position d'une partie du
» continent soit à une mer libre de glace qui s'étend au delà
» du cercle polaire, soit à une masse de terres continentales
» d'une étendue considérable, placée entre les mêmes méri-
» diens sous l'équateur ou dans une partie de la zone tropi-
» cale ; la prépondérance des vents qui soufflent du sud et
» de l'ouest dans l'extrémité occidentale d'un continent de la
» zone tempérée ; des chaînes de montagnes servant d'abri
» contre les vents qui soufflent des régions plus froides ; la
» rareté des marais et le déboisement d'un sol aride et sa-
» blonneux ; la sérénité habituelle du ciel pendant l'été ; la
» proximité de quelque courant pélasgique amenant des
» eaux d'une température plus élevée que celle des mers en-
» vironnantes. » Les causes qui abaissent la moyenne de
chaleur, et qu'on peut appeler frigorifiques, ne sont pas
moins nombreuses ; en voici l'énumération : « L'élévation
» d'un lieu au dessus de l'Océan, avec absence de plateaux
» étendus ; la proximité d'une côte orientale par les lati-
» tudes hautes et moyennes ; la configuration d'un conti-
» nent dépourvu de sinuosités, se prolongeant vers les pôles
» jusqu'aux glaces perpétuelles (sans interposition de mer
» libre), ou ayant, entre les mêmes méridiens de la contrée
» dont on discute le climat selon la dénomination de l'hé-
» misphère, au sud ou au nord, une mer équatoriale sans
» terre ferme ; des chaînons de montagnes dont la direction
» empêche l'accès de vents chauds ou le voisinage de pics
» isolés qui causent fréquemment, le long des pentes, des

(1) Asie centrale, *Recherches sur les chaînes des montagnes et la climatologie comparée*, Paris, 1843, 3 vol. in-8.

» courants descendants nocturnes ; de vastes forêts ; la fré-
» quence des marais qui forment des glaciers souterrains
» jusqu'au milieu de l'été ; un ciel brumeux qui diminue l'ac-
» tion des rayons solaires dans leur marche vers la partie
» solide du globe ; enfin un ciel serein hibernal qui favorise
» l'émission de la chaleur (1). » Toutes ces causes ou calo-
rifiques ou frigorifiques ne se retrouvent pas sans doute dans
le climat italien , mais les plus actives peut-être concourent
à en déterminer le caractère.

Les premières , celles qui élèvent la puissance de la température , produisent les effets les plus marqués. L'Europe
est la terminaison péninsulaire de l'Asie , et cette particularité lui donne déjà des conditions de thermalité plus favorables ; mais l'Italie est , comme on le sait déjà , la péninsule européenne la plus profondément découpée par les
golfes, la plus couverte d'eaux de toute nature , soit à cause
des mers qui la touchent sur tant de points , soit à cause des
rivières ou des lacs qui arrosent son territoire. Cette influence calorifique se joint à une autre qui n'est pas moins
importante, la proximité d'une côte occidentale sous la zone
tempérée. Le territoire italien présente une très petite surface de la rive orientale à la rive opposée ; et toute la marge
qui sépare le pied de l'Apennin du rivage de la Méditerranée est donc ouverte à ces influences occidentales qui contribuent de leur côté à l'élévation de la température. Ceci
demande peut-être une explication. Pourquoi n'est-ce pas
plutôt la rive orientale que l'occidentale qui produit un plus
grand développement de chaleur ? Il paraîtrait, d'après
M. de Humboldt, que les courants mêlent les températures
des divers climats échauffés par le soleil dans son passage
d'un point à un autre point extrême de l'horizon , qu'ils produisent ces vents de remous ou vents d'ouest qui adoucissent,

(1) M. de Humboldt, *ouv. cit.*

par leur prépondérance dans la zone des latitudes moyennes, la température hivernale , et que ce phénomène se passe sur les côtes occidentales de l'hémisphère nord comme sur celles de l'hémisphère sud (1). Sur le littoral tyrrhénien, les conditions topographiques du sol favorisent l'accès des vents d'ouest et des vents méridionaux , de préférence à tous les autres ; ils sont même à l'abri d'un antagonisme sérieux , à cause de cette longue barrière de l'Apennin qui s'élève et se continue sans interruption du nord au midi, entre les deux rives parallèles de la Péninsule. Il faut joindre à cette condition calorifique les déboisements qui permettent aux terres de recevoir directement le rayonnement solaire , et l'habituelle sérénité du ciel pendant l'été, qui échauffe sans intermédiaire les surfaces continentales ou liquides , et les couches les plus inférieures de l'air. Une cause qu'il ne faut pas négliger de joindre aux autres , bien qu'elle ne paraisse pas jouer un grand rôle dans le climat italien, c'est la proximité d'un courant pélasgique , dont les eaux conservent une température plus élevée que celle des mers environnantes. La Méditerranée ni l'Adriatique ne sont traversées par aucun de ces courants, ou s'il en existe, ils n'ont pas assez d'importance sous le rapport de la masse et de la température , pour exercer quelque modification sur le climat. Il n'en est pas de même dans cette grande vallée océanique, suivant l'expression de M. de Humboldt, qui sépare l'Amérique du continent européen ; là un puissant fleuve d'eau chaude descend des zones équatoriales en effleurant les rivages occidentaux de l'Afrique, du Portugal , de la France , et de l'Europe du nord. L'influence est incontestable sur les territoires que le courant pélasgique baigne en quelque sorte en passant. N'existe-t-elle pas aussi pour l'Italie occidentale, en concourant à former cette douce température des vents d'ouest

(1) M. de Humboldt, *ouv. cit.*

qui attiédit l'atmosphère italienne pendant les mois qui précèdent le commencement du printemps ?

Les causes frigorifiques règnent aussi sur le territoire péninsulaire où elles ont leur zone, comme les causes qui élèvent la température ont la leur. La première qui se présente, c'est cette proximité d'une côte orientale, dont les découpures sont moins profondes que celles qui accidentent la rive opposée. Cette condition défavorable s'augmente par le rôle inverse de l'Apennin. Dans la direction de la Méditerranée, cette chaîne protégeait le littoral contre les vents du nord et de l'est ; dans la direction de l'Adriatique, elle soustrait le rivage, au moins sur une assez grande étendue, à l'influence des vents du sud et de l'ouest. Enfin, une autre circonstance très importante également, qui achève de déterminer les caractères qui font de la zone orientale un climat si différent de celui de la zone opposée, consiste dans l'interposition d'une grande surface continentale dépourvue de mers, et se prolongeant sans interruption jusqu'aux régions polaires. Sans doute, l'Adriatique offre au contact de l'air une nappe d'eau d'une grande surface ; mais l'étendue de ces parages peut-elle suffire à neutraliser l'influence qui se compose, à travers le vaste continent formé par la réunion des plaines septentrionales de l'Asie, de l'empire russe, et des états allemands ? Ce qui prouve le peu d'influence que produit cette mer intérieure dans les conditions dominantes, c'est la température réfrigérante qui fait sentir ses aiguillons dans les campagnes de la Lombardie, et sur une partie du territoire oriental du reste de la Péninsule.

Ces détails ne comprennent en quelque sorte que des observations isolées ; l'esprit si généralisateur de M. de Humboldt en a tiré des lois qui simplifient, en les organisant, les données complexes du problème, et jettent de vives lumières sur des questions qui auraient pu rester longtemps peut-être dans l'obscurité. Ce savant a eu le premier la pensée de tracer des zones de chaleur sur toute la surface du globe, pour figurer la distribution de la température dans tous les points occupés par les continents ou par les eaux. La détermination de ces zones a été faite par la création de lignes qui ont reçu le nom d'*isothermes* ou d'égale chaleur annuelle (1) ; et cette application, si utile pour les avantages que doit en retirer la climatologie médicale, a été complétée par le tracé des lignes *isothères* ou d'égale chaleur d'été, et des lignes *iso-chimènes* ou d'égale chaleur d'hiver (2). Ainsi, à l'aide de ce travail linéaire inscrit sur une mappemonde, on peut suivre toutes les grandes irrégularités de la température dans les différentes contrées de l'Univers, et y pénétrer les conditions principales de cette distribution du calorique, qui donne des effets si variés depuis l'équateur jusqu'aux régions polaires. Parmi les faits généraux qui se manifestent sur cette géographie de la chaleur terrestre (3), en voici deux d'un grand intérêt : les *isochimènes* s'abaissent vers le sud à mesure qu'elles s'éloignent de l'occident, ce qui veut dire que l'hiver devient d'autant plus froid qu'on s'avance davantage vers les régions orientales ; les *isothères* se relèvent au contraire vers le nord, ce qui veut dire que plus on se rapproche du continent asiatique, plus les étés deviennent chauds. Ces curieux résultats établissent déjà que la région occidentale de notre Europe est le climat modéré par excellence, à cause du rapprochement des extrêmes d'hiver et des extrêmes d'été. On reconnaît enfin par les inflexions que suivent les lignes isothermes, lorsqu'elles franchissent les mers pour atteindre les continents, où elles perdent, excepté au moment de leur passage sur les puissants courants d'eau chaude, une sorte de parallélisme avec l'équateur; on reconnaît, dis-je, que les

(1) M. de Humboldt, et successivement M. Berghauss dans son *Atlas physique*, et M. Kaemtz.

(2) Tableaux de M. Malhmann rapportés dans l'*Asie centrale*.

(3) Texte d'après Berghauss dans les *Éléments de physique terrestre et de climatologie* de MM. Becquerel, Paris, 1847, in-8, fig.

surfaces solides ont des conditions thermales plus prononcées que les surfaces liquides. Les terres atteignent en effet plus tôt que les eaux une plus grande élévation ou un plus grand abaissement de la température ; celles-ci oscillent, pendant le cours des saisons hibernale et caniculaire, entre des limites moins éloignées. Voilà les conséquences générales des lois de la distribution de la chaleur à la surface du globe, depuis le pôle jusqu'aux régions échauffées de l'équateur. Je dois faire observer, avant de commencer l'application de ces principes au climat de l'Italie, que les espaces intermédiaires compris entre les lignes, c'est-à-dire les zones ou latitudes de chaleur, ont une ampliation de 5 degrés thermométriques ; de telle sorte que les 10 zones tracées par M. de Humboldt, depuis les espaces torrides jusqu'aux régions des glaces permanentes, se renouvellent, lorsque chaque série de 5 degrés est épuisée, à l'exception cependant de la première équatoriale et de la dernière polaire.

Deux zones isothermiques passent sur la Péninsule. L'une, qui est la plus méridionale, s'étend entre 15 et 20 degrés de température centigrades ; l'autre, qui est septentrionale, s'étend entre 10 et 15. La première, c'est-à-dire la plus chaude, est bornée au midi par les plages africaines de la Méditerranée, et au nord par une ligne qui traverserait à sa sortie de l'Atlantique la frontière supérieure du Portugal, les campagnes situées dans la région sous-pyrénéenne de l'Espagne, l'ancienne province du Roussillon, une partie du littoral de la France et de la Ligurie, couperait le sol péninsulaire au-dessus de Rome, à la hauteur des frontières toscanes, et franchirait l'Apennin pour s'abaisser brusquement dans l'Adriatique. La seconde zone, la moins chaude, comprend les régions supérieures du territoire depuis la limite tracée au-dessus de Rome jusqu'aux confins septentrionaux et occidentaux du Milanais. C'est la même, sous laquelle est placée la France avec la partie méridionale du groupe britannique. Ainsi, avec la distinction par les zones qui, au lieu de donner le climat solaire ou des latitudes, donne le climat réel, on peut établir avec justesse la division du climat italien, par catégories de territoire. Les limites extrêmes sont connues. La plus chaude passe sur le rivage africain ; la plus froide, au nord de la France et de l'Allemagne. Donc l'amplitude des moyennes annuelles des diverses localités qui couvrent le sol, abstraction faite de la hauteur et d'autres circonstances particulières, n'atteint pas, d'une part, jusqu'à 20 degrés, et ne descend pas, de l'autre, jusqu'à 10. Ce cadre une fois tracé, les analogies prises dans les zones *isothermes* permettent de régler approximativement quelle est la moyenne la plus élevée de chaud, et la moyenne la plus inférieure de froid qu'atteignent les deux points extrêmes appartenant au midi et au nord du territoire péninsulaire. C'est surtout à ces opérations que servent les lois générales. A l'aide des points de repère ou des constantes qu'on possède, on peut fixer une probabilité à peu près équivalente à une certitude, sur des conditions qui n'ont pas encore été déterminées expérimentalement. Pour trouver, en effet, la limite supérieure qu'atteint la moyenne annuelle à l'extrémité méridionale, on n'a qu'à se servir des moyennes connues de Catane et de Messine, en Sicile, dont la position et la hauteur sont à peu près identiques à la hauteur et à la position des régions orientales des golfes de Squillace et de Tarente. Or, Messine atteint une moyenne de 18,8, et Catane s'élève jusqu'à 19,6. N'est-il pas permis d'admettre, en prenant une moyenne entre les températures annuelles des deux villes du territoire sicilien, que la plus élevée qu'on puisse constater sur la Péninsule parvient jusqu'à 19, et ne s'écarte guère de cette limite? En répétant une opération analogue à l'extrémité septentrionale du sol, on obtiendrait des moyennes de 13 ou 14 sans descendre jamais à 10.

Un résultat plus important peut-être découle de l'application des zones isothermes. J'ai dit que la ligne qui séparait la zone de 15 à 20 de celle de 10 à 15, ou, en d'autres termes, la zone de la chaleur plus grande de celle de la chaleur moindre, s'infléchissait brusquement vers le sud, après avoir franchi l'Apennin; c'est alors qu'elle laisse derrière elle, une grande surface territoriale dépendant des campagnes bordées par l'Adriatique. Avant de se continuer sur la mer, cette isotherme divise donc la rive orientale en deux sections, dont l'une doit présenter une moyenne plus élevée et l'autre une moyenne plus basse, qui correspondent chacune à des influences connues, mais dont les limites n'avaient pas encore été fixées d'une manière aussi précise. Ces deux influences appartiennent aux mouvements de l'air. Dans la zone à température inférieure, le nord-est prédomine et fait régner sur la rive orientale du Milanais, jusqu'au cœur des provinces napolitaines, la sécheresse et le froid; dans la zone à température supérieure, le sud-est prédomine, et fait régner au contraire sur le reste de la rive adriatique, jusqu'à l'extrémité du territoire italien, la chaleur et l'humidité. La première de ces influences s'affaiblit et s'éteint dans les parties du sol où la seconde commence à se caractériser et à établir sa prédominance, et l'isotherme distingue parfaitement par son tracé ces deux conditions spéciales qui créent des climats très différents. Quant aux *isochimènes* et aux *isothères*, ou aux zones d'égale chaleur d'hiver et d'égale chaleur d'été, quelque peu étendu que soit le continent italien, on peut savoir jusqu'à un certain point si les hivers deviennent plus froids et si les étés deviennent plus chauds, en allant de la rive occidentale à la rive orientale. Cet écart trop considérable du thermomètre dans l'ensemble de la caloricité annuelle, expliquerait pourquoi la médecine n'a recommandé aux malades que les localités des bords de la Méditerranée, et non pas celles du littoral adriatique. D'abord le vent du nord-est qui souffle sur le Milanais et les provinces orientales de l'Église abaisse la moyenne d'hiver, et produit un effet opposé sur celle d'été ; car, dans la première saison, elle fait régner le froid, et dans le second elle tient le ciel découvert et augmente l'action des rayons solaires. Pour appuyer cette explication sur des faits constatés, il y a l'exemple de Bologne, qui occupe à peu près le milieu sur cette longue marge adriatique, entre les confins supérieurs du royaume lombard et les frontières septentrionales des États napolitains. Eh bien, sa moyenne d'hiver descend jusqu'à 2,8, et sa moyenne d'été monte jusqu'à 25,2, tandis que Lucques, qui se trouve à peu près sous la même latitude, mais sur la rive occidentale, présente une moyenne d'hiver de 4,6 et une moyenne d'été de 23,6. Jusque là les lois posées par les *isochimènes* et les *isothermes* se vérifient ; peut-on les vérifier également dans la zone où le sud-est, ce scirocco si énervant, succède au nord-est et acquiert à son tour la prédominance ? Les observations manquent de précision et surtout de continuité. Il est permis d'avancer cependant que la liberté avec laquelle le vent du sud-est souffle sur cette partie du littoral doit élever la moyenne de l'été, et que, malgré la persistance des mêmes conditions pour l'hiver, la moyenne doit y atteindre une limite assez inférieure ; car les vents d'occident, si doux au déclin de la froide saison, et les modificateurs ordinaires des effets réfrigérants des vents septentrionaux, pénètrent difficilement jusqu'aux campagnes abritées à l'ouest par le massif de la chaîne centrale.

Quel que soit l'intérêt qui s'attache au littoral adriatique, il est surpassé par celui qui appartient naturellement au littoral de la Méditerranée. Sur cette côte se trouvent les cités populeuses, les monuments anciens, les souvenirs historiques et ces nombreuses stations où les malades vont attendre la réalisation des espérances qui leur ont fait quitter la patrie. La première question qui se présente, c'est de savoir comment les *isothermes* se comportent dans cette région, lorsque nous venons de voir en quoi consistent les différences qu'elles constatent sur d'autres. On sait déjà que la ligne qui sépare la zone méridionale de 15 à 20 de la zone plus septentrionale de 10 à 15, passe au-dessus de Rome pour s'infléchir brusquement vers le sud, une fois qu'elle a franchi l'Apennin. Puisque son tracé a été suivi depuis l'Océan jusqu'à l'Adriatique, on n'a pas oublié qu'elle décrit une concavité qui enveloppe dans sa courbure tout le golfe de Gênes, le pays de Lucques, la Toscane et le reste de l'Italie. Cette isotherme s'élève donc sur le rivage occidental lorsqu'elle s'abaisse sur la côte orientale, ou, en d'autres termes, elle agrandit la zone chaude du côté de la Méditerranée, tandis qu'elle en diminue l'étendue du côté de l'Adriatique. Cette circonstance caractéristique implique d'une part des analogies, et entraîne de l'autre des différences dans les diverses moyennes de chaleur. Tout cela est d'accord avec les principes qui ont été posés sur la manière dont se distribue la température sur le globe, et particulièrement sur le sol italien ; mais il était nécessaire d'y revenir pour fixer l'attention sur les similitudes thermométriques qui existent dans toute cette zone maritime, dont la longueur se mesure entre Reggio de Calabre et le littoral ligurien. Des chiffres recueillis avec soin constatent avec précision ces ressemblances. Ainsi Naples a une moyenne d'hiver de 9,9 et une moyenne d'été de 23,9 ; Rome donne 8,1 pour la première et 22,9 pour la seconde ; Lucques, 4,6 et 23,6, et enfin Nice, 9,3 et 22,5 (1). Bien que la latitude de Nice, par exemple, soit très différente de celle de Naples, leurs moyennes sont pour ainsi dire près de se toucher. C'est la preuve la plus certaine qu'une influence domine toutes les autres, et que, quelque

(1) Tableaux de Malhmann.

divergence qui en résulte touchant les effets généraux de la température, ces effets sont spécialement caractérisés par une cause à laquelle appartient la suprématie : on comprend que je veux parler des vents méridionaux.

Aucune partie du littoral, sauf de rares exceptions, n'échappe à l'atteinte des influences australes ; elles règnent sur la Campanie, parviennent jusqu'à Rome, pénètrent dans le bassin de Florence, malgré le cercle de montagnes qui le forme, et enfin s'abattent sur cette grande côte demi-circulaire qui s'étend des confins maritimes de la Toscane jusqu'à l'extrémité orientale des Pyrénées. Le scirocco doit être compté au nombre des vents qui ont une suprématie relative sur le rivage occidental de la Péninsule ; toutefois il se trouve une région qui s'étend sous le revers opposé de l'Apennin, où il souffle directement et où ses atteintes sont plus vives et plus durables. Mais ceux qui ont un privilége d'action sur tout le développement de ce grand golfe creusé par la Méditerranée, ce sont le midi plein et avec lui le libeccio et le ponente, qui suivent, à l'exception du dernier, un itinéraire presque semblable. Ainsi le vent du midi traverse l'Afrique, comme le sud-ouest ; celui-ci prend seulement plus que l'autre sur les plaines sablonneuses de ce vaste désert de 194,000 lieues carrées que forme le Sahara, moins le Dangola et le Darfour (1). De là ils passent tous les deux, le second plus sec et plus chaud que le premier, sur la partie la plus large de la Méditerranée, et contractent un état de saturation aqueuse dont l'intensité se mesure sur l'étendue de la masse liquide et le degré de température et de sécheresse du vent. Ces conditions rendent le libeccio plus humide, plus nuageux, plus gros de pluies que le notus, qui a d'ailleurs tant de ressemblance avec lui. Le libeccio concourt de son côté aux mêmes effets ; il est chaud, il est chargé d'une quantité relative de vapeur

____

(1) De Humboldt, *Asie centrale*, etc.

vésiculeuse; mais, comme on le sait, il mérite d'être nommé le vent des douces sensations et des beaux jours; il n'est jamais celui de cette chaleur lourde et pénétrante qui prélude aux grands orages. Ces caractères de la ventilation donnent les traits principaux de l'influence dominante. Celle qui s'exerce sur toute l'étendue du rivage de la Méditerranée est due à la combinaison, sous des formes variées, de l'humidité et de la température.

Le règne de la constitution humide et chaude, au moins dans le voisinage de la mer, sinon dans les parties plus reculées du sol, se complique avec le développement de phénomènes très importants dans la série des influences que les climats exercent sur l'homme. Ces phénomènes consistent dans la manifestation de l'électricité et la production des météores. La chaleur sèche accumule le fluide électrique dans les régions élevées de l'atmosphère; l'état d'humidité de l'air l'entraîne au contraire à la surface de la terre, et le neutralise au sein du réservoir commun (1). Les sensations que l'homme éprouve lorsque ces deux conditions sont bien marquées dans les différences qui les séparent, mettent hors de doute ces faits que du reste l'observation a démontrés. Ainsi, pendant les temps d'humidité, on ressent quelquefois une sorte de malaise dans la sensibilité, on souffre dans le système nerveux, et la douleur est si vague, si peu caractérisée, et surtout si changeante dans ses effets, qu'elle échappe même à l'analyse. Les convalescents et les valétudinaires la présentent avec des caractères plus déterminés. En opposant cet ordre de sensations à celles qui résultent d'une constitution chaude et sèche, on constatera de notables différences. Il y aura plus d'équilibre dans les forces, et plus d'accord dans l'ensemble de leur action, car elles ne seront pas troublées par ces douleurs fugaces, ces malaises

(1) Expériences de Schubler à Stuttgard, et d'Arago à l'Observatoire de Paris.

problématiques , qui ne disparaissent que par un changement dans l'état du temps. La chaleur favorise le développement et l'accumulation de l'électricité , car toute modification dans les conditions d'un corps détermine la manifestation de ce fluide ; mais le froid agit , à ce qu'il paraît, avec plus d'activité que la cause contraire. Schubler a poursuivi à Stuttgard, pendant plusieurs années , des observations qui l'ont conduit en effet à établir que les maxima et les minima d'électricité vont en croissant depuis le mois de juillet jusqu'en janvier inclusivement ; ce qui prouve que l'intensité du fluide est au profit de l'hiver, et non pas à celui de l'été (1). Mais cette question doit être résolue d'une autre manière , car il est moins important de savoir sous quelle influence l'électricité s'accumule dans les régions supérieures de l'air, que de connaître comment elle se reproduit , et quelles sont les circonstances qui la mettent en rapport avec la surface que l'homme habite. Pour s'en occuper à ce point de vue, il faut recourir principalement à la température , qui, dans ses périodes diurnes et annuelles de croissance et de décroissance, transporte la vapeur vésiculeuse dans l'atmosphère ou la restitue au sol. On peut dire qu'elle entretient entre l'air et la terre une communication permanente qui a pour effet d'écouler sur celle-ci un courant plus ou moins abondant de fluide , et d'élever dans l'autre des éléments qui ne sont pas étrangers sans doute à ces tensions puissantes des zones supérieures, sous l'influence desquelles ont lieu les orages et les grands phénomènes de la météorologie.

Le territoire occidental de la Péninsule est merveilleusement disposé pour favoriser ce travail. La Méditerranée pénètre profondément dans les terres par les nombreux accidents qui découpent toute la rive, et forme une série de

---

(1) Tableaux des variations électriques de Schubler, dans l'ouvrage de MM. Becquerel.

lacs intérieurs qui offrent des surfaces très étendues à l'action de la température. On sait aussi combien il existe d'autres lacs et combien il se trouve de marécages depuis le bord de la mer jusqu'au pied de l'Apennin. Ces conditions seraient déjà suffisantes pour déterminer ce va-et-vient de l'électricité entre les régions inférieures et les supérieures; mais elles sont corroborées par d'autres qui ont une puissance au moins égale, sinon plus énergique. Celles-ci consistent dans l'existence de cette série non interrompue de hautes croupes et d'aspérités aiguës de la chaîne centrale, qui font office de condensation, et enfin dans la constitution du sol lui-même : pour le moment, je ne m'occuperai que de cette dernière influence.

Les terrains volcaniques sont un des éléments du territoire qui borde la Méditerranée. On en rencontre peu dans la Calabre ; c'est dans la Campanie qu'ils commencent à se montrer. Les champs phlégréens qui occupent le bassin de la campagne de Naples, et toute la plaine du Labour, en sont formés entièrement, comme on l'a déjà vu. Là brûle le Vésuve, à quelques milles de Naples, où il semble témoigner, par la permanence de son état de combustion, qu'il y a toujours des feux sous ce territoire, dont la surface est couverte de tant de cratères éteints. Ce volcan ne jetterait-il plus de flammes, que les eaux brûlantes, les jets de vapeur, les courants de gaz carbonique et sulfureux qui se font jour de toutes parts, ou à Ischia, ou sur la surface tout entière de la province, accuseraient l'existence de ces réactions chimiques, dont le travail invisible ne se ralentit pas. Les terrains plutoniens et les volcans refroidis reparaissent dans la région des marais Pontins, aux limites de la campagne de Rome ; le géologue en aurait-il perdu la trace, que l'histoire, pour le diriger dans ses recherches, a posé un jalon sur ses pas : Ardée, dont les tristes ruines s'élèvent non loin du rivage abandonné d'Ostie , rappelle en effet , par son nom (1), ces combustions violentes et d'origine inconnue qui frappèrent de terreur les populations primitives. Rome, qu'on appelle la ville aux sept collines , pourrait être nommée avec plus de raison la ville aux sept volcans. Les accidents du sol ne sont peut-être que des débris d'un seul cratère (2) ; mais les terrains volcaniques sont répandus sur une assez grande surface pour qu'une seule bouche ne les ait pas formés. Le territoire étrusque accuse dans beaucoup de points la même origine , et reproduit la même structure. L'existence d'anciens volcans et d'une action analogue qui s'y continue toujours se dévoile par des fuites gazeuses d'une température élevée et des modifications de diverse nature. Ainsi , tout le littoral occidental a longtemps appartenu et appartient encore à l'action volcanique. Il faut admettre certainement comme conséquence de ce fait , qui ne s'exerce pas dans une localité circonscrite, mais s'étend et prend les proportions d'un fait général, il faut admettre que le grand œuvre de cette chimie , si féconde et si redoutable lorsqu'elle détermine de violentes éruptions, se poursuit dans de grands espaces souterrains , et que si ces eaux bouillantes, ces produits gazeux et ces concrétions minérales des solfatares et des autres lieux volcanisés n'en donnaient pas une preuve suffisante , elle se trouverait dans les tremblements de terre, si communs depuis les Calabres jusqu'à l'extrémité continentale de la Péninsule , où la constitution plutonienne s'interrompt en même temps que ces phénomènes deviennent plus rares, et même cessent entièrement. Les changements d'état qui ont lieu dans la substance s'opèrent donc dans de vastes espaces et sur d'immenses proportions ; et puisque tout changement qui se produit dans les corps entraîne une ma-

(1) De *Ardere*, brûler.
(2) Scipione Breislack, *Topografia fisica della campania*.

nifestation électrique , on peut juger de l'importance des effets d'un pareil travail.

L'influence qui résulte pour l'atmosphère de cette production d'électricité, qui tient à des causes si différentes , et dont toutes sont douées d'une assez grande somme d'énergie , est assez manifeste pour en prendre une idée dans son ensemble, sinon dans ses détails. Les tremblements de terre assez fréquents , les éruptions volcaniques qui varient dans leur intensité , mais se répètent assez souvent , déterminent presque toujours, par une concordance qu'on comprendra , de grands troubles dans les conditions de l'air. Quand les terrains s'agitent , quand les mouvements intestins du Vésuve impriment des secousses au territoire , dans un périmètre quelquefois très étendu , ces évènements terrestres se compliquent ordinairement de phénomènes atmosphériques ; les éruptions volcaniques et les commotions du sol déterminent des orages et déchaînent des tempêtes. Lorsque ces désordres n'ont pas ou ne paraissent pas avoir cette origine , les régions aériennes n'en sont pas plus paisibles pour cela , surtout pendant la saison , accablante , de l'automne , et pendant les premières semaines de l'hiver. C'est alors qu'ont lieu les pluies diluviennes, pendant lesquelles l'éclair scintille et la foudre gronde , jusqu'à ce que l'équilibre se soit rétabli, c'est-à-dire jusqu'à ce qu'un changement se soit opéré dans la tension électrique. Il n'est pas nécessaire qu'un orage compose ses éléments dans les profondeurs de l'air, pour que le fluide s'accumule et que ses effets se fassent sentir à la surface de la terre. Cette condition se présente toutes les fois que, sous l'influence des vents humides du midi , l'eau vésiculeuse est dissoute dans l'atmosphère sans nuire cependant à la sérénité du ciel ; l'écoulement électrique s'opère , dans ce cas, avec la plus grande facilité , et, tout en délivrant l'atmosphère d'une

tension qui entraînerait la formation de météores orageux,
il n'est pas sans effet sur les organismes. L'entrée d'un nouveau vent conjure l'influence qui peut se manifester chez
les personnes impressionnables, par un état de malaise et
d'irritabilité. Ces événements, qui présentent tant de variations dans leur forme comme dans la mesure de leur puissance, se reproduisant assez fréquemment, la population doit
nécessairement en porter les traces ; elle doit être, au point de
vue physiologique, en harmonie avec le caractère dominant
du climat. Dans presque tous les points de la côte occidentale,
cet accord se vérifie, excepté dans la région des plateaux
élevés ou des montagnes. Ainsi, qu'on visite Naples,
qu'on s'arrête à Rome, qu'on séjourne à Florence, on verra
toujours le système nerveux, ou l'activité si souvent maladive de l'innervation, jouer le premier rôle dans les actes
de la vie. Que cette mobilité singulière, qui passe en un instant par toutes les phases du désir, de la passion et du
changement, se dérobe derrière la paresseuse indolence ou
la fiévreuse activité, conditions qui sont diamétralement opposées, elle se dessine si nettement qu'il est impossible
de la méconnaître. Cet état spasmodique frappe surtout le
médecin qui étudie les malades, il échappe à l'observateur
qui se borne à étudier les mœurs. J'ai eu occasion de voir, à
Naples et à Florence, des malades du monde qui m'ont présenté de curieux exemples de désordres nerveux inconnus
en France et dans le nord du continent. En prenant des renseignements sur la physionomie générale des affections les
plus communes, je n'ai pas été surpris d'apprendre que l'élément principal était le plus souvent du domaine de la sensibilité. Il faudrait induire de là que le climat de la zone occidentale de l'Italie est un climat d'agitation nerveuse, de
perturbation organique, dont souffrent les habitants, et dont
il faudrait préserver les malades. Il y a des avantages qui
diminuent la portée des inconvénients. D'abord, les grandes

tensions électriques se dégagent spontanément par de grands orages, et puis la présence rarement interrompue de la vapeur vésiculeuse dans l'air est un moyen d'écoulement qui entretient une sorte d'équilibre dans les hauteurs aériennes, et dont les effets sur l'économie ne paraissent pas, dans les temps ordinaires, appréciables à la sensation. Ce ne sont, jusqu'ici, que des observations générales que je pose; elles doivent faire pressentir les conclusions, mais elles seraient insuffisantes pour les fixer.

Parvenu au terme de cette longue analyse des causes qui constituent le climat italien, il est nécessaire d'embrasser d'un coup d'œil cette série de détails pour en former un ensemble. Les grandes lignes du tableau ont été tracées, si je ne me trompe; elles manquent du coup de pinceau qui doit opérer leur réunion. Lorsque cette dernière tâche sera remplie, la pensée, au lieu de rester isolée sur un seul ordre d'influences, pourra les voir toutes dans les rapports mutuels qui les lient, dans les effets généraux qu'elles produisent, et se porter d'une extrémité à l'autre de la Péninsule avec une clairvoyance qui ne rencontrera, je l'espère, ni obscurité, ni confusion. Cependant, je serai bref pour arriver le plus vite possible aux descriptions analytiques secondaires, aux monographies spéciales qui nous conduisent droit à ces applications pratiques, toujours désirées avec ardeur par le malade et attendues avec impatience par le médecin.

Le sol, dans les sinuosités de ses côtes, les accidents de sa surface et les différences de sa constitution; les eaux, dans les conditions diverses qui leur sont imprimées, suivant la place qu'elles occupent, les transformations ou les altérations qu'elles subissent; enfin l'air, dans toutes les modifications qu'il reçoit et qui le rendent tour à tour sec ou humide, froid ou chaud, calme ou impétueux, limpide ou obscur, doux ou excitant, sain ou morbigène, toutes ces grandes causes, avec leurs propriétés, se combinent les unes avec les autres de manière à constituer cet ensemble de forces, dont l'action s'apprécie ou se mesure sur la race humaine, et qui a reçu le nom de climat. A peine a-t-on jeté les yeux sur les conditions les plus générales du climat italien, qu'on s'aperçoit qu'il peut être d'abord divisé en deux climats secondaires. La ligne qui les sépare depuis la mer Ionienne jusqu'à la Ligurie, et les montagnes qui bornent la Lombardie du côté de la Suisse, c'est la longue chaîne de l'Apennin. L'un d'eux est bordé par les eaux de la Méditerranée, l'autre par celles de l'Adriatique ; le premier est tourné vers l'occident, et reçoit l'influence des vents chauds qui soufflent de ce côté, et qui viennent du midi ; le second, qui regarde l'orient, est exposé à des influences contraires. L'évaporation étant plus forte dans le climat chaud, l'humidité y est plus grande, mais elle dure peu ; la chaleur étant moins vive dans le climat froid, l'humidité y est moins forte, mais elle persiste davantage. Cette opposition dans les conditions hygrométriques établit une grande différence dans la manière dont tombent les pluies. Dans le climat occidental, elles procèdent par grandes averses, et n'ont en quelque sorte qu'une saison ; dans le climat oriental, elles mettent plus de temps à tomber, et se distribuent avec plus d'égalité pendant le cours de la révolution annuelle. Enfin la masse d'eau que la terre reçoit dans la première zone est moins considérable que celle qui arrose la seconde, si pour cette dernière partie du territoire on prend une moyenne entre la région du nord et celle du midi. C'est une raison de plus pour que les jours sereins soient moins nombreux dans celle-ci que dans la zone plus favorisée de la chaleur. Ces résultats tiennent à la température, mais ils sont en même temps la conséquence de l'électricité. La constitution hygrométrique, la constitution du sol et l'exposition favorisent le développement du fluide dans le climat chaud ; ces conditions sont trop différentes pour produire les mêmes effets dans le climat froid. Aussi, il y a dans le premier, à la place des pluies ordinaires, de grands orages qui inondent le sol en dévoilant le ciel ; l'électricité n'agissant pas avec autant d'intensité dans le second, les pluies y deviennent plus fréquentes, parce qu'elles sont moins abondantes, et l'atmosphère, habituellement moins sereine, s'y couvre plus souvent de nébulosités. La place qu'occupe la zone occidentale lui donne un autre avantage sur la zone opposée ; le thermomètre marque moins de froid en hiver, ce qu'on comprend facilement, et moins de chaud en été, ce qui paraît moins vraisemblable. Comme pour faire compensation, le baromètre éprouve des oscillations moins étendues dans la zone orientale, parce que les orages y sont rares, et que l'air n'y passe pas subitement d'un excès de saturation de vapeur vésiculeuse à un état presque complet de siccité. L'atmosphère italienne ne se charge pas seulement de cette humidité qui se condense en nuages et se résout en pluie ; elle élève aussi du fond des marécages ces vapeurs miasmatiques qui produisent la fièvre intermittente et éteignent les populations. Sous ce rapport, il y a encore une différence à établir entre les deux climats secondaires qui se caractérisent si nettement dans la Péninsule. Le climat le plus chaud forme la zone miasmatique par excellence, bien que le climat le plus froid ait aussi ses marais et son mauvais air. Toutefois, l'influence est en même temps plus répandue et plus active d'une part, tandis que de l'autre elle est plus rare et plus modérée. En rapprochant, par la comparaison, ces différences fondamentales, j'ai donné, je crois, à chacun des deux climats sa physionomie propre. L'un, le climat occidental, est chaud, humide, électrique ; mais il est chaud avec des conditions tempérées, il est humide avec l'habitude d'un ciel serein, il est électrique avec l'avantage de ne pas conserver longtemps la tension que lui fait contracter la température jointe à d'autres causes. Le climat oriental participe à ces avantages, mais en les neutralisant par des inconvénients; car, s'il est chaud, il l'est trop en été et trop peu en hiver; s'il est humide, il conserve trop longtemps son état hygrométrique, et s'il développe peu d'électricité, c'est au détriment de la transparence de son air et de la beauté sereine de ses jours. On ne pourrait plus se méprendre à présent sur la zone à laquelle doivent appartenir les lieux signalés pour leur influence curative.

Si le climat de la Péninsule peut se subdiviser, les subdivisions admettent aussi des distinctions, même avant d'arriver à celles que formeront les monographies des différentes villes médicales du territoire. On comprend en effet qu'une influence ne s'interrompt pas subitement, ou dans une campagne découverte, ou sur une côte ouverte; il faut qu'un changement dans l'orientation du sol ou dans les rapports des mers et des continents qui environnent cette surface, intervienne en quelque sorte pour introduire dans le climat un nouvel élément d'action. Lorsque cette influence nouvelle commence à régner, l'influence qui dominait lutte, s'affaiblit et s'efface pour abandonner son rang à celle qui va la remplacer : c'est ce qui se vérifie sur ce double littoral qui découpe les zones, dont les caractères généraux sont si différents. Dans la partie du littoral adriatique qui forme l'extrémité de la Péninsule, l'atmosphère appartient aux vents du midi et du sud-est; cette région est presque aussi chaude que les campagnes du rivage de la Méditerranée. Cette condition subsiste encore, jusqu'au golfe de Manfredonia; à cette hauteur de plus grands changements s'opèrent. Les vents méridionaux agissent encore; cependant les vents d'est et de nord-est, et même les plus septentrionaux, commencent à prédominer. A mesure qu'on se dirige du midi vers le nord, la prédominance se marque davantage, jusqu'à ce qu'enfin elle se dessine entièrement en abaissant la moyenne annuelle de la température. Sur le littoral occidental, l'influence change de caractère dans l'angle que forme l'Apennin au-dessus de la mer d'Ionie ; en remontant par les Calabres, elle se dessine ; plus loin elle se soutient malgré les atteintes du nord-ouest, le maëstro de l'Italie. Enfin, dans les campagnes du Latium et sur les rivages étrusques, l'influence des vents méridionaux se modifie ; le vent d'ouest seul ne s'est pas altéré dans sa nature, et n'a pas baissé dans l'intensité de son action. Mais, lorsque l'Apennin et le rivage changent brusquement de direction, et qu'au lieu de se prolonger du midi au nord ils se portent de l'orient à l'occident, alors les vents méridionaux reprennent leur prédominance, et des conditions analogues se rétablissent, à la latitude près, qui remplit dans ce cas, quoique faiblement, l'office de cause frigorifique.

Après avoir groupé les analogies et montré les différences, j'arrive aux détails plus circonscrits, je touche aux climats spéciaux. Il fallait procéder ainsi pour écarter toutes les difficultés sérieuses ; car s'il est nécessaire de bien étudier les caractères généraux d'une race, pour parvenir à connaître les individus, il est important de bien analyser les principaux éléments d'un climat pris dans son ensemble, pour comprendre les causes et bien s'assurer des effets des climats individuels.

DEUXIÈME PARTIE.

En divisant toute l'étendue de l'Italie, en trois régions, la région méridionale, la moyenne et la septentrionale, je peux paraître suivre plutôt une division arbitraire, que me guider sur les différences naturelles du climat. On aurait peut-être raison de me le reprocher, si ma justification ne se trouvait dans les détails qui précèdent. On ne doit pas avoir oublié, en effet, que le ciel de la Péninsule présente des aspects très divers, suivant qu'on le considère dans les provinces de l'Italie méridionale, sur le territoire central, ou dans la région continentale du Milanais. Ces caractères bien tranchés de l'atmosphère se retrouvent dans la distribution des cultures, qui changent aussi lorsqu'on passe des États de Naples dans les plaines Latines, et de celles-ci dans le royaume Lombardo-Vénitien. Ainsi les vergers d'orangers, les arbres des chaudes latitudes bordent la mer de Naples et les rivages méridionaux ; une culture mixte, qui se compose à la fois des éléments des cultures du nord et de celles du midi, s'étend depuis les frontières napolitaines jusqu'aux limites septentrionales de la Toscane; mais après avoir franchi l'Apennin, un profond changement s'opère, on entre dans une zone de végétation qui est occupée presque entièrement par le riz et les autres céréales. Les trois régions se retrouvent encore dans les modifications

que subit la température, bien que les isothermes n'en accordent que deux au territoire italien. Cette division n'empêche pas même de considérer la Péninsule, comme je l'ai
déjà fait, en deux grands climats séparés par la chaîne de
l'Apennin, l'un méditerranéen, l'autre adriatique, le premier
occidental, et le second oriental; car elle a servi à tracer une
ligne de démarcation entre les causes qui différaient sous le
rapport de leur origine, de leur nature et de leurs effets.
Ces préliminaires une fois posés, je n'ai plus qu'à marquer
les limites de la première des trois régions dont je divise la
surface du sol péninsulaire, avant de faire le tableau climatologique des provinces qu'elle circonscrit.

La région méridionale comprend cette surface qu'on
détache du territoire, en traçant une ligne de la partie septentrionale du golfe de Gaëte sur la Méditerranée, à la mer
Adriatique, par la vallée et l'embouchure du fleuve Pescara.
Elle renferme toutes les provinces du royaume de Naples,
à l'exception de l'Abruzze ultérieure qui appartient à la
région centrale dont font partie le domaine papal et les campagnes de l'Étrurie.

Le golfe de Gaëte, par lequel je commence cette revue
climatologique, sera plus loin l'objet d'une appréciation plus
détaillée; mais avant de passer outre, je crois devoir signaler,
par anticipation, les conditions générales d'un climat qui
mérite une place honorable auprès des climats individuels de
la rive occidentale de l'Italie. Le territoire de Gaëte forme
la limite septentrionale de cette plaine fertile qui s'étend
entre les vallées du Volturne et du Liris et le bassin de
Naples jusqu'au pied de l'Apennin. C'est en touchant à ce
rivage qui décrit une courbe élégante chargée de jardins
ombreux, de curieuses ruines et de brillantes maisons de
campagne, que le voyageur qui entre sur le sol de la Campanie, en sortant des marais Pontins, est frappé pour la première fois de cette splendide couleur d'azur qui fait resplen-

dir l'atmosphère méridionale. Les conditions des lieux et de l'air ne sont pas au-dessous du prestigieux effet du site. Le sol est bien constitué géologiquement, puisque la roche secondaire remplace les produits volcaniques qui couvrent la presque totalité des champs campaniens ; les pentes, qui descendent jusqu'au rivage, facilitent l'écoulement des eaux ; enfin l'exposition favorise le calme de l'air et l'élévation de la température.

La terre du Labour, qui présente une grande surface couverte des plus beaux produits de la végétation, et où la culture traditionnelle des Romains fait mûrir la vigne dans le feuillage des arbres, cette terre est précieuse pour l'agriculture, elle ne l'est pas sous le rapport hygiénique. Les plaines sont toujours monotones, quelque splendides que soient les plantations qui les décorent ; mais cet inconvénient, qui n'existe que pour l'esprit, serait bien peu grave s'il n'était accompagné d'un autre qui mérite d'être pris en considération. Les vents soufflent librement dans les plaines et y tiennent l'atmosphère dans un état de perpétuelle agitation. Le sol présente, il est vrai, dans cette partie de la Campanie, de nombreuses dépressions où les vents s'exercent avec une intensité modérée, et où même on peut être à l'abri de leur influence ; toutefois on va voir que cet avantage n'a pas une grande valeur. Les terrains sont volcaniques ou recouverts d'une épaisse couche d'humus, et il se poursuit dans l'épaisseur de ces substances hétérogènes, avec le concours de la chaleur et de l'humidité, un travail de décomposition qui sature l'air d'émanations miasmatiques. Les habitants portent les traces bien visibles des effets qu'elles produisent ; ils sont lymphatiques, pourvus d'un embonpoint assez marqué, et passionnés pour cette vie molle, langoureuse et sensuelle qui n'est qu'au profit des jouissances du corps, et plonge l'activité de l'esprit dans un engourdissement paralytique. Les Campaniens modernes ont fidèlement gardé le tempérament et les mœurs de leurs ancêtres ; ils n'ont pas cessé d'être les enfants de cette voluptueuse Capoue qui fut plus nuisible à l'armée carthaginoise que la valeur guerrière des Romains. L'influence de cet air épais, lourd et vicié ne se borne pas à des effets qu'on pourrait appeler encore physiologiques ; elle produit, avec la maladie de la classe des obstructions, des engorgements et des congestions, la fièvre intermittente et le cortége de ses complications habituelles. Il existe une grande analogie entre la température et l'état hygrométrique de la plaine du Labour, et la température et l'état hygrométrique du bassin de Naples ainsi que du rivage du golfe de Gaëte ; les conditions changent, lorsque après avoir franchi l'Apennin on entre dans les Abruzzes.

L'Abruzze citérieure est un sol d'une bonne structure et d'une heureuse disposition. Les produits volcaniques ont disparu, et les roches appartiennent au système géologique de la chaîne ; mais, au lieu de s'interrompre pour laisser s'étendre une longue plaine jusqu'à la mer, ces roches affectent une forme amphithéâtrale. La campagne tout entière présente une succession de plateaux qui descendent jusqu'à la rive maritime, et laissent une marge très étroite entre le dernier gradin et le littoral. En outre de cette disposition si favorable à l'écoulement des eaux, tous ces plans qui sont chargés de cultures et d'ombrages sont exposés au souffle du nord-est, vent froid, sec et fortifiant, qui commence à prédominer sur la côte orientale, si on ne l'a pas oublié, lorsque le vent du sud-est faiblit dans son influence. Dans l'Abruzze, ce changement dans le caractère de la ventilation n'est pas encore bien prononcé, quoiqu'il produise un abaissement notable dans la température, et une diminution analogue dans le chiffre annuel de la pluie. Je prends les termes de comparaison dans le bassin de Naples, pour établir clairement les différences qui existent sous ce rapport

entre cette partie de la rive orientale et une localité prise
dans une latitude à peu près semblable et sur la rive opposée. Naples marque 38° centigrades pour maxima de température, et 3 avec quelques dixièmes au-dessous de zéro
pour minima; dans l'Abruzze citérieure, le thermomètre
n'atteint que 33, et s'abaisse jusqu'à — 8. Naples reçoit
à peu près 900 millimètres de pluie; en relevant fidèlement
les quantités recueillies jour par jour en 1840 (1), j'ai trouvé
376 lignes ou 851 millimètres : il paraît que la province du
bord de l'Adriatique n'en reçoit, en moyenne, que 600.
Ces données conduisent à penser que l'air de l'Abruzze
passe moins violemment et moins souvent que celui de
Naples dans ces alternatives qui en changent les conditions
physiques, et en modifient surtout la densité. Le baromètre,
en effet, présente à Naples des oscillations d'une étendue de
57^{mm}, 40, lorsque dans les Abruzzes elles ne comprennent
que 36^{mm}, 90 (2). On voit, ce me semble, quelles sont les
conséquences climatologiques et les effets physiologiques
qui se déduisent de ces faits. L'air est froid si on le compare à celui de Naples, d'une humidité moindre, légèrement
agité, et surtout très salubre. L'été est chaud sans doute,
mais l'hiver y est souvent rigoureux. La race porte sur
elle les preuves caractéristiques de cette action fortifiante.
Les plateaux qui, de la mer, montent en amphithéâtre jusqu'aux sommets âpres et neigeux de l'Apennin, sont habités
par une population pleine d'énergie. Il est beau de jouir de
la vue de ces hommes, solidement plantés sur leurs jarrets
d'acier et leurs jambes nerveuses, ayant le regard fier, les
traits nettement dessinés, et respirant, dans l'ensemble de tous
leurs mouvements, cette assurance de la force qui les place

(1) *Journal officiel des Deux-Siciles.*
(2) La plupart de ces chiffres sont tirés des tables de l'ouvrage de
M. de Renzi, et sont basés moins sur des certitudes que sur des approximations; j'en ai fait la réduction.

à quelques milles de la paisible et volupteuse province du Labour, les contrastes vivants de la race timide qui l'habite.

La province de Molise, qui est limitrophe de l'Abruzze, ne diffère pas de cette dernière sous le rapport de la température, des quantités de pluie et des variations barométriques. Là, règnent à peu près les mêmes conditions physiologiques, et là on retrouve aussi les mêmes hommes, qui, du reste, disparaîtront bientôt du voisinage de la mer. Sur ce point du littoral, c'est-à-dire au moment de quitter la province de Molise pour la province plus méridionale de la Capitanate, la topographie change et fait dominer sur le sol, une nouvelle influence. La rive de l'Adriatique s'avance en saillie sur la mer et dessine l'éperon de cette botte à laquelle on a comparé l'Italie : la concavité que décrit dans la direction du midi cette projection latérale de terrain se nomme le golfe de Manfredonia. Si cette surface était à peu près plane dans toute son étendue, elle n'aurait pas une grande importance au point de vue climatologique, car elle ne ferait obstacle à aucune des causes qui agissent sur les conditions de l'air et du temps. Mais elle supporte un système de montagnes, le Gargano et les points culminants de sa dépendance, dont les croupes mesurent une assez grande élévation. Or, il résulte de cette condition topographique que le nord-est trouve sur son chemin un obstacle réel qui diminue tout au moins son action, et protége en partie le reste de la côte formée par les provinces de Bari et d'Otrante. C'est donc réellement à cet éperon de la botte italienne, à ce promontoire qui présente sur la lisière méridionale de grands épanchements marécageux, et qui porte au midi la ville dont le golfe a pris le nom, que l'influence du nord-est expire en quelque sorte, et que la prédominance du sud-est ou du scirocco se caractérise. La température, en effet, commence à éprouver sur cette partie du sol un notable changement; sur le territoire de Bari, elle dépasse celle

de Naples de quelques fractions ; sur le territoire d'Otrante
qui termine la Péninsule italienne du côté de la mer d'Ionie
dont elle forme la rive orientale, cette thermalité de l'air
s'élève au-dessus de la température napolitaine de plus
d'un degré. Les pluies ne se comportent pas comme la température ; c'est la province du royaume où il pleut le moins,
car il paraît qu'il n'y tombe pas annuellement plus de 520
à 550 millimètres d'eau. Cependant il y a là tous les éléments pour produire d'abondantes pluies ; les vents sont
humides, les montagnes se prolongent en chaîne serrée jusqu'à la pointe extrême du sol, et la constitution des terrains
qui dans toute cette zone de l'Adriatique exclut presque
entièrement les matières argileuses et les produits plutoniens (1), n'admet que des tufs coquilliers très légers et d'une
décomposition facile (2), que couvrent de vastes espaces
marécageux ou lacustres le long des rives de la mer. Une
seule circonstance neutralise ou du moins affaiblit l'effet
ordinaire de ces causes ; c'est l'étroitesse de la langue de
terre qui comprend les provinces de Bari et d'Otrante, et
permet aux vents de porter plus loin, sur les rives du golfe
Ionien, les nuages pluvieux. Quelque avantage qu'on recueille de ce climat, il ne peut être ni sec, ni salubre.
Brindes, l'ancien établissement maritime des Romains, qui
occupe à peu près le milieu de la longueur de ce littoral,
présentait à un degré plus prononcé que la plupart des autres
localités de la côte, cette insalubrité qui est la conséquence
de l'évaporation miasmatique ; les travaux ordonnés par le
roi régnant ont purifié son air, et ajouté presque une cité
nouvelle aux États napolitains.

La terre d'Otrante forme le talon de la botte italienne,
et la Calabre ultérieure la pointe ; entre ces deux extrémités
qui sont éloignées l'une de l'autre de 70 lieues de France,

(1) L. **Pilla**, *Cenno sulla geografia fisica e botanica del regno di Napoli.*
(2) Tenore, *Essai sur la géographie physique et botanique du royaume
de Naples.* 1827, in-8°.

est creusé un vaste golfe qui n'a pas moins de 40 lieues de profondeur. L'espèce d'angle irrégulier que décrivent les côtes dans toute leur étendue est répété dans l'intérieur des terres par la direction des montagnes. Ainsi l'Apennin, qui présente un groupe confus de sommets à quelques lieues de Tarente, la ville la plus considérable de cette partie du royaume, se divise à cette hauteur en deux branches latérales, dont l'une parcourt le côté oriental, et l'autre le côté occidental du golfe jusqu'à la mer. Quant à l'orientation, on la connaît déjà ; le rivage de l'Adriatique étant exposé au nord-est et à l'est, et le rivage de la Méditerranée à l'ouest et au sud-ouest, la Basilicata, c'est le nom de la province qui représente le creux de la botte et peut être considérée comme la base de l'Italie, la Basilicata reçoit directement l'influence du sud-est, et moins directement celle du sud. Cette partie de la Péninsule italienne mérite qu'on s'y arrête, car elle tient une grande place dans l'histoire, et ne manque pas d'intérêt au point de vue du climat. C'est sur ce rivage de la mer Ionienne que s'élevaient, avant les beaux temps de la puissance romaine, les villes construites par des colons venus de l'Orient ; ce sol était celui de la grande Grèce. Je n'ai pas le projet de reproduire tout ce passé, quelques faits curieux qu'il renferme, mais je ne dois pas passer sous silence ceux qui appartiennent plus qu'on ne pense peut-être, à mon sujet. L'histoire des influences se lie toujours plus ou moins étroitement à celle de 'homme. Celui-ci n'est pas sans doute l'esclave obéissant des causes physiques ; la puissante réaction de son intelligence le rend maître de tout ce qui l'entoure. Qu'on me permette toutefois de faire observer que l'antiquité ne ressemble nullement aux âges modernes. A cette époque déjà si loin de nous, l'activité de la pensée prenait ses éléments moins dans la puissance intellectuelle que dans la nature organique ; les productions de l'esprit pouvaient être rangées parmi les productions du climat. Depuis que l'hu-

manité a un but comme elle a un nom, les influences physiques sont peu de chose en présence de cette activité traditionnelle, qui trouve dans tous les lieux des conditions
d'existence, et sait tôt ou tard faire fructifier sur tous les
points du globe, les germes de la civilisation.

Sur cette côte s'élevait Sybaris, la ville voluptueuse par
excellence, on n'y connaissait pas d'autre culte que celui du
plaisir ; et lorsqu'elle préparait des récompenses ou tressait
des couronnes, c'était pour les distribuer à ceux qui se
distinguaient le plus dans les recherches de la sensualité.
L'air de Sybaris était imprégné du parfum des essences, le
pavé des rues disparaissait sous des litières de fleurs, et des
tentes nuancées de couleurs s'élevaient au-dessus des voies
publiques pour voiler à des yeux trop délicats l'éclat fatigant du jour. Un Sybarite, poussé par l'amour des voyages, parvint cependant à s'arracher aux délices de la
patrie ; il alla en Grèce, qui avait été le berceau de ses
ancêtres, et visita cette Lacédémone où l'éducation de
l'homme se fondait sur la mortification des sens. En présence
de ce spectacle, qu'il ne soupçonnait pas peut-être, il
s'écria, disent les historiens, qu'il ne s'étonnait plus que
les Spartiates fussent d'aussi bons soldats, car la mort lui
semblait préférable à une telle vie. Les hommes qui soup-
çonnaient si peu les avantages de la virilité qu'ils ne la
comprenaient pas chez les autres, ne devaient pas rester
longtemps au rang des populations qui savent se conserver
parce qu'elles ont l'énergie de se défendre. Les Sybarites
avaient fait école ; leurs mœurs avaient rayonné dans les
colonies voisines. Mais, une fois attaqués, quels secours
pouvaient-ils attendre des serviles imitateurs de leurs
pratiques, de leurs usages et de leurs vices, de ceux qui
avaient contracté, à leur exemple, la pusillanimité des
voluptueux et des impuissants ? En s'attirant des ennemis,
ils se donnèrent des vainqueurs. La population d'une ville

grecque aussi, mais forte et énergique, la population de Crotone, déclara la guerre à Sybaris, dont les habitants furent
tués ou dispersés, et dont le sol ne garda plus que des ruines.

Crotone est située, comme Sybaris, sur la mer Ionienne ;
elles n'ont pas entre elles d'autres rapports. Au lieu d'être
placée, comme cette dernière ville, aussi profondément
dans le golfe de Tarente, à l'extrémité orientale de la frontière qui sépare l'ancienne Lucanie du Brutium, (1) Crotone
était où se trouve aujourd'hui la ville moderne de Cotrone,
au milieu du rivage ionien du Brutium et au-dessus du petit
golfe de Squillace. Cette région est élevée et entièrement
granitique ; (2) elle est resserrée entre les rivages des deux
mers ; les vents de l'occident, de l'orient et des autres parties de l'horizon y agitent l'atmosphère, malgré la chaîne de
l'Apennin et les forêts qui la couvrent encore ; enfin elle est
voisine de la Sicile et des îles Éoliennes, où les feux volcaniques conservent toujours leur activité. Ces conditions,
qui sont favorables à la salubrité, le sont aussi au développement des forces et à l'entretien de l'énergie physiologique ; les alternatives qui opèrent de fréquents changements
dans l'atmosphère, sans déprimer cependant la température,
produisent évidemment ces résultats. Or, l'histoire paraît
être en harmonie étroite avec ces données du climat. Pendant l'antiquité, Crotone avait un grand renom pour la
vigueur de ses habitants ; elle avait le privilége de fournir
les lutteurs les plus vigoureux, et de remporter le plus de
couronnes aux luttes des jeux olympiques. Célèbre pour
son excellente école de gymnastique et d'art militaire, on
y envoyait des jeunes gens pour s'y familiariser avec les
pratiques de la guerre et s'y livrer aux exercices du corps.

(1) Guillaume Delisle, *Carte de l'Italie ancienne*, 1780.
(2) Tchihatcheff, *Coup d'œil sur la constitution géologique des Provinces méridionales du Royaume de Naples*. — Tenore, *Essai sur la
géographie physique et botanique du Royaume de Naples*, 1827.

Comme pour montrer que, sous le rapport de la puissance
matérielle, elle n'avait pas d'émule, elle était la patrie de
ce Milon de Crotone, dont les reins musculeux avaient
soutenu le plancher d'une salle prête à s'écrouler sur Pythagore et ses auditeurs. Enfin, elle avait donné lieu à deux
proverbes très usités chez les Grecs : Plus sain que Crotone, disait-on pour exprimer la rare salubrité d'une ville.
Le dernier des Crotoniates, disait-on encore, est le premier des autres Grecs (1), à cause de cette supériorité de
force physique et d'agilité musculaire qui était estimée
comme la vertu, dans le monde païen.

On a vu combien les mœurs de Sybaris et la constitution de ses habitants étaient différentes ; elles ne sont
pas également sans harmonie avec la signification générale du climat. Cette ville était placée dans une plaine
basse près de la mer et au confluent de plusieurs cours
d'eau ; orientée au sud-est, le scirocco pénétrait dans son
atmosphère, tout saturé d'humidité. et y conservait sa prédominance, parce que la disposition de l'Apennin et la hauteur de ses croupes le protégeaient contre l'antagonisme
des autres vents. Cette vapeur qui restait en suspension
ou se condensait en nuages au contact des pentes boisées,
entretenait un état à peu près constant d'humidité et déterminait même des pluies assez fréquentes. On sait depuis
longtemps quels sont les effets qui résultent, dans un climat,
de la combinaison de l'humidité et de l'élévation de la température ; les corps et les âmes s'y énervent comme dans
un bain affaiblissant, et si une réaction ne s'opère pas et
ne sauve l'énergie physiologique, la virilité s'affaisse et finit
même par s'anéantir. Bien que les montagnes aient subi de
grands changements depuis l'antiquité, sous le rapport de
leurs richesses forestières, la pluie qui tombe annuellement
dans la province à laquelle appartient Sybaris, atteint un

chiffre assez considérable; elle est plus abondante, en effet, que dans les autres régions du royaume, puisqu'il paraît qu'elle surpasse 900^mm. Le territoire se compose, il est vrai, dans les lieux accidentés, de calcaire solide et de granit; mais il ne favorise pas toujours l'entretien de la pureté de l'air, car dans le voisinage de la rive et dans les basses vallées, il est formé d'un diluvium que l'eau pénètre facilement et où la chaleur détermine des réactions de nature miasmatique. Faut-il ajouter encore un dernier mot à cet épisode de l'histoire des lieux et des mœurs ?

Pythagore aborda en Italie à peu près vers le même temps où les Crotoniates étaient en guerre avec les Sybarites ; cette époque correspond au règne du roi de Rome Tarquin-le-Superbe. En présence du mal qui avait gagné le plus grand nombre des colonies de la rive Ionienne, le philosophe travailla à le guérir. Il défendit les repas succulents en prescrivant l'alimentation végétale; et, pour assurer le succès de ses ordonnances, il enseigna qu'il était criminel d'arracher une vie pour en entretenir une autre et d'enfermer des entrailles dans d'autres entrailles. Ces prescriptions matérielles, unies aux lois morales, furent fidèlement exécutées, et depuis Héraclée et Tarente jusqu'à Possidonia; sur les rives Tyrrhéniennes, les mœurs changèrent et on vit commencer des temps nouveaux. Cette ère fut de bien courte durée ; avec l'oubli des préceptes vinrent les désordres et la faiblesse, puis la conquête romaine eut son tour, et lorsque cette puissance de l'ancien monde eut disparu, ce fut celui de cette déchéance profonde qui semble abandonner la conservation du sol au hasard ou à la libre action des forces de la nature. La constitution du territoire a toujours favorisé outre mesure les effets ordinaires de la négligence ou de l'abandon; on va voir en quoi elle consiste.

L'étendue tout entière de la Basilicate est embrassée par

un demi-cercle de montagnes, dont quelques unes portent
des sommets très élevés. La surface qui sépare leur base
du littoral Ionien a été recouverte par les eaux de la mer,
et c'est à l'époque de cette submersion qu'il faut remonter
pour expliquer la nature de sa constitution géologique.
Ainsi elle se compose d'un sédiment coquillier et d'un diluvium d'origine fluviatile successivement déposé par les
nombreuses rivières qui descendent de l'Apennin, comme
le Bradano, le Basiento, le Salandrello, l'Aggri, le Sinno,
le Cochile, le Crati, et quelques autres moins importantes
que je pourrais encore citer. Ces terrains sont à peu près
plats. A peine sont-ils accidentés, de distance en distance,
de collines à sommets arrondis, entièrement formées d'un
tuf d'origine marine ou lacustre très fragile et très poreux,
dont la superficie se recouvre d'efflorescences salines. Cette
condition particulière du sol se prononce principalement vers
les régions de Bari et d'Otrante (1), se manifeste çà et là
dans la province qui forme le bassin central de la Péninsule,
et disparaît en entier sur la rive orientale des Calabres,
où les calcaires solides et les formations granitiques apparaissent sur les bords des cours d'eau et se dessinent même
en rescifs sur le littoral de la mer. Aussi, ces provinces sont
salubres comparativement au fond de la Basilicate, à la
marge maritime qui se prolonge jusqu'au promontoire de
Leucade et à celles que baignent en sens opposé les flots
de l'Adriatique. Là, les épanchements marécageux se succèdent avec une triste uniformité, et communiquent même
les uns avec les autres, de manière à s'étendre en série ou
en chapelet sur une grande surface de pays. Près de Tarente surtout, qui est la principale ville de cette région
méridionale, cette sorte de dégradation a atteint tout son
développement. Pendant les beaux jours des colonies grecques, des efforts bien dirigés luttaient contre l'ennemi

____

(1) Tenore, *ouv. cit.*

commun, c'est-à-dire contre la disposition mauvaise d'un territoire aussi défavorable aux exigences de la santé publique. Les Romains, en succédant aux Grecs de l'Italie, protégèrent, par des ouvrages d'art, un sol qui offrait si peu de résistance aux causes ordinaires de décomposition ; mais les révolutions et les événements qui en furent le fruit interrompirent le cours d'une administration aussi nécessaire et aussi prévoyante. Rien n'arrêta plus l'action des éléments et ne fit obstacle à l'établissement de l'insalubrité. Avec de la constance et de la volonté, le pouvoir, qui comprend l'importance des améliorations, viendrait à bout de tous ces désordres.

Ce n'est pas un travail stérile à faire, c'est une conquête féconde à remporter, car le territoire, quelque résistance qu'il oppose aux efforts de l'industrie humaine, finit cependant par céder. Ce qui doit encourager, c'est que le sol donne généralement de magnifiques produits. La végétation y revêt même une physionomie toute particulière. Elle a beaucoup d'analogie, sans doute, avec celle qui caractérise le bassin de la Campanie, puisque les orangers et les citronniers s'y couvrent des plus beaux fruits et des plus épais feuillages, mais une grande partie de ses éléments appartient à la flore des rivages orientaux : il croît, en effet, çà et là, dans les plaines maritimes ou dans les lieux abrités, des plantes qu'on trouve au Liban ou dans l'île de Crète. Enfin le myrte, le laurier commun et le laurier rose, qui représentent, dans les environs de Rome, les ruines végétales des brillants jardins impériaux, s'y groupent en bosquets nombreux et rivalisent même, par la puissance de leurs pousses, avec les forêts des pentes inférieures de l'Apennin. Les masses éclatantes des feuillages de l'oranger et du laurier ne se dessinent que dans les plaines et sur le penchant des coteaux ; des teintes plus sombres leur succèdent sur les hauteurs de la chaîne italienne. Plus imposante par son élévation aux con-

fins septentrionaux de la Basilicate et dans la Calabre, où cette chaîne porte des pics, comme le Pollino, de près de 3000 mètres ; le mont Cucuzzo, l'Aspromonte et le Sirino, qui en atteignent ou en surpassent 2000 ; elle est loin d'avoir été dépouillée entièrement de ses forêts, malgré les déboisements qu'elle a subis. Ses grands bois comptent dans leur population le pin larix, le pin magnifique qui étend son parasol au sommet d'une tige de 120 ou 130 pieds, l'olivier sauvage, l'érable, le châtaignier et diverses espèces de chênes. Les plateaux, qui se succèdent jusqu'aux derniers sommets de l'Apennin, subissant des conditions de température très différentes, les espèces ne s'y associent pas de la même manière ; celles qui végètent dans les régions inférieures ne se retrouvent pas dans les hautes régions. La plus élevée, qu'on pourrait appeler la région sibérienne et qui commence à 2241 mètres (1), représente le climat septentrional par excellence ; en plein mois de juillet on y trouve d'épaisses couches de neige qui ne cèdent qu'aux plus fortes chaleurs. Il existe pourtant, sous le beau ciel de l'Italie, des populations groupées dans le voisinage de ces escarpements si comparables à ceux de la Suisse et de la Norwége. « A Castel-Sarrasino, village qui appar-
» tient au massif de l'Apennin de la Basilicate, à Castel-
» Sarrasino, dit M. Tchihatcheff (2), le pauvre habitant
» paraît ne pas savoir qu'au-delà des remparts qui le
» bloquent de tous côtés, il existe des hommes et des villes.
» Content de jouir de quelques mois d'été, il ne se plaint
» pas d'être entouré de glaces et de neiges le reste de
» l'année. » Les villes qui ne sont pas bien éloignées de ces régions aussi hyperboréennes, puisqu'elles s'élèvent dans la région des montagnes, comme Altamura, Cosenza, Potenza, Castrovillari, sont placées dans des conditions telles, sous le

(1) Tenore, *ouv. cit.*
(2) *Ouv. cit.*

rapport des influences du climat, que leurs habitants ne paraissent avoir aucune ressemblance avec ceux des rivages maritimes. On peut dire qu'ils n'appartiennent pas à la même race. Ces montagnards sont forts, énergiques, audacieux, infatigables comme les Lucaniens, leurs ancêtres, et ressemblent en quelque sorte, par la richesse de leur taille et la puissance d'action de leur organisme, à ces belles futaies qui les entourent, et dont les branches résistent fières et droites, aux violents mouvements de l'air. Les habitants de la plaine et du littoral maritime qui vivent sous les ombrages des orangers et au milieu de cultures encadrées dans les pousses fleuries du cytise des Alpes, du genêt d'Espagne et de l'arbre de Judée, ont la grâce de cette campagne charmante, mais paraissent dépourvus de courage moral et d'énergie musculaire. C'est l'engourdissement d'une belle organisation qui sommeille ou l'accablement morbide que produit, sur ceux qu'elle atteint, l'influence du mauvais air.

L'extrémité méridionale, toujours formée, comme les régions supérieures de la province, d'un sol granitique et montueux, représente la pointe péninsulaire. De là, on touche presque à la Sicile, et on voit se confondre les flots de la mer d'Ionie avec ceux de la mer Tyrrhénienne. La ville la plus importante qui se présente sur les pas du voyageur, en se dirigeant du midi au nord sur la côte occidentale, c'est Reggio, dont l'enceinte s'élève en face de Messine, et qui n'est séparée de la ville sicilienne que par un étroit canal. La campagne est belle, la vigne gravit les pentes rapides des montagnes qui baignent leur pied dans la mer; l'olivier, l'oranger et d'autres produits végétaux qui croissent difficilement dans les parties plus septentrionales de l'Italie, bordent le littoral ou couvrent de magnifiques vergers les vallées étroites du territoire. Des forêts imposantes couronnent les hauteurs et donnent une

idée de ces forêts sombres et impénétrables que la religion
consacrait et que la hache du maraudeur n'eût pas osé pro-
faner. On trouve d'ailleurs sur son chemin un souvenir
assez bien conservé des temps antiques. Ce sont des vestiges
d'un ancien bois, *lucus Agatocles*, le bois d'Agathocle, qui
se relie avec les masses végétales dont les feuillages abondants enveloppent d'une draperie merveilleuse les escarpements de l'Apennin. Ce tableau ne s'interrompt pas dans
toute la longueur du littoral calabrais, depuis la région la
plus méridionale jusqu'aux confins des principautés, noms
que portent les deux provinces qui séparent la pointe de la
botte italienne du bassin de la Campanie. Je n'ai pas
besoin d'ajouter qu'il n'est pas le moins attrayant de
ceux qu'offrent les différentes parties de la péninsule. Sur
le rivage occidental des Calabres, la côte reprend ses capricieuses découpures et leur donne plus d'accent, plus de
pittoresque que celles qui accidentent le rivage Ionien. La
mer, loin d'opposer la monotone uniformité de ses lignes à
la variété du paysage, concourt, au contraire, à l'harmonie
de l'ensemble. En effet, elle n'est pas nue comme les parages dépourvus d'îles qui confondent avec les teintes vagues
de l'horizon la monotone étendue de leurs eaux ; elle laisse
apercevoir la Sicile, qui présente une rive d'une longueur
de soixante lieues, et le groupe des îles Éoliennes, où se
passent de si curieux phénomènes volcaniques, flottant au
milieu du golfe formé par le rapprochement de la grande île
et du continent italien. Ce spectacle suit le voyageur sur
une longueur de littoral qui comprend, à partir du territoire de Reggio, le promontoire volcanique de Vaticano,
le petit golfe de Sainte-Euphémie, où est Pizzo, théâtre
sanglant de la dernière catastrophe de Murat, et la côte qui
réunit ce golfe au golfe plus ouvert de Policastro. De cette
dernière région, la Sicile et les îles d'Éole ne sont plus
apparentes ; elles disparaissent dans les dernières lignes des

lointains. Le regard ne perd rien cependant à se reporter sur les Calabres, pour y retrouver, à travers les masses de verdure et les contours sinueux du rivage, les sites admirés et les sentiers parcourus.

Si on veut se rappeler combien est resserré le passage qui sépare l'Italie de la Sicile, on peut admettre que le rapprochement à angle à peu près droit de la rive septentrionale de l'île et de la rive occidentale de la presqu'île, forme un immense golfe qui renferme les deux petits golfes de Policastro et de Sainte-Euphémie. C'est essentiel à établir pour régler le caractère et la mesure des influences qui constituent les climats de la Calabre. Or, on sait que l'Apennin porte plus haut ses cimes dans cette partie méridionale de l'Italie que dans les autres ; puis, la Sicile est bordée par une longue chaîne qui s'étend de Messine à Palerme, c'est-à-dire sur toute la longueur du rivage Tyrrhénien. N'est-ce pas assez pour favoriser l'accès des vents occidentaux et préserver la région péninsulaire du golfe de l'action des vents du nord ainsi que de l'influence trop exclusive des vents du midi ? Qu'on me permette cette expression, la Sicile est, pour les rivages auxquels elle appartenait sans doute pendant les époques géologiques, une sorte de bouclier contre les atteintes incessantes de la ventilation méridionale. Les observations qu'on a faites sur la température paraissent le confirmer. En effet, la partie de la Calabre qui correspond au territoire de Policastro n'atteint pas, à quelques dixièmes près, le maximum de la température napolitaine ; celle qui comprend Reggio et le golfe de Sainte-Euphémie lui est inférieure de plus d'un degré. Cependant près de trois parallèles séparent l'extrémité de la botte de la capitale des États napolitains ; mais cette ville reçoit plus directement les influences qui n'arrivent sur le sol calabrais qu'après avoir subi des modifications. Les chiffres qui expriment les maxima de froid surpassent ceux de Naples ;

on le comprend aussi à cause des masses de neige qui s'accumulent, pendant la saison d'hiver, sur les sommets et les
bas-fonds de la chaîne, et y persistent pendant de longs mois.
La seule partie de cette province où le thermomètre franchisse la limite supérieure de la température de Naples,
est celle qui comprend les territoires de Crotone et de l'ancienne Sybaris sur la mer Ionienne ; l'orientation que j'ai
déjà fait connaître explique cette différence. Quant aux proportions comparatives de la pluie qui tombe annuellement
sur les rives de la Campanie et des Calabres, elles doivent
correspondre aux espaces de mer que parcourent les vents
méridionaux avant d'aborder à ces deux territoires. Le sud
et le sud-ouest parviennent à Naples, sans trouver sur leur
route, depuis le continent africain, d'autre surface que la
vaste étendue de la Méditerranée. Dans la région supérieure
des Calabres, il en est à peu près ainsi ; dans la région
extrême, il faut encore tenir compte du voisinage de la
Sicile, qui déroule entre l'Afrique et le sol péninsulaire
une masse territorale de neuf cents lieues carrées. Le chiffre
annuel est dans un rapport presque exact avec ces conditions
topographiques. Policastro et les dépendances du golfe,
d'où la Sicile est, comme on le sait, très éloignée, présentent une moyenne analogue à celle de Naples. A Reggio
et dans les villes de son voisinage qui sont placées sous
l'influence immédiate de l'île, il y a une diminution en
leur faveur de plus de 100^{mm} de pluie. On ne retrouve pas
le même accord dans les observations qui devraient exprimer la violence des changements de l'atmosphère, bien que
tout soit réuni dans cet immense golfe, pour produire les plus
puissantes perturbations. De longues chaînes de montagnes
bordent le littoral péninsulaire et le littoral Sicilien, et leurs
cimes y sont plus élevées que dans les autres parties du
territoire. Les mers se pressent l'une contre l'autre et ne
sont séparées que par des intervalles très étroits ; enfin.

l'Etna forme, conjointement avec les îles Éoliennes, un appareil volcanique qui est toujours en activité. La terre et la forme qu'elle dessine, les eaux qui l'arrosent ou qui la bordent, et les causes qui jettent dans l'air, tout ce qui peut provoquer les phénomènes préparés déjà par l'intensité de la chaleur et l'abondance de l'humidité, se combinent dans des rapports tels, que les profondeurs aériennes et le territoire doivent présenter des perturbations qui apparaissent moins violentes et plus rares dans les autres provinces de l'Italie. C'est ce qui arrive en effet. La météorologie semble avoir épuisé, dans cette région méridionale, toutes les formes de ses manifestations. Depuis les spectacles fantastiques de la Fata Morgana jusqu'aux orages les plus terribles et aux tremblements de terre les plus désastreux, tout s'y passe ; et les grandes commotions y laissent des traces que l'industrie des habitants ne parvient pas toujours à effacer. Malgré ce concours de causes et de phénomènes, le baromètre (1) ne marque pas des oscillations aussi étendues que celles qui sont produites par les conditions de l'atmosphère napolitaine. Dans ce cas, comme dans tant d'autres, il est permis de rectifier, avec les données connues du problème, celles qui ne paraissent pas en harmonie avec l'ensemble des faits. Ces détails sur les conditions du sol et ces perturbations atmosphériques disent assez que si l'air est salubre et excitant, la race doit briller surtout par cette énergie toute méridionale qui gît moins dans la force musculaire que dans l'activité générale, dans la vigueur que dans la richesse presque inépuisable de l'excitabilité.

Le territoire de Policastro est formé, au nord, par un massif montagneux de granit et de calcaire qui domine la branche septentrionale du golfe. A la hauteur du promontoire de Licusa, les montagnes laissent un assez large espace entre leur base et la mer ; la plaine qui le remplit se pro-

(1) Observations citées par M. de Renzi.

longe jusqu'au territoire de Salerne. Le nouveau golfe dont la branche salernitaine est représentée par la longue côte d'Amalfi, porte le nom de l'ancienne Cité médicale, et n'est séparé du golfe de Naples que par la branche dont je viens de parler. L'espace à peine accidenté qui sert d'intermédiaire entre les montagnes de Policastro et la ville de Salerne, est la plaine abandonnée de l'œstum. Je lui consacrerai quelques détails ; je dois les faire précéder auparavant d'une vue générale sur ce grand système apennin qui s'étend depuis les embranchements de la mer Ionienne jusqu'aux Abruzzes, où il se continue dans l'Italie centrale jusqu'aux rivages méridionaux de la Ligurie.

Il serait difficile de donner la configuration de la grande surface qui est couverte par l'Apennin, ses renflements latéraux et ses ramifications nombreuses. Ce n'est pas une chaîne qui s'articule avec cette régularité qu'on retrouve dans la ligne sinueuse des Pyrénées. Elle se déprime sur un point, elle s'étend sur un autre, de manière à circonscrire des plateaux étendus ou se continuer, sous des angles plus ou moins ouverts, jusqu'aux rivages maritimes. Sur quelques uns de ces plateaux, généralement dépouillés, où se montrent encore quelques grands bois et où se déroulent surtout de vastes pâturages, sont des populations clairsemées qui ne connaissent le beau côté de la nature italienne que par les émigrations périodiques auxquelles elles se livrent traditionnellement depuis des siècles. Cependant, malgré l'irrégularité de dessin que les montagnes de l'Apennin présentent dans l'Italie méridionale, on peut les ramener à une forme inexacte sans doute, mais qui se rapproche le plus de la configuration apparente, sinon de la configuration vraie. Elles forment un grand triangle creusé dans une partie de la base, c'est-à-dire dans la région qui correspond à la province de la Basilicate. C'est dans l'intervalle des deux branches de l'écartement triangulaire qu'est renfermée la mer

d'Ionie. Au-dessus, les montagnes se multiplient ou s'é-
tendent latéralement et ne présentent un système de coordination qu'aux yeux exercés du géologue. Cette disposition
se continue jusqu'à la hauteur de la terre de Labour, vers
la Méditerranée, et à la province de la Capitanate, sur
l'Adriatique. Là, le triangle subit une sorte d'étranglement
qui cesse progressivement vers les confins septentrionaux
des États de Naples, où il s'étale de nouveau pour constituer les plateaux accidentés des Abruzzes, dont la bordure
orientale est formée par la mer. Les terrains de ces grandes
aspérités du sol se distinguent par une grande variété
de composition. Ceux qui ont une origine plutonienne y
sont représentés, dans quelques points, hors des limites
de cette Campanie dont le territoire porte, autour du
Vésuve, tant de vestiges de cratères éteints. Le mont
Vulture, en effet, qui s'élève au milieu du massif montagneux de la Basilicate, entre Salerne et Potenza, le mont
Vulture est un cône volcanique dont le cratère a fourni une
grande masse de déjections. Le granit et les formations
analogues dominent, comme on sait, dans l'Apennin,
mais ils ont leurs gîtes comme les autres matériaux consti-
tutifs de la croûte terrestre. Ils abondent surtout et se retrouvent dans une grande partie du littoral des Calabres
jusqu'aux frontières de la province de Salerne ; les roches
de seconde formation couronnent les hauteurs, tandis que les
plus anciennes forment la base des stratifications supérieures. Cette région est riche en minerais, et cette richesse
diminue avec le changement des conditions géologiques.
Ainsi, en remontant vers les Abruzzes, on revoit quelques
masses granitiques qui jettent autour d'elles des ramifications plus ou moins puissantes ; toutefois, l'ossature générale
appartient presque tout entière aux roches de seconde formation. Ces roches sont des carbonates calcaires dont la coloration et la composition varient, qui sont nues sur les points

culminants ou sur les pentes abruptes , et qui , recouvertes
d'un humus végétal assez épais sur les plateaux ou les bas-
fonds, verdissent sous les hautes herbes , et , dans les lieux
les plus favorisés , sous les grands bois. Les prairies à
pâturage de l'Apennin s'étendent depuis la partie supérieure orientale de la Basilicate jusqu'aux Abruzzes, à travers le Samnium. Le pays des anciens Samnites, où une
race rude et courageuse lutta avec tant d'énergie contre les
Romains , fait suite avec la Lucanie qui borde, dans le voisinage des plages Tyrrhéniennes , la plaine insalubre de
Pœstum. Les bois appartiennent principalement aux pentes
accidentées et aux plateaux élevés de l'Apennin calabrais.
Toutes les montagnes qui couvrent les régions centrales et
une partie des rivages de l'Italie méridionale renferment
sans doute de profondes solitudes. Il y a des espaces dans
ces zones supérieures , que n'affrontent ni les chasseurs ni
les brigands, et dont quelques uns n'ont jamais été foulés
peut-être par le pied de l'homme. Mais on trouve des habitants, comme je l'ai déjà dit , aux approches de ces sommets où les neiges persistent pendant huit mois de l'année,
et ferment à ces proscrits de la nature italienne l'accès des
vallées fécondes et échauffées par le rayonnement solaire,
que baignent les transparentes eaux de trois mers. On sait
quelles sont les conditions physiologiques de cette race qui
présente de grandes analogies depuis les montagnes dont
la base s'appuie dans la mer Ionienne , jusqu'à celles qui
se confondent avec les montagnes des États romains. C'est
une population chez laquelle la vigueur n'éteint pas , comme
dans les races du nord, cette puissance de sentir qui exclut
peut-être la patience, mais qui fait l'audace et l'impétuosité.

Nous avons observé , dans le voisinage des mers, des
populations fortes et actives; nous en avons vu aussi où
ces avantages se modifiaient sous l'influence des causes

qui tiennent aux conditions du sol. Dans la plaine de Pœstum, les conditions d'insalubrité ont pris un si grand développement, qu'elles n'ont pas seulement changé les caractères physiologiques des habitants, elles ont détruit la possibilité d'y vivre, elles ont fait d'une plaine florissante un vaste désert. On entre dans cette plaine après avoir traversé la dernière masse granitique qui contribue à former, avec le calcaire secondaire, le territoire élevé de Policastro. Elle est basse et se confond avec la ligne d'écume que tracent sur le rivage les mouvements ondulatoires de la mer; elle se continue jusqu'au voisinage de Salerne, dont on ne voit pas les murs, mais dont on devine la place en découvrant au loin le littoral d'Amalfi, qui forme le golfe du côté du nord; enfin les monts Alburniens, dépouillés d'ombrage, mais couverts de culture, s'élèvent de l'extrémité de cette surface à peu près plane et marquent sa limite du côté de l'orient. L'intervalle qui règne entre la chaîne des montagnes et la plage ne présente pas cette nudité qui caractérise quelques uns des lieux abandonnés de l'Italie. La plaine possidonienne n'a pas perdu, avec ces roses odorantes dont les Romains ornaient les coupes de leurs festins, tous les signes de son antique fécondité. Des massifs de lauriers et de lentisques s'y dessinent de distance en distance, depuis le pied des monts jusqu'à la marge de la mer Tyrrhénienne; et dans les espaces que ces épais taillis n'occupent pas, le sol, loin de se revêtir de cette poussière blanche de la campagne de Rome, est couvert de hautes herbes dont les jets vigoureux empiètent sur les sentiers. On s'aperçoit bientôt que cette vaste surface pouvait être arrosée comme un jardin, et l'imagination peut même distribuer les abondantes eaux qui les couvrent, dans des canaux bordés de tiges fleuries ou d'arbustes odorants. Le fleuve qui sort du pied des Alburniens est l'ancien Silarus; plus près de l'extrémité méridionale, deux rivières étroites.

dont l'une est l'Accius, se réunissent en se rapprochant du rivage. Privés d'encaissement et encombrés de sables à leur embouchure, ces cours d'eau paraissent immobiles au milieu de la plaine ; lorsque les pluies n'accélèrent pas leur impulsion, on dirait qu'ils ne marchent pas. Les sources n'ont pas un écoulement plus facile, et elles contribuent à former, avec les rivières, de nombreux épanchements marécageux. Ces étangs miasmatiques, qui se cachent sous les herbes et au milieu des taillis, et se dessinent en nappes d'eau d'une assez grande surface, se multiplient entre les deux embouchures de l'Accius et du Silarus ; ils se pressent autour d'une enceinte murale qui marque l'emplacement d'une ville détruite, et du milieu de laquelle s'élèvent les trois temples majestueux qui sont les derniers vestiges de l'ancienne Pœstum.

Tout a été dit sur ces édifices, sur leur origine grecque et romaine, sur les proportions harmonieuses des colonnes, sur la simplicité des entablements et sur la merveilleuse teinte dorée que les siècles ont fixée sur ces pierres comme sur les marbres du Parthénon : il reste à en parler sous un autre point de vue. Les matériaux des monuments ont été tirés du sol lui-même. Non loin de Pœstum, au fond de la vallée, de vastes carrières sont ouvertes où on voit encore des blocs qui attendent toujours le ciseau du sculpteur. Ils sont de travertin, substance poreuse, criblée de débris organiques et formée par la lente précipitation de matières hétérogènes dans de grandes masses d'eau. On est surpris qu'un calcaire aussi fragile en apparence ait résisté aux causes de destruction qui se sont exercées sur ces beaux produits de l'architecture ancienne. Mais si le travertin ne se durcit pas à l'air, il semble y contracter une force de cohésion qu'on ne soupçonnerait pas en le voyant dans les coupes vives de la carrière. La manière dont cette roche a été constituée géologiquement représente la formation de toute la plaine de Pœs-

tum ; les travertins , les grès légers, sont la partie solide de
cette campagne que recouvrent des marnes argileuses et un
humus végétal aussi épais que fécond. Il faut compter encore au nombre des matériaux du sol, les amoncellements
de ruines. Possidonia ou Pœstum n'était pas la seule ville
qui s'élevât sur cette surface. Non loin d'elle était Vélia,
et plus près de Salerne il y en avait d'autres qui paraissent
ne pas avoir laissé de vestiges. On reconnaît l'emplacement
de ces débris, à des accidents de terrain qui se montrent ir-
régulièrement çà et là, et ressemblent de loin à des collines
affaissées ; la couche la plus épaisse qu'ils forment est con-
tenue dans l'enceinte murale, malgré l'exploitation dont elle
n'a pas cessé d'être l'objet de la part des montagnards voisins. En effet, la destruction a tellement exhaussé les niveaux
à l'extérieur et à l'intérieur de l'ancienne colonie grecque,
qu'une porte principale est comme enfouie dans la profondeur d'un ravin, et que le chemin tracé pour aller aux
ruines franchit le rempart par un double plan incliné. Je
voulus quitter la route et les sentiers qui conduisent aux temples et marcher à travers le taillis végétal qui me cachait
les inégalités de la surface ; j'eus bientôt compris qu'il me
fallait abandonner ce privilége aux troupeaux de buffles
qui paissaient près de moi. Mon pied se heurtait à chaque
instant contre des débris anguleux, ou s'enfonçait profondément dans des flaques d'eau marécageuse. Mes guides
me parlaient des piqûres des serpents qu'il fallait redouter
au milieu de cette luxuriante végétation ; ce n'était pas pour
moi l'ennemi le plus dangereux. L'étendue des marais qui
entouraient la ville et ceux qui paraissent occuper tout l'espace circonscrit par les murs, me dénonçaient le véritable
et peut-être même le seul fléau de ces solitudes : c'est
dans cette région que la fièvre miasmatique sévit avec le
plus d'intensité. Il paraît , du reste, que la campagne n'a
pas même été saine. pendant que la colonie vivait comme

Sybaris, ou qu'elle cultivait des roses, *biferique rosaria Pæsti*, pour les voluptueux des temps impériaux : Strabon le témoigne (1). Il est vrai que la constitution du sol, la disposition du terrain et la facilité avec laquelle se dissolvent les roches, comme le prouve la fontaine pétrifiante qui existe entre Pœstum et la mer, devaient favoriser la formation des émanations insalubres. On doit croire cependant qu'à cette époque, la plaine était trop bien cultivée pour que les lits des rivières ne fussent pas soigneusement entretenus et que des canaux ne fissent pas circuler librement les eaux, depuis le lieu de leur origine jusque dans les courants où elles allaient se confondre en cheminant vers le littoral. L'état florissant d'un territoire s'allie toujours avec l'entretien des conditions hygiéniques ; c'est la décadence, la chute et les ruines qui font l'insalubrité. Ce serait répéter l'histoire de Sybaris que de rappeler celle de Possidonia, qui passa par la même existence et les mêmes épreuves. Sous l'influence des vents humides et doux de l'ouest, du sud-ouest et du midi, elle vécut au sein de cette volupté qui devait lui faire négliger son commerce, abandonner son influence, et succomber devant les ennemis qui lui vinrent par la mer et les montagnes, et que représentèrent tour à tour les Lucaniens, les Romains, les Arabes et les Normands : Robert Guiscard fut le bras qui lui porta le dernier coup. On regrette, en quittant cette campagne si pleine de souvenirs, qu'elle ne soit habitée que par quelques gardiens des ruines qui même n'y peuvent demeurer la nuit, et que les croupes montagneuses, où l'on voit se dessiner un ou deux villages, soient le seul refuge contre les atteintes du mauvais air. Cette surface féconde ne pourrait-elle pas être sauvée, et nourrir une population valide? J'ose croire que ce n'est pas impossible, et qu'un jour peut-être ce résultat sera réalisé.

(1) *Ouv. cit.*

Après avoir tourné les monts Alburniens, on parvient au
fond du golfe et en vue de Salerne. La ville hippocratique du
moyen âge est disposée en amphithéâtre sur une montagne
et baigne ses zones inférieures dans les flots de la mer.
Des parties élevées de la ville, les yeux se perdent d'un
côté, sur la rive basse et vaporeuse du territoire possidonien, de l'autre sur le littoral montagneux d'Amalfi,
qui sépare, par la chaîne campanienne, le golfe de Salerne du golfe de Naples. La base de ce promontoire est
très accidentée; les villages se pressent nombreux sur la
route toute décorée de vignobles et de jardins d'orangers.
On a déjà quitté le sol secondaire pour le sol plutonien.
On marche sur des volcans éteints, et on soupçonne déjà les
approches de ce Vésuve, le seul qui ouvre encore un passage aux combustions souterraines. Le golfe de Naples est
moins grand que celui de Salerne, et il est séparé par le
territoire de Baïa d'un autre golfe, celui de Gaëte, d'où
je suis parti pour commencer mon exploration climatologique dans la région méridionale de la péninsule. C'est dans
l'espace qui s'étend depuis Salerne jusqu'à Gaëte que sont
les stations médicales de cette partie de l'Italie. On pourrait demander pourquoi les régions plus avancées du midi ne
seraient pas plus favorables au but qu'on se propose en re-
commandant aux malades les rives de la mer Tyrrhénienne;
et si la médecine n'a pas fait céder à l'avantage du spectacle qui frappe la vue les influences qui s'adressent directement à la santé. Un coup d'œil rapide sur l'ensemble du
climat des provinces napolitaines va répondre complète-
ment à ces questions.

Bien que les températures recueillies dans les divers
lieux ne méritent pas toute la confiance dont elles devraient être investies, il résulte des chiffres rapportés plus
haut que la côte orientale donne une chaleur plus vive
pendant l'été, et un froid au moins aussi rigoureux pen-

dant l'hiver ; je ne parle pas des Abruzzes, ce sol élevé et montagneux qu'il faut mettre hors ligne. Les mêmes conditions se continuent sur la mer Ionienne, au moins vers les Calabres, sinon dans les environs de Tarente. Enfin, sur le rivage Tyrrhénien, les extrêmes d'hiver et d'été semblent se rapprocher et produire, par conséquent, des hivers moins froids et des étés moins chauds, condition qui est la conséquence des faits et des principes dont j'ai montré l'enchaînement. Ces résultats seraient sans doute plus concluants si on avait recueilli, pour les localités principales de ces provinces, des moyennes hibernales et des moyennes estivales ; mais ces calculs n'existent pas. D'autres causes corroborent celle qui est représentée par les conditions de la température. Une seule paraît la contrebalancer, c'est l'état électrique de l'atmosphère qui provoque la formation des orages et nuit à la stabilité des influences de l'air ; elle n'est pas sans effet, surtout si on y joint les causes qui tiennent étroitement à la constitution volcanique : il ne faut donc pas l'écarter, il faut la peser. C'est le moyen de parvenir à analyser exactement les caractères généraux de chaque climat, et de prouver, malgré cette intervention si fâcheuse en apparence, que les stations de la rive occidentale peuvent, plus que les localités de la rive opposée, servir d'auxiliaire à la médecine, et agir efficacement sur les malades qui vont demander la santé aux rives hospitalières de l'Italie.

CHAPITRE PREMIER.

LE CLIMAT DE SALERNE.

Parmi toutes les surprises que peut donner aux esprits
sérieux un voyage en Italie, l'oubli dans lequel la climato‑
logie médicale a laissé Salerne n'est pas certainement la
moins grande. Pendant que son école jouissait du plus bril‑
lant renom, cette ville était célèbre, pour son ciel et son air,
entre toutes celles qui bordent les rivages péninsulaires.
D'où vient donc qu'elle est abandonnée depuis quelques
siècles, et qu'elle serait à peine visitée de quelques voya‑
geurs, si on n'était pas obligé de la traverser pour aller
admirer les belles ruines grecques qui s'élèvent dans les par‑
ties méridionales de la province? Bien que déchue de son
importance scientifique, la cité n'a cependant rien perdu
et a même gagné du côté du climat. L'insalubrité de la
plaine voisine n'a pas envahi son territoire. La campagne
est toujours belle et mieux cultivée qu'à ces époques de trou‑
bles et d'invasions qui s'opposaient au développement régu‑
lier des paisibles travaux agricoles. Des améliorations ont
aussi pénétré dans l'enceinte des murs, car le progrès visite
même les lieux qui semblent se soustraire le plus à son in‑
fluence. Enfin, si cette ancienne ville savante est déchue
sous le rapport de sa population, si nombreuse au moyen
âge, et réduite aujourd'hui à dix mille âmes, cette dé‑
chéance ne peut nuire à la salubrité, puisque les bras ne
manquent pas à la culture, qui est partout merveilleuse‑

ment entretenue. Toutes les circonstances se réunissent donc pour donner encore quelque valeur à Salerne, et sauver cette ville de l'oubli dans lequel elle est tombée. Mais faut-il s'étonner de ces caprices de la destinée qui délaisse sans motif, dans un temps, ce qu'elle avait favorisé dans un autre? Heureusement, il s'opère des retours inattendus qui réparent les anciennes injustices. L'avenir est sans doute à jamais fermé pour Salerne sous le rapport de la fortune scientifique ; il ne peut l'être longtemps sous celui des précieux avantages que la médecine peut retirer du climat.

Cette ville s'élève au fond de l'angle formé par les rivages du golfe qui porte son nom. Elle descend jusqu'au littoral, et s'étale sur le flanc d'une montagne qui fait partie du système Apennin, et dont le groupe s'étend de l'ouest à l'est entre le promontoire Campanien et le mont Vulture, ce cône volcanique qui est isolé au milieu des régions abruptes de la Lucanie. Protégée dans les points diamétralement opposés à la mer par le système sur lequel elle s'appuie, elle est placée au centre, entre cette longue surface que coupe un prolongement latéral de l'Apennin, et qui sépare le golfe Salernitain du golfe de Naples, et le territoire de Pœstum qui, à partir de l'Alburnus, s'élargit en plaine marécageuse. Ainsi, la capitale de la principauté citérieure n'est pas seulement dominée vers l'intérieur des terres, par des cimes élevées ; elle l'est encore presque de la même manière du côté de la Campanie, et en grande partie du côté de la plaine de Pœstum. On entrevoit déjà en quoi consiste son orientation. Vers l'orient, la côte est bornée par la campagne possidonienne et les régions montagneuses et froides de la Lucanie, ou en d'autres termes par les monts Alburniens les plus rapprochés de ses murs ; au nord, par les montagnes de l'ancien Samnium ; au nord-ouest et un peu vers l'occident, par la chaîne campanienne ; enfin, au midi, au sud-sud-est et au sud-sud-ouest, par les parages Tyrrhéniens. Cette disposition du sol n'est favorable qu'aux vents qui soufflent des parties ouvertes du golfe, et des espaces maritimes du territoire dont les plans se prolongent jusqu'aux roches granitiques de Policastro. Elle élève une barrière plus ou moins puissante contre ceux qui émergent des autres points de l'horizon. Toutefois, les montagnes ne forment pas une de ces enceintes continues presque impénétrables, et qui livreraient la ville au souffle brûlant et humide des vents austraux. Dans la direction du nord-ouest et du nord, la barrière s'écarte, sans s'interrompre, et fait communiquer son territoire avec la campagne napolitaine, par une série de vallées richement cultivées qui se continuent jusqu'au pied de la montagne, sur laquelle sont disposés comme sur des gradins, les quartiers supérieurs de Salerne. Ainsi, les vents du midi ont de puissants antagonistes qui ne se caractérisent pas, il est vrai, par une prépondérance bien durable, lorsqu'ils soufflent pendant l'hiver ou pendant l'été, mais qui suffisent à tempérer la chaleur et à entretenir la transparence azurée de l'air.

Abritée comme l'est Salerne dans toutes les parties du bassin et ouverte sur la mer aux influences qui entretiennent dans l'air la chaleur humide, cette ville devrait présenter une température plus élevée que celle de Naples, si rien ne modifiait de semblables conditions. Ce n'est pas cependant ce qui arrive. « La température moyenne, dit le docteur Barzelotti (1), et ses degrés extrêmes sont à peu près comme à Naples. » Cet auteur n'a pu préciser davantage son opinion, privé qu'il était d'observations thermométriques, et forcé sans doute à s'en tenir à l'expérience des habitants du pays. Mais, plus heureux que son prédécesseur, M. de Renzi donne des chiffres (2) sur la caloricité de la province à laquelle appartient Salerne, et qu'on peut

(1) *Ouv. cit.*.
(2) *Ouv. cit.*

appliquer à la ville, car il est probable que c'est dans son enceinte qu'ils ont été recueillis. Ils expriment un degré et demi de moins que la température de Naples dans l'élévation, et à peu près la même quantité de plus dans l'abaissement ; ce qui veut dire qu'il fait moins chaud à Salerne que dans la capitale des Deux-Siciles, d'un degré et demi, et qu'il fait plus froid dans la même ville en la comparant à l'autre, de la même différence. Il n'y a certainement, qu'une manière d'expliquer cette circonstance caractéristique, qui est loin de s'accorder avec la latitude plus méridionale sur le territoire salernitain que dans la Campanie; on ne peut le faire qu'en admettant l'intervention et même la prépondérance à certaines époques des vents septentrionaux. Il est fâcheux, sans doute, que des observations suffisantes ne viennent pas corroborer ces interprétations. Ce genre de travail s'étend de plus en plus chaque jour, et un temps viendra où les villes les moins importantes pourront fournir des matériaux sur les conditions diverses de leurs climats respectifs. Cette intervention boréale est nécessaire d'ailleurs pour expliquer, avec la modération de la température et la sérénité du ciel, la constante salubrité de l'air. La plaine de Pœstum est, comme on sait, submergée par les marécages et sous l'influence des miasmes qui saturent son atmosphère pendant une partie de l'année. Une communication suffisante existe entre la plaine et la ville, pour faire pénétrer ce mauvais air jusqu'aux bas quartiers, pendant le règne des vents du sud-sud-est et du sud-est ; la communication ne se fait pas. La capitale de la principauté citérieure est toujours salubre ; son atmosphère ne reçoit dans aucune saison la moindre atteinte d'un voisinage dont il paraît qu'elle n'a jamais souffert.

Ces qualités de l'air salernitain ont, en effet, en leur faveur le témoignage presque unanime des écrivains de toutes les époques. Horace ne croit pas mieux louer la beauté sereine

du ciel de Salerne, qu'en la rapprochant de la douceur des
hivers de Velia (1), ville qui n'existe plus, mais qui était
construite non loin de la mer, sur le territoire de Pœstum.
Salerne se réjouit de la sérénité de son ciel, écrit Mazza (2),
l'un de ses historiens les plus complets et les plus fidèles. Le
docteur Barzelotti, dont le nom s'est présenté souvent déjà
sous ma plume, parle dans son livre (3) de la pure transparence de l'atmosphère salernitaine comme d'un fait tellement admis par l'expérience des siècles, qu'il n'a besoin
que d'être mentionné. Faut-il rapprocher des témoignages
modernes, celui de Gilles de Corbeil, ce Français qui
devint médecin de Philippe-Auguste, après avoir étudié
son art à Salerne! Il paraît s'éloigner de l'opinion généralement reçue, car, après avoir dit que l'auster ou le vent du
midi souffle seul sur la ville, il ajoute que le ciel se fait
remarquer par l'abondance des vapeurs et des épaisses brumes (4). On sait déjà que le vent du midi n'a pas une prépondérance aussi absolue sur le bassin où est placée l'ancienne cité savante. Cette influence ne pourrait être en
rapport avec les conditions ordinaires de la température
dont j'ai déjà parlé et avec la salubrité qu'il est difficile de
mettre en doute. Quant à ces brumes et à ces vapeurs plus
ou moins denses qui éclipsent la beauté du ciel, ce ne peut
être qu'une exception applicable aux saisons pluvieuses de
l'année, et à ces soirées froides qui condensent la vapeur
vésiculeuse tenue en suspension pendant la chaleur du jour
dans les hauteurs de l'air. L'opinion de Gilles de Corbeil peut
s'interpréter, comme on voit, d'une manière favorable pour la
sérénité du ciel salernitain ; elle est plus explicite en ce qui

(1) *Quæ sit hyems Veliæ, quod cœlum, Vala, Salerni.* Epître à Vala.
(2) *Historiarum Epitome de rebus Salernitanis, in quibus origo, situs,
ubertas,* etc.
(3) *Ouv. cit.*
(4) *De virtutibus et laudibus composit. medicaminum* ; voir Lyser, dans
l'*Histoire des poëtes du moyen âge.*

concerne cette salubrité que démontrent, avec l'expérience ,
l'orientation , la topographie et la composition du sol : il la
nie , et il est permis de croire qu'il ne l'a fait que par un
excès de préoccupation des conditions miasmatiques de la
plaine qui forme le rivage oriental du golfe. Cette opinion
étrange n'a pas eu d'écho chez les écrivains qui se sont
occupés du climat salernitain. Michaël Zappullo (1) place
cette salubrité en première ligne , parmi les autres qualités
de l'atmosphère et du territoire. M. A. Columna , cité par
Zappullo, fait plus que signaler cet avantage, quelquefois
si rare dans la plupart des campagnes de la rive occidentale
de l'Italie. Il recommande même d'habiter Salerne à cause
de la salutaire influence que doit produire sur l'économie
une atmosphère aussi salubre. Enfin, l'historien de la cité
s'explique à ce sujet de la manière la plus explicite (2) , car
il ne parle pas de la salubrité seulement en termes généraux, il dissipe aussi tous les doutes qui pourraient exister
sur les caractères des maladies de l'automne, la saison qui
développe les miasmes et en sature les couches inférieures
de l'air. Il dit, en effet, que l'air de Salerne est excellent,
même à l'époque ordinaire des fièvres, parce qu'il n'est jamais altéré dans sa pureté par les émanations des marais
et des eaux stagnantes ; c'est même à cette condition , qui
ne cesse pas de persister, qu'il attribue la santé robuste des
habitants et la longévité dont ils présentent tant d'exemples. Rien, ce me semble, n'est mieux démontré que cette
prédominance de la sérénité du ciel et de la salubrité de
l'atmosphère dans les diverses saisons de l'année. Elle met
hors de doute la puissance d'intervention des vents qui soufflent des régions boréales.

Une preuve de plus de la fréquence de ces vents du nord
qui purifient le ciel , et opposent une barrière à l'invasion

(1) *Compendium dell' istoria di Napoli.*
(2) Ant. Mazza , *ouv. cit.*

des miasmes, peut se tirer encore des conditions hygrométriques du bassin. La mer déroule une vaste surface qui ne
s'interrompt qu'aux rivages septentrionaux de l'Afrique ; et
les vents qui soufflent de cette direction parviennent sur
le littoral saturés de vapeur, et par suite riches de nuages
et gros de pluie. D'autre part, le territoire n'est stérile ni
en sources, ni en rivières. On sait déjà que la plaine de
Pœstum compte, outre les marécages qui entourent la ville
et pénètrent même dans son enceinte, trois cours d'eau, le
Salso, le Salsone et le Sélé, qu'on traverse en passant dans le
voisinage du mont Alburnus. D'autres cours d'eau se trouvent sur les pas du voyageur, depuis les bords de l'ancien
Silarus jusqu'aux murs de Salerne ; ils sont entretenus par
des sources vives, ou coulent sous la forme de torrents rapides et vaseux pendant la saison des pluies, et de ruisseaux tranquilles et d'une rare transparence pendant le
règne du beau temps. Quelle que soit leur origine, ils sont
aussi célèbres pour leur salubrité que pour leur abondance (1).
Ceux de la plaine de Pœstum marchent lentement vers
leur embouchure, en présencedes obstacles nombreux qui
barrent leur chemin ; mais dans la campagne salernitaine,
ils sont dirigés avec intelligence et ne pourraient en aucun cas former des épanchements. Ainsi, les cultures se
pressent sur leurs rives et empiètent sur l'espace qu'ils occu-
peraient si on les laissait s'écouler librement ; il y a même
des jardins, plantations bien éphémères sans doute, qui couvrent d'ombre et de fleurs le fond des torrents. La disposition
et la constitution du sol ne sont pas moins favorables que
l'industrie de l'homme, à l'écoulement régulier des eaux. Les
terrains sont partout en pente plus ou moins rapide, excepté
dans la région où le caractère de la campagne possidonienne
commence à se marquer. Les produits volcaniques du bas-

(1) Ackermann, *Studii medici Salernitani historia.*—**Michaël Zappullo**,
ouv. cit.

sin de Naples pénètrent, il est vrai, jusque dans le voisinage de Salerne ; ce n'est pas un inconvénient, car les moindres accidents du sol laissent voir sur leurs flancs les calcaires solides des formations secondaires. La salubrité de l'air ne souffre pas de cette richesse hygrométrique ; mais on peut presque dire que le territoire salernitain est une des régions de l'Italie occidentale où l'eau se trouve en plus grande quantité sous la forme hygiénique des sources vives ou des rivières. Jointe aux vapeurs que la température élève de la mer et de la plaine marécageuse qui s'étend au sud-est et à l'est, l'évaporation de la campagne doit être considérable. Cependant le chiffre de la pluie annuelle n'atteint pas celui de Naples, malgré l'alliance des causes locales et des influences qui soufflent du midi ; ce résultat ne peut se rattacher qu'à l'antagonisme puissant qui, en entretenant la sérénité du ciel, détermine, et fait inévitablement persister la sécheresse de l'atmosphère.

L'air est sec à Salerne, si on le compare à celui des autres villes qui couvrent les rivages de la mer Tyrrhénienne. Les influences boréales s'y font assez fréquemment sentir pour mettre en évidence ce trait de caractère du climat. Toutefois, il se rattache aussi à une cause qui joue le plus grand rôle dans les conditions atmosphériques de la zone occidentale de l'Italie. On n'a pas oublié que les vents d'ouest ont une grande prédominance dans l'anémologie du territoire qui borde la Méditerranée. C'est par eux que l'hiver s'adoucit et que l'été se tempère ; ils contribuent à rapprocher les extrêmes du chaud et du froid, et à faire un climat modéré, d'un climat qui pourrait être excessif. A cause de leur origine et de la route qu'ils parcourent, ils sont chauds et humides pendant la froide saison et le commencement du printemps, et agissent comme influence réfrigérante pendant les rigueurs caniculaires. Eh bien, ces vents soufflent faiblement à Salerne, parce que la branche supérieure du golfe fait obstacle à la liberté de leur invasion. Une cause aussi active étant presque supprimée, il s'ensuit que le règne des influences boréales se continue plus long-temps à la fin de l'hiver, et que pendant l'été, l'air se rafraîchit moins, en soufflant par les rives humides de la mer, que par les vents moins tempérés et plus toniques qui viennent de terre. Cette disposition du promontoire campanien en entraîne une autre qui est aussi d'une grande importance. Le vent le plus violent, le plus impétueux et quelquefois le plus sec, c'est le nord-ouest. Si les haleines occidentales portent d'agréables influences sur les rives tyrrhéniennes, le nord-ouest peut en être considéré comme le fléau. Or, il est affaibli et presque supprimé dans le bassin de Salerne. On l'y ressent sans doute avec quelques uns de ses caractères, mais il n'y prédomine jamais d'une manière durable, et surtout il n'y présente pas et même il n'y fait pas soupçonner cette fougue terrible qui lui donne la physionomie de l'ouragan. La chaîne campanienne, en formant une série de vallées assez ouvertes depuis le territoire napolitain jusqu'à celui de la ville, permet seulement au vent du nord et à ses plus proches auxiliaires de porter leur influence sur le bassin. La faiblesse d'action des vents d'ouest, en concordant avec l'intervention des vents septentrionaux, explique la sécheresse et la modération de la température, et l'impuissance relative du nord-ouest ; c'est à ces caractères du climat qu'est due l'absence d'agitation ou plutôt le calme de l'air. On comprend maintenant, si je ne me trompe, tout l'ensemble des conditions principales du climat salernitain. L'atmosphère est relativement sèche, malgré la richesse hygrométrique du territoire et l'humidité des vents méridionaux ; elle est froide sans franchir les limites d'une température modérée ; elle est salubre sans être agitée par une ventilation tumultueuse ; elle est calme parce

qu'elle est bien protégée contre les influences qui imprimeraient à sa masse de violentes perturbations.

Ainsi les propriétés du ciel salernitain sont toniques au
lieu d'être dépressives, sont fortifiantes au lieu d'être énervantes. S'il faut même avoir recours encore à l'histoire et
aux analogies pour mieux démontrer ces influences, je rap-
pellerai des souvenirs qui peuvent servir de moyen d'induction sinon d'argument. Dans l'antiquité, on ne construi-
sait les temples dédiés à Esculape, que dans les lieux les
plus favorables sous le rapport de la salubrité de l'air, et de
la pureté des eaux ; il fallait que les malades se sentissent ra-
nimés dans ce nouveau séjour, et qu'ils y puisassent une
énergie qui les disposait à l'espérance. Imitateurs des anciens, pourquoi les fondateurs inconnus de l'école de Salerne
n'auraient-ils pas songé, comme leurs devanciers, à prendre
la nature pour auxiliaire des efforts de l'art ? Pourquoi ne
se seraient-ils pas assurés aussi de ces quantités vivifiantes
de l'air, avant d'appeler autour d'eux les malades ? Ce rapprochement aurait certainement bien peu de valeur s'il était
isolé de preuves moins indirectes ; mais, il y a le témoignage
de ceux qui ont contribué pour une grande part à l'éclat de
la renommée de l'école : je veux parler de ces croisés de la
Palestine, affaiblis par les blessures, amaigris par les privations, ou énervés par les fatigues, qui sentaient leur vigueur
première se recomposer sous l'influence d'un climat assez
séducteur pour leur faire oublier le souvenir du pays natal.
Ils auraient accusé le ciel salernitain au lieu de le bénir, si
son influence eût été dépressive au lieu d'être fortifiante.
Joindrai-je à ce fait un témoignage difficile à admettre sans
doute, mais que je ne peux pas croire dépourvu de valeur ?
Je le tire de l'ouvrage que l'école de Salerne a laissé à l'art
médical ; je l'ai tenu longtemps dans mes mains, et j'ai
étudié avec soin l'enchaînement logique des préceptes qu'il

renferme (1). J'y ai vu que les maladies dont la description occupait le premier rang étaient des maladies aiguës, celles qui sont produites par les influences boréales. N'est-il pas permis de penser, que dans cette consultation poétique rédigée par Jean de Milan, sous la direction de l'école, celle-ci avait dû ne pas s'isoler du spectacle que l'expérience lui mettait constamment sous les yeux? Ne peut-on pas croire que dans ces conseils adressés à un malade, doit se trouver l'empreinte de la constitution médicale de la localité, puisque cette œuvre ne tarde pas à perdre le caractère individuel pour prendre celui d'une œuvre doctrinale? Je ne hasarde d'ailleurs qu'une hypothèse, sur laquelle je me permets d'appeler l'attention des érudits Je rentre dans le domaine de la preuve, en demandant les caractères du climat à ce qui en forme la traduction physiologique, à l'habitant qui devient, dans les lieux où l'activité de la pensée ne fait pas effort contre l'action des modificateurs de l'ordre matériel, le produit vivant du lieu où il est né, et où il a vécu.

Le Salernitain appartient à une race dont les éléments principaux sont très disparates. Il y a en lui un mélange des races du Midi et des races du Nord. Il a reçu du sang méridional à cause de sa place au milieu des colonies grecques ; il a reçu du sang septentrional par l'invasion normande et l'établissement, sur son territoire, de Robert Guiscard. Il est inutile, ce me semble, de chercher à distinguer sur le Salernitain moderne ces caractères qui, séparés, portent un cachet si différent, mais qui, réunis par une vieille alliance, finissent par perdre ce qui les faisait distinguer. Le voici tel qu'il m'a paru dans mes pérégrinations au milieu de ces rues tortueuses de la cité, depuis la bordure maritime jus-

(1) Je me suis servi de la paraphrase d'Arnaud de Villeneuve, du *Regimen salernitatis* d'Ackermann, de l'édition récente de M. Baudry de Balzac, et enfin des dernières rectifications et annotations dues à l'érudition patiente de M. le docteur Daremberg.

qu'aux régions plus élevées où était l'ancienne école, et non
loin de laquelle se dessinent, au sommet de la montagne, les
murailles blanches d'un fort. Dans les localités de la Péninsule où la chaleur et l'humidité s'exercent avec une certaine
puissance, l'habitant présente de la bouffissure dans les formes, une nuance bilieuse dans le teint, et se distingue
surtout par une tendance si impérieuse à l'inertie, qu'elle domine le plus souvent toutes les autres tendances organiques.
J'ai cherché avec soin, à Salerne, un de ces types si communs dans quelques régions de l'Italie ; je ne l'ai pas trouvé.
Je n'ai vu, au milieu de cette population chez laquelle domi-
naient les signes de la vigueur ou de la santé, que des visages d'une carnation solide et fraîche et une physionomie
trahissant par son animation les caractères de l'activité. Le
Salernitain peut donc être considéré comme en possession
du tempérament qui consiste dans un harmonieux mélange du sanguin et du nerveux, l'apanage ordinaire des
lieux où la température n'exclut pas l'intervention d'une
cause qui en combat et en neutralise les effets énervants.

Malgré le caractère dominant du climat de Salerne, qui
consiste dans une action tonique de quelque énergie, bien
qu'elle soit tempérée par l'influence de la température, il
faut distinguer entre les saisons qui sont séparées entre elles
par des phénomènes et des conditions si disparates. L'hiver
de Salerne est très doux, dit l'historien Mazza (1), en s'appuyant sur une autorité trop poétique pour ne pas être soup-
çonnée d'un peu d'exagération. Cette autorité, c'est celle de
Scaliger. Il dit (2) que l'hiver est une sorte de printemps doux
et fleuri comme cette saison qui se confond quelquefois avec
les tièdes journées de l'été ; il ajoute, dans son enthousiasme, que le printemps et l'automne présentent de si
grandes analogies, qu'il ne sait lequel des deux l'emporte

(1) *Ouv. cit.*
(2) *Carmina in urbibus.*

sur l'autre. L'hiver n'a pas probablement cette douceur extrême qu'on pourrait supposer d'après ces témoignages. Il est tonique, mais il est calme ; voilà pourquoi il paraît doux. Le ciel est rarement nuageux et très souvent serein, on comprend qu'il soit admiré pour sa beauté. Quant au printemps et à l'automne, il n'y a qu'à expliquer leurs analogies pour montrer qu'elles sont étroitement liées aux faits. Au printemps, quand les vents d'ouest ne règnent pas, ceux de l'hémisphère boréal peuvent prédominer pendant quelque temps ; mais une fois qu'ils ont cédé, l'influence devient absolument méridionale : l'hiver se rapproche de l'été presque sans transition, car le printemps se confond pour ainsi dire avec la saison chaude. L'automne est, comme on sait, la prolongation de l'été sur la rive occidentale de la Péninsule, jusqu'à ce que l'époque des grandes pluies ouvre la saison d'hiver. A cause de l'influence des vents méridionaux pendant le printemps et l'automne, ces deux saisons présentent une certaine élévation dans la température, bien que les nuages troublent souvent la transparence de l'air. Mais le ciel se dévoile pendant l'été sous l'influence des vents étésiens qui ont accès sur le territoire ; et on n'a pas oublié que l'hiver est célèbre pour la constance de cette sérénité proverbiale qu'altèrent si rarement des masses de vapeur condensée. La région méridionale de la Péninsule est trop chaude pendant l'été, excepté dans les régions du territoire abritées contre les vents du midi, couvertes d'ombre, arrosées de sources, et exposées entièrement au nord. L'hiver est donc la seule saison, car le printemps et l'automne ont leur humidité, leurs orages, et même leurs journées d'accablantes chaleurs, que la médecine doive recommander aux malades. Il reste à dire dans quelle classe il faut les choisir.

Il n'est pas besoin de faire observer que les malades qui paraissent le plus compter sur l'efficacité du climat de l'Ita-

lie, les phthisiques, ne pourraient pas trouver d'amélioration, mais une exacerbation grave sous le ciel de Salerne.
Ils doivent fuir les lieux où les conditions boréales ont assez
de prédominance pour exciter le travail physiologique de la
respiration : c'est une règle qui n'admet pas d'exception.
Cependant les malades qui doivent retirer de bons effets du
climat de cette ville italienne et y trouver même la guérison, appartiennent à plusieurs catégories. Dans celle des
affections de poitrine, car l'exclusion qui pèse sur la phthisie
ne s'étend pas sur les maladies qui s'en rapprochent, il faut
placer en première ligne ces catarrhes chroniques des constitutions lymphatiques ou des organisations débiles, dont
les médicaments les mieux appropriés ont si difficilement
raison ; il faut compter surtout les épanchements de la
plèvre qui condamnent celui qui les porte à de longues douleurs pour aboutir enfin à un dénouement funeste. Les affections abdominales qui se caractérisent à la fois par l'inertie
et l'excitabilité des organes de la digestion, sont aussi de la
classe de celles que le climat salernitain peut favorablement
modifier. L'état de souffrance disparaît à mesure que l'énergie gastro-intestinale se régénère. Cette amélioration, qui se
produit sans secousse et sans excitation, peut faire assez de
progrès en peu de temps pour rétablir le malade. Certaines
plaies qui sont entretenues ou par une dégénérescence
osseuse, ou par un état d'engorgement des tissus, comme
celui qui se montre sur les scrofuleux ; ces plaies, dis-je,
peuvent se vivifier sous l'influence d'un air qui est en même
temps doux et fortifiant, et contracter des conditions qui préparent et déterminent la formation de la cicatrice. Il y a
une classe de maladies mal étudiée et peu connue, je veux
parler des affections nerveuses, qui peut retirer à son tour
de grands avantages du climat salernitain. Beaucoup de
ces maladies, loin d'avoir pour origine un excès dans la
force, proviennent au contraire d'une cause opposée ; une dé-

pense exagérée d'énergie, tel est leur point de départ le plus
ordinaire. L'indication prescrit de procéder par les toniques ;
mais s'ils ne sont pas sagement administrés, que d'inconvénients ils peuvent amener ! Cette impressionnabilité inséparable de la faiblesse s'affecte si douloureusement, que le
malade prend en antipathie et régime et remède, et
préfère s'abandonner aux hasards d'une vie de souffrance,
plutôt que de s'exposer, une fois de plus, aux déceptions
d'un traitement. On sait où conduit le plus souvent une
telle détermination. Combien de personnes, affectées de
maladies nerveuses, se sont préparé de graves maladies
et une mort prématurée, en renonçant à la médecine, parce
que la médecine n'avait pu les guérir ! On doit de grandes
améliorations et même des guérisons inespérées à l'usage
des eaux minérales ; leur action thérapeutique, réunie à cet
effet moral qui naît de la vue d'une campagne dont les sites
se distinguent par le pittoresque et la variété, doit agir avec
puissance sur l'organisation. La pensée, moins fixée sur le
mal, parce qu'elle est occupée d'un spectacle nouveau pour
elle, devient par la direction qu'elle suit un auxiliaire des
plus utiles ; et la santé se régénère sous la double influence
du médicament et d'impressions qui disposent favorablement la sensibilité. Un climat qui possède les qualités atmosphériques du ciel salernitain, et le brillant paysage dont la
ville est entourée, peuvent opérer les mêmes miracles. Avec
le concours de la température et des vents boréaux qui, par
une influence mutuelle, se modèrent dans l'exagération de
leurs effets, la tonicité doit se produire, la force doit renaître, et l'innervation procéder à ses fonctions sans cet
appareil de désordres à peu près permanents qui rendaient
la vie si pénible. Ceci n'est pas un tableau fait à plaisir,
une hypothèse que j'abandonne aux hasards plus ou moins
heureux de l'expérience. Ces effets sont connus, sont constatés ; ils se rattachent par un ordre logique aux causes

inhérentes au climat dont j'ai donné l'inventaire et analysé les rapports. Ainsi, Salerne n'a pas démérité de l'ancien renom qui était attaché à son ciel, à son air et à leur salutaire influence. La cité savante du moyen âge a conservé les avantages de son climat ; elle n'a perdu que le lustre de son enseignement et la bruyante foule de ses écoliers.

Si des villes placées à de faibles distances et à peu près dans les mêmes conditions ont des climats très différents, on constate également des différences analogues dans les quartiers d'une même ville. Une influence prédomine dans une région, elle s'efface dans une autre ; ici un vent souffle avec force, plus loin il ne se fait pas même sentir. Il se présente donc cette question : Une fois arrivé à Salerne pour y prendre ses quartiers d'hiver, où le malade choisira-t-il sa demeure ? La mer est trop près, au bas de la montagne, sur le penchant de laquelle est construite une partie de la cité, pour que l'air ne contracte pas des qualités défavorables, à cause de l'humidité du soir et du matin. Dans les lieux plus élevés, l'atmosphère est sèche comparativement aux couches inférieures, et la fraîcheur résulte plutôt de son agitation et de la direction des vents régnants, que de la vapeur d'eau qu'elle renferme. Cette zone de la ville, qu'il faut placer à la moitié de la hauteur de la montagne, est celle qui mérite la préférence du malade, mais on ne doit pas s'y fixer sans prendre de sages précautions. La maison qu'on habite, ou les fenêtres de l'appartement qu'on occupe, recevraient trop directement l'influence des vents du nord, si elles étaient orientées vers les points de l'horizon par lesquels ces vents pénètrent dans le bassin. Il vaut mieux, il est même nécessaire pour que l'effet tonique ne dégénère pas en excitation, que la vue s'étende sur la mer et les campagnes qui la bordent du côté de Pœstum. On sera hors de la vue des vallées ombreuses par où pénètre le chemin qui conduit sur le territoire de Naples, et à cette côte d'Amalfi qui s'avance du nord-est au sud-ouest dans la mer Tyrrhénienne ; on retrouvera par les promenades pendant les journées de calme si nombreuses, comme on sait, les impressions dont on s'était privé dans les intérêts bien entendus du traitement.

La campagne a aussi son influence au point de vue des effets physiologiques qu'elle provoque ; elle forme un traitement moral qui passe par les yeux pour arriver à l'esprit. Pour les imaginations fatiguées, pour les complexions délicates dont le système nerveux est malade et qui penchent vers les noires idées de la mélancolie, le spectacle d'un paysage riant est toujours un soulagement et souvent un remède. Tout le territoire de Salerne, à l'exception de celui qui touche aux campagnes insalubres de Pœstum, mérite d'être classé parmi les plus agréables et les plus riches, c'est-à-dire parmi ceux qui peuvent agir avec le plus d'efficacité contre les tristesses de l'esprit et l'impressionnabilité maladive de l'innervation. Il y a à peine une ville, dit l'historien Ant. Summonte (1), qui offre de plus complètes délices à ses habitants ; son territoire est riche en plantes de toutes les espèces, et elle a de quoi satisfaire à toutes les exigences de l'alimentation. Ackermann (2) et avec lui d'autres voyageurs admirent cette variété dans l'abondance qui distingue les productions du bassin salernitain. Le caractère principal de cette campagne consiste, en effet, dans la richesse et dans la vigueur des produits qui couvrent le sol. La campagne possidonienne est déserte et désolée, on sait qu'elle n'est pas nue. Les lieux les plus défavorablement placés présentent une magnifique végétation qui réunit aux espèces de la région moyenne de l'Italie, celles de la région méridionale et des rives de la Grèce. Mais pour avoir une idée de cette splendeur, il faut parcourir l'inter-

(1) *Histoire de Naples.*
(2) *Ouv. cit.*

valle de quelques lieues qui sépare les murs de Salerne du
golfe de Naples. Cet espace renferme une série de vallées
traversées par des chemins tortueux, étroits sur un point,
spacieux sur un autre, qui font passer sous les yeux du
voyageur les sites les plus merveilleux par la disposition du
sol et le prestige éclatant des couleurs. Pendant tout ce trajet, on ne voit pas de hautes montagnes; ce sont plutôt des
collines élevées, et aux pentes adoucies dont aucune portion de terrain n'est perdue pour la culture. Couronnées,
pour la plupart surtout, dans la région la plus rapprochée
de Salerne, de tours en ruines, derniers vestiges de la défense de la province contre les invasions des Sarrasins, c'est
du pied de ces débris que partent les pâturages, les bouquets de bois, les plantations d'oliviers et les vignobles; ils
couvrent la surface presque entière de ces grands accidents
du sol. Plus près du chemin et dans l'étendue des ravins,
la nature des produits change; et l'oranger, le citronnier
avec les plantes de la Calabre et des bords de la mer
Ionienne, bordent les ruisseaux, entourent les villages jusqu'au moment où on quitte ce territoire montueux pour
entrer dans les plaines déclives de la Campanie. Il ne faut
pas croire que cette décoration de feuillage et de fleurs qui
pare les champs salernitains et la base de cette langue
de terre placée entre les deux golfes, soit intermittente
comme dans nos climats septentrionaux, qu'elle ne soit
brillante que pendant le cours d'une saison. J'ai visité cette
partie de l'Italie pendant le mois de janvier; les citrons et
les oranges pendaient aux arbres; les graminées verdis-
saient à la marge des eaux vives, et je me souviens d'avoir
admiré longtemps des acanthes aux feuilles sculptées
qui semblaient devoir bientôt donner des fleurs. Cette campagne présente des buts de promenade sans fin, et d'une
variété presque inépuisable. Sous le rapport des influences
que les malades pourraient y aller chercher, la variété n'est

pas moindre. Il y a là des abris où l'air est calme et que le soleil échauffe, des retraites couvertes d'ombre et dont l'atmosphère est trempée d'humidité, des lieux élevés où règnent la sécheresse et l'agitation des masses aériennes. Avec la connaissance des besoins de leur organisation, les personnes en traitement peuvent se faire, pour leurs excursions quotidiennes, un itinéraire dont les effets ne se bornent pas à une simple distraction.

Pour agrandir le cercle des excursions, il faut joindre aux vallées montueuses de la partie septentrionale du golfe, cette limite maritime qui va du nord-est au sud-ouest et qui porte l'ancienne république d'Amalfi. Cette partie du rivage n'a pas la moindre analogie avec l'autre. Ce sont, sans doute, les mêmes productions végétales qui la couvrent, mais elles y sont répandues d'une parcimonieuse main. On n'est plus là dans la région des grandes cultures; on y voit la nature la plus abrupte, la plus rocheuse, on s'y croirait transporté dans les parties les moins accessibles de l'Apennin. Les stratifications secondaires forment le massif de ces montagnes, dont quelques cimes sont couvertes de ces bois épais et séculaires qui se continuent sur l'autre face de la chaîne. Toute la terre végétale qui comble les intervalles des masses calcaires est mise à profit par l'industrie agricole de l'habitant, et des sentiers taillés dans le roc mettent en communication une grande partie de l'étendue de la côte. On peut y aller par terre, il est plus facile d'y parvenir par mer. Sous le rapport du calme de l'atmosphère et de la puissance de la température, c'est une des stations les plus dignes peut-être d'être connues. Les vents du nord vont battre au loin les parages du golfe, et les vents du sud et du sud-est ont une prépondérance marquée sur toute la longueur de ce rivage. C'est une retraite, trop chaude peut-être, qui pourrait servir de refuge aux malades dans le cas où l'hiver de Salerne serait trop rigoureux. Comme pour les remèdes que fournit la pharmacie, il faut des succédanés, des analogues pour ceux que fournit la nature. C'est ainsi qu'on parvient à modérer une action trop vive par une action qui lui ressemble, et à doser, par conséquent, suivant l'état du corps, l'influence qui paraît le mieux convenir.

Salerne présente donc de précieux avantages que ne neutralise aucun inconvénient. Il n'y a pas d'indécision dans les effets généraux du climat; ce qui a été dit se fonde sur des preuves incontestables. Le caractère de cette influence est loin de ressembler à celui des influences qu'on attribue d'une manière à peu près exclusive au ciel italien. Mais la phthisie ne peut pas être la seule maladie à qui les latitudes méridionales soient favorables. Les combinaisons nombreuses de la chaleur avec l'humidité, avec la sécheresse, avec l'agitation des vents et avec le calme de l'air, doivent donner des résultats variés qui correspondent à des affections différentes. Le climat de Salerne est principalement tonique. J'ai fait connaître les conditions morbides dans lesquelles il peut agir avec quelque efficacité. Depuis longtemps il avait été laissé dans l'oubli; il faut que cette injustice cesse dans l'intérêt des malades, qui cherchent quelquefois vainement dans les villes médicales de la Péninsule une amélioration qui fuit devant eux et dont l'attente, si douloureusement trompée, les plonge dans le plus profond désenchantement.

CHAPITRE II.

CLIMAT DE LA RIVE ORIENTALE DU GOLFE DE NAPLES.

Le bassin de Naples n'est séparé de celui de Salerne que par un territoire de huit lieues d'étendue, dans sa plus grande largeur. Cette partie du continent va en s'amincissant jusqu'au promontoire qui la termine en face de l'île de Caprée, et forme une masse triangulaire dont les deux rives sont baignées, l'une par la mer de Naples, et l'autre par les eaux du golfe salernitain. Une chaîne de montagnes, aux croupes d'un accès facile et couvertes de bois, traverse cet espace parallèlement aux deux mers, et domine, d'une part, Amalfi et les rares villages placés sur la même côte, et de l'autre, ces villes nombreuses et importantes qui bordent les rivages du golfe de Naples depuis le promontoire Campanien (*punta della Campanella*) jusqu'à la cité moderne qui remplace l'ancienne Stabia. Le ciel qui brille sur Salerne et les eaux de son golfe présentent le même éclat de couleur que l'atmosphère et la mer de la Campanie. Cet effet isolé du paysage n'aurait rien d'inattendu; mais ce qui étonne, ce qui fait aisément partager l'enthousiasme du Napolitain pour la terre qu'il habite, c'est la beauté relative de chaque partie d'un ensemble, où tous les détails paraissent groupés dans le but de composer une scène de la plus merveilleuse harmonie. La connaissance du dessin du golfe, de la disposition des principaux accidents du sol et de la place occupée par les divers centres de population, ne peut donner qu'une idée bien incomplète de ce spectacle. Pour se rapprocher du vrai, il faut se livrer sans réserve à l'imagination.

Le golfe décrit, depuis le promontoire campanien jusqu'au cap Mysène, un arc de cercle à peu près régulier, abstraction faite des accidents variés qui découpent la côte. La pointe campanienne domine la mer dans le voisinage de Caprée et termine la branche orientale du golfe. Les centres de population commencent à se dessiner à cette extrémité du sol. Le plus avancé c'est Massa; plus loin la vallée s'agrandit, les jardins s'étendent, les montagnes s'élèvent; et on voit se découper les murs de Sorrente, la gracieuse patrie du Tasse. Après Sorrente, c'est Vico qui paraît; et enfin, au bout de cette rive qui, malgré ses caprices, ne s'est pas trop écartée de la direction première, l'héritière de Stabia, Castellamare, couvre de ses murs et de ses fortifications l'étroite corniche que la chaîne laisse entre sa base et la mer. Au-delà de cette ville, une vallée cultivée, mais triste malgré l'industrie qui la rend productive, laisse apercevoir, dans le lointain, une campagne poudreuse et dépouillée. C'est par le chemin qui traverse cette plaine assez profonde, que le bassin de Salerne communique avec celui de Naples. L'œil s'est bientôt détourné de ce spectacle pour se reporter sur la cause qui a dû produire un tel effet. Mais en regardant du côté de la mer, on remarque que la ligne de la côte change de direction, pour tracer la base d'une montagne qui ne ressemble à aucune de celles qu'on a pu voir dans les autres régions de la Péninsule. La forme en est singulière, et les zones, dont on peut la diviser, diffèrent étrangement entre elles par le caractère comme par la couleur. La région, qui est en partie submergée par les eaux du golfe, est couverte d'habitations élégantes, de villages populeux et de jardins couverts d'ombre, riche guirlande qui jette un vif éclat sous les feux du soleil. Jusqu'à une certaine hauteur, cette montagne s'élève presque confondue avec une montagne jumelle ; elle s'en détache enfin et porte isolément dans les airs son cône élancé. Avant même cette séparation, d'autres effets se prononcent. Les dernières zones sont enveloppées d'une teinte brune et charbonneuse qui s'épaissit surtout aux approches du faîte, et prête à la montagne napolitaine un aspect sombre et manaçant. L'œil n'a pas besoin d'interroger plus longtemps cette merveille du golfe pour savoir quels mystères elle recèle, quels terribles événements se préparent dans son sein. S'il ne l'a pas reconnue à cette forme conique si caractéristique pour les géologues, et que les autres montagnes ne présentent pas, il a lu son nom sur le diadème de fumée qui la couronne, diadème de funeste augure lorsqu'il s'éclaire et brille au loin comme un incendie. Ce nom, que le Napolitain, oublieux du passé, prononce moins avec terreur qu'avec orgueil, c'est celui du Vésuve. Derrière le volcan, la ville de Naples apparaît radieuse avec ses nombreux palais, et à demi suspendue sur Saint-Elme, au sommet duquel on aperçoit un vaste édifice, citadelle et chartreuse où d'heureux moines vivent paisiblement sous la muette protection du canon. Une autre montagne touche à Saint-Elme, et semble lui servir de prolongement au nord de la ville : c'est Pausilippe qui doit surtout sa renommée à un tombeau. A la suite de la montagne, les niveaux s'abaissent par une pente insensible, en formant un territoire accidenté et découpé de golfes qui porte Pouzzoles et Baïa, et finit au cap Mysène. Là s'achève l'immense arc de cercle que décrit le golfe de Naples dans son magnifique développement, et dont la ville et le volcan occupent à peu près l'intersection centrale. Mais quelle est cette terre qui se continue derrière Pausilippe, et dont les lignes, vues à distance, s'effacent dans le brouillard azuré qui permet à peine d'en saisir le dessin? Cette partie de la Campanie, où les poëtes avaient placé les Champs-Élysées, n'appartient plus au présent, il faut apprendre à la connaître dans l'histoire. Autrefois cette côte était couverte d'une population élégante, et possédait des villas et des jardins plus riches que ceux des collines des environs de Rome. Depuis que de nombreuses révolutions, et le temps, la plus redoutable de toutes, ont passé par là, tout est tombé, tout a disparu devant un nouvel hôte, la fièvre intermittente, qui, depuis bien des siècles, y exerce la destruction. Cependant, la déchéance n'est pas complète dans les campagnes de Pouzzoles et de Baïa ; on y trouve des retraites salubres, et on voit s'élever dans la mer, près de la côte, de grandes îles dont l'air est sain. La plus importante d'entre elles, c'est Ischia, aux merveilleux ombrages et aux bienfaisantes eaux, cette Pythécuse dont les Romains ont aussi célébré les sources. En considérant cette masse qui flotte non loin des parages du cap Mysène, on ne peut s'empêcher de songer à l'île de Caprée, qui flotte aux parages du Cap de Minerve. Continuant les deux extrémités de l'arc décrit par le rivage, et laissant entre elles un large espace de quelques lieues, ces îles ne paraissent-elles pas les sentinelles avancées du territoire campanien, ou avoir été placées là pour faire aux arrivants les honneurs du golfe?

Si ces détails sont insuffisants pour l'imagination, qui peut d'ailleurs trouver tant de ressources chez les poëtes de toutes les époques, ils ont au moins pour résultat de mettre en évidence quelques unes des données essentielles du climat. Ainsi, le golfe présente une configuration demi-circulaire, un côté oriental, celui où se trouvent Sorrente et Castellamare, un côté qu'il faudrait appeler occidento-septentrional, où se trouvent Pouzzoles et Baïa. Le premier, protégé contre les vents orientaux et méridionaux, est exposé aux influences septentrionales ; le second, principalement à couvert des vents septentrionaux, reçoit directement les influences opposées. Ainsi, le littoral terminé par le cap de Minerve doit être relativement froid ; celui que termine la cap Mysène doit être relativement chaud. Les conditions sont si différentes entre les deux sections du golfe, qu'elles doivent en toutes choses se dessiner plutôt par les oppositions que par les analogies. J'ai écarté à dessein la ville de Naples de ce parallèle ; car occupant une position à peu près centrale entre les deux prolongements du sol qui embrassent la mer comme pour en faire un lac intérieur, elle supporte des influences mixtes qui l'éloignent à la fois des deux climats chauds et froids au milieu desquels le sien est placé. Cela doit suffire à faire comprendre combien le golfe de Naples a de l'intérêt et de l'importance au point de vue de la climatologie médicale. A quelques lieues de distance, qui se réduisent à bien moins encore depuis l'établissement des chemins de fer, il y a des stations qui peuvent convenir à des affections d'espèces différentes, et même se servir mutuellement d'auxiliaire pendant les phases du traitement. Il faut ajouter encore à ces avantages, celui de l'abondance et de la riche variété des eaux minérales qui sont réunies sur les rives du golfe ou dans les îles de sa dépendance. Cela suffit pour expliquer l'étendue des détails dans lesquels je vais entrer.

I. Caprée, Massa, Sorrente.

Caprée est la région extrême de la côte de Castellamare et de Sorrente. Comme il est facile de s'en assurer par les conditions géologiques de l'île et du continent dont un étroit canal la sépare, elle ajoutait, dans les premiers temps, quelques lieues de plus à la rive orientale du golfe. Caprée tourne une de ses faces vers la mer de Salerne et l'autre vers les parages campaniens. De la première, on voit les îles Galli et tout le littoral qui forme la branche occidentale

du golfe de Salerne ; de la seconde, l'immense arc de
cercle décrit par le magnifique développement du littoral
napolitain. La végétation est très belle à Caprée ; mais les
roches qui forment une partie du territoire multiplient les
sites pittoresques, et plaquent de surfaces abruptes et dépouillées les régions fécondes de l'ancienne retraite de
Tibère. Cette île est très intéressante par ses souvenirs,
ses curiosités naturelles, par l'admirable vue qu'elle offre
des cimes du mont Solaro, et par la bizarre disposition
d'Anacapri, l'un de ses deux centres de population ; c'est
en cela que consistent à peu près tous ses avantages.
Battue par les vents, et privée des ressources de l'art, la
climatologie médicale ne peut en tirer aucun parti. Elle
offre seulement un agréable but de promenade aux convalescents ou aux valétudinaires, si leur situation peut leur
permettre d'affronter sans inconvénient les vicissitudes de
la température et des mouvements de l'air.

Le bras de mer qui sépare Caprée de la terre ferme est
agité par les vents du nord et du midi, lorsqu'ils se précipitent et luttent entre eux dans cet étroit passage. Les
mêmes conditions se prononcent sur les deux rives du dé-
troit, c'est-à-dire d'une part sur la face continentale de
Caprée, et de l'autre sur l'extrémité de la chaîne campanienne et dans la région autrefois occupée par un temple de
Minerve, et que les anciens nommaient l'Athenæum (1). Les
vents s'y précipitent aussi avec une grande impétuosité. Ces
influences se modèrent et même changent entièrement de
caractère, lorsque les cimes montagneuses se prononcent
et qu'elles élèvent une barrière puissante entre la côte
d'Amalfi et le rivage opposé. Cette disposition se produit
dans le voisinage du cap de Minerve, où la chaîne se déploie
dans toute la splendeur de la végétation forestière qui la

____

(1) Strabon, *Géogr.*

couvre, et sans s'interrompre dans sa hauteur jusqu'au-delà de Castellamare où sont les vallées qui font communiquer le bassin de Salerne avec celui de Naples. Cette branche latérale de l'Apennin suit, en partant du continent, la direction de l'est au sud-ouest, et abrite, par conséquent, les rivages du golfe contre les vents du sud-est, du sud et de ses plus proches collatéraux. Elle se comporte différemment sur les rivages du golfe de Salerne et sur ceux du golfe campanien. Sur les premiers, la marge maritime est droite jusqu'à Poritano et Agérola, et elle n'offre pas même un chemin frayé au voyageur, qui doit se borner à regarder, de sa barque, la terre qu'il voudrait parcourir. Sur les seconds, les plaines ou les vallées se succèdent fertiles et populeuses, et se terminent à la plage en découpures du dessin le plus varié. A couvert des vents du midi par les montagnes, et ouvertes sur la mer, ces campagnes reçoivent directement les influences boréales ; les vents du nord et leurs collatéraux arrivent sur elles en toute liberté. Cette condition se modifie sans doute depuis l'Athenæum jusqu'à la région où change l'orientation du sol, c'est-à-dire jusqu'au-delà de Castellamare, mais elle est toujours dominante ; elle imprime son caractère à toutes les stations qui bordent cette rive du golfe campanien.

La première ville qu'on trouve en partant du cap de Minerve, c'est Massa, ou plutôt Massalubrense, ainsi nommée pour sa salubrité et pour la distinguer de Massa, près Carrare, et d'une autre Massa, voisine de Sienne. Ses alentours sont boisés et couverts de cultures. La constitution du sol est d'origine secondaire (1), et consiste principalement en roches de calcaire compacte qu'on voit apparaître sur les pentes où la terre végétale fait défaut. La petite anse sur le bord de laquelle cette ville est construite,

____

(1) Scipione Breislack, *Topogr. fis.*, etc. — M. de Collegno, *ouv. cit.*

renferme des eaux transparentes comme celles de la mer de Naples, mais moins calmes que dans les parages voisins. Le ciel est pur, bien que les vents agitent souvent cette atmosphère qui appartient encore aux régions tourmentées de l'Athenæum. Les vents de l'hémisphère boréal exercent cependant une prédominance sur ceux des autres points de l'horizon. Les effets qui en résultent sont favorables au développement de l'énergie vitale et de la force musculaire; mais ces avantages ne neutralisent pas les inconvénients. Les vents du nord ne sont pas assez protégés contre les réactions antagonistes, pour ne pas entretenir les désordres de l'atmosphère, au lieu de les faire cesser. Un air pur et fortement agité convient sans doute aux santés robustes, ou que la maladie n'a pas frappées d'une débilitation plus ou moins profonde; il ne pourrait agir avec efficacité sur ces organisations délicates qui n'ont pas encore assez de force pour résister à la fréquence des changements de la température et des perturbations souvent violentes de l'air.

Une montagne élevée, qui porte le nom de montagne de Massa, sépare cette ville du territoire de Sorrente. Ici la campagne s'étend; les plans montagneux reculent; et la scène prend à la fois plus de variété et de grandeur. Sorrente est construite à l'origine d'une plaine qui présente, comme on va le voir, une surface assez considérable. Cette plaine décrit une ellipse, dont la mer du côté du nord et la chaîne campanienne du côté opposé, forment les deux courbes; le petit axe, qui s'étend du rivage au pied de la chaîne, mesure deux milles et demi; le grand axe, qui va des murs de la ville à l'extrémité de la vallée dans la direction de Vico et de Castellamare, comprend quatre ou cinq milles [1]. Cette vallée, loin de présenter l'uniformité monotone qui caractérise les plaines en général, est semée de

[1] Scipione Breislack, *ouv. cit.*

collines, et labourée de dépressions profondes où se développe la plus luxuriante végétation. Les collines sont calcaires, comme les montagnes du fond ; le mont de Massa est aussi d'une composition analogue, et, en détachant les schistes qui se juxtaposent à cette formation, on y voit briller ces paillettes de mica dont on trouve également de beaux échantillons dans les montagnes de Castellamare. Des produits, d'origine plutonienne, se découvrent dans quelques parties de la campagne ; on foule déjà ces champs phlégréens aussi célèbres par les événements de l'histoire que par les convulsions de la nature, depuis une si longue série d'années (1).

Sorrente est dans une position charmante. La mer, en gagnant du terrain, a suspendu cette ville au bord d'une falaise qui s'élève au-dessus des eaux, comme un grand mur. La maison du Tasse, transformée en une hôtellerie, dont le vieux ciment a disparu sous la fraîche blancheur du badigeon, la maison du Tasse n'a pu résister entièrement aux coups de sape de la vague, et les flots du golfe ont reçu la partie la plus intéressante de cette demeure, l'étroite chambre où le poëte composait. Or, ce travail de la mer, qui date de la période romaine, présente la ville dans une attitude pleine de pittoresque, quand on la voit du côté de la plage ; en arrivant par la terre, elle paraît au même niveau que le fond de la vallée, tant les inclinaisons du sol sont doucement ménagées. Les influences boréales règnent sur elle comme sur les campagnes limitrophes du littoral. La montagne de Massa la sépare à l'ouest de la plaine qui forme le territoire de cette dernière ville ; et dans la direction opposée, une surface plus étendue, plus accidentée, mieux cultivée, s'étend des murs de Sorrente jusqu'à la montagne de Vico, qui est à peu de distance de Castella-

____

(1) *Litologia vesuviana*, par le chevalier Givani.

mare. Il est difficile de juger de la beauté de ce splendide
jardin en se bornant à le traverser. Les propriétés sont entourées de murs, les chemins sont resserrés entre ces hautes
clôtures ; il faut monter sur les collines qui bordent le pied de
la chaîne campanienne, pour se faire une idée de la richesse
de cette végétation toute d'orangers, d'arbres à fruits, de
vignobles et de fleurs, et couverte jusqu'au rivage de ravissantes demeures d'été. La plaine est dans les mêmes
conditions d'orientation que la ville ; elle reçoit aussi, par la
lisière maritime, l'influence des vents septentrionaux. Ceux
qui soufflent des autres parties de l'horizon pénètrent difficilement ou même ne pénètrent pas sur le territoire. Ainsi,
la montagne de Massa protége Sorrente et ses dépendances
contre les atteintes du sud-ouest ; la chaîne campanienne
oppose de son côté, une barrière infranchissable aux influences australes ; et la montagne de Vico, en fermant la
plaine vers l'est, arrête aussi les vents orientaux ou en
atténue du moins les effets. Cette prédominance des vents
froids et secs qui soufflent du nord, établit une grande différence entre la température de Sorrente ou de son territoire,
et celle de Naples, ainsi que des diverses stations de la rive
opposée du golfe dont la disposition topographique est entièrement favorable à la prédominance des vents austraux.
On n'a pas encore recueilli des observations ; mais on peut
avoir recours, pour en tenir lieu, à des inductions ou à des
témoignages : les produits du territoire en fournissent de
concluants.

Sorrente a cultivé de tout temps la vigne avec succès ; et
pendant la période romaine, son vin était très estimé,
mais on le jugeait moins capiteux, moins chaud, moins
alcoolique, comme nous le dirions aujourd'hui, que le Falerne qui mûrissait sur l'autre rive du golfe de Naples. Le
Surrentinum (c'est ainsi qu'on nommait le vin de ce crû)
était classé entre le Falerne, qui occupait le premier rang,

et les vins froids de l'intérieur des terres, comme ceux de la
Sabine, du pays des Marses, et des coteaux de Tibur (1).
On peut apprécier, sur cette différence dans les qualités
d'un même produit, celle qui se montre entre la température
de Pouzzoles d'où dépendent les collines de Falerne, et la
température du territoire Sorrentin. La première surpasse
celle de Naples, comme on le verra plus loin ; ne peut-on
pas conclure que la seconde n'atteint pas même cette limite ?

Lorsqu'on s'enquiert avec soin des richesses agricoles du
sol, on apprend que les fruits y acquièrent une grosseur considérable, que les pâturages et les autres produits sont remarquables pour leur profusion, leur saveur aromatique et
l'aspect robuste de leur développement. Le vallée de Sorrente est la Normandie du golfe de Naples ; seulement, à
la place du pommier, l'oranger domine, comme l'expriment
si heureureusement les armoiries de la ville, qui portent une
couronne murale enlacée dans les branches de cet arbre
méridional. Les espèces animales présentent des caractères analogues à ceux qui se font remarquer sur la végétation. Le veau de Sorrente, qui est renommé dans toute
la Campanie, mérite sa réputation pour la délicatesse
de son goût, et principalement pour ses qualités nutri-
tives. La vache même, qui forme une nourriture grossière
partout ailleurs, fournit une viande aussi bonne que
celle du bœuf élevé dans les pâturages les plus salubres des
vallées normandes. L'habitant, qui reçoit des règnes animal
et végétal une alimentation si fortifiante, et qui vit sous les
influences d'un climat dont les effets peuvent se résumer
dans la tonicité, ne reste pas en dehors de cette loi commune. Les signes de la vitalité et de l'énergie sont si
généralement répandus dans la population, qu'on n'aperçoit aucune de ces figures qui dénoncent l'existence des

____

(1) Galien, *De methodo medendi.*

scrofules et des maladies organiques. Cette expression, toujours présente de la salubrité des lieux et des qualités fortifiantes de l'air, donne, avec les autres témoignages, les caractères généraux de l'influence qui régit toutes les autres. La puissance relative des vents du nord tempère la chaleur, et produit même des effets frigorifiques assez marqués, si on compare Sorrente, sous le rapport de la température avec les autres parties du golfe comprises entre Naples et le cap Mysène : ce sont ces conditions qui forment le trait dominant du climat.

Cette intervention des influences boréales pourrait nuire peut-être à la sérénité du ciel et au calme de l'air; la disposition du territoire s'y oppose. Ainsi, les montagnes, en supprimant en grande partie les vents antagonistes, empêchent la violence et surtout la fréquence des perturbations de l'atmosphère. Leur éloignement des rivages maritimes a aussi pour effet de ne pas opérer subitement la condensation des vésicules de vapeur que les vents portent sur leurs pentes boisées. Les vents septentrionaux sont secs lorsqu'ils arrivent sur la Péninsule italienne. Dans la portion qu'occupe Sorrente, ils parviennent sur son territoire, plus ou moins pénétrés d'humidité. Cette circonstance, loin de déterminer un inconvénient, fait régner une influence favorable, car elle émousse en quelque sorte l'activité parfois un peu trop piquante des vents qui soufflent de l'hémisphère boréal. L'humidité se dissipe ou se consomme sans se condenser en épais nuages et sans amener d'abondantes pluies. Le contraire de cet état météorologique se produit principalement sur les rivages de Pouzzoles et de Baïa, où les vents du midi accumulent les nuages, et sur Naples qui, à cause de sa position au milieu du golfe, est en proie aux grandes agitations de l'air. Depuis l'antiquité, l'opinion commune a confirmé les explications de la science. Sorrente a toujours été célèbre entre toutes les stations de la mer Tyrrhénienne, pour la sereine température de son ciel et le calme presque inaltérable de son atmosphère. Stace, en chantant les délices de la villa que Pollion possédait dans cette campagne, s'exprimait ainsi sur les qualités d'un climat dont il avait sans doute ressenti souvent les délices : « Quel calme admirable de la mer ! écrivait-il (1) ; là les flots fatigués déposent leur fureur, et les autans insensés soufflent avec moins d'inclémence. Là, l'hiver contient davantage sa violence, et les étangs qui ornent les jardins ne se soulèvent pas tumultueusement, comme s'ils voulaient imiter, par leur calme, les mœurs douces du maître. » L'étymologie de Sorrente, pour remonter plus haut encore, est Sirenum (2), ce nom mythologique des enchanteresses que l'imagination des poëtes avait placées dans ces parages, et auxquelles elle attribuait l'art bien facile d'attirer les voyageurs : jamais allégorie n'a traduit plus fidèlement la réalité. Les Sirènes n'habitent pas seulement les eaux transparentes de la baie de Sorrente ; elles sont dans la ville, dans les jardins de la vallée sur les plateaux de la montagne, dans l'air qu'on respire et dans toutes les influences qu'on ressent. La médecine a accordé à cette région du golfe de Naples, l'admiration sans réserve que lui prodigue la poésie. Il n'y a pas d'atmosphère plus stable, de climat plus doux et moins sujet aux vicissitudes, dit M. de Renzi (3). Un autre auteur, Barzelotti (4), exalte la pureté de l'air sorrentin et la modération de sa température. Ces opinions ne sont pas appuyées sur des démonstrations scientifiques ; mais elles sont l'expression fidèle d'une longue observation, et s'accordent complétement avec les conditions générales de la localité. Il ne peut plus rester d'incertitude avec ces témoignages et les détails qui précèdent sur les caractères et les qualités du climat.

(1) Stace, *Carmen*, 11.
(2) Cluvier, *Italia antiqua*.
(3) *Ouv. cit.*
(4) *Ouv. cit.*

La prédominance des vents du nord ne rend pas l'hiver redoutable; cette saison est froide, sans cesser d'être tempérée. Les valétudinaires qui ne portent pas d'altération grave dans les organes importants de l'économie peuvent donc s'en bien trouver. Les affections nerveuses qui paraissent résulter d'un épuisement de forces, éprouveront aussi de l'amélioration sous l'influence de cet air fortifiant que respectent les vicissitudes si communes sur d'autres parties du golfe. La médecine peut recommander l'été, avec plus de confiance peut-être que l'hiver. Cette saison, si chaude dans les latitudes de l'Italie méridionale, est tempérée merveilleusement par l'influence dominante. Les vents du nord, en soufflant presque sans interruption pendant la durée des mois caniculaires, entretiennent dans l'air une fraîcheur si agréable, qu'elle y neutralise les effets ordinaires de la chaleur. Les malades qui réclament à la fois des influences toniques assez douces pour ne pas produire d'excitation, et qui craignent l'affaissement qu'entraîne toujours après elle l'action trop vive de la température, doivent donc accorder leur préférence à Sorrente pour y séjourner pendant l'été. Qu'on n'oublie pas que là, les effets sont plus sûrs parce que les influences règnent avec continuité, et qu'ils s'établissent de manière à ne pas préparer des déceptions, parce que les causes qui les produisent s'exercent sans partage et sans entraves. Les malades qui passeraient l'été à Sorrente pourraient prendre leurs quartiers d'hiver à Salerne; ce serait le moyen de continuer pendant l'année, et sans s'astreindre aux fatigues d'un voyage, un traitement qui ne doit pas être interrompu si on veut pouvoir compter sur son efficacité.

II. Castellamare.

Après avoir côtoyé la montagne de Vico, le mont Gaurus aux abondants pâturages, la ville de Vico et quelques

groupes d'habitations plus ou moins importants, on arrive
à Castellamare. Cette ville populeuse est construite à peu
près dans les mêmes lieux où existait l'ancienne Stabia.
L'histoire de la cité qui a disparu non loin des murs de la
ville moderne, rappelle un grand événement qui se rattache à la fois à l'histoire du Vésuve et à celle de la science.
Ce fut sur ce rivage que Pline, le naturaliste, vint expirer,
sous une pluie de cendres et de feu, pendant la terrible
éruption qui fit disparaître, pour tant de siècles, Pompéia
et Herculanum. Ce souvenir chasse les agréables impressions qu'on emporte des campagnes de Sorrente. Tout concourt d'ailleurs à le rappeler à l'imagination ; car on avance
de plus en plus dans ces champs phlégréens, tout formés
de matériaux volcaniques ; on se rapproche du Vésuve, dont
on voit distinctement la forme et les caprices de la spirale
fumeuse que le cratère ne cesse d'entretenir dans les airs ;
enfin, on aperçoit, des pentes boisées de Castellamare, ces
vallées blanchies par la cendre, où gît, comme dans un suaire,
le squelette si bien conservé de Pompéia Le paysage n'est
pas sans harmonie avec les pensées que ces lieux rappellent ;
le ciel est moins pur que celui de Sorrente, les forêts qui couvrent les montagnes, portent le feuillage sombre des espèces
du nord ; enfin, l'oranger et le citronnier, qui prennent un
si beau développement sur le territoire sorrentin, semblent
devenir plus rares, pour reparaître nombreux et brillants
aux jardins de Portici et sur les pentes ombreuses de Saint-
Elme et du Pausilippe. Les conditions de la topographie
diffèrent essentiellement de celles qui caractérisent l'heureuse patrie du Tasse ; mais l'exposition est la même, les
vents septentrionaux ont les mêmes droits. Voici en quoi
elles consistent. Les Apennins campaniens, qui bornent la
ville au midi et au sud-est, sont très rapprochés de ses murs ; le
massif montagneux se continue jusqu'à l'ouest et sépare le
territoire de Castellamare de celui de Sorrente ; le nord

souffle par la mer, et l'est s'ouvre sur une petite vallée, que
la culture sait habilement mettre à profit, mais qui est bien
loin de mériter l'admiration comme la vallée de Sorrente.
Deux particularités essentielles sont à noter, car elles sont
d'une importance fondamentale pour l'intelligence du climat.
La première, c'est que la ville est resserrée entre les montagnes (1) et la rive ; la seconde, c'est que la mer offre une
plus vaste surface devant Sorrente que devant Castellamare,
car la perpendiculaire qu'on tirerait de celle-ci aboutirait à
Torre dell' Annunziata, distante seulement de deux lieues,
tandis que celle qu'on abaisserait de l'autre irait toucher à
Naples (2). Il suit de cette explication la conséquence toute
naturelle que le vent du nord est moins tiède et sans doute
plus sec lorsqu'il parvient à Castellamare que lorsqu'il arrive
à Sorrente. Il est connu du reste, ce qui montre l'accord de
l'expérience et de la théorie, que ce dernier climat est plus
agréable, plus doux que celui dont je m'occupe en ce moment. Mais d'où vient, puisque l'espace de mer est si court
et que le vent doit être moins riche d'humidité à son arrivée
sur la ville, d'où vient que le ciel de Castellamare se voile
et même s'obscurcit assez souvent sous les brouillards ? J'ai
fait observer tout à l'heure que les montagnes étaient voisines de la rive, et formaient immédiatement derrière la ville
un rempart élevé et continu. Or, en abordant ces pentes entretenues dans une température assez faible par l'épaisseur
des bois qui les couvrent, le vent éprouve un changement
subit dans la constitution de l'eau vaporisée qu'il entraîne ; de
là, des nuages ; de là, la pluie. Qu'on ne s'exagère pas cependant la fréquence de ces accidents météorologiques. Ils ne
sont pas rares, si on compare le climat de Castellamare au

(1) Parmi les montagnes s'élève l'ancien Lactarius ou le moderne
monte Saint-Angelo, qui, d'après M. Del Re, mesure 4,400 pieds, ou
1429ᵐ,293ᵐᵐ au-dessus du niveau de la mer.

2. Rizzi Zannoni. *Atlante marittimo delle due Sicilie.*

ciel sorrentin ; mais à un point de vue plus général on peut dire que l'atmosphère est sereine, et que cet air nuageux quelquefois ne jouit pas d'un éclat moindre que celui qui inonde d'une si merveilleuse lumière les autres rivages de la Campanie.

Sous ce rapport comme sous celui de la salubrité, qui s'explique, comme on le sait déjà, par l'état du sol et par les influences boréales, Castellamare a une juste renommée, et j'ajouterai même des titres nombreux qui prêtent à cette vieille opinion les plus solides appuis. Galien, ce chef de la médecine romaine, exalte la salubrité de l'air de Stabia (1). Pline n'a parlé que de ses eaux minérales qui rendent chaque jour les plus grands services, et peuvent aider aux effets thérapeutiques du climat (2). Je ne parle pas des poëtes qui ont célébré ses jardins et ses forêts (3) ; je préfère aborder des témoignages comme on les aime généralement, les faits que la médecine appelle des observations, et que le public nomme des cures. Des épidémies pestilentielles sévirent à Naples sous le roi Ladislas et la reine Jeanne II ; ces deux princes se retirèrent sur les .pentes boisées des montagnes de Castellamare, et la salubrité de l'air les préserva de l'invasion du fléau. Charles d'Anjou fit élever dans le même lieu une maison de campagne, qu'il nomma *Casa sana*, sans doute pour consacrer le souvenir des hygiéniques effets qu'il avait éprouvés en y séjournant. Le roi Robert, si connu par son activité, y recouvra une santé fatiguée par les laborieuses agitations qui le troublèrent pendant son règne. Enfin, Ferdinand Ier, de Bourbon, qui fit de cette demeure une brillante résidence, lui donna un nom qui dit plus que tous les commentaires ; au lieu de *Casa sana*, il voulut qu'on l'appelât désormais *Qui-si-sana... Ici on*

(1) Galien, *De methodo medendi.*
(2) *Hist. nat.*
(3) Columella, *De cultu hortorum.* Giannatasius, *Nauticorum poëma.*

guérit (1)! Depuis cette époque, cette résidence royale est régulièrement habitée pendant une partie de la chaude saison. A quelques lieues de Naples, et au bout d'une courte ligne de chemin de fer, sont les grands arbres, les épais ombrages, l'air vivifiant et salubre, et avec le soleil et les horizons de la mer Tyrrhénienne, les salutaires influences de la Suisse ou des Pyrénées.

Les raisons pour lesquelles ces malades couronnés allèrent habiter Castellamare, jointes aux conditions générales du climat que ce tableau rapide a, ce me semble, assez fait connaître, éclairent suffisamment la question pratique des applications pour qu'il ne soit pas nécessaire de pousser plus loin les développements. Et d'abord ce que j'ai dit de Massa, ce que j'ai dit de Sorrente, enfin les influences que j'ai attribuées à toute cette rive qui va de la pointe de la Campanie à la hauteur des campagnes où fut l'ancienne Stabia, je peux le dire du territoire de Castellamare. En d'autres termes, il y a identité au point de vue général; aux détails commencent les différences. Ainsi le vent du nord règne plus que les autres vents sur toute la côte et sur toutes les villes qui la couvrent; mais ici, il est plus sec et moins tiède; là, plus humide et plus doux. Dans l'une de ces régions, l'atmosphère conviendra surtout aux malades à qui les influences toniques ne sont salutaires qu'à la condition d'être tempérées: dans l'autre, elle sera bonne pour ceux qui peuvent les recevoir dans toute leur énergie. C'est à cette dernière région que se rapporte le climat de Castellamare. On comprend donc qu'il pourrait être nuisible aux malades qui, portant une lésion plus ou moins profonde des organes (je ne parle pas, bien entendu, de la dégénérescence tuberculeuse des poumons qui ne peut que s'exaspérer dans

____

(1) *Analyse des propriétés méd. des eaux minérales de Castellamare*, par MM. Sementini, Vulpes et Cassola ; traduction et annotations du docteur Chevalley de Rivaz.

tous les lieux ouverts aux vents septentrionaux), éprouve-
raient un affaiblissement général qui réclamerait une médication fortifiante. A ceux-là, il faut un climat qui n'agisse
pas sur la lésion elle-même, mais qui modifie favorablement
la complication, au lieu de donner à la cause un surcroît
d'activité. Dans ce cas, le climat de Sorrente serait ou
pourrait être excellent. Il toniserait sans exciter, et il
traiterait en même temps, si je puis m'exprimer ainsi, le
principe du mal et les effets de son retentissement organique. Dans un cas différent, c'est-à-dire lorsque l'état est
général sans se rattacher à d'autres lésions qu'à des engorgements, par exemple, ou du foie, ou de la matrice, dépourvus encore de ces complications dangereuses connues
sous le nom de dégénérescences des tissus, dans un cas de
cette nature, c'est le climat des hauteurs de Castellamare qui
convient : le malade qui portera une de ces affections si
lentes à se résoudre sous notre ciel et avec nos habitudes
parisiennes, sera presque assuré du soulagement si ce n'est
de la guérison. Ce climat est aussi très favorable à ces
affections qui frappent la fonction la plus importante, la
plus vitale de l'organisation, la sensibilité. La fatigue des
plaisirs, la fatigue du travail intellectuel, la fatigue des
affaires, produisent, dans l'appareil qui fait sentir, une déchéance telle que les sentiments sont émoussés, que la force
physique s'en va, qu'on n'a plus de but dans l'existence, et
qu'on se sent rongé profondément par la tristesse et par l'ennui.
Un air aussi réparateur que celui de ces campagnes, joint à
la beauté du spectacle qui se déroule de tout côté, agit à la
fois sur le physique et le moral. Le sang se recompose, se
vitalise, le système nerveux se régénère ; et avec la force,
revient ou peut revenir l'intégrité de cette puissance mystérieuse par laquelle l'homme se sent de nouveau capable de
poursuivre sa tâche et de remplir sa mission. Ces indications se rapportent à la saison d'été. Pendant l'hiver, les

impressions deviendraient trop vives ; les malades pourraient aller passer à Salerne cette époque de l'année. Un avantage qui ajoute une grande valeur médicale au séjour de Castellamare, ce sont ses eaux minérales dont les effets thérapeutiques concordent avec le mode d'influence du climat. Il est nécessaire de les faire connaître autrement que par une simple indication.

Les principales sources minérales sont aujourd'hui connues sous les dénominations suivantes : l'eau media, la sulfuro-ferrugineuse, la ferrugineuse du Pozillo, la ferrugineuse nouvelle, l'acétosella, l'eau sulfureuse du Muraglione, et la nouvelle eau du Muraglione. Elles sont au nombre de sept dont quelques unes ont été découvertes récemment ou mieux connues depuis peu de temps ; mais la renommée des plus anciennes remonte à la période romaine. Galien et Pline le naturaliste célèbrent leurs propriétés curatives ; et après eux les poëtes, les historiens et les médecins, parmi lesquels je pourrais citer Columelle d'abord, puis les historiens de Naples, et enfin parmi les hommes de l'art Cotugno, Vairo, Raimondo de Majo, etc. L'eau media contient du soufre à l'état de sulfate de soude et de magnésie, et a quelque analogie avec l'eau purgative de Sedlitz. L'eau sulfuro-ferrugineuse contient de l'acide hydro-sulfurique, du sulfate de soude et de magnésie, des carbonates, et de l'acide carbonique libre : elle agit de la même manière que les eaux de Pyrmont, contre les affections de nature lymphatique si communes dans les régions de l'Italie où l'air est chaud, humide et privé de mouvement. Les sources ferrugineuses sont plus toniques ; elles font disparaître la débilité des organes, raniment l'appétit. et produisent enfin dans les conditions physiologiques ces réhabilitations quelquefois si merveilleuses que la médecine obtient des eaux minérales dont le fer constitue le principal élément. Les sources du Muraglione peuvent être rapprochées de la source media, sous le rapport de la composition et des effets thérapeutiques ; douées d'une plus grande énergie, elles sont employées avec succès, lorsque celle-là fait défaut. Enfin, l'eau acetosella ne mérite pas, sans doute, la réputation qu'on lui a maintenue, depuis Pline, de dissoudre, comme notre eau de Vichy (1), les concrétions calculeuses de la vessie ; mais, acidule par l'acide carbonique qu'elle tient en dissolution, et très légère à digérer, elle est utile dans quelques engorgements des viscères et pour ranimer, par une action modérée, les débilitations des organes gastriques (2). Les eaux purgatives ne donnent pas, sans doute, la mesure des services que les malades peuvent retirer de l'usage des eaux minérales de Castellamare ; elles ont un mode d'action qui n'est pas dans un rapport nécessaire avec l'influence spéciale du climat. Les eaux sulfureuses et les ferrugineuses sont, au contraire, de puissants auxiliaires des effets fortifiants de l'air et des lieux. Ainsi, en mettant le traitement par les eaux en harmonie avec les exigences de la santé et du tempérament des malades, on peut obtenir des résultats presque surprenants ; il suffit même quelquefois pour les produire de la courte durée d'une saison. Ce concours d'influences naturelles donne au climat de Castellamare une valeur que ne partagent pas la plupart des localités le plus en renom de la Péninsule.

III. Torre del Greco, Resina, Portici.

Le territoire de Castellamare s'agrandit du côté de l'est, où une grande vallée s'étend entre le Vésuve qui se dresse

(1) Voyez *Bulletin de l'Académie royale de médecine*. Paris, 1839, t. III, p. 699, 811.

(2) Docteur Ed. Carrière, *Les eaux minérales du golfe de Naples* Gazette médicale de Paris, année 1846. Les documents qui ont servi à ce travail ont été tirés des analyses du docteur Ziccardi et des ouvrages du docteur Chevalley de Rivaz, sur les eaux de Castellamare et sur celles de l'île d'Ischia.

au nord, et la chaîne campanienne qui se continue au midi. Cette plaine n'appartient plus au prolongement triangulaire qui sépare les parages de Naples des parages de Salerne ; elle fait partie du continent et contribue à former la rive du fond du golfe, ce qui indique déjà un changement complet dans les conditions de l'orientation. Une rivière étroite la traverse et se jette à la mer à une courte distance de Castellamare ; c'est le Sarno qui coule sous les murs découronnés de Pompéïa, et dont les eaux alimentaient ses fontaines taries. Avant la destruction de cette ville, ou plutôt avant sa submersion dans les cendres du Vésuve, elle touchait à la mer ou en était bien voisine, puisque le Sarno, qui est une rivière très peu importante, lui servait de port ; aujourd'hui un espace considérable la sépare du rivage maritime. Ainsi, les flots, dans leurs mouvements de retraite ou d'envahissement, auraient agi sur cette partie du littoral, en sens invers des effets qu'ils produisent sur la côte de Sorrente. Ici la mer empiète ; là, au contraire, elle se retire et prolonge le grand axe de la vallée en ajoutant de nouveaux matériaux à la plage. Cette surface est exploitée par l'industrie agricole et par l'industrie manufacturière qui s'est établie sur les rives du Sarno. Cependant elle n'est pas saine à l'époque ordinaire où règnent les fièvres intermittentes (1). Le même inconvénient existait aussi pendant la période romaine (2). Mais l'insalubrité devait être faible comme aujourd'hui, puisque tant de maisons élégantes se pressaient sur cette partie du littoral, et que Cicéron, qui possédait des villas dans les plus beaux sites de la Péninsule, a fait souvent y habiter sa villa Pompéienne, les délices du maître comme celle des hauteurs de Tusculum (3). Les vents d'ouest qui soufflent par la mer

(1) De Renzi, *ouv. cit.*
(2 Cluvier, *Italia antiqua.*
(3) Cicéron, *Lettres à Atticus.*

dans l'espace compris entre le Vésuve et la chaîne campanienne, empêcheraient que les effluves miasmatiques ne
fussent chassées du côté du golfe, et que l'atmosphère ne
se régénérât par ce moyen de purification. Ce n'est pas ce
qui arrive. Les vents d'est, en pénétrant par l'Apennin
central, dont les croupes sont éloignées, imprime un mouvement salutaire à l'air de cette campagne qui ne doit être
assimilé, dans aucun cas, à celui de Pœstum et des autres
lieux marécageux. Cette explication dit assez que l'orientation est changée. Les vents du nord ne règnent plus, en
effet, avec cette prédominance qui caractérise les conditions
de climat des champs de Sorrente et de Castellamare. Les
influences qui viennent de l'hémisphère boréal trouvent un
obstacle dans le Vésuve, et le système volcanique qui
s'appuie sur lui; tandis que les défilés de la chaîne campanienne laissent passer librement ceux qui soufflent de l'hémisphère opposé. L'insalubrité s'explique en partie par les
conditions topographiques, jointes à la nature du sol, qui
est tout formé par les déjections plutoniennes, et que fertilise une épaisse couche de cendres; elle se comprend surtout par l'exposition, qui est favorable à cette élaboration
chimique dont les produits à peu près inconnus nuisent à
la pureté de l'air. Cette terre n'a heureusement jamais été
abandonnée par l'homme, qui, en la cultivant, a su la sauver
d'une complète dégradation.

Torre dell'Annunziata borne, du côté de Naples, l'extrémité du littoral de la vallée de Sarno, que borne, du côté
opposé, le territoire de Castellamare. C'est à partir de Torre
dell'Annunziata que le sol s'exhausse, en décrivant un renflement demi-circulaire d'un grand développement. Dominée
par le côue volcanique, cette base du Vésuve est une des belles
parties du golfe. Des villages populeux comme des villes,
et reliés les uns aux autres par des jardins dont les terrasses
descendent jusqu'à la mer, la couvrent sur toute sa face

maritime. Ils sont habités par une population peu soucieuse du lendemain , et toujours bruyante dans sa joie , qui danse et chante, de génération en génération , sur la lave à peine refroidie. Ce spectacle est charmant, et il est bien fait poùr dissiper les plus sombres nuages de la mélancolie ; il prend un autre caractère dans les régions supérieures du volcan. Dn pied de la montagne , aucun des principaux accidents qui concourent à son effet dramatique n'est perdu pour le regard : les teintes incertaines se sont dissipées, et la vive lumière de l'Italie découpe tous les profils et pénètre au fond de toutes les dépressions. La région habitée occupe toute la base ; c'est à ses limites supérieures que commence celle des vignes où mûrit le lacryma Christi. La terre brune et coupée de blocs de lave de ce grand vignoble fait une vigoureuse opposition avec le caractère si différent de la zone habitée. Cette teinte sombre n'est interrompue que par quelques arbres et par deux grands édifices , l'un assez ancien qui est l'hôtellerie si connue où s'arrêtent les voya- geurs avant de gravir le cône, et l'autre , l'observatoire que le roi de Naples a fait construire, il y a peu d'années, pour étudier de plus près les phénomènes du volcan. La dernière région qui forme la cheminée de ce mystérieux laboratoire présente des teintes plus noires encore que celles où se groupent , çà et là, quelques restes de végétation. Dans les points où cette couleur est très prononcée , on reconnaît le gîte des laves les plus récentes ; dans ceux où elle s'éclaire légèrement de manière à contracter une nuance blanchâtre , on reconnaît la place des laves en décomposi- tion, ou de ces épaisses couches de cendre dont le cône est couvert sur toute sa hauteur, dans la direction de Pompéïa. Tel est aujourd'hui le Vésuve ; il ne ressemble pas, je ne dirai pas comme forme, car on sait que la dernière zone se modifie sans les diverses éruptions, mais comme topographie, au Vésuve de l'antiquité. Il existe, comme on sait , un second sommet en partie masqué par le volcan moderne; les anciens n'en mentionnent qu'un seul (1). Ainsi, le Vésuve devait être représenté, il y a deux mille ans, par la Somma, ce cône qui s'est éteint, lorsque le plus récent a ouvert son cratère. Cet événement remonte, sans doute, à la terrible catastrophe où Pline trouva la mort. Il est résulté de l'apparition du nouveau sommet, des changements dans les conditions du sol qui méritent d'être notés.

Puisque le Vésuve s'est interposé entre l'ancien cône et la mer, il a opéré des modifications plus ou moins importantes dans le niveau du terrain et même dans la forme de la rive. Ce n'est pas difficile à prouver. Il n'y a d'abord qu'à regarder la montagne, pour reconnaître que cette partie de sa base qui décrit un renflement demi-circulaire dans le golfe, lui appartient d'une manière absolue. La Somma n'a pu contribuer à la former que d'une manière très indirecte, comme le démontrent les conditions topographiques de l'ancienne Herculanum, à en juger par la place qu'occupent ses vestiges. Pour trouver les ruines de cette ville submergée dans une masse de lave, il faut arriver jusqu'à Résina, dernier village de la base du volcan. Les parties découvertes sont toutes au-dessous des niveaux actuels; et afin de donner une idée de la profondeur à laquelle sont ensevelis encore quelques uns de ses quartiers, il faut descendre dans un puits de 60 pieds de profondeur, pour parvenir à l'orchestre du grand théâtre (2). Cependant, cette Herculanum ou Héraclœum, dont les édifices les plus élevés ne montrent aucune pierre au-dessus du sol, dominait la mer de l'éminence sur laquelle sa forteresse était construite (3). Tout a disparu : la ville, le promontoire, la forteresse, la plage même qui, au lieu d'être proche, se trouve

(1) Strabon, *ouv. cit.*
(2) Valery, *Voyage en Italie.*
(3) Strabon, *ouv. cit.*

assez loin ; une pente douce, sur laquelle s'étalent la zone
habitée et les vignobles du volcan, recouvre tous les accidents du sol primitif. Il est permis, ce me semble, de tirer
de ces faits les inductions suivantes : les campagnes sous-
vésuviennes devaient être, sous la période romaine, assez
basses de niveau, à l'exception du promontoire d'Herculanum, et même ne pas différer de beaucoup, sous ce rapport, de la vallée voisine ; la rive, loin de décrire sur le golfe
un demi-cercle très prononcé, devait presque se confondre
avec la limite, plus reculée dans les terres à cette époque,
de la lisière maritime coupée par le Sarno ; enfin la disposition et l'exhaussement du sol, qui ne paraissent pas d'ailleurs avoir changé l'orientation du territoire, ont dû produire
nécessairement des conditions de salubrité et de ventilation plus complètes que pendant la période d'incandescence
de la Somma.

Le Vésuve et les montagnes volcaniques sur lesquelles
il s'appuie, et qui dessinent la partie orientale du bassin
de Naples, abritent toute la zone maritime contre les vents
de l'est, du nord-est et du sud-est. L'ouest est le vent
principal dont l'influence s'exerce, sans entraves, sur cette
ceinture de villages populeux, qui s'étend depuis Torre dell'
Annunziata jusqu'à Portici. « Herculanum, a dit Strabon (1),
étant merveilleusement rafraîchie par le Libs, forme une
habitation fort saine. » C'est très juste, sauf une erreur,
qu'on trouve souvent du reste dans les auteurs anciens qui
ont traité de l'anémologie. Ils confondent, par les noms,
des vents dont on reconnaît heureusement la nature, par
la manière dont leurs effets sont décrits. Ainsi, le Libs, qui
est le Libeccio ou le sud-ouest, ne rafraîchit pas l'air dans le
bassin de Naples ; les vents qui modèrent les hivers et
éteignent les ardeurs de l'été, au commencement de cette

____

(1) *Ouv. cit.*

dernière saison, ce sont les *faroniens* de la période romaine, ou les *ponentali* les vents d'ouest des Italiens d'aujourd'hui. Strabon n'a pu vouloir en désigner d'autres. M. de Renzi les désigne aussi, en disant que l'espace compris entre Portici et Torre del Greco présente une température modérée en été et une douce chaleur au printemps, et en ajoutant que l'atmosphère est doucement agitée par les petits vents de la mer et les zéphirs de la montagne (1). L'appréciation est inexacte sans doute, mais elle laisse apparaître la vérité. Les vents d'ouest sont donc les vents dominants. Toutefois, comme la montagne décrit un renflement demi-circulaire, la même action ne peut pas s'exercer également sur tous les points.

Voici en effet ce qui a lieu : du côté de la vallée du Sarno où sont situés Torre dell'Annunziata, Bosco-Reale, Poggio-Marino, etc., l'influence appartient au sud et au sud-ouest. En face de l'ouverture du golfe, où sont Bosco tre case, Torre del Greco et Resina, c'est l'ouest qui prédomine ; enfin dans la direction de Naples, depuis les bas quartiers de Portici jusqu'à l'extrémité septentrionale des accidents volcaniques formés par la Somma, les vents du nord s'exerceraient avec une certaine force, si les montagnes qui dominent Naples entre Pausilippe et Capo di Monte, ne faisaient obstacle aux vents de l'hémisphère boréal. Ces trois zones qui correspondent aux trois faces du Vésuve présentent en effet des climats différents ; mais ce que leurs caractères spéciaux pourraient avoir de trop tranché se modifie en présence d'une cause qui s'exerce sur toute l'étendue de cet arc de cercle, je veux parler de l'influence du volcan. Comme cette influence a un rayon assez étendu dans le bassin de Naples, je reviendrai plus loin sur une question qui ne doit pas être effleurée. Il me suffit de dire à

(1) *Loc. cit.*

présent que les substances gazeuses qui s'élèvent sans interruption des bords et des parois du cratère font contracter à l'air des conditions assez marquées d'excitation. Cet ordre de causes n'agit pas avec intensité sur les personnes bien portantes; l'expérience médicale a prouvé qu'il s'exerce avec vigueur sur les personnes affaiblies par le mal ou qui portent un tempérament valétudinaire. Ces caractères de climat existent surtout dans les zones méridionales et occidentales de la base de la montagne. C'est à tel point que l'hôpital de Torre del Greco est le rendezvous de toutes les maladies de genre atonique, et qui ont besoin d'une excitation dans la force pour se modifier favorablement. L'enthousiasme a sans doute exagéré les avantages de cet établissement et du climat sous lequel il est placé; il n'y a qu'à en faire la part pour marquer les limites des services que la médecine peut retirer de ces influences vésuviennes.

Cette donnée générale n'effaçant pas entièrement les autres, on doit admettre des différences assez notables entre les climats qui correspondent aux trois zones du volcan. Ainsi la zone méridionale est la plus sujette aux réactions électriques, à cause de la prédominance des vents austraux. La zone occidentale participe à ce caractère, mais d'une manière moins déterminée; car, outre qu'elle ne reçoit pas directement l'influence des vents du midi, elle est exposée à ces vents d'ouest qui adoucissent les hivers et rafraîchissent les étés sur les plages occidentales de l'Italie. Enfin, la zone septentrionale ne peut se comparer sous ce rapport avec les zones voisines; la température y est moins élevée, et les événements électriques ne s'y montrent ni avec la même intensité, ni avec la même fréquence. L'automne sera l'époque des violentes pluies et des grandes commotions de l'air dans les régions méridionales, ce sera la saison la meilleure pour les malades qui voudront aller contracter de la surexcitation dans les maisons charmantes de Torre dell'Annunziata ou de Torre del Greco. Le printemps et les premiers mois de l'été seront très agréables à passer à Resina et à Portici pour les personnes dont la susceptibilité nerveuse redouterait les brusques changements de la température. La partie septentrionale du Vésuve et de la Somma présenteraient une bonne station d'été, car les vents froids de l'hémisphère boréal y tempéreraient les ardeurs des mois caniculaires. Mais quelle différence entre cette station et celles de Sorrente et de Castellamare ! Ici les influences tempérantes ou fortifiantes sont dégagées de toutes les causes qui peuvent nuire à la précision de leurs effets ; tandis qu'au pied du Vésuve, et à la marge méridionale du bassin de Naples, un concours de causes complexes peut neutraliser l'action sur laquelle on comptait le plus. En résumé les trois zones sous-vésuviennes produisent des effets fortifiants et excitants. La première catégorie appartient à la zone septentrionale ; la seconde en partie à la zone occidentale, et entièrement à la zone méridionale. Celle-là sera favorable à toutes les débilitations qui doivent se réparer sans toucher à l'écueil de l'excitation, comme les débilités digestives, la vieillesse, les cachexies, les valétudinaires par déperdition de la puissance nerveuse, les mélancoliques, etc. Celle-ci sera surtout utile aux chlorotiques, aux lymphatiques, aux personnes affectées de ces profondes paresses du corps qui sont si souvent les avant-coureurs de funestes maladies, et, pour ne pas prolonger cette énumération, aux paralysies de nature rhumatismale, car les autres seraient exposées dans ce climat à de graves accidents. Ce qu'il faut redouter le plus, en effet, dans les lieux chauds de l'Italie où la température se combine avec un état électrique développé par la forme du sol ou entretenu par des influences volcaniques, ce sont les congestions plus ou moins violentes du sang ou dans la tête ou dans les organes pulmonaires. Puisque ces phénomènes se produisent chez les indigènes, à plus forte raison doivent-ils se montrer fréquemment chez les malades étrangers, qui sont en présence du climat comme d'un médicament dont ils n'auraient jamais fait usage. Il importe donc de bien savoir quels sont les tempéraments et quels sont les malades auxquels on recommanderait ces atmosphères toutes saturées de causes d'excitation, pour ne pas exposer ceux qui souffrent et veulent guérir à des événements irréparables.

Nous touchons au bassin de Naples ; mais, avant d'entrer dans les détails analytiques du climat de la capitale du royaume, ne faut-il pas répéter, après en avoir fait la démonstration, que la rive orientale du golfe porte des stations nombreuses qui sont du plus grand intérêt pour l'art de guérir? Je ne parle pas de Caprée, qui n'est qu'un but de promenade et où les tempéraments délicats souffriraient de la violence de la ventilation. Mais, à partir de la pointe du promontoire, lorsque l'Apennin s'élève et oppose une barrière à l'influence du vent du midi, les régions médicales commencent pour ne finir qu'au-delà du Vésuve. C'est d'abord Sorrente avec sa riche vallée, où les influences ne sont pas les mêmes qu'à Castellamare, où l'air est plus tonique et plus vif, et où le climat se complète en quelque sorte, par la nature et la puissance des eaux minérales. Plus loin et dans les campagnes du volcan, d'autres régions peuvent aussi rendre des services ; car, comme pour Sorrente, comme pour Castellamare, l'expérience a depuis longtemps prononcé. La climatologie médicale n'a pas cependant tout épuisé dans cette première partie de l'exploration du territoire campanien. Après la capitale du royaume, il y a encore à étudier les conditions de climat de la branche septentrionale du golfe, et celles de l'île d'Ischia dont les eaux minéro-thermales ont la réputation la mieux méritée.

CHAPITRE III.

Pour bien juger de la configuration du bassin de Naples et de la disposition de la ville, il ne faut pas seulement parcourir la campagne et les hauteurs, il faut encore embrasser ce tableau des parages du golfe, d'où toutes les régions sont visibles et se présentent sous le prestige de la lumière campanienne, dans leurs rapports de coordination. On serait assurément trompé par les illusions inséparables de la perspective, surtout avec cette atmosphère brillante qui découpe vigoureusement les profils des édifices et les accidents de terrain, ce qui empêche de bien juger les distances, si on n'avait pas étudié les détails, en parcourant le bassin dans toute son étendue, et Naples dans le dédale de ses quartiers. En commençant par cette exploration préliminaire, on ne s'abuse pas sur les proportions relatives de ces surfaces couvertes de plantations ou d'édifices, de ces montagnes qui s'avancent jusque dans la mer, ou s'éloignent dans les terres. L'impression qu'on reçoit à la vue de ce spectacle qui excite l'enthousiasme du voyageur, et que le Napolitain place au-dessus de ceux dont il est permis de jouir en ce monde, donne, dans ce cas, une appréciation assez exacte des conditions générales de la topographie.

Le plan topographique du bassin de Naples ne présente pas de confusion, mais il a une disposition assez irrégulière pour que la ville emprunte à cette forme les traits les plus caractéristiques de sa physionomie. En effet, elle s'étale d'un côté sur une plaine basse, de l'autre elle gravit des pentes abruptes où des édifices se superposent jusqu'à une assez grande hauteur. Comme les accidents montueux s'avancent jusqu'au bord du golfe, la ville peut être facilement divisée en deux sections qui sont assez indépendantes entre elles pour qu'on ne soupçonne pas les quartiers de la montagne, lorsqu'on parcourt les rues étroites de la plaine, et qu'on ne se fasse pas une idée de l'étendue de cette partie de Naples, en visitant celle qui couvre la région accidentée. Vue de la mer, la ville se développe tout entière sous les yeux du spectateur ; il n'y a pas d'obstacle qui ferme la vue de l'une ou de l'autre de ces deux sections, dont la disposition générale est si différente. La plaine s'étend sur le côté oriental et méridional de la cité, c'est-à-dire dans la direction du Vésuve et de Portici ; la région montueuse forme le côté opposé et est principalement constituée par le système de Saint-Elme, les croupes qui le relient à Pausilippe, et le sol inégal des quartiers de Sainte-Lucie, de Chiatamone et du château de l'Œuf. Cette région, qui commence à Pausilippe, se continue parallèlement à la mer, et ne laisse entre le pied des montagnes et le rivage qu'un étroit espace où sont les promenades les plus brillantes et les quartiers les plus élégants. Mais, quelque rudes que soient les inclinaisons du sol, les maisons s'y pressent, des palais même s'y élèvent, et sur les parties dépourvues d'édifices se dessinent de magnifiques jardins. C'est le beau côté de Naples : la vue s'y repose avec bonheur et ne s'en détache qu'à regret. À partir du fort Saint-Elme, la direction de ces montagnes change ; au lieu de suivre une ligne qui se porterait du nord au sud, elles s'avancent à peu près du nord-ouest au sud-est pour s'interrompre à Capo di Monte, qui domine Naples, vers l'intérieur des terres. Ce sommet que couvrent un parc d'une grande étendue et un château royal, est opposé presque directement aux quartiers groupés derrière le château de l'Œuf. Ces deux points, qui sont placés, l'une à la lisière de la campagne et l'autre sur le rivage de la mer, forment les deux pôles extrêmes de la ville, et sont réunis par une rue bien connue, la rue de Tolède, dont la longueur mesure plus d'une lieue. La grande voie qui porte ce nom et sépare le côté de la montagne du côté de la plaine, est l'artère principale du mouvement de la population. C'est là que se coudoient et se pressent l'habitant et l'étranger, et que retentit la bruyante agitation de la ville. La rue de Tolède forme, en effet, la ligne par laquelle les deux régions de Naples se touchent, et entrent en communication.

La plaine commence au côté méridional de cette longue voie. Les accidents de terrain qui en dessinent l'étendue décrivent un vaste arc de cercle, dont une extrémité s'appuie sur Capo di Monte, et l'autre sur le massif du château de l'Œuf. Il est représenté dans son parcours irrégulier par Capo di Chino, qui touche à Capo di Monte, par la Somma, le Vésuve, les rampes de Portici, le rivage de la mer et les quais de la douane : la rue de Tolède forme la corde de cet arc. Une partie de l'espace est occupée par la ville, dont les rues se pressent, étroites et sans ordre, et se prolongent au loin jusque dans les vieux quartiers ; l'autre, qui s'étend jusqu'au pied des montagnes, est richement cultivée, et porte un nom, celui de *paludi*, marais, qui peut être pris dans deux acceptions différentes, car ce sol est principalement consacré à l'exploitation maraîchère, et, comme tant d'autres lieux de la Péninsule, il est connu pour son insalubrité. Naples développe son front le plus large du côté de la mer, et son étendue va en se rétrécissant jusqu'à Capo di Monte. Son plan général présente donc assez exactement l'image d'un vaste triangle, dont la base repose sur la rive du golfe, et dont le sommet est couronné par la montagne qui fait perspective au bout de la principale rue Mais une chose qu'il ne faut pas oublier de faire observer, c'est que si les deux

régions de la ville sont très dissemblables entre elles, et
comportent des conditions différentes et même opposées,
de profondes dissemblances séparent aussi la bordure maritime qui leur correspond. On reconnaît presque au premier
coup d'œil que, comme dans les régions basses ou accidentées, les influences qui s'y font sentir ne doivent pas
être les mêmes. Ce trait de crayon suffit, je crois, à donner la configuration de la ville et du territoire, dont je vais
esquisser la climatologie.

Bien que les montagnes paraissent entourer Naples et son
bassin d'une barrière continue, elles n'opposent pas une défense suffisante aux vents qui soufflent des principaux points
de l'horizon. Elles sont toutes d'anciens cônes volcaniques,
défigurés pour la plupart sous la double influence de l'action
du temps et des travaux des hommes. Pausilippe, qui se
prolonge jusqu'à Capo di Monte, par une succession de plans
assez élevés, est peut-être la partie la plus efficace de la
barrière. Depuis Capo di Monte jusqu'au Vésuve, les plans
s'affaissent, des intervalles se prononcent entre les cimes
qui mesurent une certaine hauteur ; et ce n'est plus qu'à l'extrémité de l'arc, c'est-à-dire à la région du Vésuve, que le
bassin est sérieusement protégé. Le golfe est ouvert au sud-
ouest et à l'ouest. Les vents qui viennent de ce côté peuvent
donc parvenir sans obstacle sur les quais de la ville ; il
faut y joindre ceux qui pénètrent dans le bassin de Naples
en franchissant les montagnes ou en suivant les marges des
deux branches latérales du golfe Campanien. On peut déjà
tirer cette conséquence que l'atmosphère doit être sujette à
de nombreuses vicissitudes, puisqu'elle se trouve si imparfaitement protégée contre les causes de perturbation ;
les détails qui vont suivre l'auront bientôt démontré. Les
deux sections du rivage représentant deux arcs de cercle
adossés contre les quartiers du centre, il en ressort qu'ils
ne partagent pas la même orientation. Ainsi l'un, celui

qui borde la région montueuse, présente sa concavité à l'ouest-nord-ouest ; l'autre plus particulièrement au sud-ouest. On sait quel est le vent qui doit s'exercer directement sur le second. Quant au premier, il se joint une condition dans les rapports de la forme du sol avec le caractère des mouvements de l'air, qui est de la plus grande importance. Un vent extrêmement impétueux, le mistral, dont j'ai parlé tant de fois, et qui est le fléau de la rive occidentale de la Péninsule, comme l'ouest en est la douce influence, le mistral, ou le nord-ouest s'insère par les marges de la rive septentrionale du golfe, et se déchaîne violemment en doublant Pausilippe, sur les quais de la Margellina jusqu'aux frontières de la région. Il expire, en effet, au détour du quai de Sainte Lucie : à l'entrée de la rue de Tolède, on ne le sent plus. La longue crête de Pausilippe, qui remplit l'espace compris entre le rivage et Capo di Monte, forme une défense assez puissante contre le vent qui souffle directement de l'hémisphère boréal. Le nord-est passe à travers les passages qui dégagent la campagne entre Capo di Monte et Capo di Chino. L'est trouve un obstacle dans la Somma. Le sud-est et le sud passent sur la lisière maritime du Vésuve, ou traversent le golfe, en franchissant les montagnes de Castellamare et de Sorrente. Enfin on connaît le facile chemin que suivent, pour arriver sur la ville, le sud-ouest et l'ouest, puisqu'ils entrent par les espaces ouverts de la mer Tyrrhénienne. Il suit de là que les vents les moins fréquents sont l'est, le sud-est et le nord ; les deux premiers, parce qu'ils sont arrêtés par la Somma et le Vésuve ; le dernier, parce qu'il trouve un obstacle dans la barrière de Pausilippe, et que les plus fréquents sont ceux qui soufflent par la mer et les rivages du golfe, où rien ne s'oppose à leur passage et ne modère même l'intensité de leur action. On peut établir ainsi l'échelle de l'influence proportionnelle de tous les vents : le sud-ouest ou le libeccio, qui domine sous le ciel de Naples, étant représenté comme 5 pendant le cours des vicissitudes annuelles, le vent du sud s'exerce comme 3, le nord comme 2 1/2, le nord-ouest comme 2 1/4, l'ouest comme 2, le nord comme 1 3/4, le sud-est comme 1 1/5 et l'est comme 1. En faisant la somme de tous ces chiffres, on trouve que les influences boréales s'exercent comme 6, lorsque les antagonistes règnent comme 9. La prédominance appartient entièrement aux vents méridionaux (1). Il n'y a rien d'absolu dans ces chiffres, qui varient plus ou moins suivant les années, mais qui représentent cependant, avec quelque exactitude, les conditions générales de l'anémologie.

La supériorité d'action des vents méridionaux qui passent tous sur des surfaces humides avant d'arriver sur Naples, annonce par anticipation que l'atmosphère de cette partie de la Campanie doit être assez humide. Ils soufflent surtout pendant les mois qui correspondent au printemps et à l'été; il faut compter au nombre de ces vents, l'ouest qui adoucit les derniers froids, et tempère les vives chaleurs. Malgré leur prédominance relative, il est important de ne pas oublier le rôle du vent du nord étésien qui entretient la sérénité du ciel pendant l'été, et a une si grande influence sur l'atmosphère de la Péninsule. Les vents méridionaux se continuent jusqu'en automne et même à l'entrée de l'hiver ; alors ils entrent en lutte avec leurs antagonistes, condition qui produit avec le concours d'autres causes, les pluies abondantes et les grands phénomènes de la météorologie. C'est en s'expliquant ainsi la distribution anémologique de l'année, dont j'ai dressé le tableau, avec détail pour tout le territoire (2), qu'on accorde les faits avec les circonstances qui les déterminent. Il faut que le vent étésien

---

(1) J'ai calculé ces rapports, sur les éléments que j'ai tirés de l'ouvrage de M. de Renzi, et ceux que j'ai pu recueillir.

(2) Liv. I, chap. III.

règne en été ; il faut aussi que l'ouest ne soit pas impétueux
comme le nord-ouest ou le sud-ouest, les vents redoutables
ou orageux d'Italie, pour que la belle saison ne devienne
pas celle des pluies et des grandes vicissitudes atmosphériques. Cependant M. de Renzi (1) oublie de citer le vent
étésien, et prête au zéphir des anciens qui a inspiré la verve
de tant de poëtes, les caractères du libeccio et du maëstro !
C'est séparer les phénomènes de leurs causes ; c'est se préparer à soi-même une contradiction. Il était facile de l'é-
viter, en partant de ces données générales qui résultent à
la fois de la tradition et des observations prises sur tous les
points, car elles disent, comme je l'ai établi ailleurs, que le
mistral ou maëstro est à peu près le même sur toute la côte
occidentale de la Péninsule, et que les zéphirs ou les ponentali n'échappent pas, de leur côté, à cette loi.

L'automne étant la saison ordinaire des pluies, les mois
qui en laissent tomber la quantité la plus considérable
sont novembre et octobre ; généralement décembre, pendant
lequel triomphent les influences boréales, et qui compte
quelquefois un assez bon nombre de jours sereins, est relativement peu pluvieux : le mois de janvier a l'avantage
sur lui. Enfin le mois le plus sec de l'année est, après ceux
de juin et d'août, le mois caniculaire de juillet (2). Cette
sécheresse de la belle saison est due à la suprématie régulière des vents étésiens. La somme de la pluie annuelle
ne concorde pas chez tous les auteurs qui la donnent. D'a-
près M. de Gasparin, le sol du midi de l'Apennin rece-
vrait une moyenne de 804 millimètres, ce qui donnerait un
chiffre supérieur pour Naples, où il pleut beaucoup plus que
sur d'autres points de cette zone de l'Italie. L'auteur d'une
statistique de la ville de Gênes, M. Cavasco donne pour la
capitale des Deux-Siciles, un chiffre de 950 millimètres.

(1) *Topografia e statistica medica della citta di Napoli*, etc. Napoli, 1845.
(2) M. de Renzi, *ouv. cit.*

J'ai colligé toutes les quantités pluviométriques pour
1840 (1), et j'ai trouvé 100 millimètres de moins. Enfin,
M. de Renzi, s'appuyant sur vingt années d'observation,
ne présente qu'une moyenne de 750 millimètres (2). Quelque confiance qu'on doive accorder aux observations dont
s'est servi cet estimable auteur, tout semblerait assurer
que la pluie atteint une limite supérieure. Elle tombe souvent sous forme d'orages, mais elle est plus brusque
et moins pénétrante pendant l'été que pendant l'automne,
où elle a plus de durée et non moins de violence.

J'ai été témoin d'une de ces pluies d'hiver dont je gar-
derai longtemps le souvenir. C'était au mois de décembre de l'année 1842. Les journées précédentes avaient
marqué une assez grande élévation du thermomètre. Le
petit été qui règne après l'invasion des premiers froids
s'était prolongé plus que de coutume, et n'avait presque
pas laissé d'intermédiaire hibernal entre son invasion et les
bonnes journées de l'automne. Je n'ai pas oublié qu'on
pouvait sans inconvénient se permettre la calèche découverte pour les excursions aux environs de la ville. Sous
l'influence d'un changement assez brusque dans l'aire du
vent, cet état de choses changea. Les nuages se conden-
sèrent, le ciel se voila, le tonnerre ne tarda pas à gronder,
et il commença une de ces averses diluviennes qui ne permettent à personne de se hasarder sur la voie publique. Elle
tomba presque sans interruption pendant deux jours et
deux nuits, si je m'en souviens bien. Pendant tout ce temps,
les rues furent inabordables, et la circulation resta complétement suspendue. J'avais l'habitude de sortir tous les
jours, malgré les intempéries du ciel napolitain qui montre trop souvent sa versatilité; je voulus donc faire une
tentative pendant une courte éclaircie. Mais, à peine le pied

____

(1) *Journal officiel des Deux-Siciles.*
(2) *Ouv. cit.*

dans la rue, je renonçai à mon projet, et je me résignai à aller continuer, de ma fenêtre, mon rôle d'observateur. De cette place, j'avais la vue d'une partie de Chiaja, et d'une large bande de mer, sur laquelle, pendant les rares moments de calme, je voyais flotter l'obscure silhouette de l'île d'Ischia ; elle me permit de suivre les diverses phases du phénomène. Or, j'avoue qu'aucun lieu de la France méridionale que j'avais longtemps habitée, ne m'avait donné un pareil spectacle. L'eau tombait, pendant des intervalles d'une durée de plusieurs heures, en nappes si continues et si rapprochées, que l'espace qui me séparait de l'horizon visible paraissait occupé par une immense cataracte. Qu'on ajoute à cet effet·l'éclatante projection des éclairs et le retentissement du tonnerre, et il n'y aura pas une grande différence entre l'orage napolitain, et ces déluges équatoriaux qui produisent tant de désastres. J'estime, sans avoir pu vérifier mes approximations dans les pluviomètres de l'Observatoire de la marine ou de Capo di Monte, à près de 200 millimètres, la masse d'eau qui couvrit le sol pendant cette longue averse torrentielle.

Les vents nuageux sont ceux qui soufflent par la mer et surtout ceux qui joignent à cette condition celle de l'élévation de la température. Mais la formation de la pluie et des orages dépend principalement du vent qui précède ou du vent qui suit la prédominance du vent sous l'influence duquel se montrent ces phénomènes météorologiques. Ainsi, lorsqu'un vent chaud ou humide souffle après un vent analogue, l'atmosphère présente une saturation hygrométrique plus ou moins considérable, et plus ou moins visible ; elle se conserve générale dans cette condition, jusqu'à ce que l'excès de vapeur en suspension ou le développement d'un état électrique détermine la pluie. Quand un vent frais et sec, ou seulement froid, souffle spontanément après le règne d'un vent qui présente des qualités contraires, une subite condensation s'opère dans l'eau vaporisée, et le mauvais temps succède brusquement au temps le plus serein. Ces luttes plus ou moins violentes, et plus ou moins longues, qui se passent dans l'atmosphère, quand les prédominances cherchent à s'établir, produisent la condensation de la vapeur, la pluie ou les orages, pendant l'entrée, le règne ou le déclin du vent en saturation d'humidité. Ces détails seraient des hors-d'œuvre si je les analysais plus longuement. Je crois seulement devoir en tirer la conséquence que les alternatives sont très fréquentes à cause de la perméabilité du bassin, et surtout de la forme du golfe qui permet à des vents de l'hémisphère boréal, d'entrer directement en lutte avec d'autres qui soufflent de l'hémisphère opposé. L'hygromètre et le baromètre le témoignent par les variations qu'ils subissent. Le premier accuse toutes les proportions de la saturation vésiculeuse de l'air, en franchissant souvent toute l'étendue de l'échelle dans la courte période d'une journée (1) ; le second présente annuellement, dans ses oscillations, une amplitude de plus de 40^{mm} (2), tandis qu'à Rome, il reste bien au-dessous de cette limite. Ces caprices, presque permanents dans l'état des temps, peuvent surprendre au premier abord. Le ciel de Naples a été si célébré par les poëtes, ces enthousiastes de toutes les époques, qu'on a dû croire que la transparence de l'air est à peu près permanente, que l'éclat de l'azur céleste ne cesse de briller. Je viens de le dire, les conditions de l'atmosphère sont mobiles ; les nuages se groupent, s'accumulent facilement dans les profondeurs de l'air, la pluie est fréquente, et les grands orages ne sont pas rares. La proportion exacte des beaux jours, comparée à celle des journées sombres et des journées pluvieuses, ne paraît pas avoir été établie avec assez de soin. Il paraîtrait

(1) *Documents officiels des observatoires de Naples.*
(2) Capocci, *Observations sur la météorologie de Naples*, cité par M. de Renzi.

cependant que les premiers oscillent entre 1/5 et 1/4, dans le chiffre des jours de l'année. C'est presqu'une déception, en présence de la renommée de la moderne Parthénope. On ne s'en aperçoit pas, ou plutôt elle se compense par la splendeur de la lumière quand l'atmosphère est sereine, et par la beauté des nuages quand les vents font flotter, dans les hauteurs aériennes, des groupes de vapeur condensée.

Il m'a été permis, pendant la durée de mon séjour à Naples, d'éprouver les effets de quelques uns des vents les plus importants, et d'en apprécier l'influence, au point de vue physiologique. Le sud-ouest ou le libeccio est nuageux, pluvieux, rapide ; c'est toujours le vent aux ailes humides de Théophraste, mais il n'abolit pas les forces comme d'autres vents de l'hémisphère austral. C'est avec lui que M. de Renzi a confondu le vent d'ouest, à l'inverse de Strabon, qui avait attribué au libeccio, en parlant d'Herculanum, les propriétés si différentes des brises occidentales. Les vents du sud et du sud-est, l'ostro et le scirocco, parviennent dans la ville par la rive de la douane, les larges rues qui aboutissent à la place du palais et par l'entrée de la rue de Tolède. Ils ont une grande analogie dans leurs effets ; ils vous inondent d'une vapeur chaude et invisible, qui anéantit, en vous pénétrant, l'énergie musculaire et l'exercice de la pensée ; c'est le vent de la paresse dans toute l'acception du mot : au point de vue moral, il explique parfaitement l'inertie napolitaine et le fatalisme tranquille des Orientaux. Le maëstro ou le nord-ouest, que j'ai ressenti bien souvent aussi, souffle principalement sur les rives de la mer depuis les abords de la place du Palais jusqu'à l'extrémité de Naples, dans la direction de Pausilippe. Ses limites naturelles sont à l'entrée du quartier de Sainte-Lucie ; c'est là qu'on en reçoit les premières atteintes. Son impétuosité se modère dans les grands espaces du quai de la Villa-Reale, et de la Margellina ; dans les passages étroits de Chiata-

mone, il est difficile de lui résister. C'est une raffale bruyante,
glaciale, qui transporte, sous le ciel de Naples, les impressions d'un climat septentrional. Elle est rarement sèche à
cause de son passage sur la mer ; et le froid qu'elle communique augmente encore par l'humidité dont elle imprègne
les parties découvertes. Un malade, qui habitait près de moi
la rive de Chiaja, et qui était venu en Italie chercher la
guérison ou l'amendement d'un vieux catarrhe des bronches,
fut obligé de fuir cette région au plus vite, pour échapper
à un danger certain. Ce vent est redoutable à cause de
l'impression vive qu'il produit sur la peau et sur le système
de la sensibilité, parmi les influences plus ou moins fâcheuses qui lui appartiennent.

Ce qui devrait modérer cependant ces conditions défavorables, celles qui tiennent aux caprices de l'air et aux froides
atteintes de quelques vents, c'est la température si célèbre
de la Campanie et de la ville de Naples. Pour cette catégorie d'influences, voici quels sont les résultats de l'observation. La moyenne annuelle de la ville peut être évaluée à
16,5, en prenant pour base deux séries d'observations, de
18 et de 8 ans : la moyenne annuelle des autres lieux du
bassin ne serait, d'après les mêmes documents (1), que 15,9
à peu près. La moyenne de l'hiver, à Naples, est 9,8 ; du
printemps, 15,2 ; de l'été, 23,8 ; et de l'automne, 16,8, ou
même 17. La différence n'est pas bien grande entre les
moyennes des saisons, et si les transitions se faisaient sans
brusques secousses, il n'en résulterait pas de graves inconvénients. Mais, si la température modifie les effets physiologiques des vents, ceux-ci modèrent ou neutralisent les
effets de la température ; suivant la manière dont s'opère
la succession de ces mouvements de l'air, ils changent complétement du matin au soir le caractère du climat, en pro-

____

(1) Tableaux de M. Mahlmann.

duisant un froid vif et sec après avoir fait régner une influence chaude et humide. Cela tient en grande partie à la
liberté avec laquelle peuvent souffler sur la rive maritime et
jusque dans l'intérieur de la ville, le nord-ouest et les vents
austraux, dont les conditions d'action sont en même temps
si énergiques et si opposées. De tels écarts dans la stabilité
de l'atmosphère entraînant des écarts analogues dans la
température, il en résulte que la chaleur devrait être
quelquefois très vive, et le froid acquérir à son tour un certain degré d'intensité. Il n'en est pas tout à fait ainsi. La
température maxima de Naples n'atteint que 38,7 ; 3 dixièmes de plus que celle de Paris. La température minima ne
s'abaisse guère qu'à 5 degrés au-dessous de zéro. Pendant
les trois années consécutives de 1840, 41 et 42, je ne l'ai
vue descendre, d'après les documents officiels, qu'à des
fractions au-dessous du terme de la congélation, et pour la
troisième année seulement à — 2,9. Or, ce rapprochement
des extrêmes du chaud et du froid est la conséquence des
principes qui ont été posés dans les développements préliminaires. L'influence du vent d'ouest sur la côte occidentale
domine les influences locales, ou du moins les modifie ; et
malgré la perméabilité du bassin, les caprices des vents,
les transitions qui se produisent si brusquement dans les divers états de l'air, le thermomètre monte rarement très haut
et ne descend pas généralement très bas.

Naples voit se passer à peu près chaque année, les phénomènes météorologiques propres aux climats septentrionaux. Il y gèle, puisque le thermomètre descend au-dessous
de zéro. Il y neige assez souvent pour établir que ce n'est
pas une exception ; j'ai vu, pour ma part, blanchir le Vésuve
avec les basses campagnes qu'il domine, et la couche de
neige persister plus d'un jour, malgré l'influence du ciel
napolitain. Il y grêle aussi ; mais ce phénomène, qui ne résulte jamais du seul abaissement de la température, ap-

partient ou paraît appartenir de la manière la plus absolue
au fluide électrique, qui se développe si souvent dans l'atmosphère. Il est difficile cependant d'analyser cette force ou cette
cause avec quelque précision ; les observations manquant,
comment s'égarer dans le dédale sans issue d'appréciations
dont la plupart seraient hypothétiques? Il vaut mieux s'en
tenir aux quelques faits que l'expérience a recueillis, et s'occuper surtout des impressions que les indigènes et les malades
étrangers reçoivent de cet ordre d'influences. Il grêle quelquefois, disais-je, et je dois ajouter qu'il pleut rarement
sans le concours de cet appareil électrique, qui se manifeste
par la mobilité de la disposition des nuages et le retentissement du tonnerre. Tout favorise, en effet, dans cette partie
de la Campanie, le dégagement du fluide, son accumulation
dans les régions supérieures, ses communications avec le
réservoir commun. Le temps passe subitement de l'humide
au sec, du chaud au froid ; et pendant le cours de toutes
ces alternatives, qui se produisent sur une terre couverte çà
et là de points culminants jusqu'à la chaîne centrale de l'A-
pennin, où s'élèvent les cimes les plus hautes, les phénomènes de l'ordre électrique peuvent se préparer sans obstacle
et ne tardent pas à se manifester. Il faut joindre à ces conditions, la volcanicité d'une région où s'élaborent et se mêlent
à l'air tant d'émanations gazeuses, et où le Vésuve fournit à
l'atmosphère, pour sa part, une somme si considérable de produits. Je n'irai pas jusqu'à avancer, comme M. de Renzi [1],
que la température des productions vésuviennes influe sur
celle de la ville, en adoucissant les rigueurs de la saison
d'hiver ; mais je dirai que les réactions qui résultent dans
l'air de ces mélanges hétérogènes, entraînent nécessairement
des dégagements électriques, et contribuent d'une manière très notable à caractériser le climat napolitain. C'est

[1] *Ouv. cit.*

une explication qu'il est impossible de ne pas admettre.
Il ne faut pas s'exagérer cependant les effets spéciaux du
Vésuve et des autres parties du territoire qui laissent s'exhaler des vapeurs sulfureuses. Plus la tension électrique se
produit facilement, plus elle disparaît vite. Toutes ces causes
engendrent des secousses plus ou moins vives dans l'atmosphère, mais ne fixent pas, dans l'air qu'on respire, des
conditions permanentes d'électricité. Toutefois, l'air napolitain, dans l'état constant, ne ressemble pas, au point de vue
des impressions qu'on reçoit ou des influences qu'il produit,
à l'air de la plupart des lieux qui appartiennent à des latitudes analogues. Les alternatives du temps, de la tension
électrique, et la composition du fluide consommé par le système pulmonaire, qui admet des matériaux étrangers, et
dont j'ai dit l'origine, font contracter à l'économie un degré plus ou moins marqué d'excitation.

Ce qui pourrait faire penser le contraire, c'est que la
proportion qui règne entre les maladies aiguës et les chroniques subalternise les premières aux secondes, puisque
celles-ci sont aux autres comme 3 est à 2 (1). Mais ne
faut-il pas faire la part, pour rester dans le vrai, des habitudes hygiéniques des Napolitains, qui exagèrent leur alimentation, qui ne sont pas plus modérés dans l'abus des
saignées, et dont les négligences pour les soins ordinaires
de la vie doivent transformer facilement les affections
aiguës en affections chroniques? J'ai vu, quant à moi, de
nombreux visages fletris par des altérations profondes du
foie; j'ai vu des types non moins communs de ces rétrac-
tions musculaires que le docteur J. Guérin a si habilement
analysées dans leurs rapports comme dans leurs causes;
j'ai pu observer de près des maladies nerveuses qui accu-
saient les plus grands désordres de l'appareil de la sensi-

____

(1) M. de Renzi, *ouv. cit.*

bilité. Certainement, toutes ces maladies avaient la forme chronique; mais la cause de leur développement, et même de leur durée, n'était-elle pas due à l'excitation produite par le climat et les habitudes des malades ? Cette excitation se dessine surtout de la manière la plus caractéristique, sur les étrangers qui vont habiter cette partie du territoire campanien. Je suis arrivé à Naples à la fin de 1842 avec un malade qui était affecté d'un commencement de paralysie générale. Après quelques semaines de séjour, pendant lesquelles il montra une activité surprenante, je dus lui appliquer de nombreuses sangsues derrière les oreilles, pour éviter une imminente congestion. Un homme jeune, de tempérament lymphatique, et valétudinaire, partit pour l'Italie, vers la fin de l'été de 1846. Il visita d'abord la Toscane et les États du pape; ce ne fut qu'en automne qu'il arriva dans la capitale des Deux-Siciles. Dès cette époque, ses lettres furent empreintes de la plus vive excitation qui prenait pour thème l'ambition la plus démesurée et les projets les plus fabuleux pour la satisfaire; il n'y avait pas à s'y tromper, cet homme était fou. Je fus appelé par la famille; et j'assistai au retour de ce malheureux, que je suivis pendant quelques mois dans une maison de santé où il ne tarda pas à mourir. On n'a pas oublié la tragique histoire de Nourrit. L'illustre artiste, qui avait résisté à Paris à une cruelle déception, se suicida à Naples après une déception nouvelle qui ne pouvait entrer en balance avec celle qu'il avait essuyée à Paris. Tout le monde a encore dans la mémoire le suicide de notre ambassadeur à Naples, M. Bresson. Il croyait que ses droits avaient été méconnus; mais il part de Paris pour sa nouvelle résidence, calme, plein de raison, et en apparence résigné. Il s'arrête à Florence, il s'arrête à Rome, la tenue réservée de son caractère ne paraît pas l'abandonner un instant; quand il s'avance vers l'Italie méridionale, les signes avant-coureurs de la catastrophe commencent à se dessiner. D'après une lettre qu'il écrit à son père, une certaine excitation se serait produite en lui dès l'entrée des marais Pontins ; il ajoute cette phrase significative : « Je sens que je suis plus homme du Nord que du Midi ; ce beau climat excite chez moi le système nerveux à l'excès ! » Arrivé à Naples, M. Bresson a un entretien avec le roi, pendant lequel il parle avec une agitation extraordinaire. Dans la nuit, il se lève et se coupe la gorge avec un rasoir.

Tous ces exemples, ou plutôt toutes ces preuves sont dans l'accord le plus complet avec les caractères du climat. L'atmosphère napolitaine est pure, est salubre au point de vue général ; mais elle est changeante, et, par toutes les raisons que j'ai données, elle est surtout très excitante. Toutefois, après cette analyse générale, il reste à faire encore une appréciation particulière, car on sait que j'ai divisé le climat de Naples en deux climats secondaires, l'un qui correspond à la partie septentrionale de la ville et où souffle librement le nord-ouest ; l'autre qui correspond aux quartiers de l'est et du sud, et où s'exercent plus ou moins directement les influences australes. Ces analyses différentielles sont trop importantes sous le rapport de la climatologie médicale, pour ne pas les traiter avec quelque détail.

Les quais qui s'étendent depuis Pausilippe jusqu'à Chiatamone, sont spacieux sur toute leur longueur. Ils bordent la mer dans la partie qui est aux limites extrêmes de la ville ; ils en sont séparés par un magnifique jardin, la Villa Réale, sur le reste de leur étendue. Le jardin a peut-être l'inconvénient d'affaiblir l'influence du vent d'ouest qui est fraîche en été et douce en hiver, mais il a pour avantage d'affranchir l'espace correspondant de Chiaja des effets plus ou moins perturbateurs du libeccio ou sud-ouest, ce vent des violents orages. L'ouest arrive plus directement sur la

partie du quai voisine de Pausilippe. L'insolation y est plus
puissante ; et le lazzarone y cherche volontiers sa place au
soleil. Mais lorsque le nord-ouest, ce mistral de l'Italie, se
déchaîne en doublant la pointe qui sépare le territoire de
Naples, des campagnes de Pouzzoles et de Baïa, il balaye
cette rive avec une puissance énorme. Le jardin de la Villa
Réale divise vers le milieu de la longueur de cette marge de
mer, la masse d'air qui se déplace avec un si violent tumulte ;
sa force n'en est pas affaiblie. Le nord-ouest continue à
soulever d'une part les flots du golfe, se précipite impé-
tueusement de l'autre, dans la large et belle rue qui est
tracée entre les allées ombreuses du bord, et les élégantes
habitations du quai. De là, il s'engage dans le massif de
Chiatamone, et débouche sur la rive découverte de Sainte-
Lucie où il se comporte comme sur les autres parties du
littoral. Il faut en avoir essuyé les atteintes en entrant dans
Sainte-Lucie par les abords du palais ou sur le quai de la
Villa Réale par la rue Chiaria, pour apprécier toute la différence qui existe entre le calme relatif de l'atmosphère de
l'intérieur de la ville, et l'agitation bruyante de l'air sur
tous les points où ce vent souffle avec quelque liberté. J'insiste volontiers sur ces caractères, car son influence est puissante, et il doit être considéré comme le fléau des quartiers
qui se terminent au pied du Pausilippe. Il n'y a pas, en
effet, de lieu dans cette région maritime où il ne se fasse
redouter. Le système volcanique de Pausilippe en s'éten-
dant jusqu'à Saint-Elme encaisse le rivage, ou du moins
élève, sur une côte, une paroi assez haute qui repousse le
vent du nord, mais pour favoriser l'action du nord-ouest.
L'élévation au-dessus de la mer n'est par conséquent d'aucun avantage ; le maëstro vous atteint partout et vous atteint toujours. Souffle-t-il souvent ? n'agite-t-il l'atmosphère
napolitaine que dans une saison déterminée ? Il souffle plus
souvent que ne pourraient le faire croire des chiffres cal-

culés sur des bases étroites et dont j'ai marqué plus haut
la signification. Le dessin du territoire, les reliefs du bassin
justifient, mieux que toutes ces explications, une assertion
qui a tous les caractères de la réalité et de l'évidence. Si je
dois citer à l'appui mon expérience personnelle, je dirai que
pendant un séjour de près de trois mois d'hiver, depuis novembre 1842 jusqu'en janvier 1843, j'ai tour à tour habité
le quai de Sainte-Lucie et celui de la Villa Réale, et j'ai
ressenti au moins un jour sur quatre l'influence du nord-ouest
qui tantôt soufflait le matin et tantôt s'élevait vers le soir.
L'automne et la froide saison sont les époques de prédilec-
tion pour le règne de cette influence ; mais il ne peut pas y
avoir d'exclusion absolue pendant le cours des autres saisons
de l'année, à cause de la mobilité de l'atmosphère napolitaine. Il y aurait encore à se demander si le mistral de la
Campanie ressemble à celui de la Provence. Il est sec dans
les vallées du Rhône ; il est généralement humide sur les
rivages de la mer Tyrrhénienne, à moins qu'une circonstance météorologique ne s'oppose à la saturation de la
vapeur par le fluide aérien ou ne la fasse disparaître. En
général, et si j'en juge d'après mes sensations et les conditions ordinaires des lieux maritimes, il a plus de ressort le
matin, et, chargé d'une humidité glaciale le soir, son influence
est plus vive et les inconvénients qu'il amène en deviennent plus redoutables. Il n'y a maintenant qu'à traduire
pathologiquement cette condition de climat, pour établir
ce qu'elle produit sur les tempéraments délicats et valétudinaires ; elle supprime brusquement la transpiration, détermine des affections aiguës de la poitrine et produit des
désordres plus ou moins graves dans les organes de la circulation et de la sensibilité. Les médecins de Naples le
savent et ne le cachent pas. Les médecins français qui ont
visité cette ville n'ont pas peut-être analysé complétement
la cause, mais n'ont pas tardé à reconnaître ses dangereuses

conséquences (1). L'un d'eux qui a fini par s'y fixer, et qui représente dignement la science de son pays, dans le corps médical de cette capitale, le docteur Chevalley de Rivas, me disait un jour : Tous ces quartiers sont la Sibérie de la ville de Naples ! Aucune expression ne pouvait servir plus heureusement la vérité.

Cependant cette région septentrionale est la plus fréquentée par le tourisme élégant. C'est là qu'habitent de préférence les voyageurs qui parcourent l'Italie pour leur plaisir comme pour leur santé. Tout est permis à ceux qui n'ont pas d'autre but que celui d'échanger la monotonie d'une vie sédentaire contre la succession variée d'impressions désirées et inconnues. Les malades ne font pas partie de cette classe de personnes qui peuvent tout oser impunément. Avant de choisir un lieu de résidence, il faut s'assurer de ses inconvénients ou de ses avantages, car la mode est, dans ce cas, une mauvaise conseillère, et on commet le plus souvent une faute grave en obéissant à ses impulsions. Quand on s'arrache au foyer de la famille pour se livrer au soin de sa santé, il ne faut s'occuper que d'elle. Qu'on ne soit pas surpris de ces réflexions qui paraissent sans doute un hors-d'œuvre. On pourrait croire, en effet, que les malades arrivent dans les diverses stations médicales de la Péninsule, guidés par des conseils éclairés, et sachant ce qu'ils vont faire tout aussi bien qu'ils savent où ils vont. Qu'on se détrompe. Il y en a d'assez prudents pour ne pas oublier cette partie la plus essentielle de leur bagage. Il y en a d'autres, et c'est le plus grand nombre, qui partent pleins de confiance, sans songer à régler cet avenir auquel ils vont demander la prolongation d'une existence fragile, et avec la conviction irréfléchie que le ciel italien agit toujours de la même manière, se plaçât-on, pour en recevoir les bienfaits,

(1) M. le docteur Requin a publié, en 1834, une trop courte notice sur Naples, où les principales conditions du climat sont bien analysées.

sur les cimes les plus élevées de l'Apennin. Qu'ajouterai-je encore? Les quartiers de Chiaja jouissent d'une salubrité rare, autant parce que l'air est souvent agité, que par la facilité avec laquelle le sol se dessèche, sous la double influence de la rapidité des pentes et de l'action du soleil. Mais cet avantage ne peut servir qu'aux organisations saines et vigoureuses : conséquence naturelle des causes qui font peser le danger sur les organisations débiles ou malades, il ne peut pas même pallier ce danger.

Ce qui précède est applicable aux quartiers qui bordent la mer, et sont placés entre le rivage et une succession non interrompue de cimes montagneuses. Le système volcanique dont les points les plus en dehors de la ville s'articulent avec Pausilippe et le mont des Camaldules, change d'orientation à Saint-Elme. Là, il se dirige de l'ouest au sud-est, en formant une série de plans et de cimes irrégulières jusqu'à Capo di Monte. C'est sur ces pentes que la région septentrionale de la ville qui commence aux quartiers du quai, se continue ; elle s'interrompt ou plutôt elle finit à sa limite naturelle, la rue droite et longue de Tolède, cette artère de la vie napolitaine qui se meut et s'agite toujours, même lorsque le reste de la capitale italienne est profondément endormi. Cette partie de Naples n'est pas belle ; les rues y sont d'un accès difficile, car la plupart montent droit ou obliquement la montagne, et ne ressemblent pas, sous le rapport architectural et hygiénique, à celles qui sont plus proches de la mer. Ce ne serait pas un inconvénient, si la station pouvait être bonne aux organisations délicates et aux poitrines altérées. Mais elle oblige d'abord ceux qui l'habitent à un exercice fatigant auquel la plupart des malades ne pourraient pas se soumettre, sans aggraver leur état; et puis, ce qui est plus important, quelque favorable que paraisse l'orientation de ces quartiers suspendus au-dessus de la rue de Tolède, elle ne l'est pas assez pour oser la recommander. Il n'y a rien à dire sur la salubrité qui est incontestable et qui serait bien plus complète si les rues étaient mieux habitées ; il faut reconnaître aussi que le vent du nord respecte cette zone, car en franchissant les cimes qui la dominent, il passe au-dessus d'elle et va frapper les parties plus éloignées du bassin ; je dois ajouter encore que le fléau de son extrémité maritime, le nord-ouest, ne parvient pas à tourner le cône de Saint-Elme, et passe, par conséquent, à côté des pentes qui le repoussent, par leur situation. Mais le libeccio très rapide et très orageux arrive droit sur cette longue surface, et comme il agite souvent l'atmosphère napolitaine, on conçoit combien ses effets doivent être sensibles sur les points qu'il atteint le plus librement. Je ne fais que mentionner le sud et même le scirocco qui ne modère en aucun cas l'influence du libeccio ; le seul modificateur, c'est le vent d'ouest dont on connaît le double rôle pendant l'été et à la fin de l'hiver. Une telle condition est cependant insuffisante pour faire attribuer à ce climat partiel des qualités qui le recommandent aux malades. Bien qu'il n'ait pas beaucoup d'analogie avec le climat de la rive maritime, il doit être compris dans la même exclusion.

Nous voici maintenant de l'autre côté de la rue de Tolède, et dans la région orientale et méridionale. Ici, comme je l'ai indiqué, les conditions changent, et amènent des changements analogues dans les influences. Cette partie de Naples occupe une surface très considérable ; car aucun obstacle matériel ne s'opposait à ce que la ville gagnât en étendue sur un terrain dépourvu d'accidents. C'est aussi là que la population se presse depuis la fondation de l'antique Parthénope, car du temps de la domination impériale les hauteurs étaient couvertes des habitations des riches et des élégants, et la plaine était dévolue à la population inférieure. Rien n'est changé depuis cette époque. On sait où sont les quartiers de la richesse et du luxe ; on reconnaît bientôt, après

une courte exploration, que les bas quartiers sont ceux
de la médiocrité et de la misère. Les rues sont étroites, obscures ; c'est utile pour conjurer la brûlante insolation de l'été, mais une telle disposition est rarement favorable à l'hygiène, surtout lorsque les voies formant un
dédale où on craint à chaque instant de s'égarer, sont privées d'une ventilation qui en renouvelle l'air et entretienne
sa pureté. Cette perméabilité serait d'autant plus nécessaire, que l'état du sol et l'économie intérieure des maisons
offensent gravement les règles fondamentales de l'hygiène
publique et privée. Je ne veux pas faire ici un tableau de
mœurs, et dévoiler des habitudes que la tradition entretient
et que l'éducation, secondée par une impulsion sage, finirait
par déraciner. Toutefois, je dois dire, ce que je reprocherai
d'ailleurs à d'autres parties de l'Italie, que l'habitant ajoute
par sa conduite aux conditions insalubres du sol où il demeure, et que, s'il voulait, il y serait moins malade, malgré l'humidité nauséabonde de l'air et l'aspect triste et même
sombre des lieux. Les rues sont plus ouvertes, plus belles,
mieux habitées à l'extrémité continentale de la région ; il en
est à peu près de même à l'extrémité maritime. C'est donc
dans les quartiers du centre que gît principalement l'insalubrité.

Cette influence ne se borne pas cependant à la partie habitée ; elle franchit les murs, et existe sous une autre forme,
dans la plaine assez vaste que bordent, à l'est, au sud-est et au
sud, les reliefs montagneux de Capo di Chino et de la Somma,
le Vésuve et la plage. Toute formée de détritus volcaniques
et d'humus végétal, cette surface subit en quelque sorte la
loi de sa composition et les conséquences de son défaut de
déclivité. La fièvre intermittente peut se contracter dans les
Paludi. En voyant ces champs ensemencés, ces jardins entretenus, ces chemins tortueux et bordés d'arbres, et cette
rivière (il Sébèto) trop pauvre de ses eaux pour les laisser

s'épancher dans les terrains, on pourrait croire que l'influence morbigène ne se développe pas. Elle fait aujourd'hui comme autrefois, je ne dirai pas des victimes, mais des malades ; les témoignages éclatants ne sont pas plus rares que les preuves puisées dans les hôpitaux. Ainsi, le nom lugubre de Sainte-Marie del Pianto que porte une petite colline du fond de cette grande vallée, remonte à l'histoire pathologique des *Paludi*. En 1528, une armée française qui assiégeait Naples campait autour de cette éminence. Lautrec qui était brave, hardi, vaillant pour combattre en guerre et frapper comme un sourd, pour me servir des expressions de Brantôme (1), Lautrec la commandait. Il y mourut avec beaucoup des siens, d'une maladie que dans ce temps-là on mit sur le compte de la contagion. Ne consistait-elle pas plutôt dans des accès de fièvre intermittente pernicieuse ? Ce qui justifierait cette opinion, c'est un fait qui s'est passé pendant le règne de Murat. Sur ce même champ de Mars qui existe encore non loin de la colline de Lautrec et qui fut tracé par notre armée républicaine, le roi de Naples allait souvent exercer ses troupes aux manœuvres. Un jour, à l'issue d'une longue revue qui s'était prolongée jusqu'au soir, il ordonna le bivouac et voulut en partager les fatigues. Le lendemain, beaucoup de soldats furent malades, et le roi fut frappé comme eux ; cette affection eut même chez quelques uns une funeste issue (2). Dans ces deux circonstances, il y avait des conditions particulières qui devaient donner plus d'action à l'influence miasmatique, et produire une fièvre grave qui peut-être n'aurait été sans elle qu'une fièvre sans danger ; il ne faut donc pas se guider sur ces exemples. Les *Paludi* sont insalubres sans appartenir à la classe des plaines marécageuses et désolées de la Péninsule. Je me borne à le constater sans en rechercher toutes les causes et sans en in-

(1) *Vie des hommes illustres.*
(2) **Valery**, *ouv. cit.*

diquer les correctifs , pour établir que la zone orientale et méridionale de la ville ainsi que la campagne du même côté ont une atmosphère moins oxygénée et moins excitante parce qu'elle est moins salubre. Cette condition impliquant une moindre mobilité de masses de l'air que dans la zone septentrionale, on comprendra facilement la raison de cette différence, puisque le nord-ouest agite la mer sans pénétrer dans les quartiers de la plaine, et que le Vésuve qui mesure à peu près 1198 mètres (1) et les ruines des volcans voisins ferment, vers les régions australes, une grande étendue d'horizon.

Donc, comparativement à la zone septentrionale, la zone opposée de Naples est presque bienfaisante. Son atmosphère, dans ses violences, ne supprime pas brusquement les fonctions de la peau ; elle respecte l'impressionnabilité du système nerveux ; elle n'affecte pas les organes thoraciques, et ne développe pas des affections du cœur ou des altérations des poumons. C'est en effet la zone des maladies chroniques ; là, cette forme aiguë, qui est le privilége de la constitution morbide du quartier de Chiaja, n'existe pas d'une manière aussi absolue, et même elle est généralement assez rare. Faut-il en tirer la conséquence que cette station pourrait être favorable au traitement de ces dégénérescences tuberculeuses du système respiratoire, qui trouvent quelquefois un amendement dans quelques régions de la terre italienne ? Ceci demande des explications et quelques autres détails de topographie. Toute la longueur du quai qui longe la plaine est ouverte au sud-ouest et au sud. Elle est sous l'influence d'une puissance de température bien supérieure à celle qui s'exerce sur la rive de mer, dont la forme se dessine au-delà de Chiatamone. Mais on sait que le sud est humide , et que le sud-ouest est très humide et **très ora-**

____

(1) *Annuaire du bureau des longitudes,* **année 1837.**

geux ; il y a donc des rafales à craindre sur ce quai, quoique moins violentes et surtout autrement tempérées que celles qui déplacent tumultueusement l'atmosphère de la Villa Réale. Il ne serait pas sage, d'après cela, de préférer le quai comme demeure aux rues assez aérées, assez larges qui s'ouvrent en face du Château-Neuf et les places qui l'avoisinent. Dans cette région, on est séparé du rivage par quelques lignes de maisons, et on ne reçoit les influences que d'une manière indirecte. J'ai par-devers moi des faits qui confirment les avantages de ce climat circonscrit, si on les compare aux inconvénients des climats limitrophes. On ne peut pas condamner les malades à aller s'établir dans ces rues étroites, tortueuses, humides, où les tristesses de l'esprit produiraient le mal avec assez d'intensité pour neutraliser d'autres avantages. Ainsi je passe, pour arriver à une seconde division de cette zone de la ville qui mérite le plus grand intérêt. Entre la campagne qui finit à Capo di Chino, et l'extrémité supérieure de la rue de Tolède, il y a des quartiers aux larges rues, aux monuments imposants, aux splendides églises, où les atteintes des vents austraux parviennent affaiblies, et où l'air se renouvelle sous l'influence du nord-est, vent salubre et froid, mais qui n'a qu'une prédominance accidentelle, et surtout assez rare, sur les vents du sud, du sud-est et du sud-ouest. C'est une station où les conditions atmosphériques sont modérées, au point de vue de la température, de l'agitation des masses aériennes, du nombre et de la soudaineté des changements du temps. Tout prouve par conséquent qu'elle est bonne. N'ayant pu voir par moi-même des exemples de la manière dont s'y comporte la pathogénie, les renseignements qui m'ont été fournis m'ont donné l'assurance que les maladies aiguës y sont rares, et que les affections chroniques de la poitrine s'y améliorent. Est-ce une raison suffisante pour recommander Naples à la catégorie de malades tuberculeux qui vont hiberner sous le ciel de l'Italie! Non, car l'influence n'est pas assez marquée pour lui accorder une injuste préférence ; et si j'ajoute à cette objection que l'hiver est exposé aux plus grandes vicissitudes depuis la fin des beaux jours de l'automne jusqu'à la terminaison des grands froids, et que les stations partielles les meilleures, les mieux abritées de la ville, ne peuvent jamais se soustraire entièrement aux conditions dominantes du climat, il me semble impossible d'hésiter un instant sur la conclusion.

Un des arguments les plus puissants, peut-être, devrait se tirer de la valeur de Naples, au point de vue de la beauté des sites, des curiosités de la nature, des nombreux vestiges du monde ancien, qui l'entourent de toutes parts. Cette ville met le voyageur aux prises avec une provocation incessante ; dès qu'il est entré dans ses murs, on peut dire qu'il ne s'appartient plus. La vie casanière, l'existence réglée n'est plus possible comme à Pise, par exemple, la ville du calme et du silence ; il faut qu'il sorte pour éteindre son impatience en satisfaisant son désir. Le Vésuve fume devant lui ; ne voudra-t-il pas aussitôt gravir ses pentes ? Il sait que Pompeïa se débarrasse de son linceul de cendres, qu'Herculanum a secoué ses laves, et montre quelques uns de ses édifices au grand jour ; ne s'occupera-t-il pas de visiter ces sépulcres ouverts de deux populations contemporaines de Pline? Il y a tout un monde derrière Pausilippe ; depuis ce reste de volcan jusqu'au cap Mysène, s'étend une terre ruinée, bouleversée, mais qui porte à chaque pas les marques de la puissance et des mœurs de ses anciens maîtres. On peut y retrouver les pages éparses de l'histoire romaine pendant les siècles de l'empire, entre le tombeau de Virgile et les lieux où le poëte plaça les Champs-Élysées. Qui pourra résister, même au prix des plus grandes fatigues, au besoin de parcourir ces campagnes, séduisantes même pour ceux qui n'aiment pas les ruines, car la nature a pris soin de décorer tous ces débris ! Quand on va vivre sous le climat de Naples, on doit pouvoir obéir à ces sollicitations, qui viennent de tous les côtés et parlent tous les langages, et ne craindre ni les longues courses, ni les piquants aiguillons du nord-ouest. Si les beautés singulières qui distinguent la ville et ses environs entre toutes les régions de la Péninsule n'entrent pas dans les conditions du traitement par l'exercice salutaire qu'elles provoquent et la variété des impressions qu'elles font naître, elles peuvent nuire, par la contrainte et les regrets qu'elles doivent imposer. Le séjour de la capitale des Deux-Siciles ne doit être recommandé qu'aux malades qui n'ont pas besoin de se condamner, pour guérir, à la retraite et à l'inaction.

Les maladies auxquelles peut convenir le climat de Naples, ne sont pas nombreuses sans doute, mais il peut agir sur elles avec efficacité. Je placerai en première ligne la mélancolie sous toutes ses formes. Je mettrai à la suite ces névroses des organes intestinaux qui s'amendent sous l'influence d'une action vive et répétée sur la peau. Parmi les affections de la sensibilité, il y a des névropathies intermittentes qui font perdre pour un temps au malade la conscience de lui-même et le jettent dans un désordre violent ; la variété des impressions qui s'exercent sur le corps ou qui agissent sur l'esprit ne pourraient-elles pas heureusement modifier des conditions aussi funestes ! Quand l'affection provient d'une cause morale, c'est, je crois, l'indication la plus favorable, pour l'efficacité du climat napolitain. A cause des transitions brusques et répétées dans la température et l'état du temps, les tempéraments blonds, inertes, impassibles, les esprits endormis qui réclament un excitant pour se manifester, pourraient recevoir, sous ce ciel, une de ces impulsions qui remplacent en quelque sorte une nature par une autre nature. Placerai-je parmi ces diverses catégories de malades, les aliénés paralytiques, ou du moins ceux qui sont à la période naissante de cette redoutable affection? Il semble qu'à Naples, la fonction paresseuse de leur intelligence se ranime, que la pensée se réveille de son inactivité, que le goût pour les choses prenne chez le malade, un intérêt qui ne s'était pas manifesté depuis longtemps. Mais il y a au milieu de ces bonnes apparences un écueil qu'il faut craindre et qu'il faut éviter, la congestion qui éloigne les chances d'une amélioration, et rapproche le terme de la catastrophe. Le climat napolitain peut donc rendre encore, malgré ses vicissitudes, de signalés services. Serait-il trop changeant, trop excitant, même pendant les derniers mois de l'hiver, à l'époque où les grandes pluies ont cessé et où l'atmosphère se fait plus calme et plus sereine, on pourrait aller chercher, dans les autres parties du golfe, les influences que le ciel de la capitale se refuserait à donner. Ce qu'il y a de rare et de précieux, en effet, pour la médecine, sur le territoire campanien, c'est qu'il présente des stations nombreuses qui peuvent agir favorablement sur des maladies analogues et servir même au traitement d'affections de nature opposée.

CHAPITRE IV.

Lorsque Pline décrivait, avec tant de complaisance, la richesse agricole et les heureuses conditions topographiques du territoire campanien (1), il ne le faisait pas seulement pour les coteaux ombreux de Sorrentum et de Stabia, et la plaine féconde qui sépare les murs de Parthénope du pied de l'Apennin ; il comprenait aussi, dans son admiration, cette campagne de Baïa et de Pouzzoles qui s'étend entre Pausilippe et le golfe de Gaëte, où finissent les champs phlégréens et la plus belle province de l'Italie. C'est dans cet espace circonscrit que vécut la haute société romaine pendant le règne des empereurs. Le territoire qu'il comprend est donc très intéressant à connaître sous le rapport de l'histoire. Je ne m'arrêterais qu'un instant sur ce sujet, s'il ne touchait qu'indirectement à celui que je traite. Mais, là, l'histoire des hommes est, comme pour Sybaris et pour Pœstum, inséparable de celle des lieux ; elles se sont commandé l'une l'autre, et ont préparé par un concert commun les vicissitudes dont le temps a déroulé la succession. Ainsi, c'est l'attrait des lieux qui a fait affluer sur cette surface étroite la société élégante des temps impériaux ; c'est son influence qui a pressé la décadence des mœurs et la dissolution sociale. A ces résultats se sont rattachés enfin l'émigration, l'abandon, et cette déchéance du sol qui devait

---

(1) *Qualiter campania ora per se felixque illa ac beata amœnitas ?* etc.

être aussi complète dans ce coin de la Campanie que dans les régions les plus désertes et les plus insalubres de la Péninsule. Malgré ces inconvénients, les campagnes comprises entre Pausilippe et le cap Mysène peuvent rendre encore de grands services à la médecine. Les signaler avec détail, c'est provoquer les améliorations qui doivent les étendre, ou tout au moins fixer l'attention des médecins et des malades sur une des stations les meilleures parmi celles qui couvrent les rives du golfe napolitain. La nécessité des développements, dans lesquels je vais entrer n'a pas besoin d'être justifiée davantage ; elle s'explique suffisamment par l'utilité toute pratique qui doit en être le fruit.

Le massif de Pausilippe qui est formé par un double cratère adossé (1), et dont les anciens reliefs ont été altérés par les constructions qui l'ont successivement couvert, pourrait être appelé la porte des campagnes de Pouzzoles et de Baïa. En effet, la montagne s'ouvre par un tunnel sans nom d'auteur, qui fait communiquer le bassin de Naples avec la région septentrionale du golfe. Il y a un autre chemin, celui de la corniche, qui est moins pittoresque, et moins curieux, mais qui a au moins l'avantage de ne pas interrompre la vue de la mer. Au sortir de la grotte de Pausilippe, on traverse le village de Piedi Grotta, habité par une population dont l'aspect révèle la misère et la maladie. Cependant l'insalubrité ne règne pas encore, ou du moins ne se prononce pas de manière à peser trop cruellement sur ceux qui vivent toute l'année dans les mêmes lieux. La campagne est cultivée quoique triste ; le revers du Pausilippe est très ombragé ; et l'île de Nisida, qui se montre à peu de distance du rivage, semble continuer la montagne volcanique dans les eaux bleues des parages Tyrrhéniens. Pausilippe forme la paroi austro-orientale et orientale du bas-

(1) Breislack, *ouv. cit.*

sin ; la région opposée à la mer, c'est-à-dire la région orientale,
se relie ou se confond avec le Vomero et la montagne des
Camaldules ; enfin, d'autres cimes plus altérées dans leur
forme première, mais assez boisées pour la plupart continuent l'enceinte demi-circulaire jusqu'au voisinage d'un lac,
le lac d'Agnano, lieu de mystère et de silence qui est un des
plus intéressants à visiter, et jusqu'à Pouzzoles l'ancienne
Puteolanum qui domine d'une éminence où elle est construite, les larges espaces du golfe napolitain. Ainsi, le littoral s'étend depuis la face occidentale de Pausilippe jusqu'à
la ville que je viens de citer ; mais dans la direction qu'il suit,
il forme la paroi d'un golfe d'une assez grande profondeur
dont l'ouverture regarde le sud, et dont le bord est suffisamment protégé contre les influences boréales. Il en résulte
que les rapports existants entre le dessin du rivage et la
direction des montagnes, placent Pouzzoles à l'abri des
vents septentrionaux, et l'exposent en grande partie à
l'influence des vents austraux.

Les accidents montueux, aux pentes douces, et aux
croupes boisées, conservent à peu près la même hauteur sur
le territoire de Baïa ; mais ils se groupent avec confusion
et se rapprochent davantage du rivage. Ils resserrent le
chemin entre leur pied et la mer, dans la région où les ruines
s'amoncellent, où les restes des monuments se multiplient,
signes auxquels le voyageur reconnaît l'emplacement de la
ville dont les rares masures ne renferment aujourd'hui
qu'une population étiolée. A l'entour de l'ancienne Baïa,
sur le bord de la mer, ou dans les bas-fonds produits par le
rapprochement des montagnes, ou dans les bassins formés
par des cratères éteints, on trouve des marécages et des
lacs. Ici, le Lucrin si connu de l'antiquité par ses excellentes
huîtres, plus loin le lac Averne ; et en suivant la rive jusqu'au cap Mysène où se termine cette région du golfe, des
épanchements plus ou moins importants, plus ou moins

durables, qui suivent, dans leurs alternatives d'abondance et de sécheresse, la loi variable des saisons. Les cimes les plus élevées qui s'étendent depuis Pouzzoles jusqu'à Baïa sont les accidents et les plateaux couverts de bois, de vignobles et de champs ensemencés qui comprenaient autrefois le territoire de Cumes, *Cumana regna*. De ces hauteurs qui forment un isthme étroit entre le bassin de Pausilippe et la dernière section du golfe, on voit, avec les lacs de la plage de Baïa, ceux des plages qui se continuent jusque dans les vallées du Vulturne; ils sont nombreux aussi sur ce littoral, car sur un espace de terrain assez limité, sont placés les lacs importants du Fusaro, de Licola, et de Patria : je ne parle pas des marécages accidentels qui les séparent. On peut juger parfaitement des points culminants, des avantages du site de Baïa, sous le rapport du calme de son atmosphère et de la tranquillité de ses eaux. En face de Pouzzoles, qui occupe la rive opposée du golfe formé par le concours des deux rivages, elle est située de manière à ne pas souffrir de l'impétuosité du sud-ouest, et des vents froids de l'hémisphère boréal ; elle est soumise à la prédominance des vents humides et chauds du sud et du sud-est. On ne s'étonne pas, en lisant sur les reliefs du terrain le mécanisme des influences, que cette station ait été considérée comme excellente par la marine romaine, comme par celle de notre temps qui va y abriter ses vaisseaux. Bien que le cap Mysène termine le golfe campanien entre cet épanchement d'eau marine connu sous le nom de mer Morte, et le fécond vignoble qui couvre les Champs Elysées virgiliens, il se continue encore dans la mer, par des écueils et des îles. L'île la plus voisine du cap, c'est Procida, la patrie du gentilhomme qui fit les Vêpres siciliennes ; la plus éloignée et la plus importante sous le rapport de son étendue, de ses productions, et de son utilité médicale, c'est Ischia, la Pythécuse de l'antiquité.

Tout le sol est plutonien ; depuis Pausilippe jusqu'à Ischia, il n'y a pas de coin de terre, il n'y a pas de roche qui
ne porte la trace ou qui ne soit le produit du feu. Tous les
mouvements de terrain, toutes les montagnes sont des
exhaussements volcaniques, des cônes plus ou moins dété-
riorés par les travaux des hommes, les événements du
temps, et les forces vives de la nature. Comme cette surface
était une curieuse page des annales humaines à étudier,
elle a été soumise à tous les genres d'investigation. Je ne
parle ni des poëtes ni des historiens : mais les antiquaires
ont ranimé les ruines, les chimistes analysé les eaux minérales, les géologues ou les naturalistes fait l'inventaire de ce
territoire où la combustion volcanique conserve toujours une
certaine activité. Il serait difficile de dresser le catalogue
de tous les auteurs qui ont exploré, avec plus ou moins de
fruit, cette partie si intéressante de la campagne de Naples.
Seulement depuis l'abbé Spallanzani (1) et Scipione Breislack (2), jusqu'à Pilla, l'illustre Buckland, le président
Niccolini, et le botaniste Tenore, le travail n'a pas cessé.
Les observations sont assez nombreuses et j'ajouterai même
assez complètes pour qu'il ne reste plus beaucoup à faire
sur ce curieux sujet.

Les cendres, les brèches volcaniques en décomposition
plus ou moins avancée, la terre végétale, humus gras et fécond, qui donne de magnifiques récoltes, constituent les terrains les plus apparents des territoires de Pouzzoles et de
Baïa. Çà et là, ou sur les bords de la mer ou sur des points
plus ou moins éloignés du rivage, on trouve des masses de lave
qui conservent, au contact de l'air, leur cohésion et leur du-
reté. J'ai vu près de Pouzzoles et sur la marge du golfe, une
couche de lave feldspathique d'une grande puissance qui
était en exploitation, et dont les blocs sont employés, depuis

(1) *Viaggi alle Due Sicilie*, etc.
(2) *Topografia fisica della Campania.*

un temps immémorial, aux constructions du port de Naples. D'autres variétés plus ou moins homogènes de ce produit se montrent jusqu'aux plateaux qui couronnent les cimes des anciens cônes volcaniques. Cumes, qui occupait une de ces hauteurs, avait employé, pour ses solides murailles, une lave à peu près semblable à celle du territoire de Pouzzoles ; on juge par ce qui reste de l'ancienne enceinte, de la force de résistance des matériaux. Les formations douées de force de cohésion sont moins nombreuses, moins multipliées, au moins à la surface, que celles qui subissent facilement les influences des agents extérieurs. J'ai cité quelques unes de ces dernières ; je dois comprendre dans la même catégorie les sables des rivages, les boues pénétrées de fragments solides qui appartiennent à quelques localités, et enfin cette *thermantide cimentaire* vulgairement appelée *pouzzolane*, qui est si utilement employée dans les constructions, et dont les cendres et quelques autres produits analogues constituent les principaux éléments. Tous ces terrains solides ou non, qui résistent à l'action des causes atmosphériques, ou qui obéissant à ces forces servent par un travail nouveau à féconder le sol, reposent sur des tufs d'âge et de caractère différents. On passe sous une voûte de tuf, en pénétrant dans les entrailles ouvertes de Pausilippe ; on le retrouve aux flancs des montagnes qui entourent en demi-cercle la campagne de Pouzzoles ; le cap Mysène en est presque entièrement formé. Ce tuf est solide, sans doute, mais d'une solidité qui ne résiste pas cependant à la décomposition, soit que sa surface se couvre d'efflorescences, soit qu'une élaboration chimique d'un autre genre en désagrège les matériaux. Le sol, pris dans tout l'ensemble de sa masse et même de ses dimensions inconnues, manque donc de consistance. Abstraction faite des lacunes immenses que l'élaboration volcanique a creusées dans son épaisseur, il est dépourvu de cette stabilité qui est le partage de la plupart des régions de l'Italie. C'est incontestable, même sans le témoignage visible et en même temps historiquement constaté des phénomènes perturbateurs qui ont agité cette terre depuis le commencement de l'ère chrétienne. Parmi ces témoignages, il y en a un qui a été signalé par Breislack [1], et qui a l'avantage d'imprimer un cachet particulier sur la région septentrionale de la province campanienne. Les montagnes n'ont aucune ressemblance avec les cônes volcaniques ; on ne reconnaît leurs traits de famille avec le Vésuve et la Somma, qu'en étudiant leur constitution géologique et non pas en s'arrêtant à leur forme. Cela posé, ce qui altère peut-être le plus ces reliefs, c'est, d'après l'observation de l'auteur, l'écroulement plus ou moins complet de toutes les parois qui regardaient la rive du golfe. Comme un édifice mal soutenu, les étages supérieurs ont glissé, pour ainsi dire, sur leurs appuis, et couvert de leurs débris désagrégés le sol où s'élevait leur masse. Plusieurs causes ont contribué à ce résultat. J'ai fait connaître l'une d'elles en indiquant rapidement la nature des roches volcaniques qui composent le territoire ; les vents méridionaux qui soufflent librement sur cette côte, peuvent compter dans ce nombre, à cause de l'influence que leur donne le concours de la température et de l'humidité, sur le travail de décomposition ; une troisième se tire peut-être de l'effort de la terre ferme qui s'appuie sur la puissante chaîne de l'Apennin, contre un littoral profondément remué par la main des hommes, et qui ne trouve de résistance que dans les eaux. Mais la plus énergique, la plus active, celle qui n'a pas cessé d'exister, puisqu'elle remonte à la constitution du sol lui-même, réside dans la force volcanique dont les manifestations se montrent sur tous les points.

La géographie plutonienne des territoires de Pouzzoles et de Baïa est facile à saisir. La Solfatara, qui occupe à peu

1) *Ouv. cit.*

près la partie centrale de l'espace compris entre l'extrémité de la branche du golfe et la barrière de Pausilippe, est,
comme son nom indique, une terre ou une plaine de soufre.
Il s'y forme sur un grand développement, une puissante
élaboration chimique qui se manifeste au dehors, par des
fuites gazeuses et des concrétions sulfureuses comme dans
le cratère du Vésuve. Ce lieu mérite bien, surtout dans les
endroits où la température se prononce avec le plus d'intensité, ce nom de *Forum Vulcani*, que lui avaient donné les
Romains. La fournaise qui brûle dans des profondeurs
inconnues, et qu'entretient constamment une chimie mystérieuse, paraît avoir des rapports non seulement avec les
points les plus éloignés des territoires limitrophes , mais
aussi avec le système volcanique de l'île d'Ischia. Il n'y a
qu'à parcourir les campagnes qui s'étendent depuis le pied
de Pausilippe jusqu'au cap Mysène, pour reconnaître à
chaque pas les preuves de cette solidarité. Les courants
d'eau bouillante, les eaux minéro-thermales , les jets de
produits gazeux, les émanations sulfureuses se font jour de
toutes parts. A peine engagé sur la route, qui de Pausilippe
conduit à Pouzzoles , on remarque de distance en distance,
des édifices de pauvre apparence dont quelques mots peints sur
le mur annoncent la destination ; ils recouvrent des sources
thermales richement minéralisées. Sur les bords du lac d'A-
gnano, se trouve la grotte du Chien dont le sol laisse exhaler
de l'acide carbonique ; et si on parcourt ses rives, on remarque
parmi les joncs un mouvement d'ébullition qui tient au dégagement du même gaz à travers la masse d'eau. Plus
loin , vers la Solfatara , les étuves de San Germano laissent
échapper leur masse de fumée sulfureuse ; elles présentent au
voyageur l'aspect d'une vaste usine en travail. Sur les anciens cratères, comme celui des Astroni, par exemple, des
phénomènes analogues se produisent ; la Fumarolle et la
source thermale se fraient une voie à travers la croûte

plus ou moins épaisse des dernières déjections. Enfin, sur
la route de Baïa, une caverne taillée dans la roche volcanique laisse passer une épaisse colonne de vapeur. On
pénètre dans cet antre où l'on découvre bientôt des cham-
bres taillées par le ciseau romain ; mais, si on veut s'engager
dans le corridor obscur qui se continue avec l'entrée de la
caverne, le front s'inonde de sueur, la respiration devient
difficile, et ce n'est que la bouche collée sur le sol qu'on
parvient jusqu'à la masse d'eau bouillante dont on entend
de loin le tumultueux mouvement. Ces étuves, assez curieuses
déjà sous le rapport phénoménal, empruntent un intérêt
de plus au nom que la tradition leur a conservé ; ce sont
les étuves de Néron.

Quant aux communications qui franchissent de plus grands
espaces, comme des espaces de mer par exemple, ne sont-elles
pas aussi probables que celles qui existent entre des régions
plus rapprochées ? Ainsi, le Vésuve qui est très éloigné de
l'Etna, communique certainement plus ou moins directement
avec lui, puisqu'il règne entre eux une succession d'actions
qui s'est vérifiée pendant toutes les périodes de leur histoire.
Personne n'ignore, en effet, que lorsque le volcan sicilien
est en éruption, le volcan de la Campanie se repose, et que,
lorsque celui-ci se réveille de son assoupissement, l'autre
tombe à son tour dans l'inertie. Ce n'est pas précisément
ce qui se passe entre l'Épomée de l'île d'Ischia et la Solfatare, car tous deux sont des volcans à peu près éteints ou
si l'on veut à demi éteints, suivant l'expression de M. Tenore (1). Mais, lorsqu'un phénomène plutonien se produit
dans l'île, il se continue ou il se complète par une rare concordance sur la terre ferme. Il y en a des exemples qui
méritent d'être rapportés. Le 29 septembre 1538, l'Épomée
fit éruption ; et entre Baïa et Pouzzoles, une montagne, le
monte Nuovo, s'éleva dans les eaux du lac Lucrin, qui

____

(1) *Ouv. cit.*

refluèrent sur l'emplacement encore inondé du temple de Sérapis (1). J'ignore si la commotion plus ancienne (2) qui a formé le lac d'Agnano en faisant disparaître les restes d'une demeure de Lucullus, a eu lieu isolément ou pendant la durée d'un événement volcanique de l'île voisine ; l'analogie conduit assurément à admettre la connexité.

Ainsi, toute la campagne qui s'étend depuis le versant septentrional de Pausilippe est dépourvue de stabilité. Ce n'est pas seulement à cause de la constitution géologique des roches ou des terrains qui en forment le sol ; c'est aussi à cause de la permanence de la force volcanique ; c'est surtout le résultat de l'étendue de ces espaces souterrains où les gaz sont en expansion, où le travail chimique se poursuit sans s'interrompre, et où se détendent les ressorts qui opèrent les perturbations de la surface habitée. Cette dernière condition mérite qu'on s'y arrête. Assurément, en comparant le bassin de Naples aux territoires de Pouzzoles et de Baïa, on trouve des analogies, mais on remarque en même temps des différences. Le bassin de Naples semble étranger, malgré son voisinage, au bassin du Vésuve. Il faut gravir le mont pour fouler la terre échauffée par les feux du volcan, voir les caprices de forme et de couleur que revêtent les concrétions sulfureuses. L'influence plutonienne paraît si peu se continuer du côté de la ville, par des communications souterraines, que les eaux minérales qui coulent dans ses murs ne présentent qu'une très faible température. Des deux côtés, la composition du sol est la même, ou du moins remonte à la même origine ; là s'arrêtent les ressemblances, et tout rapprochement doit cesser. Sur le territoire plus septentrional, il se manifeste en effet, à chaque pas, des preuves multipliées de la continuité ou de la solidarité des communications dont le centre commun paraît être la

(1) Breislack, Tenore, etc.
(2) Elle remonterait, d'après Mazocchi, au neuvième siècle.

Solfatare. On marche sur une croûte à peine refroidie, supportée, plus ou moins profondément, par des masses de gaz en dilatation. On en douterait, que les témoignages matériels s'offrent ici sous la forme d'une eau minérale, fortement sulfureuse, et assez chaude pour marquer son cours par une traînée de vapeur ; là, par des concrétions de soufre et de ses composés ; plus loin, par des émanations gazeuses de toute nature qui s'échappent à travers les interstices des terrains ; enfin, par ces étuves brûlantes dont la température s'est conservée inaltérable malgré les révolutions du sol. Cet équilibre de la masse sur une base qui doit éprouver bien des alternatives, explique les phénomènes dont cette partie de la Campanie a été si souvent et depuis si longtemps le théâtre. La permanence de la cause et les signes visibles par lesquels elle n'a pas cessé de se manifester, appellent principalement l'attention du climatologiste.

La chaleur, en pénétrant à travers le sol, chauffe les terrains qu'elle traverse et les couches d'air les plus inférieures. Cette chaleur de surface, que favorisent d'ailleurs l'exposition du territoire et la disposition des montagnes, augmente par les étuves, et les transformations des substances qui parvenues dans l'atmosphère prennent la forme liquide ou solide en abandonnant l'état gazeux. La température se joint à un autre élément, celui de l'humidité qui résulte de la nature du territoire, du nombre des lacs dont la campagne est couverte, du voisinage de la mer, et de la direction des vents prédominants. L'électricité joue, sans doute, un rôle actif dans les conditions que ces influences déterminent ; toutefois le caractère de climat qui se dessine de la manière la plus nette, et que n'a pas altéré le développement d'autres influences, c'est une tiédeur moite, une température mollement humide, qui se fait sentir, même dans les journées les plus sèches, depuis le pied de Pausilippe jusqu'à Baïa. On comprend que c'est la règle que je pose

et qu'on doit admettre , car le territoire est trop voisin du
bassin de Naples pour qu'il ne reçoive pas le contre-coup
des caprices auxquels l'atmosphère de la brillante Parthénope est exposée. M. Tenore a attribué (1) à la chaleur du
sol la vigueur des productions végétales, et même l'alcooli-
cité du Falerne, ce vin si recherché des Romains. Il y a
quelque chose de vrai dans la première assertion ; il n'y a
presque pas de vérité dans la seconde. On comprend , en
effet, que la chaleur souterraine ne soit pas la cause principale de la formation de la matière sucrée dans la matura-
tion du raisin ; il faut l'air et la chaleur solaire , ces deux
causes actives du travail chimique qui s'opère sous la fine
pellicule du fruit. Ce qui le prouve d'une manière plus
concluante peut-être , c'est que le lacryma-christi qui est
planté sur le Vésuve lui-même, est moins riche d'alcool
(il présente 19,70 sur 100) que le lissa , le vin de raisin
sec, le marsala sicilien, le madère, le xérès , etc. (2). Mais
ce qu'il y a de rigoureusement certain dans l'influence volcanique , soit qu'elle échauffe les couches du sol, soit qu'elle
pénètre l'atmosphère elle-même, c'est cette précocité de la
végétation qui étonne parce qu'on ne s'y attend pas , et qui
répand sur le sol, pendant la saison d'hiver, la décoration
ordinaire des mois les plus avancés du printemps. J'ai vu
au mois de décembre, sur les marges du lac d'Agnano, des
primevères épanouies au milieu d'épais gazons où commençaient à poindre des fleurs de la même période annuelle.
Ce climat tout particulier, tout différent des climats du voisinage, permettait de faire du territoire un immense jardin
où les espèces les plus méridionales prospéraient aussi bien
que les espèces appartenant à la Campanie ; il entretenait
aussi, avec ses conditions spéciales de température et d'humidité , sur les habitants de cette partie du golfe, une in-

(1) *Ouv. cit.*.
(2) **Thenard**, *Traité de chimie théorique et pratique*, 1836.

fluence douce et rarement troublée qui attirait les voluptueux et que redoutaient les gardiens des bonnes traditions.
Rien n'était plus en harmonie avec les tendances qui pré-
paraient la chute de la société romaine.

On peut dire, sans exagération, que c'est sur ce territoire
que se consomma la décadence, et que les maîtres du monde
perdirent le peu d'énergie physique et morale qui leur restait.
Je ne m'éloigne pas de mon sujet en traitant des influences
physiologiques avant d'arriver aux influences médicales.
Je suis la méthode sévère qui veut qu'on commence par
étudier les vicissitudes auxquelles est soumis l'homme bien
portant, suivant les circonstances et les lieux, avant de
chercher à pénétrer les mystères que présente l'homme
malade. Les Romains se pressèrent, avec une sorte de
passion, sur les rivages de la Campanie. Vers la fin de la
république, un consul leur en avait ouvert le chemin, en
construisant cette magnifique voie Appienne qui faisait du
golfe de Parthénope un faubourg de la grande cité. Plus
le temps marche vers le commencement de l'empire, plus
l'engouement augmente pour cette partie du littoral de la
mer Tyrrhénienne. La renommée dont jouissait Pouzzoles,
pour ses sources minéro-thermales, fut un prétexte de plus
pour engager la société romaine dans des habitudes qui
avaient tant d'attrait pour elle ; et une fois l'impulsion
donnée, quel événement aurait pu l'arrêter? Il est vrai
qu'elle venait des plus grands, des plus puissants. Le nom
des empereurs se retrouve, en effet, partout sur cette côte ;
dans cette île, les restes d'un palais de Tibère ; sur la rive
de Baïa et de Pouzzoles, les souvenirs d'Adrien et d'Anto-
nin le Pieux, auprès des monuments ou des débris qui rappellent les crimes de Néron et les folies de Caligula. Déjà
même avant l'empire, tout le terrain était consacré à des
jardins sans rivaux et à des demeures de luxe. Des terrasses
se superposaient, chargées d'ombrages, sur les bords de la

mer ; des palais s'élevaient assez haut pour cacher les montagnes ; et les montagnes mêmes ne tardèrent à porter de splendides habitations. Ainsi Lucullus, qui avait une demeure dans la vallée occupée aujourd'hui par le lac d'Agnano, avait couvert de constructions monumentales les sommets du Pausilippe. En obéissant à cet instinct qui les poussait à se choisir, de préférence aux fraîches collines des environs de Rome, une habitation dans ces campagnes, les Romains obéissaient en même temps aux sollicitations du climat. Préparés déjà par la déchéance des mœurs, ils n'avaient qu'à suivre la pente qu'ils s'étaient faite. C'est ainsi que les choses se passèrent pendant quelques siècles, c'est-à-dire jusqu'à ce que le dernier terme de la décadence fût arrivé.

Les stations de Cumes, de Pouzzoles, de Baïa, avaient commencé par être un voisinage agréable, un lieu charmant où la douceur des influences reposait mollement des fatigues de la vie occupée de Rome ; elles acquirent bientôt un autre attrait. La volupté y semblait plus douce, plus facile que partout ailleurs. Il régnait dans l'air, et dans les habitudes de la foule élégante, une provocation incessante, à laquelle on ne savait pas résister. Dans la ville ou dans les campagnes favorisées de la mode, on pouvait tenter une lutte et en sortir triomphant ; mais là, il fallait fuir ou adorer le dieu qui ne comptait pas un seul hérétique parmi la brillante cohue de ses disciples. Cette terre fut alors considérée comme la patrie de la démoralisation et du vice. Il était permis d'habiter, sans se compromettre, les pentes boisées et fraîches de Castellamare et de Sorrente ; on était flétri dans l'opinion des gens honnêtes, quand on allait s'exposer aux tièdes haleines de l'air de Baïa. Cicéron fut censuré par des sénateurs rigides, parce qu'il possédait une villa dans un site mortel à la vertu, et cependant la décadence n'était pas encore bien avancée. Horace, qui fut le poëte du sensualisme romain, trouve que le golfe de Baïa est au-dessus des lieux les plus attrayants du globe; mais Properce, qui craint pour la fidélité de Cynthie, donne à la ville campanienne la juste épithète de corrompue ; Sénèque qui n'avait pas le courage de Tacite, bien qu'il en montrât quelquefois la sage philosophie, imprime à cette Baïa une dernière flétrissure en la nommant le rendez-vous de tous les vices, *diversorum vitiorum*. Tout cela est de l'histoire trop connue, trop vulgaire pour en discuter les textes ; il n'y avait qu'à rapprocher les effets de quelques causes, qu'à montrer la démoralisation produite par les institutions et les jouissances de la conquête, développée jusqu'à sa dernière limite, par les influences incontestables du climat. En présence de ces phénomènes qu'on pourrait appeler en même temps physiologiques et sociaux, on ne s'étonne plus du caractère des figures que nous a léguées le ciseau des artistes de la décadence. Le trait sévère et pur a disparu sous l'empâtement et la flaccidité des parties molles ; qu'on se souvienne de ces têtes de Vitellius, figures obèses et sensuelles qui expriment les passions dans ce qu'elles ont de plus grossier. Cette différence entre les types du temps de la splendeur romaine, et ceux où s'accomplit la déchéance, ne s'expliquât-elle pas par l'histoire, qu'on en comprendrait le mécanisme en parcourant les lieux où la chute se prépara. De quelque côté qu'on se dirige, on trouve ou on soupçonne de nombreuses hypogées, retraites paisibles, où la vapeur naturelle ou factice continuait l'œuvre que l'air libre, avec sa molle tiédeur, poursuivait sur les organisations. L'atmosphère amollissante ne cessait pas d'agir sur les habitants de cette terre ; l'énergie morale et physique était toujours aux prises avec l'ennemi qu'elle devait le plus redouter. Ces détails rendent compte, au moins en partie, de la révolution qui se produisit dans la race romaine ; ils signalent aussi des applications utiles à l'art de guérir.

Cette influence énervante qui caresse mollement le corps,

qui ne lui communique la fatigue d'aucune excitation, détruit la force des organisations robustes, mais la ménage dans quelques maladies. On sait que les tuberculisations pulmonaires s'accommodent d'un air tempéré par l'humidité et la chaleur, et que si ces affections ne guérissent pas, elles marchent lentement ou même s'arrêtent dans leurs progrès, au sein de ces atmosphères calmes et tièdes, comme celle de Pouzzoles ou de Baïa. Le côté du golfe auquel appartiennent ces deux villes serait donc favorable au traitement d'une altération qui, malgré les promesses de la médecine et les espérances du malade, ne trouve pas toujours un amendement dans les stations les plus renommées de l'Italie. Toutefois, une question se présente. Les ruines se sont accumulées sur ce sol ; et à la suite de ces bouleversements, fruit des révolutions ou conséquence des événements qui tiennent à l'influence volcanique, l'insalubrité s'y est établie depuis bien des siècles, et elle paraît devoir y régner encore bien longtemps. Cette condition doit-elle repousser, doit-elle attirer les malades ? Les causes qui produisent la fièvre intermittente sont-elles un élément favorable ou défavorable au traitement de la phthisie ? Je ne veux pas m'occuper pour le moment d'un ordre d'idées que je réserve, et qui a fixé l'attention dans ces dernières années. Il me suffit de dire que le climat, tel que je l'ai fait connaître pendant le cours d'une période historique séparée de nous par vingt siècles, présentait les éléments que la médecine propose pour modérer la marche, pour atténuer les symptômes de la tuberculisation des poumons. Il est vrai que la volcanicité du territoire imprime une influence d'excitation à l'atmosphère ; elle n'empêchait pas, comme tant de témoignages le prouvent, que la station de Pouzzoles et de Baïa n'eût que d'agréables et molles impressions pour ses habitants efféminés. L'électricité ou les causes analogues étaient-elles soustraites à l'air par de violents orages ? ou l'équilibre se formait-il

entre le sol et le fluide aérien à l'aide de cette saturation
vésiculeuse, presque permanente, qui servait entre l'un et
l'autre de moyen de communication ? Ce sont des ordres de
faits qu'il faut plutôt signaler que s'efforcer à résoudre; il
reste acquis seulement que puisque le climat pourrait fournir un bon auxiliaire au traitement d'une classe importante
de maladies, sans la complication de l'insalubrité, la res-
tauration hygiénique des lieux rendrait un grand service à
la médecine. N'aurait-elle pour résultat que de restituer à
cette partie du golfe de Naples, un peu de cette vie, de ce
mouvement qui lui manquent, et de cette aménité qui est si
bonne aux esprits attristés, elle aurait fait beaucoup pour
les nombreux malades qui accourent chaque année sous
le ciel de la Péninsule. On irait alors s'établir en foule
dans ces vallées ou sur ces rives que n'aurait jamais dû
déserter l'industrie humaine; et les phthisiques y échan-
geraient de bonnes influences contre les funestes impressions que la plupart des quartiers maritimes de Naples
leur prodiguent avec trop de générosité.

I. Pouzzoles et Baïa.

Je n'ai fait jusqu'ici que rappeler une partie de l'histoire
de la région du golfe à laquelle appartiennent ces deux
villes ; j'y ai joint une esquisse de la constitution du territoire, de la disposition topographique et des généralités sur
les influences qui sont ou paraissent en être le résultat.
Mais je n'ai pas encore dit comment s'est établie l'insalubrité, et comment il serait possible de la faire disparaître ;
dans quel périmètre elle est circonscrite, et jusqu'à quel point
l'expérience contemporaine a su vérifier les effets curateurs
du climat, dans les campagnes que cette cause morbigène
n'atteint pas. Enfin, après avoir traité de l'influence de la
volcanicité, au point de vue de la température, des révolu-

tions du sol, etc., je n'ai fait qu'indiquer l'existence de nombreuses eaux minéro-thermales, d'étuves plus ou moins actives, etc., sans désigner leur importance thérapeutique et le concours qu'elles pourraient offrir aux conditions bienfaisantes du ciel. Tous ces détails sont nécessaires pour qu'il n'y ait rien que de complet et de précis dans la monographie médicale du côté septentrional du golfe de Naples. C'est ainsi qu'on évite les méfiances chez le malade et les fautes chez le médecin.

Le territoire de Pouzzoles commence, comme on sait, au pied du Pausilippe; celui de Baïa commence où celui de Pouzzoles finit. Ils sont séparés l'un et l'autre par les croupes montueuses de Cumes, ou plutôt c'est ce trait d'union, dont l'étendue est étroite comme celle d'un isthme, qui les réunit. La presqu'île de Baïa et de Mysène est plus profondément découpée et plus couverte d'eaux stagnantes que la surface continentale de Pouzzoles. Dans le premier de ces deux territoires, les changements, les révolutions, ont été fréquents depuis l'antiquité, sans doute à cause de sa forme péninsulaire et de son plus grand voisinage avec Ischia; dans le second, qui tient au continent par la terre du labour et le bassin de Naples, la stabilité du sol paraît ne pas avoir été troublée par autant de péripéties. Voilà déjà des différences qui classent en quelque sorte Baïa et Mysène dans une autre catégorie que Pouzzoles; la plus importante, c'est que l'insalubrité a son siége au-delà de l'isthme, et qu'elle se manifeste peu sur le territoire opposé dans les points où elle se manifeste encore.

Il est, je crois, inutile de dire que Baïa et Mysène étaient salubres lorsque la haute société romaine les habitait; s'il s'y développait, comme à Pœstum, comme dans la vallée du Sarno au pied du Vésuve, quelques émanations automnales, elles ne devaient jamais rien entraîner de bien funeste. Une population aussi élégante et aussi soigneuse de ses plaisirs n'aurait pas joué si légèrement sa santé ou sa vie. Mais cette condition eût-elle existé, que le fait seul de l'établissement des Romains devait l'amoindrir au point de la faire disparaître. Le sol se transformait sous leurs mains; avec des esclaves assez nombreux pour remplacer les plus puissantes machines, ils élevaient des monuments où le beau ne faisait jamais oublier l'utile, où l'hygiène publique était même servie par une des plus pompeuses manifestations de l'art. Que nous reste-t-il, en effet, de cet art dont les débris se retrouvent depuis les confins de l'Asie jusqu'à la lisière du Sahara africain, et jusqu'aux régions septentrionales de l'Europe? Des arcades élégantes d'aqueducs, qui font oublier quelquefois par leur hardiesse et leur beauté, les restes des temples et des arcs de triomphe. Que regarde-t-on à Rome avec attention, avec admiration, après avoir contemplé les marbres du Forum, et les autres antiquités des bords du Tibre? Cette grande cloaque, *cloaca maxima,* dont les puissantes assises ont résisté pendant tant de siècles, à l'effort des eaux. La Campanie était une terre que les maîtres du monde préféraient à toutes les autres régions de la Péninsule, et ils la couvrirent de monuments. Baïa et Mysène, ainsi que Pouzzoles, furent favorisés même sous ce rapport; car ce fut dans ces campagnes que les empereurs et les plus puissants du temps élevèrent leurs maisons fastueuses. Les débris sont trop dispersés et ont disparu en trop grand nombre, pour relever en imagination l'ensemble monumental qui couvrait la campagne soudée au continent par l'isthme de Cumes. Avec ce qui reste, on peut cependant prendre une idée des travaux de luxe et d'amélioration qui firent d'un sol, placé entre l'épomée d'Ischia et la solfatare de Pouzzoles, pénétré d'eau, constitué par des tufs et des matériaux d'une décomposition facile, le lieu le plus agréable et le plus aimé du territoire italien.

En parcourant la campagne qui est à l'orient de Naples,
on trouve de curieux débris d'aqueduc, *gli ponti rossi*,
ainsi nommés à cause de la couleur que leur a fait contracter l'atmosphère campanienne; l'aqueduc auquel ces
restes appartiennent servait à conduire les eaux du Sébéto
jusqu'au golfe de Baïa. D'autres débris, qui annoncent une
destination analogue, couvrent le sol dans certains endroits
et prouvent que l'aménagement des eaux était aussi bien
administré qu'à Rome. J'ai à peine besoin de faire observer
que les rivières qui allaient déboucher dans la mer, après
avoir rendu des services variés pendant leur trajet sur le
territoire, avaient pour résultat d'imprimer un mouvement
salutaire à des flots que les vents laissaient dans l'immobilité.
Les constructions bordaient sur tous les points, le rivage de
la mer et le périmètre des lacs. On peut en juger par les
masses de mur réticulaire qui sont suspendues au-dessus
des flots du golfe, et qui gardent, depuis des siècles, un
équilibre effrayant. Les eaux ne pouvaient donc s'épancher
dans les terres, arrêtées qu'elles étaient par des obstacles
auxquels les Romains savaient donner une si grande solidité. Il paraît aussi que des communications existaient
entre les lacs et la mer, le Lucrin et l'Averne se trouvaient
dans ce cas. Tout semble faire croire qu'il en était ainsi
avant la période impériale, d'après un témoignage assez
curieux pour mériter d'être rapporté. Du temps des Cim-
mériens, les premiers maîtres du sol péninsulaire, le Lucrin et l'Averne étaient considérés comme un *plutonium;*
le nom d'Averne l'indique suffisamment (1), et les naviga-
teurs pénétraient de la mer dans le Lucrin, du Lucrin dans
l'Averne, pour aller offrir des sacrifices aux divinités in-
fernales, légitimes propriétaires de ce lieu volcanique qui
avait un temple et des prêtres sur la hauteur (2). Pendant

(1) Strabon, *ouv. cit.*

(2) Averne, *Aorna*, de α privatif et ορνιθος; oiseau, parce que ces êtres
ne pouvaient voler au-dessus du lac sans encourir l'asphyxie.

la période romaine, les communications, entièrement détruites aujourd'hui, ne devaient pas être largement ouvertes, puisque l'Averne et le Lucrin sont appelés des lacs
par tous les écrivains. Le lac Lucrin, surtout, est assez
souvent nommé, à cause de la délicatesse des huîtres qu'il
fournissait aux tables patriciennes. Mais, quelque réduites qu'elles fussent, ces communications existaient pour
le bien de la salubrité, comme un auteur moderne paraît être
parvenu à en présenter la preuve (1). Dans cette hypothèse,
à qui la démonstration a donné la portée d'un fait acquis,
les lacs de la rive devaient contenir des eaux homogènes
qui étaient à l'abri des réactions contraires aux intérêts de
l'hygiène publique, que produit le mélange des eaux douces
et des eaux salées. Une partie des parages de Mysène, qu'on
désigne sous le nom de mer Morte, a mérité ce nom depuis
que le fond est assez élevé pour laisser affleurer les eaux
à la surface des vases et des sables. Autrefois, il n'y avait
pas de traces de ce marécage marin, qui doit tout au moins
charger l'air d'une humidité malsaine, s'il ne contribue pas
pour une plus grande part à l'entretien de l'insalubrité. Au
revers opposé du rivage, on trouve d'autres lacs, comme
l'Achéron qui est le moderne Fusaro, et le lac de Licola,
dont la circonscription est assez singulière, si on la compare au dessin cratériforme de ceux qui couvrent le reste
du sol. L'histoire explique cette différence ; le lac de Licola s'est formé dans des fossés creusés par Néron, pour
opérer la réunion impossible de l'Achéron avec la mer
d'Ostie (2). Ainsi, le premier n'existait pas dans l'antiquité. Quant à l'Achéron mythologique, il avait dans son
voisinage les maisons les plus célèbres, et ses bords devaient être contenus par ces constructions de détail qui se
pressaient sur une terre où tout ce qui n'était pas eaux des

(1) **Giovarni Scherillo**, *Dell' aria di Baïa, a tempo dei Romani*, etc.,
Napoli, 1844.
(2) **Valery,** *ouv. cit.*

lacs ou flots du golfe se présentait sous la forme de monuments ou de jardins. Je ne m'arrête pas à ces canaux de distribution et d'écoulement, qui partaient de tous les points du territoire pour se rendre à la mer, et formaient des moyens d'assainissement bien efficaces. Il n'y a qu'à creuser le terrain pour en rencontrer quelques tronçons ; les Romains ne savaient jamais trop multiplier les détails de cette architecture souterraine, qu'on me permettra d'appeler hygiénique.

Avec toutes ces conditions réunies, l'air pouvait être plus ou moins humide, et de cette humidité attiédie qui est le privilége ou le caractère de l'atmosphère de Baïa ; mais là s'arrêtait l'influence. La résistance était grande, en effet, contre les causes d'insalubrité. La mer, dans ses mouvements, trouvait un obstacle dans les murs des monuments ou des terrasses qui couvraient la rive ; les lacs, ou du moins quelques uns, se continuaient avec le golfe ; les eaux courantes imprimaient une impulsion aux masses liquides qui dormaient dans l'immobilité ; les eaux stagnantes de l'Achéron ou des autres lacs restaient étroitement renfermées dans leurs bassins, et ne s'entouraient pas dans toute l'étendue de leur périmètre d'une bordure marécageuse ; enfin, ce sol si mobile à cause des éléments qui le constituent, était consolidé par toutes ces constructions, brillants édifices et solides hypogées dont il reste encore de si beaux vestiges. En disparaissant, les éléments de résistance ou plutôt de conservation ont laissé le champ libre à l'établissement des conditions miasmatiques. L'œuvre de déchéance qui étonne et attriste le voyageur ne trouvait plus d'obstacle à son accomplissement.

Le changement de siége de la puissance romaine qui rebroussa chemin vers l'Orient, les invasions qui passèrent sur tous les monuments des maîtres de l'Italie, préparèrent en quelque sorte les événements ; la nature fit le reste. La chute des édifices commença à changer l'économie du sol. Les reliefs s'altérèrent, les bas-fonds se comblèrent, les niveaux, enfin, perdirent ces conditions essentielles qui permettaient aux eaux de parsourir les terrains sans laisser des flaques marécageuses, et sans être arrêtées dans leur marche, vers les points de la côte où elles allaient se déverser. Je n'ai pas besoin de parler de la rupture des aqueducs, de l'engorgement des canaux souterrains, de l'envasement des lacs, de l'occlusion des vallées circonscrites dans une partie de leurs contours par des accidents plus ou moins élevés. Tous ces changements, toutes ces perturbations furent le résultat de plusieurs causes réunies, comme l'abandon de la part des anciens propriétaires, l'invasion des barbares, et cette puissance volcanique qui devait avoir dans cette région une force peut-être plus active que dans les autres. J'ai déjà dit, en effet, qu'une secousse violente partie de l'Épomée se communiqua à travers les espaces maritimes jusqu'aux campagnes de Baïa, et que parmi les phénomènes qu'elle produisit, il y en eut un qui consista à déplacer les eaux du Lucrin et à soulever à leur place une nouvelle montagne (*il Monte nuovo*). Cet événement s'isole de tous les autres par l'importance de ses effets qui ont laissé des traces si durables sur le territoire ; mais il n'est pas le seul qui se soit manifesté depuis la décadence romaine : il a été précédé et il a été suivi. Cette classe de causes (car l'influence plutonienne en comprend une tout entière) s'est combinée avec une dernière qui mérite aussi de fixer l'attention. Il s'agit des eaux du golfe qui en se mouvant dans cette immense coupe (1) que forment les rives campaniennes depuis Caprée jusqu'à Ischia, ont couvert et découvert tour à tour une grande partie de la rive qui s'étend depuis Baïa jusqu'aux plages de

(1) Strabon nomme le golfe de Naples χρατερ, cratère, ce qui exprime à la fois sa forme presque circulaire et l'origine plutonienne d'un sol où brûlaient des volcans, avant d'être recouvert par les eaux.

Pouzzoles. Est-ce la force volcanique, ou d'autres causes plus ou moins incomplétement analysées qui ont produit et qui entretiennent ces oscillations dans les niveaux de la mer? Sans chercher une solution qui n'est d'aucune utilité pour la thèse que je poursuis, voici ce qui a été constaté touchant le phénomène. Il paraîtrait qu'on peut diviser ses phases principales en quatre époques, depuis la période impériale et même à partir de quelques siècles avant notre ère. Pendant la première, le niveau des eaux du golfe était plus bas que dans les temps modernes; ce fut celle où les Romains chargeaient le littoral d'édifices dont les ruines se voient encore à quelques mètres du bord; durant la seconde, une élévation s'opéra; la troisième se caractérisa par un mouvement contraire; la quatrième, enfin, à laquelle appartient notre siècle, recommence le mouvement d'élévation. En somme, et en compensant toutes ces oscillations, il y aurait envahissement de la mer depuis les temps de l'établissement romain (1). Le président Niccolini, qui a fait des recherches analogues, en étudiant le transport des eaux du Lucrin sur l'emplacement du temple de Sérapis, a confirmé, au moins en grande partie, les idées de son prédécesseur, dans un travail plein d'investigations curieuses (2). On comprend que ces alternatives dans les niveaux des eaux relativement aux rivages de Baïa, aient favorisé le développement de l'insalubrité. Dans leurs mouvements successifs d'empiètement et de retraite, les flots devaient enlever ou apporter des matériaux à la plage, changer tout au moins la disposition du littoral, contribuer au débordement des lacs, arrêter l'écoulement des eaux douces, pénétrer ou dissoudre les terrains, et déterminer des mélanges qui, sous l'influence de la chaleur, ne pouvaient que donner lieu à des réactions de mauvaise nature. Les causes ne manquent pas; il y en

(1) Breislack, *ouv. cit.*
(2) *Bulletin de l'Académie des sciences*, année 1847; Mém. communiqué.

a plus qu'il n'en faut pour rendre compte de la dégradation physico-hygiénique qui a frappé cette région.

La manière dont l'insalubrité s'est établie désigne assez clairement la voie qu'il faudrait suivre pour l'éteindre. Il n'est pas question de reconstituer cette terre pour en faire, comme autrefois, un séjour de luxe et de grandeur. Je ne m'égare pas et je ne veux égarer personne dans ces hypo-thèses qui peuvent servir d'aliment à l'imagination, mais dont l'application est condamnée à ne jamais sortir du domaine de l'idéalité. Il ne faut pas songer à un résultat que les temps peuvent préparer de longue main ; il ne s'agit, pour le moment, que de rendre le sol habitable et l'air salubre au moyen des procédés les plus simples et les moins dispendieux. Ce n'est pas trop exiger que de dire qu'il faut creuser les ports, et faire disparaître ces mers mortes qui dégradent la côte et ne la rendent accessible qu'aux bateaux les plus plats. Cette amélioration serait sans importance, si elle n'était opérée de concert avec une autre qui aurait pour but d'opposer un obstacle aux eaux de la mer, et de servir l'écoulement des eaux douces ; on a compris que je veux parler de constructions plus solides qu'élégantes qui protégeraient le bord en lui conservant sa forme et sa limite. Pour achever l'œuvre, il y aurait à consolider les rivages des lacs, à faire communiquer largement avec la mer ceux qui n'en sont séparés que par une étroite langue de terre, à ouvrir une voie par des tranchées, ou une canalisation bien entendue, aux eaux stagnantes des centres marécageux, et à produire enfin quelques modifications dans ce désordre des niveaux, qui a pour cause principale l'entassement des ruines et des déblaiements opérés sans soin et sans ordre. La culture, dirigée sagement, ferait le reste, car la pioche des travailleurs désagrégerait pour en combler les bas-fonds, les masses des constructions réticulaires, et consoliderait, en y plantant des arbres, les pentes des accidents montueux. Alors, ces solitudes se peupleraient de nouveau ; et il s'opérerait un travail de régénération sur les rares familles qui restent exposées à la maladie pour ne pas déserter l'héritage paternel. Ce n'est pas, en effet, sans un profond sentiment de tristesse qu'on rencontre sur le rivage ou dans les masures de Bauli, des corps courbés, amaigris, des figures hâves et ridées quoiqu'elles portent encore l'empreinte de la jeunesse. Le regard de ces malheureux habitants s'éclaire à la vue de l'étranger. Une sorte d'empressement les anime, car leur industrie de cicerone leur fait espérer de gagner quelque argent. Mais une fois l'office rendu et la récompense reçue, ils retombent dans cette profonde apathie qui les caractérise. Contents de leur journée, ils se reposent dans leurs haillons entre une ruine et un marécage, sans chercher à se dérober aux atteintes d'une influence avec laquelle ils sont décidés à vivre, en attendant qu'elle les fasse mourir. Cette contrée doit être rendue saine pour la population, avant d'être signalée comme une bonne station médicale.

En suivant la côte ou en traversant l'isthme, où le cultivateur ne présente pas les caractères morbides de l'habitant du littoral, on parvient aux campagnes de Pouzzoles. Là, la salubrité n'est pas irréprochable sans doute, mais on peut dire qu'elle n'existe pas, si on compare l'état du sol et les conditions de l'air avec les données de l'atmosphère et du territoire de Baïa. J'ai donné déjà la configuration du bassin dans lequel se trouve Pouzzoles ; j'ai même dit en quoi consistait son orientation, et j'ai esquissé les caractères généraux des influences climatologiques. Il est donc inutile de revenir sur ces détails. Il n'y a pas de différence notable, en effet, entre les qualités de l'air de Baïa et celui de Pouzzoles, abstraction faite de la salubrité. L'air est tiède, moite dans les deux stations, calme comme si les vents ne lui imprimaient que des agitations douces. Quant à la cause qui produit une différence si notable entre deux territoires limitrophes , on s'aperçoit bientôt qu'elle se manifeste dans un faible degré entre Pausilippe et Pouzzoles. Le terrain est autre , sans doute , à cause de la couleur de la terre qui s'élève en poussière sur les chemins et qui blanchit au milieu des vignes , mais un sable fin forme la grève et empêche l'établissement des épanchements marécageux. Il y a des exceptions ou sur le rivage ou dans les profondeurs de la campagne. Des miasmes se développent dans des régions circonscrites, pendant les fortes chaleurs ou au déclin de la belle saison ; des travaux d'amélioration en ont diminué l'intensité et finiront, si le progrès ne s'arrête pas, par les faire à peu près disparaître. Il reste la vallée fermée d'Agnano, où le lac, qui date du xvie siècle, a fait son apparition en submergeant les restes de la maison de Lucullus. Les miasmes doivent y régner aussi ; ils sont heureusement fixés dans cette enceinte close de toutes parts et ne vont pas porter plus loin leur mauvaise influence. Pouzzoles a donc une grande supériorité sur Baïa , au point de vue de l'hygiène générale ; si la terre et le territoire ne sont pas entièrement à l'abri de l'insalubrité , il n'y a qu'à voir les habitants qui peuplent l'une et qui cultivent l'autre pour reconnaître qu'elle ne s'exerce qu'avec une grande modération. Pour continuer le rapprochement, il serait difficile de dire si la température est plus élevée, la pluie plus fréquente dans le voisinage de Pausilippe , qu'au-delà de l'isthme de Cumes. Le défaut d'observations ne permettrait pas davantage d'établir si les phénomènes électriques se répètent plus souvent et sont plus intenses à Pouzzoles qui touche presque à la solfatare, qu'à Baïa qui en est plus éloignée. Mais, comparée à la température de Naples, la moyenne de l'hiver de l'ancienne Puteolanum s'élèverait presque jusqu'à la hauteur de la moyenne du printemps napolitain , ce qui équivaudrait à 15 degrés, si l'assertion de M. de Renzi est fondée (1). L'orientation du territoire semble en fournir la preuve, comme elle explique également cette constitution de l'air qu'on ressent d'ailleurs pour peu qu'on ait respiré l'atmosphère de cette région de la Campanie. Avec un hiver aussi doux, plus doux assurément que dans aucune autre station de l'Italie, il y aurait de quoi s'étonner que Pouzzoles n'ait pas été plus tôt signalée à l'art médical. M. de Renzi mérite des remerciements pour avoir fixé l'attention l'un des premiers, ou le premier peut-être, sur cette localité des rivages du golfe.

En présence de ces conditions de climat, la première pensée qui se présente à l'esprit, c'est que la phthisie doit en recevoir de salutaires influences. L'observation, d'accord avec les effets ordinaires que produit sur l'organisation cette catégorie de causes, semble le constater. Je ne rapporterai pas à l'appui, des statistiques qui expriment en chiffres qu'il y a moins de phthisiques à Pouzzoles qu'à Naples, par exemple, et que ceux qui vont y demeurer gagnent à ce séjour une amélioration notable dans leur état, et même une prompte et complète guérison. Le fait de l'influence favorable est admis, est reçu par les praticiens de la capitale, comme si l'expérience le consacrait chaque jour. « La phthisie, dit M. de Renzi (2), en reçoit un calme et un soulagement surprenant, surtout lorsqu'elle se complique d'une grande irritation des muqueuses, du larynx, de la trachée, des bronches et des voies digestives. » Cependant le climat de la Campanie a été frappé de réprobation dans le traitement de la tuberculisation pulmonaire. Les hôpitaux de Naples, qui seraient l'expression la plus exacte des conditions sanitaires de la ville et des pays voisins, donneraient même une proportion de phthisiques plus élevée que celle

(1) *Ouv. cit.*
(2) *Ouv. cit.*

des statistiques de nos hôpitaux parisiens ; et Paris, la capitale où la phthisie fait tant de ravages, mériterait la préférence sur un pays où le temps est exposé, il est vrai, à de grandes vicissitudes, mais où l'humidité n'est pas froide comme sous notre ciel. Les chiffres ont un langage si pressant, présentent une argumentation si concluante, qu'il paraît de prime abord difficile de jeter quelque doute sur leur portée. Il y a 1 phthisique, disent-ils, dans les hôpitaux civils de Naples, sur une mortalité de 2 1/3, et dans les hôpitaux civils de Paris, sur une mortalité de 3 1/4 (1) ; une victime de la tuberculisation, par conséquent, sur moins de 3 morts à Naples, tandis que dans notre capitale il faut que le cadre s'agrandisse de près d'une unité pour que la victime y prenne son rang. Mais, avec quelque soin que les chiffres aient été recueillis, a-t-on tenu compte des lieux de provenance des malades ? Étaient-ils tous de Naples, ou dans quelle proportion venaient-ils des territoires limitrophes ? Et dans les évaluations de la mortalité, à quelle section du golfe appartenaient les phthisiques ? était-ce aux rives de Sorrente ou de Castellamare, ou aux campagnes mieux abritées et plus chaudes de Pouzzoles ou de Baïa ? Ce sont ces questions auxquelles il faudrait répondre, pour donner quelque valeur aux chiffres, et les faire servir à éclairer le problème. Telles qu'elles existent, les statistiques ne renversent donc pas le fait d'expérience et de tradition qui accorde une influence spéciale à l'atmosphère de Pouzzoles. Ces faits sont d'ailleurs en harmonie si étroite avec les inductions climatologiques, que des calculs établis sur de bonnes bases ne pourraient que les corroborer.

Le climat de Pouzzoles pouvant modifier favorablement les symptômes de la phthisie et même les faire disparaître, il doit produire des effets plus marqués sur les affections

---

(1) Journé, *Recherches statistiques sur la phthisie en Italie* ; voir le *Bulletin de l'Académie de médecine,* t. III, p. 542.

qui s'en rapprochent sans émaner des mêmes altérations. Ainsi, les maladies chroniques des bronches et les affections du larynx, qui laissent souvent l'homme de l'art incertain sur la présence des tubercules, peuvent s'amender et même guérir dans l'espace d'une saison. Toutefois, les catarrhes des vieillards ne réclament-ils pas plutôt une influence plus fortifiante, comme les catarrhes humides et si difficiles à résoudre des scrofuleux, malgré l'opinion de l'auteur de *la topographie médicale de Naples?* Il est vrai que M. de Renzi attribue au mélange des vapeurs de soufre avec la tiède atmosphère de Pouzzoles, une action qui s'exerce à la manière des balsamiques dans les maladies du tissu muqueux. Ce médecin a-t-il raison? est-il, au contraire, dans l'erreur, en interprétant ainsi cette influence thérapeutique? N'a-t-il pas oublié que les émanations produites par le foyer volcanique sont d'une nature complexe, et qu'il est impossible de régler leurs propriétés et leurs services sur ceux d'une substance prise isolément dans l'arsenal de l'art de guérir? Quoi qu'il en soit, l'atmosphère de Pouzzoles est bonne pour les phthisies et les affections qui s'en rapprochent, et si les conditions plutoniennes du sol n'agissent pas, ce qui est plus que probable, comme le suppose le médecin napolitain, elles servent cependant le climat, en contribuant à élever la température et à entretenir dans l'air une douce humidité.

Les eaux minérales et les étuves complètent les ressources dont la médecine peut tirer parti dans cette région du golfe. Elles sont, comme on sait, disséminées en grand nombre depuis le pied du Pausilippe jusqu'à la limite extrême du territoire de Baïa. Quelques unes ont été délaissées par l'analyse chimique, mais la composition des principales d'entre elles est connue dans tous ses éléments. La température est très différente dans les diverses sources. Il y en a qui sont à peu près froides; il en existe qui présentent

32 degrés de chaleur et même qui surpassent cette limite.
Je ne parle pas des étuves, qui sont, sous ce rapport, fort
au-dessus de la comparaison. Les principes minéralisateurs
qui dominent dans les sources analysées sont les acides libres,
parmi lesquels il faut placer en première ligne l'acide carbonique, si commun dans les campagnes plutoniennes ; les
sels de fer, les sels alcalins et les composés de soufre carac-
risent aussi, suivant leur prédominance, l'eau minéro-thermale où ils sont représentés. Ces modes variés de composition déterminent le caractère de l'influence thérapeutique.
Les eaux où l'acide carbonique est en excès agissent comme
tempérantes ; les ferrugineuses sont toniques et même exci-
tantes ; les alcalines, douées d'une température assez
marquée, peuvent jouer un rôle actif dans le traitement des
maladies de la peau ; enfin, celles qui contiennent des sulfates, exercent leur action sur les voies digestives et ont de
l'analogie, sous le rapport de leur composition comme de leurs
effets, avec quelques unes des sources qui coulent sur le territoire de Castellamare. Parmi les malades à qui le séjour de
Pouzzoles peut être ordonné, il y en a peu qui trouveraient
dans cette médication naturelle un auxiliaire utile au traitement par le climat ; si elle rendait quelques services, ce
ne serait qu'en servant à combattre quelques complications.
Mais les avantages que ne donnent pas les sources minéro-
thermales se retrouvent dans des manifestations volcaniques
d'une nature différente, et qui jouissent thérapeutiquement
d'une grande renommée, je veux parler des étuves. Celles
de San-Germano fournissent une atmosphère imprégnée
d'émanations sulfureuses, dont on voit les tourbillons vapo-
reux se perdre dans les airs, aux environs du lac d'Agnano.
Cette atmosphère chaude et chargée de soufre produit, à ce
qu'il paraît, des résultats merveilleux sur les douleurs rhumatismales, la goutte et certaines paralysies. L'observation,
d'accord avec la tradition du pays, assure aussi qu'elle déter-

mine d'excellents effets sur la phthisie. Certainement, ce serait un rare, un précieux bienfait pour les tuberculeux qui prendraient leurs quartiers d'hiver à Pouzzoles ; mais comment croire, par exemple, que ce qui guérit la goutte, le rhumatisme et quelques paralysies , comment croire que ce qui doit exciter assez vivement pour produire une amélioration temporaire ou une guérison radicale, puisse rendre les mêmes services dans l'amélioration ou la curation de la dégénérescence tuberculeuse des poumons ? Je le répète cependant, l'observation paraît être d'accord avec la tradition ; la première confirme ce que la seconde assure. N'ayant pas poursuivi d'expérience, je ne puis que conseiller aux malades qui souffriront d'une affection pulmonaire, d'essayer avec précaution l'influence, et de ne continuer à s'y exposer que s'ils éprouvent une modification favorable dans leur situation. Les étuves célèbres de San-Germano ne seraient-elles pas efficaces contre la phthisie, que le climat, isolé des autres influences , conserverait une grande valeur et mériterait, dans bien des cas, la préférence sur ses analogues. Le médecin n'a qu'un vœu à faire, c'est que le climat de Pouzzoles soit mieux connu, mieux apprécié, et que, réuni à celui de Baïa, lorsque l'hygiène publique aura purifié le sol des causes de la fièvre intermittente , toute cette région du golfe devienne une station médicale, au lieu de servir seulement de sujet d'étude aux savants et d'aliment à la curiosité des voyageurs.

II. Ischia.

Un canal de près de cinq lieues de largeur sépare l'île d'Ischia du cap Mysène. Cet espace est semé d'écueils volcaniques, de pierres brûlées, comme les nomme Spallanzani (*scoglietti delle pietre arse*), et est intercepté par deux îles, Procida et Vivara, la première, d'une surface assez éten-

due, et l'autre bien plus petite. Vivara, qui est placée à
l'ouest de Procida, n'est séparée que par un court intervalle
de la grande île qu'on aperçoit de tous les points du golfe,
dont les eaux salutaires attirent chaque année une foule
nombreuse de visiteurs, et qui remonte, par son histoire, aux
temps les plus reculés, puisque c'est sur cette côte qu'Énée
s'arrêta, disent les anciens annalistes, dans son émigration
au Latium.

A mesure qu'on se rapproche d'Ischia, on voit se prononcer la forme du sol qui est disposé en amphithéâtre,
jusqu'au faîte arrondi de l'Épomée. Cette masse montagneuse, dont la base est constituée en quelque sorte
par tout le territoire de l'île, appartient, comme je l'ai dit, au
système des champs phlégréens. C'est une des nombreuses
cimes ignivomes qui ont couvert de leurs matériaux l'espace compris entre la face occidentale de l'Apennin et la
mer Tyrrhénienne. L'Épomée n'est pas le seul cratère qui
se soit ouvert dans la circonscription de l'île ; il y en a d'autres qui l'entourent ou qui se dessinent encore jusque sur
les plans les plus voisins de la plage. Mais ces bouches n'é-
taient que des bouches secondaires, des soupiraux ou des
soupapes de la force mystérieuse qui n'a pas cessé de se conserver sous le sol tiède encore de l'Épomée. Quelque puissance
qu'ait eue ce volcan dans les temps anciens, ou dans les périodes plus modernes, il n'a cependant atteint ni la taille
de l'Etna qui mesure 3350 mètres (1), ni celle du Vésuve
qui n'en compte que 1198 (2) ; il ne s'élève qu'à 780 mètres (3). Ainsi, l'Épomée ne forme pas un cône hardi, aux
arêtes droites, comme les régions supérieures des volcans
de la Sicile et de la campagne de Naples ; il n'est que l'origine ou le terme des plateaux successifs, qui présentent un

<hr>

(1) J.-F. Schouw, *Tableau du climat et de la végétation de l'Italie.*
Copenhague, 1839.

(2) Mesure donnée par le bureau des longitudes.

(3) J.-F. Schouw, *ouv. cit.*

merveilleux amphithéâtre de verdure depuis les parties du
territoire où la terre est improductive, jusqu'aux bords de
la mer. Cette disposition fait valoir merveilleusement les
beautés du paysage. C'est toujours la Campanie dont la
riche végétation se déploie dans toute la variété de ses espèces méridionales et de ses vives couleurs; mais elle est
encore plus abondante, plus luxuriante que sur les rivages
du golfe : on dirait qu'une sève plus vivace lui communique
plus de fécondité et plus de splendeur. Là les fruits prospè-
rent mieux que dans les sites les plus favorables de la campagne de Naples; le raisin, suspendu dans les branches des
arbres par ces unions de la vigne et du peuplier, dont parle
Horace en rappelant les coutumes agricoles de l'heureux
Latium, y prépare un vin aussi liquoreux que l'ancien Falerne. Ischia n'est pas, comme Sorrente, une Normandie sur
les rives du golfe de Naples, car elle ne produit pas de pâturages et s'adonne peu à la culture des graminées : c'est une
admirable pépinière plantée sur un grand vignoble.

La configuration de l'île se rapproche de la forme triangulaire. Un des côtés regarde les rives de Sorrente et de
Capri, c'est le côté méridional; un autre, les grands espaces de la Méditerranée, c'est le côté occidental; enfin, le
troisième, les parages de Gaëte, c'est le côté septentrional.
L'île mesure dix lieues à peu près dans son contour; mais
le côté du nord en mesure plus de quatre et s'étend depuis
le golfe de Foria jusqu'aux parages de la ville qui porte le
nom de l'île elle-même. Foria et la campagne qui en dépend
sont exposés au souffle du sud-ouest et même du sud, et
surtout à celui de l'ouest et du nord-ouest. Ainsi, cette partie de l'île n'est pas convenablement placée sous le rapport
de la ventilation. La ville d'Ischia ne jouit pas d'une position
plus favorable, bien qu'elle soit dans une région entièrement
opposée. Elle forme, pour ainsi dire, une des parties du
canal par lequel le nord-ouest, le plus rapide sinon le plus

froid des vents qui règnent dans ces parages, fait irruption
dans le golfe de Naples. Avec une atmosphère ainsi exposée
à l'agitation, sans parler même de celle qu'y produisent les
vents collatéraux, ce climat spécial présente plus d'inconvénients que d'avantages. Le rivage qui réunit ces deux points
extrêmes et où se trouve la charmante station de Casamic-
ciola, présente des conditions bien différentes. Abrité du côté
du midi, découvert dans la direction du nord, il reçoit cette
dernière influence de la manière la plus directe. Cet avantage, si important au point de vue de la température, en fait
un des séjours les plus agréables pendant la chaude saison.
Sur cette côte, en effet, l'air est encore plus frais que dans
les campagnes de Sorrente et de Castellamare; il s'y
meut avec plus de force, et n'a pas à traverser, avant de
frapper la terre, les eaux attiédies du golfe campanien.
Le vent du nord est le vent de la salubrité; sur la rive
septentrionale d'Ischia, il n'est que le vent de la fraîcheur,
car il n'a pas à purifier les masses aériennes de l'infection
miasmatique. Cette condition, que ne favorisent pas généralement tous les terrains de nature volcanique, tient à la
différence de cohésion qui existe entre les matériaux de
l'Épomée et ceux du Vésuve et des autres volcans de la
campagne de Naples : les premiers sont plus compactes,
plus résistants aux causes ordinaires de décomposition (1);
les autres se désagrègent avec une grande facilité, à l'exception toutefois de certaines laves noires qui sont très solides.
Cette constitution du sol ne nuit pas à l'étendue et à la puissance comme épaisseur, des terres cultivées. Les siècles,
dans leur lente succession, ont accumulé au fond des vallées et sur le penchant des collines, un humus assez fertile
pour récompenser largement les soins du cultivateur. Ce qui

____

(1) Spallanzani, *Viaggi alle due Sicilie*. Pour les détails de la constitution géologique d'Ischia, voy. les travaux de Pilla, de Monticelli et de
Tenore.

explique surtout la fécondité sans égale du territoire, c'est la présence à haute dose, dans le terrain le plus productif, de la pouzzolane et des cendres volcaniques (1). La sève nourricière sort de cette poussière fournie par le volcan, et prépare mystérieusement le travail de végétation qui déploie les riches pans de verdure dont sont couverts les principaux sites de l'île.

Le côté septentrional d'Ischia ne peut pas être conseillé comme quartier d'hiver. Le vent dominant, joint à l'humidité qui résulte de la forme du territoire et de sa richesse végétale, présente une condition trop défavorable pour y faire séjourner les malades pendant la froide saison. Les mélancoliques seuls pourraient y trouver quelque avantage, car la campagne et la vue du golfe sont des spectacles bien faits pour exercer une heureuse influence sur les tristes préoccupations de l'esprit. Il faut cependant à ces malades un milieu moins paisible que celui dans lequel ils se trouveraient à Ischia, d'où les étrangers émigrent à la fin de l'automne. Il leur est nécessaire de vivre au milieu du mouvement et du bruit : rien ne leur convient moins que la solitude. Dans tous les cas, ce séjour ne déterminerait une amélioration qu'à la condition d'être court ; trop prolongé, il pourrait nuire. L'été, c'est-à-dire la saison qui commence vers le milieu du printemps et finit à la fin de l'automne, exige qu'on en discute les effets variés et même contradictoires. A l'occident et à l'orient, la campagne est exposée aux grands mouvements de l'air et aux caprices de la température ; au midi, les vents méridionaux donnent une grande force à la chaleur ; au nord seulement l'air est frais et quelquefois vif, sans cesser de conserver, avec assez d'uniformité, les conditions thermométriques des zones méridio-

(1) Ch. de Rivaz, *Descrizione delle acque minero-termali d'Ischia.* Napoli, 1838.

nales : la rive où règne cette dernière influence est le bon climat d'Ischia. Les modifications qu'il peut produire sur l'organisme consistent dans une tonicité modérée, dans un effet général qui ranime les forces en calmant les désordres de la sensibilité. Ainsi, les malades dont l'énergie s'est épuisée dans les fatigues de la vie peuvent retrouver à Ischia un peu de ce qu'ils ont perdu. Les femmes, chez qui la sensibilité s'exaspère si facilement et donne lieu à des névropathies si douloureuses et si changeantes qu'elles font le désespoir des médecins, se rétabliraient aussi au sein de cette atmosphère douce et fortifiante. Je dirai la même chose pour les convalescents de maladies graves qui, ne portant plus aucune trace de l'altération pour laquelle on les a traités, luttent péniblement contre un rétablissement difficile. Des affections analogues à celles qui conviennent au climat plus chaud de Sorrente, et un peu plus froid de Castellamare, peuvent recevoir de bonnes influences sous le ciel d'Ischia ; c'est au médecin à décider en présence de l'affection et du tempérament. Je dois toutefois faire observer, touchant les effets généraux du climat de l'ancienne Pythécuse, que l'air n'est pas seulement frais, il est vif et même excitant ; condition qui favorise les congestions et peut même déterminer des apoplexies chez les personnes pléthoriques. Ce caractère de l'air dépend sans doute en partie des vapeurs sulfureuses et des exhalaisons qui s'échappent sur tant de points, de ce sol volcanisé ; il dépend aussi de la liberté avec laquelle soufflent et se précipitent les vents de l'hémisphère boréal, parmi lesquels il ne faut pas oublier de compter le nord-ouest, ce fléau de la rive de Pausilippe et des beaux quartiers de Naples. Ces conditions exigent qu'on ne confonde pas les troubles nerveux et les formes paralytiques qui ne tiennent qu'à un désordre général, avec ceux qui résultent d'une altération primitive du système encéphalique. Le climat d'Ischia pourrait améliorer ou guérir les premières; quant aux autres, il les aggraverait infailliblement, si même il ne déterminait pas des effets apoplectiques.

Ces influences thérapeutiques se complètent par les eaux minérales, dont la juste renommée mérite la faveur qu'elles ont obtenue de la médecine et de la mode à qui on ne parvient pas toujours à faire accepter ce qui est bon. Elles sont très nombreuses et comprennent des sources minéro-thermales, des étuves et des bains de sable (*bagni d'arena*), qui exercent une action très puissante sur l'économie. Giulio Jasolino en compte 59, dont 35 sources, 19 étuves et 5 bains de sable (1). L'eau thermo-minéralisée se trouve en abondance sur ce sol de nature volcanique, où les feux souterrains brûlent encore, et on pourrait multiplier sans peine le nombre de ses sources actives et de ses autres bains. Mais il faut se borner à ceux dont les effets sont les moins incontestables et dont l'analyse chimique a fait connaître la composition. Ainsi, les docteurs de Renzi et de Rivas réduisent de 35 à 13 le nombre de ses sources, à 4 les 19 étuves (2); quant aux bains de sable, il n'y a guère de limite à poser. Elles se font remarquer d'abord par une très haute température qui, de 26 ou 28 degrés centigrades, limite inférieure de la source la moins chaude, s'élève jusqu'à 60. Voici leurs noms dans l'ordre que leur donne le docteur de Rivas : Pontano, les bains d'Ischia, Castiglione, Gorgitello et Cappone, Bagno Fresco, Rita, Santa-Restituta et Isabella, San-Montano, Francesco Primo, Citara, Olmitello et Nitroli. Les étuves sont celles de Castiglione, de Cacciuto, de San-Lorenzo et de Testaccio. Je rendais compte de la manière suivante (3) de leur composition qui est très variée, et de leurs effets qui agissent avec une grande

(1) *Rimedi d'Ischia.*
(2) *Ouv. cit.*
(3) **Fd. Carrière**, *ouv. cit.*

énergie. On me permettra de me citer. « La source de Pon-
« tano est acidule et résolutive , ce qui la rapproche par un
« côté de l'Acetosella de Castellamare et de l'eau de
« Sainte-Lucie. Les bains ou les sources d'Ischia, de Cap-
« pone, de San-Montano, de Santa-Restituta, de Fran-
« cesco Primo et de Citara, sont compris dans la classe des
« salins ; ceux de Gorgitello et d'Isabella appartiennent
« aux eaux dans lesquelles l'iode est représentée en quan-
« tité assez notable pour qu'il soit permis de lui attribuer
« une certaine somme d'influence. Nitroli et Castiglione
« sont acidules et ferrugineux Enfin , le Bagno Fresco est
« alcalin ainsi que l'Olmitello. » J'avais indiqué déjà l'eau
de Pontano comme résolutive, bien que sa composition paraisse lui communiquer des qualités tempérantes ; mais elle
renferme de l'hydrochlorate de soude et de l'oxyde de fer,
ce qui explique l'action fortifiante qu'elle produit sur les
viscères abdominaux , ainsi que son efficacité contre les catarrhes chroniques qui guérissent aussi par une médication
analogue. Je continuais en ces termes l'analyse de l'influence de ces eaux salutaires sur l'économie : « A un mille
« de la ville sont les bains d'Ischia , qui sont considérés
« comme stimulants de la circulation et restaurateurs de
« l'énergie musculaire ; les sels qu'ils tiennent en dissolu-
« tion , joints à l'élévation de la température, doivent don-
« ner ces résultats. L'eau de Castiglione est reconnue
« depuis longtemps pour avoir la propriété de relever les
« forces de l'estomac et d'exciter l'appétit, *languentem*
« *reficit stomachum... provocat usque famem.* L'eau de
« Gorgitello contient de l'iode et est essentiellement réso-
« lutive ; on raconte des cures merveilleuses procurées par
« les douches ou les bains qu'on prend dans cette source.
« Les paralysies s'y améliorent ou y guérissent (j'entends
« celles qui ne dépendent pas d'une lésion du cerveau) ; les
« contractures des organes du mouvement y disparaissent ;

« les engorgements scrofuleux, les tumeurs blanches, et
« enfin toutes les affections du genre atonique y trouvent
« bientôt une terminaison prompte et heureuse... La source
« saline de Cappone, qui est voisine de la précédente, mé-
« rite d'être mentionnée pour ses propriétés légèrement
« purgatives ; elle peut être, du reste, facilement rempla-
« cée. Le Bagno Fresco, qui est onctueux, a quelque analogie
« comme effet thérapeutique avec nos eaux des Pyrénées si
« souveraines contre les maladies de la peau ; les statistiques
« rapportent, sur son efficacité, une série de résultats très
« concluants. La Rita, dont la température est si élevée,
« agit à peu près de la même manière que le Bagno Fresco ;
« mais il paraît qu'elle est surtout résolutive et qu'on ne
« l'emploie guère contre les affections de l'enveloppe cuta-
« née. Enfin, San-Montano, Santa-Restituta, Francesco
« Primo et Citara ont entre elles beaucoup d'analogie,
« puisque ces sources sont renfermées dans la même
« classe ; les plus chaudes sont employées à l'extérieur, et
« les tempérées sont prises à l'intérieur : à cause de l'hy-
« drochlorate de soude et du fer qu'elles contiennent, elles
« rétablissent les forces digestives et agissent comme réso-
« lutives et fortifiantes. »

Ainsi, les eaux minérales d'Ischia sont de puissants auxiliaires de l'influence particulière du climat. En secondant
les effets de l'une par l'action des autres, on peut parvenir
à des résultats qu'il ne serait pas permis d'espérer peut-être
dans les localités le plus en renom. Il est nécessaire seulement de procéder avec prudence, et de n'avoir recours à la
médication minéro-thermale qu'après s'être éclairé sur un
choix qu'il importe de faire avec le plus grand soin. Le négliger, serait jouer sa vie ; prendre les sages précautions
que j'indique, c'est préparer un traitement qui peut mettre
un terme, quelquefois dans un court délai, à de longues souffrances et à de cruelles maladies.

CHAPITRE V.

Au revers septentrional de Mysène commence la côte
qui, en se prolongeant du sud-ouest au nord, contribue à
former le golfe de Gaëte. Cette côte, privée d'accidents et
qui s'écarte à peine de la ligne droite, continue les champs
phlégréens, et fait encore partie de la brillante Campanie.
À son origine, c'est-à-dire près du cap Mysène, elle est
bornée par les collines cultivées de Cumes. Plus loin, au-
delà du lac de Licola, se trouve un autre lac d'une étendue
plus considérable où commence cette campagne de Vico,
qui était insalubre et abandonnée par la culture il y a peu
d'années. Quelques tentatives heureuses l'ont complétement
transformée. Les eaux circulent librement jusqu'à la mer,
les marécages ont fait place à un état de consistance du sol,
qui donne peu de miasmes ou même qui n'en donne pas, et que
l'habitant fertilise, sans craindre les dangereuses atteintes
qui l'éloignaient avant ces changements. Il serait à désirer
que le roi de Naples opérât ce genre de travaux sur une
grande échelle, qu'il l'étendît sur les régions du littoral connues pour leur insalubrité; il faut tout espérer du temps, car
un progrès réussi produit une satisfaction ou un encourage-
ment qui en amène inévitablement un autre (1). Cette partie
des champs volcaniques est entièrement formée de tuf et d'un
humus plus ou moins gras, baignée par d'abondantes eaux et
par un fleuve assez important, le Vulturne, qui depuis Ca-

(1) L'architecte Rossi a publié, en 1843, un travail détaillé sur la régénération de ce territoire.

poue jusqu'à Castelvolturno , lieu de son embouchure, décrit
de nombreux méandres qui ne contribuent pas peu à former
des épanchements et à altérer les conditions hygiéniques de
l'atmosphère. Le Vulturne franchi, l'insalubrité n'est pas
encore neutralisée, malgré quelques améliorations : Mondragone et la campagne qui l'entoure pourraient être placés dans
la même catégorie que Vico. En remontant vers le nord on
s'engage dans des montagnes calcaires, au milieu desquelles
s'élève le mont Massico ; ces groupes, ou plutôt ces rameaux
parallèles, remplissent un espace peu considérable entre les
terrains tufacés de la vallée du Vulturne et la circonscription volcanique de Sessa si riche en produits plutoniens.
C'est à la limite septentrionale et orientale de cette formation que coule le Garigliano ou le Liris , comme les anciens
nommaient ce cours d'eau : au point de vue des influences
du climat, plutôt que sous le rapport géographique , le golfe
de Gaëte commence à l'embouchure du fleuve.

« Le promontoire de Gaëte, dit Breislack (1), communique,
« au moyen d'une étroite et basse plaine, avec les montagnes
« calcaires voisines qui, en se repliant mollement en forme
« d'arc, se dirigent du côté de Formia et de Mola di Gaëta,
« lieu où commençaient les délices de la voluptueuse Cam-
« panie. » Ces lignes donnent une idée précise de la forme
du golfe. Sur cet arc d'un petit développement qui commence à un promontoire qu'on franchit près du Liris , pour
s'interrompre à un autre promontoire placé à l'extrémité opposée du rivage, se succèdent sans interruption des habitations, des maisons de campagne, des villages qui se mirent
dans la mer, au milieu des touffes ombreuses de leurs jardins d'orangers. En partant des bords du fleuve, on traverse un terrain bas et marécageux semé de ruines et coupé
par quelques arches d'aqueduc. C'est Minturnes, qui fut

(1) Ouv. cit.

la scène où se passa le drame du Cimbre et de Marius ;
puis, quand l'arc se prononce davantage, apparaissent les
jardins et les premiers édifices de Mola ; dans la concavité,
Mola, et Castellone qui conserve encore une partie de l'enceinte de l'ancienne Formia ; enfin, après un affaissement
du sol, Gaëte et son promontoire qui se montrent isolés et
découverts au milieu des eaux. Par cette disposition, Gaëte
est exposée à tous les vents qui soufflent de la Méditerranée, et à ceux qui se rapprochent du nord. Cette condition disparaît sur les autres points de la courbe. Un système de montagnes qui descend en amphithéâtre jusque
dans le voisinage de la rive et fait briller au soleil les teintes
grises de sa structure calcaire, protège les parages du
golfe depuis le nord-ouest jusqu'au sud-est. Les influences
dominantes appartiennent donc aux vents austraux qui parviennent dans cette région avec les vents d'ouest, aussi directement que sur les campagnes de Baïa ou de Pouzzoles.

Les observations manquant, touchant la manière dont se
comporte la météorologie, les analogies doivent servir de
guide. L'orientation est la même, disais-je, que celle du
golfe voisin ; à Baïa comme à Mola, des montagnes ou
des accidents neutralisent ou affaiblissent l'intensité d'action
des influences septentrionales. Dans les deux territoires, les
vents qui soufflent librement, viennent par la mer et contribuent à l'élévation d'une température que favorise encore
la forme particulière du sol. Voici toutefois les différences.
La volcanicité de la région septentrionale du golfe de Naples,
qui se traduit par des phénomènes si variés, entretient une
température assez vive pour donner à l'hiver la température
du printemps napolitain. Il s'y joint une condition hygrométrique assez puissante, à cause du nombre des lacs,
des épanchements marécageux, et des émanations par masses d'eau vaporisée, qui se montrent sur tant de points de
cette surface. A Mola et dans tout le voisinage, il ne s'observe rien de semblable : il n'y a pas de centre d'évaporation

qui augmente l'humidité produite par la vaporisation des eaux
du golfe et par les conditions ordinaires des vents méridionaux. Il faut aller chercher loin l'influence volcanique ou
miasmatique ; il faut remonter le Liris où quelques marécages se montrent sur ses bords, jusqu'à la lisière du système
plutonien de Sessa, et passer les montagnes du Massico,
pour retrouver l'insalubrité à Mondragone et à Vico dans la
vallée du Vulturne. Ce rapprochement permettrait, ce me
semble, de tirer la conséquence que la température de Mola
occupe une moyenne intermédiaire entre la température de
Naples et celle de Pouzzoles ou de Baïa, et qu'il se joint à
cette différence une différence assez notable dans les conditions hygrométriques. En d'autres termes, la chaleur serait moins vive sans cesser d'être douce, elle serait légèrement humide, sans présenter cette moiteur qui caractérise
l'atmosphère des campagnes placées entre Pausilippe et Mysène. Il s'offre sur la rive occidentale de la Méditerranée
un autre terme de comparaison ; c'est au bassin de Salerne
qu'il faut aller l'emprunter. Cette ville est protégée vers le
nord, le nord-ouest et le nord-est, comme Mola. Elle reçoit
directement les influences méridionales ; les vents austraux
passent en partie, avant de parvenir à Salerne, sur le territoire insalubre de Pœstum, comme ils passent, avant de
toucher à Mola, sur les vallées miasmatiques du Vulturne.
Une autre analogie les réunit parmi celles que j'ai déjà
notées ; elle ne me paraît pas sans importance. La barrière
montagneuse qui protège la rive contre les vents du nord
forme brèche sur le golfe de Gaëte ; elle est perméable sur
le golfe Salernitain, car le passage de Nocera qui est constitué par un affaissement puissant dans le parcours de la
chaîne campanienne, ne mesure que 195 mètres au-dessus
de la mer (1), sans même tenir compte des vallées ou des ravins qui s'enchaînent les uns aux autres, du bassin de Naples

____

(1) J.-F. Schouw, *ouv. cit.*

au bassin plus méridional, et ouvrent aux influences une voie
plus ou moins facile et même assez directe. Cette communauté de rapports entre le climat de Salerne et celui de
Mola n'exclut pas cependant les différences qui les séparent.
Le plus méridional est moins chaud que le second, parce que
la ventilation boréale paraît y être plus active et plus vive,
en n'en jugeant même que par les reliefs du sol ; mais, au
point de vue de la salubrité et de l'hygrométrie de l'atmosphère, on peut les considérer l'un et l'autre comme très
analogues.

Ainsi classé comme température, au-dessus du climat de
Salerne et du climat de Naples, et au-dessous de ceux de
Pouzzoles et de Baïa, le climat de Mola di Gaëta est plus
doux que les deux premiers, et je puis ajouter aussi plus
sûr comme durée des influences, et moins moite, moins
énervant, si l'on veut, que les derniers. Il est en outre salubre
comme l'atmosphère salernitaine ; et si son air est imprégné
d'une certaine quantité d'humidité, lorsque la chaleur qui
règne sur le golfe, jointe à la prédominance des vents austraux, augmente l'évaporation, la saturation vésiculeuse
n'est pas assez forte pour affaiblir l'énergie vitale en calmant la sensibilité et en n'excitant pas le travail de la respiration. Ces explications, que je tire, il est vrai, bien moins
des faits que des comparaisons et des inductions, disent
assez, si elles sont justes, combien un climat comme celui
du golfe de Gaëte peut être utile comme moyen thérapeutique et rendre service aux malades qui accourent en si
grand nombre sous le ciel de l'Italie. On l'a déjà reconnu
sans doute ; on n'a rien fait, que je sache, pour prouver qu'on
en comprenait l'importance. On a certes le droit de se plaindre
de cette négligence qu'on s'explique difficilement lorsqu'on
visite les lieux. C'est une campagne, un site qu'on aime
dès qu'on le voit. N'est-ce pas déjà une condition favorable
pour un malade ? n'est-ce pas pour lui une disposition qui

ranime l'espérance, fait naître le courage, et favorise le travail plus ou moins efficace produit par l'action du climat? Personne, en effet, n'échappe à une impression qui se formule souvent par des phrases d'enthousiasme. A la vue de ce lac ombragé d'orangers, de ce demi-cercle d'habitations qui couvre la rive depuis les premières maisons de Mola jusqu'au promontoire de Gaëte, de tout ce paysage, éclairé par la lumière éblouissante qui fait resplendir l'atmosphère de la Campanie, l'admiration est sans bornes, la contemplation ne s'épuise pas. Cette séduction du golfe de Gaëte sur le voyageur s'exerce toujours soit qu'il vienne de Rome, soit qu'il arrive de Naples. Cette dernière limite de l'Italie méridionale est au niveau de toutes les comparaisons. Or, je le répète, le charme des lieux aurait dû provoquer les recherches des climatologistes, et surtout de ceux qui étudient les rapports d'action des climats avec l'organisation saine ou malade : il est rare que ce qui paraît beau ne soit pas bon.

La phthisie, ce nom qui revient si souvent sous la plume lorsqu'on traite du climat italien, la phthisie peut-elle éprouver quelque soulagement par le climat de Mola di Gaëta et des stations limitrophes? Avec les données qui précèdent, la question ne me paraît pas difficile à résoudre. Les influences météorologiques analysées se rapprochent de celles qui paraissent ralentir la marche fatale de la tuberculisation pulmonaire, et procéder même à un travail apparent de résolution. On peut donc répondre que le climat du golfe, à peu d'exceptions près, peut être classé parmi les climats favorables. Il y a une observation à faire ou plutôt une différence à établir pour augmenter les chances d'efficacité en diminuant les chances contraires. Les altérations pulmonaires ne présentent pas des symptômes identiques, car elles se développent sur des tempéraments très divers. Il y a des phthisiques parmi les organisations nerveuses, impressionnables ; il y en a aussi parmi

les tempéraments lymphatiques où la force vitale manque
pour résister à la naissance et aux progrès de la maladie.
Chez les premiers, l'excitation éveille des sympathies étendues et violentes, et est plus nuisible, plus dangereuse que
chez les seconds. Chez ceux-ci, en effet, les impressions
sont obtuses, et une capacité plus grande dans la sensibilité aurait été pour eux un bien au lieu de devenir un mal.
Sans entrer dans des détails plus circonstanciés sur une
question importante à laquelle je donnerai plus loin d'autres
développements, on peut, je crois, tirer d'abord, cette
conséquence. Les phthisiques de tempérament nerveux
réclament principalement un air tiède, humide, calme et
presque énervant ; les phthisiques de tempérament lymphatique s'éteindraient dans une atmosphère aussi affaiblis-
sante : il faut pour ainsi dire, que l'air qu'ils respirent con-
tienne un élément de tonicité. A ce compte, le climat de
Mola di Gaëta, qui est chaud sans présenter la tiédeur d'un
climat plus méridional, qui ne provoque pas ces somno-
lences et ces inerties de la terre classique de la décadence
romaine, serait bon ou pourrait l'être à cette dernière catégorie de malades. Je crois, d'après tout ce que j'ai vu, tout
ce que j'ai appris sur les avantages ou les inconvénients du
ciel péninsulaire, qu'ils y trouveraient de salutaires influences
pendant la saison d'hiver.

Puisque les dégénérescences pulmonaires paraissent devoir
retirer des modifications favorables du climat de Mola, il
doit produire assurément d'excellents effets sur des maladies moins compliquées qui ne se rattachent pas à des
altérations aussi redoutables ou aussi profondes. Ces
maladies sont celles qui réclament en même temps qu'un
air doux à respirer, qu'une atmosphère à l'abri des variations
soudaines et répétées, des conditions qui soutiennent les
forces sans déterminer cependant l'excitation. A cette
classe appartiennent les affections nerveuses qui se com-

pliquent d'une grande faiblesse; il faut à la fois calmer l'excitabilité et relever légèrement la déchéance de l'organisme ou du moins le soutenir. Il est souvent difficile de naviguer sans encombre entre deux écueils, qui renversent dans bien des cas les calculs des médecins et les espérances des malades. Le climat de Mola peut concilier, peut atteindre ce double résultat. Trop doux pour produire les influences toniques du ciel de Salerne, de Sorrente et de Castellamare, il peut servir avec succès à commencer un traitement qui exigerait d'abord l'influence la plus modérée. On le continuerait dans les autres stations dont j'ai déjà analysé les effets et où les influences sont plus actives. Les catarrhes, les pleurésies chroniques qui se compliquent d'une grande faiblesse, d'un épuisement profond réuni à une excitabilité plus ou moins vive, à un état presque permanent de douleur, recevraient aussi de ce climat des modifications si favorables qu'elles pourraient préparer et même déterminer la guérison. Je n'ai pas besoin de donner, ce me semble, à cette énumération, des proportions plus étendues. J'ai caractérisé le climat, j'ai dit dans quelles conditions je pensais qu'il pouvait rendre des services; une fois le cadre formé, un médecin peut, par la voie de la comparaison, parvenir à le remplir. Un malade qui aurait assez réfléchi à sa situation pour s'en rendre compte avec exactitude, ce qu'on trouve dans la société éclairée plus communément qu'on ne pense, arriverait pour lui-même, sans trop d'efforts, au même résultat que le médecin.

Le golfe de Gaëte est sur la lisière de la Campanie. Les débris qu'on y trouve prouvent que ce coin de terre avait aussi le privilége d'attirer les Romains comme le golfe de Naples, et surtout comme les sites aimés de Pouzzoles ou de Baïa. Quand on le quitte, on voit s'éclipser à regret la splendide lumière des campagnes de l'Italie méridionale. Les horizons continuent à être beaux; mais ils commencent à

devenir moins éclatants, moins radieux, et plus doux. Ils
annoncent, surtout lorsqu'on parcourt du regard, le paysage
qui n'a plus la grâce de ceux qu'on laisse derrière soi, les
tristesses des marais Pontins et les mélancoliques espaces
de la campagne de Rome.

TROISIÈME PARTIE.

CLIMATOLOGIE GÉNÉRALE DE LA RÉGION MOYENNE DE L'ITALIE.

La région moyenne de la Péninsule est comprise, comme on sait, entre l'Abruzze ultérieure et le territoire bolonais sur la face Adriatique, et entre le golfe de Gaëte et la campagne de Lucques sur la face Tyrrhénienne. Cette zone est, au point de vue de la climatologie médicale, la partie la plus intéressante peut-être de tout le territoire italien. Sur les rives de l'Adriatique, sont des cités industrieuses et riches qui se pressent sur les bords de nombreux cours d'eau et une race pleine d'énergie qui continue, sans déchoir, les montagnards abruzzois du royaume de Naples ; sur les rives de la mer Tyrrhénienne, se succèdent Rome et son territoire, l'Étrurie et ses villes populeuses, et au milieu ou dans le voisinage de déserts miasmatiques laissés dans l'abandon, ou restitués à la salubrité et à la culture par le génie courageux de l'homme. Ces deux zones latérales, baignées par deux mers différentes, sont séparées par le grand mur de calcaire et de granit qui s'étend sur toute l'Italie depuis la frontière méridionale du Milanais jusqu'aux bords de la mer Ionienne. Mais l'Apennin s'avance par des branches parallèles ou divergentes vers la rive Adriatique et vers la rive Tyrrhénienne. Il comprend donc entre ses limites qui sont marquées par les plaines les plus voisines des deux mers, de grands espaces où sont des villes populeuses, des lacs, des vallées cultivées et qui mériteraient d'être connus davantage. Ces plateaux

ou ces vallées sont trop rapprochés des croupes neigeuses,
et trop élevés au-dessus du niveau des plages maritimes,
pour que la climatologie médicale puisse y choisir de bonnes stations. La race est belle et forte dans les campagnes
apennines, elle trempe sa vigueur dans cet air oxygéné qui
est en même temps froid et agité ; il faut lui ressembler ou se
rapprocher de ses conditions physiologiques, pour se bien
trouver dans les mêmes lieux. Ce ne sont pas les tempéraments délicats ou les organisations altérées qui vont hiberner sous le ciel de la Péninsule, qui pourraient affronter ces
régions, où la beauté de la lumière italienne n'exclut pas
l'inconstance et même la rigueur des climats septentrionaux.

En sortant de Mola, on franchit un col qui fait partie de
l'enceinte calcaire dont les stratifications protégent le golfe
de Gaëte ; si on s'écartait de la route qui mène à Terracine pour se diriger vers le nord-est, on entrerait dans
cette vallée du Sacco, traversée par le Liris qui se prolonge
jusqu'aux montagnes les plus voisines de la campagne de
Rome. Itri est la première ville qu'on trouve sur son chemin, après Mola ; Fondi est la dernière ou du moins la plus
importante avant de toucher à cette Anxur de l'antiquité
romaine, nom qui s'est effacé sous celui de Terracine. Depuis Itri jusqu'au-delà de Fondi, le chemin est accidenté,
les roches calcaires se continuent, et dans les espaces resserrés entre les parois des montagnes, on oublie la nature
italienne si riante, si gracieuse, car celle-ci ne lui ressemble pas. Quand le chemin sort des montagnes où il est engagé pour border la plaine qui se continue avec la plage, l'œil
s'arrête tristement sur des nappes d'eau marécageuse, et
sur un lac à large surface, qui annoncent l'approche des
marais Pontins. A quelques milles de là, on entre à Terracine, qui forme la limite méridionale des États de l'Église ;
et c'est sous les murs de l'antique Anxur que commence à
se dérouler cette plaine insalubre dont l'étendue se prolonge

jusqu'au pied des accidents montueux de Cisterna, de Velletri et d'Albano.

Terracine est appuyée contre le mont Cacume, qui fait
toujours briller au soleil, comme du temps d'Horace, les
calcaires blanchâtres qui se montrent sur ses flancs dépouillés (1). Si on tire une ligne de cette montagne à la mer
dans la direction du nord-est au sud-ouest, elle coupera dans
toute sa longueur, le promontoire qui sépare la campagne
de Fondi de la plaine Pontine. Ce promontoire porte le nom
de Circé, car la montagne qui le termine à son extrémité
austro-occidentale était autrefois l'île de l'enchanteresse
qui fit subir aux compagnons d'Ulysse, d'après le récit
d'Homère, une si singulière transformation. Ainsi, dans
l'antiquité, le promontoire, loin de mesurer huit lieues à
peu près depuis le mont de Circé jusqu'au Cacume, était intercepté dans la plus grande partie de son étendue par un
bras de mer qui détachait l'île de la terre ferme. Cet événement n'est pas même contemporain de la période romaine ;
ce miracle, comme l'appelle Pline le naturaliste (2), était
depuis longtemps consommé à l'époque où il écrivait. Les
marais Pontins, qui ont gagné en espace ce que la mer a
perdu sur le côté septentrional et occidental du promontoire,
se sont donc agrandis depuis la révolution qui s'est opérée
dans cette région du littoral. Des points culminants comme
la montagne de Circé ou le mont Cacume, le regard peut
embrasser tout le bassin dont tout le monde sait le nom,
mais dont on se fait rarement une juste idée. Des montagnes forment, depuis Nettuno qui est placé sur la côte jusqu'au promontoire, un vaste arc de cercle, dont la corde est
dessinée par les eaux bleues de la mer. Tout l'espace compris entre ces limites est coupé par des sources et des rivières
à la marche lente et aux détours multipliés, et par de nom-

(1) *Impositum saxis late candentibus Anxur.*
(2) *Ouv. cit.*

breux canaux, destinés à recueillir les eaux supplémentaires
comme celles qui proviennent des pluies ou qui résultent
des débordements. Tout ce système hydrographique tend
vers le rivage sous des angles plus ou moins ouverts, ou
plutôt jusqu'à une ligne de dunes dont les brèches livrent
passage à ces différentes masses d'eau. Entre les dunes et
la mer, une série non interrompue de lacs plus ou moins profonds, et aux bordures marécageuses, continue les mêmes
conditions jusqu'à l'extrémité de la plage. Rien ne serait
plus triste que ce spectacle si le sol était dépouillé ; il n'y a
de nu, que la ligne de montagnes qui s'élève entre les marais et la vallée du Sacco, car elles ont perdu leur chair,
comme le dit de Prony (1), au profit des terrains qu'elles
dominent. La plaine tout entière est recouverte par une
vigoureuse végétation. A peine si quelques champs foulés
par les troupeaux de buffles et assez favorablement placés
pour n'être pas marécageux, jettent quelques teintes grises ou
blanches sur ce vaste tapis de verdure. Les arbres rares, sur
les montagnes, augmentent dans le voisinage de la mer, où
ils se groupent en épaisses forêts, et laissent même deviner
par les espèces qui les composent, qu'ils sont les ruines
végétales des jardins et des bois de luxe qui se pressaient sur
ces bords. Un seul accident important tranche avec vigueur
sur cette uniformité, c'est la chaussée en ligne droite, élevée
au-dessus du niveau du sol, et traversée de distance en
distance par des ponts anciens ou des ouvrages modernes,
qui forme l'unique route des marais. Elle n'est pas déchue
de ce qu'elle fut sous la domination romaine ; la voie Appienne des temps modernes mérite toujours, comme celle
de l'antiquité, le nom de reine des voies, *regina viarum*,
malgré la disparition des monuments qui la bordaient.

Des questions se présentent en foule à l'esprit de l'ob-

----

(1) *Description hydrographique et historique des marais Pontins*. Paris,
1822, in-4° avec atlas.

servateur à la vue de cette plaine. Comment le sol s'est-il constitué? Comment les trente-trois villes qui s'y trouvaient et qui ont disparu par un autre miracle, comme l'écrit Pline, après avoir cité le miracle du promontoire de Circé, comment ont-elles pu se fonder et subsister sur un terrain où sont réunies toutes les conditions défavorables à la salubrité publique? Enfin, comment les Romains eux-mêmes qui connaissaient l'influence miasmatique des marais Pontins, pouvaient-ils habiter, sans danger, les maisons brillantes qui couvraient la côte, et dont on voit encore les débris ou sur le bord, ou dans les eaux mêmes de la mer? Je répondrai plus tard avec détail, lorsque je traiterai du climat de cette lisière miasmatique qui occupe une si grande partie du littoral de la Méditerranée. En attendant, qu'on me permette de jeter un coup d'œil historique sur les tentatives qu'on a faites pour avoir raison de cette insalubrité; on y prendra une idée de la résistance que leur ont opposée ces lieux dégénérés depuis tant de siècles.

Les marais Pontins étaient habités par les Volsques, au temps de la fondation de Rome. La culture présentait alors les meilleures conditions, car le pays était à la fois fertile et sain. Il paraît que les Volsques vivaient sous une constitution fédérative; désunis par la nature de leur gouvernement, il fut facile à l'unité romaine de les conquérir. La victoire, en saccageant les villes, diminua les populations; et le sol fut abandonné à lui-même, soit que le découragement se fût emparé des débris de la race indigène, soit que les Romains les eussent dispersés suivant leur habitude, loin de la terre des aïeux. La détérioration de la surface comprise entre Nettuno, le cap de Circé et les montagnes qui bordent le fond du bassin, dut commencer à cette époque. Du temps d'Appius Claudius, la déchéance s'annonçait autant par l'existence des marécages, que par les effets morbigènes qui en étaient l'inévitable suite. Ce fut lui qui jeta, sur le grand diamètre de cette plaine, la voie magnifique qui porte son nom. Un siècle et demi plus tard, le consul Céthégus exécuta des travaux d'assainissement dont il serait difficile de déterminer l'espèce. Jules César voulut continuer l'œuvre, mais il ne s'arrêta qu'à la pensée. Plus heureux que son prédécesseur, César Auguste réalisa ses intentions, et une fosse, qui porte encore le nom impérial, en a conservé la diposition générale. Nerva, Trajan et d'autres peut-être, marchèrent sur la trace de leurs devanciers, et furent les auteurs de ces ponts ou de ces constructions réticulaires, élevés pour supporter des routes et pour diriger des eaux. A la fin du régime impérial, toutes ces tentatives d'amélioration cessèrent ; les invasions inondèrent le sol romain, le siége de la puissance fut transporté du Latium sur les rives du Bosphore, et il faut reporter à cette période la dégradation qui s'opéra sur la lisière de la mer. Là, je l'ai déjà dit, il y avait des jardins magnifiques et des maisons comparables à celles qui couvraient les rivages de la Campanie ; depuis leur ruine, cette frontière maritime de la plaine insalubre a des dangers aussi grands que les bas-fonds marécageux qui côtoient la voie Appienne. Théodoric, qui avait un palais sur le Cacume, voulut reprendre la grande œuvre dont les difficultés avaient augmenté depuis la chute de l'empire ; il chargea de ce soin le patrice Décius. Il paraîtrait que les ordres du maître reçurent leur exécution pendant une période d'années qui s'étend depuis la fin du vi^e jusqu'au commencement du viie siècle : si on en croit une inscription lapidaire découverte à Terracine, les efforts furent couronnés cette fois du plus brillant succès.

Le temps s'écoule sans de nouveaux travaux. Léon X et Sixte V entreprennent des améliorations importantes, l'un au commencement, l'autre à la fin du xvie siècle ; mais celles qui ont produit une révolution réelle dans l'économie et les conditions hygiéniques du territoire ont été

exécutées de 1773 à 1796, par le pape Pie VI. M. de
Prony, à qui j'emprunte ces détails historiques, dit que ce
pape avait tellement à cœur cette œuvre si grande et si
difficile, qu'elle se poursuivit sous sa direction. La dépense
fut considérable; elle peut être évaluée à 9 millions de
francs. Mais qu'est cette somme en présence du mal dont
il était si urgent de combattre énergiquement les causes?
« D'après des rapports qui m'ont été faits par des personnes
» dignes de foi, dit M. de Prony (1), une partie des habi-
» tants du centre des marais avait, avant 1777, des chairs
» sur la surface entière du corps tellement œdémateuses et
» le système musculaire tellement dépourvu d'élasticité,
» que l'empreinte du doigt appuyé sur la peau y laissait
» un enfoncement qui ne s'effaçait qu'après un espace de
» temps sensible. » Les ouvrages du pape Pie VI ne firent
pas disparaître entièrement l'insalubrité, bien loin de là.
Mais, au moins, cette œdématie des formes, cette décomposition lente des liquides vitaux, cette altération progressive des tissus ne se présentèrent plus à l'état d'endémie, ou
plutôt comme caractère général des malheureux habitants
de cette plaine. Les forces organiques étant moins compri-
mées, on put enfin soutenir une lutte contre le mal et remporter sur lui des avantages. Je suis heureux de placer à côté
de celui qui a tant fait pour la régénération du sol marécageux de la région méridionale du Latium, le savant qui lui
rend une éclatante justice. Un Français, M. de Prony,
l'une des gloires de notre Institut, sans autre intérêt que
celui de la science, et le dirai-je aussi, mû sans doute par
cette charité du cœur qui inspire et dirige quelquefois les
grandes témérités de l'esprit, s'est voué à son tour à cette
grande entreprise. Il s'est emparé de ce sol, l'a étudié avec
le plus grand détail, dans sa nature, dans sa forme et dans
la plupart de ses conditions; il a trouvé pour cette surface

(1) *Ouv. cit.*

un système de canalisation où toutes les données du problème de l'écoulement des eaux est calculé avec la plus
grande rigueur mathématique; il a complété les intentions
de Pie VI en mettant sur son œuvre ce qui lui manquait,
le sceau de la perfection. La pensée existe, elle est formulée, et elle contient en puissance la régénération des
marais Pontins, c'est-à-dire le rétablissement de la salubrité, et la révolution hygiénique qui s'y rattache. Quelle
main la fera passer à l'état pratique? Cette main est connue; un pape qui civilise les hommes, ne négligera pas le
soin de la civilisation du sol. Les campagnes saines et cultivées entretiennent l'énergie des races. Quand cette énergie
ne périclite pas, l'esprit peut avoir ses défaillances, mais il ne
tombe jamais dans cette torpeur, qui se refuse aux devoirs
de la vie sociale et ressemble si bien à la mort.

Je ne fais qu'effleurer la question des lieux insalubres.
J'ai seulement pour but d'analyser les conditions générales
du climat, pour préparer ceux qui me suivent dans ce voyage
rapide, aux détails dans lesquels j'entrerai plus loin. Nous
voici près du centre du territoire latin. Le Cacume s'abaisse
au bout de cette longue voie qui coupe la plaine maremmatique. Le chemin, dont les premières assises datent du
consul Appius, dévie au-dessus de Cisterna, limite septentrionale du bassin. Une échancrure qui fait brèche sur le sol
devenu montueux, laisse passer la voie consulaire. Quel
merveilleux changement s'opère sur cette lisière des monotones solitudes qu'on vient de quitter! Les ombrages se
multiplient, les cultures déroulent leurs richesses, et les
groupes d'habitants qu'on rencontre ont cet air d'aisance et
de santé qui se trouve dans tous les lieux où la fécondité du
terrain ne nuit pas à la salubrité de l'atmosphère. Le paysage est ravissant; des bois s'étendent d'une part jusqu'à
Nettuno, de l'autre, vers les montagnes du continent jusqu'au-delà du mont Albane et à l'origine de cette vallée du

Sacco qui est limitrophe de la plaine basse des marais Pontins. Le caractère à la fois riant et pompeux de ces sites se complète par de nombreux cours d'eau qui descendent rapidement les pentes des accidents montueux, et par deux lacs, ceux de Némi et de Castel-Gandolfo, si souvent chantés par les poëtes, et que le pinceau a reproduits de tant de manières. Les arbres qui s'étendent en forêts épaisses ou qui se groupent çà et là en massifs plus ou moins serrés, ne diffèrent pas essentiellement de la végétation de l'Italie méridionale; sous quelques rapports le Latium continue la Campanie, ou y prépare, par ses aspects, le voyageur qui vient de Rome. Les orangers sont absents ou bien rares, il est vrai. Depuis Fondi et la campagne de Terracine, cet arbre magnifique par son feuillage brillant et ses fruits d'or a presque disparu. Toutefois, les chênes-liéges, les lauriers, les myrtes, et surtout le pin parasol qui peuple les collines et les lieux boisés des campagnes latines, forment les principales espèces de cette végétation qui est aussi puissante dans cette région que dans les parties les plus fécondes de l'Italie. Cette fécondité ne surprendra pas lorsqu'on connaîtra la nature du sol; les terrains sont volcaniques. Le promontoire qui se détache de la naissance de la vallée du Sacco, ou plutôt des massifs les plus voisins de l'Apennin et qui aboutit à la mer, est d'origine plutonienne. La terre ne présente pas cette couleur cendrée qu'on remarque dans les campagnes de Pouzzoles; l'humus végétal qui recouvre les gisements solides ressemble au sol argileux et gras du fond des vallées. Mais les solutions de continuité qui encaissent les chemins, et avant tout la forme des reliefs qui accidentent toute la région, mettent sur la trace de la cause. Elle est dénoncée d'ailleurs de la manière la plus visible par les lacs placés sur les plans élevés, car ils occupent des bassins qui ont la régularité du dessin circulaire des cratères. Malgré les dégradations que la culture leur a fait subir, rien n'est moins douteux que l'origine de ces cônes dont les sommets contiennent des eaux au lieu de jeter du feu.

Depuis son point de départ dans le continent jusqu'à son affaissement près le rivage maritime, ce promontoire si magnifiquement boisé est le rempart naturel que les conditions du sol péninsulaire ont fait surgir entre les marais et la campagne de Rome. Le côté Pontin regarde le midi et les points collatéraux de l'horizon ; le côté Romain présente une orientation entièrement opposée. C'est sur ce revers que se trouve Albano, au moins en grande partie, car l'ancienne Albe, qui mérite par la longueur de sa principale rue, l'épithète que lui avaient donnée les anciens, s'étend sur une échancrure entre les sommets du côté Pontin et l'origine de la pente qui conduit dans les campagnes limitrophes ; plus loin sont Frascati, Tivoli, et toutes ces fraîches demeures que les vents boréaux entretiennent dans une agréable température pendant les vives ardeurs de l'été.

Je ne passerai pas outre sans parler d'un monument d'hygiène publique, qui prouve combien les Romains avaient de la prévoyance sous le rapport de la distribution des eaux et de la salubrité. Un long canal émissaire creusé dans les flancs du cône fait communiquer le lac de Castel-Gandolfo avec la lisière de la plaine ; il fut construit pour servir de réservoir pendant les époques des crues et pour les besoins des irrigations : les circonstances de cette fondation sont trop curieuses pour ne pas les rapporter. J'ai déjà dit que les Romains employaient la religion comme moyen d'action pour faire régner le respect des lois ou des traditions hygiéniques ; j'ai donné pour exemple cette conservation des bois et des forêts, imposantes masses de végétation qui défendaient le sol, protégeaient les plaines et alimentaient les rivières. Le même moyen fut mis en œuvre pour créer le monument souterrain du lac de Castel-Gandolfo. L'armée assiégeait Véies, et la ville ne se rendait pas. Pendant ce temps il se passa un phénomène assez surprenant pour une époque qui n'était pas encore initiée aux sciences physiques ; le lac atteignit subitement un niveau très considérable malgré l'absence des pluies. Un aruspice consulté déclara que la ville se rendrait si on parvenait à ouvrir une issue qui dégageât les eaux sans les conduire à la mer. Le travail fut poursuivi avec le zèle, avec l'ardeur qu'on aurait mise à monter à l'assaut, et le trop plein s'écoula pour aller féconder les basses terres qui s'étendaient au pied du volcan. Je n'ai pas besoin d'ajouter que la ville fut prise (1). Pour la foule, la construction de l'aqueduc souterrain pouvait ne paraître qu'une bizarre exigence du génie de Rome, ou d'un dieu de l'Olympe ; pour les hommes sérieux, l'eau du côteau d'Albe s'écoula pour servir les intérêts de l'agriculture, et non pas ceux des assiégeants (2). D'autres monuments semblables ne furent pas construits, sans doute, pour des motifs analogues ; mais les Romains, qui aimaient à élever leurs maisons sur les rives de ces mers intérieures, avaient soin de veiller à ce que les lacs conservassent dans leurs niveaux une certaine régularité. Le lac Fucin, qui se rapproche de la ligne centrale de l'Apennin, est flanqué aussi d'un merveilleux canal émissaire dont les assises sont assez solides pour fonctionner aujourd'hui comme il y a deux mille ans. La grotte de la Sybille, qui est entre le territoire de Cumes et l'Averne sur la mer de Naples, ne servait-elle pas d'aqueduc comme les hypogées monumentales du Fucin et de Castel-Gandolfo, malgré les raisons qui pourraient jeter quelque doute sur cette hypothèse. Cette parenthèse est peut-être un peu longue ; on me la pardonnera, ou plutôt on la comprendra, car je ne suis pas sorti du sujet que je traite en découvrant les causes qui poussaient les Ro-

(1) Valery, *ouv. cit.*
(2) *Ita aqua albana deducta ad utilitatem agri suburbani, non ad arcem urbemque retinendam* (Cicéron, *De divinitate*).

mains à imprimer un cachet de grandeur et presque d'éternité
à ces œuvres élevées dans le double but de servir les intérêts
de l'hygiène publique, et d'alimenter la richesse nationale.

A l'extrémité septentrionale de la longue rue d'Albano,
on se retrouve sur la voie Appienne qui, dans cette partie,
est bordée de haies vives, derniers vestiges de la vigoureuse végétation qui couvre la plaine marécageuse et le
promontoire Albain. Là, un nouveau spectacle impatiem-
ment attendu, se présente; la campagne de Rome apparaît
dans toute sa tristesse et sa majesté. Les yeux se portent
avidement vers le fond du bassin pour y découvrir les
coupoles et les clochers de la ville éternelle. Ils s'arrêtent
bientôt sur le dôme et la croix d'or de Saint-Pierre, cet
inépuisable foyer de lumière qui vient de se rallumer. A
cette vue, rendue confuse par la distance, l'émotion du
cœur, se joint au trouble de l'esprit; il faut attendre un
moment que le trouble s'apaise pour se recueillir et pour
bien voir. La plaine que parcourent les eaux du Tibre est
grise et sans ombre; elle est coupée par intervalles de plis
de terrain ou recouverte çà et là de collines basses et régulièrement arrondies comme si elles étaient faites de main
d'homme. A l'exception du mouvement qui jette quelque
animation sur la voie Appienne, les bords du fleuve et les
autres voies qui rayonnent autour des murs de la cité, la
vie semble s'être retirée de ce désert. Les seuls habitants
consistent dans des troupeaux de brebis aux longues laines
et des compagnies de buffles, ralliés les premiers par de
pâles enfants dévorés par la fièvre, les autres par des gardiens à cheval, à l'allure martiale et au regard plein de
fierté. Il serait difficile d'exprimer l'effet que produisent
sous le soleil italien et sur ce sol aride et blanchâtre les
masses noires des troupeaux de buffles, formant des groupes mobiles au milieu des arceaux interrompus des aqueducs, et des restes des temples ou des tombeaux. Ces

accidents réunis à la silhouette vaporeuse des murailles et des monuments de la ville, ne suffisent pas à affaiblir ce caractère de profonde solitude et de triste monotonie qui s'étend sur la campagne tout entière. Il manque à cette surface, la variété de couleurs qui naît de la différence des cultures et de la richesse de la végétation.

Le bassin de Rome a plus de longueur sur la rive de la mer, et surtout plus de profondeur entre la plage et les montagnes, que le bassin des marais Pontins. Il est borné au nord, c'est-à-dire dans la direction du territoire étrusque par la chaîne du Cimino, longue arête aux dentelures aiguës, aux flancs chargés encore de quelques beaux restes de bois primitifs. Cette chaîne se continue jusqu'à ces monts de la Sabine, près desquels s'élève le cône irrégulier du Soracte, et qui ferment la campagne romaine du côté de l'Apennin. Les monts Albains font suite à ce système, et continuent les montagnes jusqu'à Nuttuno et Antium, c'est-à-dire jusqu'au sud et au sud-ouest. La rive qui s'étend depuis la limite des monts Albains jusqu'au cap Linaro, près de Civita-Vecchia, forme une double échancrure, dont le rivage d'Ostie rattache les deux extrémités ; c'est la partie libre de la campagne. Par là, s'engagent les vents qui soufflent de la plage Pontine, de la mer Tyrrhénienne et de la bordure maritime de l'Étrurie. Il faut porter le regard sur les niveaux élevés qui se succèdent depuis le cap Linaro et Antium jusqu'aux montagnes de la Sabine, et sur les derniers plans qui sont les sentinelles avancées de la barrière granitique de l'Apennin, pour conjurer la monotonie de la plaine où ces grandes aspérités ont leur point d'appui. Les villes y dessinent leurs blancs édifices, les maisons de campagne y étalent leurs longues terrasses ; à l'exception de quelques régions frappées de nudité, les cultures s'y pressent et les crêtes montagneuses s'y couronnent du pin parasol qui a tant d'élégance dans la forme et dans le port.

L'ossature de ces montagnes est en grande partie volcanique. J'ai déjà dit que les monts Albains présentaient cette constitution qui se manifeste encore par de puissantes coulées de lave, dans les régions plus avancées de la campagne romaine. Le Cimino qui fait face au système Albain n'a pas d'autre origine ; les laves, les basaltes et les autres produits plutoniens la feraient découvrir aussitôt sans cette forme conique, qui est le caractère distinctif des volcans, sans ces accidents irréguliers qui dénoncent avec le nombre indéterminé des bouches ignivomes, la violence et la multiplicité des éruptions ; enfin sans les lacs qui sont assez nombreux dans cette partie du territoire, et dont les eaux reposent aussi au fond d'anciens cratères. Ces conditions géologiques s'interrompent au fond de la campagne, dans les parties de l'enceinte qui sont le plus éloignées de la mer. Les terrains prennent le caractère des formations secondaires, à mesure qu'on pénètre dans les régions supérieures, et préparent aux roches granitiques qui reparaissent dans l'Apennin. La configuration du bassin Romain, déterminée par le concours de ces trois chaînes de montagnes et des parages de la mer Tyrrhénienne, peut être rapportée à celle d'un immense trapèze dont le Cimino formerait la base la plus longue ; le système Albain, le côté le plus court, la chaîne Sabine, l'arête transversale, et la mer, le côté vertical.

Comme origine, la plaine n'est pas sans ressemblance avec les montagnes volcaniques qui s'élèvent au nord et au midi. On remarque de distance en distance, quand on la traverse, des matériaux d'origine plutonienne ; mais ils disparaissent à mesure qu'on s'éloigne des monts. La terre végétale, ou plutôt la poudre grisâtre qui s'étend tristement sur la campagne, les cache entièrement. Cependant, les caractères volcaniques se dénoncent en quelque sorte par les courants d'eau minérale qui s'égarent dans les terres, abandonnés qu'ils sont aux hasards de leur écoulement. Celui qui laisse exhaler l'odeur la plus marquée de sulfure est le courant qui traverse la voie Tiburtienne vers le milieu de sa longueur. La constitution plutonienne, on le sait déjà, se prononce entièrement dans le sein de la ville elle-même ; les sept collines de Rome ont reçu leurs matériaux solides des bouches brûlantes des volcans. En s'avançant, du milieu de la plaine ou de la rive gauche du Tibre, dans la campagne de la rive droite, on voit les plis du sol se prononcer davantage, les ondulations devenir des collines, et celles-ci servir d'échelon à d'autres collines plus élevées, derrière lesquelles se dessinent les montagnes du Cimino. Le paysage est toujours triste, quoique plus accidenté ; le désert se continue. Mais peu à peu un nouveau caractère se prononce, caractère à demi sauvage, qui exprime encore avec quelque énergie, la terreur superstitieuse qui planait sur ces lieux lorsque de grands bois séparaient le domaine romain du domaine étrusque. Ne franchissons pas encore le Cimino, car nous n'avons pas jeté un coup d'œil sur toutes les parties de cette grande solitude.

La partie orientale du bassin, celle qui s'étend aux pieds des montagnes de la Sabine, n'a pas cette aridité particulière des autres régions ; elle prépare à cette richesse végétale qui distingue le territoire Sabin parmi les plus productifs et les mieux cultivés des États du pape. Le contraste le plus frappant se montre, au contraire, lorsqu'on se dirige vers la mer, en laissant derrière soi la chaîne de la Sabine et les sommets élevés de l'Apennin. Des herbes souillées par les débordements, quelques arbres, débris plus ou moins conservés des plantations d'un autre âge, couvrent les rives du Tibre jusqu'à son embouchure, à Ostie. Des deux côtés, végétation rare, ou absence complète de végétation ; la terre aride et grisâtre, et le sable dans le voisinage de la mer, voilà ce qui domine. Des vestiges des anciens bois et de vertes pelouses se montrent dans un espace assez limité, entre la campagne proprement dite et la marge de sable que les atterrissements ont ajoutée au sol ; c'est un souvenir du passé qui ne change en rien le caractère de désolation du présent. D'ailleurs, si la terre perd de son aridité en revêtant quelques lambeaux de sa parure végétale, l'air contracte et conserve les conditions les plus marquées d'intoxication. Des épanchements marécageux, suite des inondations presque annuelles du Tibre, se montrent çà et là sur les bords du fleuve ; d'autres eaux immobiles, représentées par des lacs de grande surface ou des marais entretenus par des ruptures d'aqueduc et le désordre des niveaux, existent aussi sur divers points de la campagne jusqu'au pied des montagnes. Toutefois l'insalubrité, quelque active qu'elle soit, n'est pas aussi intense que sur la rive maritime. Depuis Antium jusqu'à Civita-Vecchia, et surtout à Ostie, qui est placée vers le milieu de cet intervalle, l'existence est presque impossible. Vivre et se perpétuer sont un problème qui se résout depuis des siècles par la diminution progressive de la population.

Les causes générales qui ont modifié le sol de l'Italie sous le rapport de la salubrité et de l'agriculture, ont agi particulièrement sur la campagne de Rome et contribué à sa désolation. Il s'y joint une cause de plus, cause toute politique, et qui consiste dans la manière dont la richesse agricole fut distribuée aux tenanciers avant et depuis l'établissement papal. La période romaine, par son mode de possession territoriale, prépara les coutumes des siècles postérieurs. Si les Romains, en effet, n'avaient d'abord le droit de posséder que 2 *jugera* (33 ares), ils finirent par pouvoir étendre leurs domaines et les agrandir assez pour leur donner des contenances qui n'avaient plus de limites. Alors les *latifundia*, les grands domaines furent créés. Leurs puissants propriétaires, sénateurs pour la plupart, y placèrent des familles de clients qui remplissaient les fonctions de fermiers , ou des troupes d'esclaves qui servaient plutôt au luxe domestique qu'aux soins de la culture. La conquête acheva ce que les mœurs nouvelles avaient préparé. Enrichis des dépouilles des vaincus , pourquoi ces opulents propriétaires se seraient-ils occupés de l'administration de leurs terres ? Tout au plus cultivaient-ils la vigne qui exige moins de soins que le froment. N'avaient-ils pas l'Égypte et la Sicile pour les fournir de céréales, et toutes les populations tributaires n'étaient-elles pas obligées d'arroser un sol quelquefois ingrat , pour nourrir leur indolente oisiveté? Le danger de l'abandon du territoire était devenu si imminent pendant les derniers temps de l'Empire , qu'il faisait l'objet de la préoccupation des bons esprits et des citoyens clairvoyants. Domitien publia un édit pour limiter la culture de la vigne, afin de revenir à la culture du froment (1). Symmache blâme les Romains d'abandonner le goût et la pratique des travaux agricoles pour se faire nourrir par des étrangers ; il conjure le prince de rassurer plutôt la ville par la réalité que par espérance , en ne l'abandonnant plus à l'incertitude des vents qui éloignaient ou pressaient l'arrivée des vaisseaux chargés des blés de la Sicile et de l'Asie (2). Le poëte Claudien, tremblant pour l'avenir de Rome , s'adresse au ciel en présence de cette indifférence qui fermait l'oreille à tous les conseils et résistait même à tous les édits , et lui demande de protéger les enfants de Romulus contre les extrémités de la famine (3). C'est ainsi que se prépara un abandon qui eut bientôt fait contracter à la terre l'apparence de la stérilité ; c'est ainsi que se formèrent ces conditions insalubres qui devaient frapper l'atmosphère d'infection.

(1) Suetonius, *In vitâ Domitiani.*
(2) *Lettre de Symmache à Théodose.*
(3)   « Roma precor ; miserere tuæ,
      » Pater optime , gentis ;
      » Extremam defende famem.
      CLAUDIANUS, *de Bello Gildonico.*

Les Romains du moyen âge et des siècles plus avancés,
furent fidèles aux traditions anciennes. Les grands domaines
se reformèrent entre les mains de l'aristocratie papale ; le
népotisme et les couvents se taillèrent de vastes possessions
sur tout le territoire compris entre la limite méridionale du
Cacume, le pied de l'Apennin qui borde à l'orient la vallée
du Sacco, la chaîne de la Sabine, la lisière du pays des
Etrusques et la mer. Les couvents ont eu jusqu'à présent
d'immenses propriétés ; quant aux nobles tenanciers dont
les possessions comprenaient des surfaces plus étendues que
quelques uns des cercles des États d'Allemagne, on peut
citer dans leur nombre les Colonne, les Orsini, les Savelli,
les Frangipani, les Annibaldeschi, les Gaëtani et d'autres
noms nobiliaires qui ne furent pas moins bien partagés dans
cette distribution toute féodale (1). La continuation des anciens
errements devait nécessairement produire des effets semblables. Les fautes des Romains de l'antiquité ne firent donc
que s'aggraver pendant la période historique qui suivit. Le
sol fut cultivé sans doute, mais avec ce procédé d'intermittence qui le laisse longtemps en jachère lorsqu'il a donné
quelques produits, et avec cette imperfection inexplicable
qui n'en soumet à la culture qu'une faible portion lorsqu'il
pourrait être entièrement mis en rapport. Ce système, con-
tinué avec une constance qui ne s'est pas démentie, et favorisé dans ses effets par des négligences de tous les genres,
a largement porté ses fruits. Des terres composées pour
être fécondes, pour récompenser abondamment les faciles
soins du cultivateur, sont nues comme des terres stériles ou
surchargées d'une végétation de broussailles et d'herbes
à marécage, comme dans ces plaines de l'autre hémisphère
où l'homme n'a jamais demeuré. Heureusement, une puissante réaction s'opère. Le Vatican est animé de cet esprit

(1) De Sismondi, *Études sur les sciences sociales*, t. III.

nouveau qui régénère la vitalité d'une population et change l'aspect d'un territoire. Il a déjà rajeuni les hommes ; il faut que ceux-ci exercent une influence analogue sur le sol. En servant les intérêts de l'Etat, ils travailleront pour le bien de la santé publique et pour l'avenir de la race, c'est-à-dire pour les glorieuses destinées du pays.

Franchissons maintenant le bassin où s'élèvent les dômes de la ville éternelle, et que traverse, depuis les montagnes jusqu'à la mer, ce Tibre aux eaux bourbeuses, toujours semblable au Tibre du temps des Tarquins.

Un nouveau bassin succède à celui qui comprend la campagne de Rome. Il a d'autres dimensions et une autre plan ; il présente d'ailleurs de nombreuses modifications dans la topographie qui se distingue par une grande irrégularité. Le bassin des campagnes étrusques est borné au midi par le Cimino qui forme la paroi septentrionale du bassin Romain, à l'est par la ligne principale et les prolongements latéraux de l'Apennin, à l'ouest par les parages de la mer Tyrrhénienne, et enfin au nord par cette courbure de l'Apennin Toscan qui se prononce pour former la chaîne de la Ligurie. La distance entre le nord et le midi de cette partie du territoire, surpasse la distance comprise entre le Cimino du bassin de Rome et l'extrémité méridionale des marais Pontins ; en d'autres termes, l'ancien Latium mesure moins d'étendue que l'ancien territoire Étrusque. La disposition et la nature géologique du nouveau bassin se distinguent aussi par des différences très marquées, comparativement à la campagne Romaine. On n'ignore pas, en effet, si on ne l'a pas oublié, que les montagnes qui dominent les plaines Latines sont privées à quelques exceptions près, de prolongements latéraux ; la plaine commence presque à leur pied et se termine au bord de la mer par des accidents qui sont des collines sans importance. La composition des terrains est granitique ou calcaire dans les montagnes ; elle devient volcanique dans les parties du territoire plus rapprochées de la plage ; elle est caractérisée par du diluvium ou des marnes argileuses dans la plaine et dans les bas-fonds. Dans les campagnes Etrusques, un grand espace sépare la chaîne de l'Apennin des rives maritimes ; et cet espace est rempli , ou par la plaine qui n'occupe souvent qu'une marge assez étroite et assez irrégulière dans la disposition de ses reliefs, ou par une succession de montagnes , de plateaux et de vallées , qui forment les échelons de la chaîne centrale. La géologie correspond à cette variété de formes par la variété de ses produits. Les plaines voisines de la mer et le pied des collines présentent la composition qu'on connaît déjà ; mais les matériaux d'origine volcanique s'y font remarquer par une diversité d'échantillons très comparable à celle des campagnes Vésuviennes , et contribuent à constituer les parties montueuses du territoire. Les principaux terrains sont formés par la craie , et des calcaires de composition différente qui se succèdent jusque dans les zones les plus élevées de l'Apennin. Cette distribution du sol en fait pressentir le caractère. On peut le diviser, sous ce rapport, en deux régions distinctes, la région maritime et la région montueuse. L'une, la première, est plus ou moins en proie au fléau qui règne sur la lisière occidentale de l'Italie , ou en présente les conditions topographiques. L'autre, la seconde, est exposée à une ventilation plus ou moins active , à cause de son élévation au-dessus du niveau de la mer, et jouit généralement de tous les avantages de la salubrité. Cette différence est surtout bien tranchée pour la partie méridionale de l'Etrurie ; elle l'est moins pour la partie septentrionale, où le territoire se fait remarquer dans la ligne que suivent les cours d'eau, par une succession de vallées closes dans des cirques de montagnes, et qui sont à l'abri par conséquent, des violences de l'air ou du caprice de ses mouvements. Mais, pour ne parler que de la physionomie tout extérieure du caractère de paysage que revêtent ces deux régions du sol Etrusque, on peut dire que la région maritime présente quelque ressemblance avec les prairies inondées des marais Pontins et les espaces poudreux de la campagne de Rome, tandis que la région montueuse se rapproche beaucoup de l'aspect animé et plein de couleur qui distinguent les parties les plus populeuses et les mieux cultivées du territoire italien. Ces contrastes se prononcent principalement, depuis l'entrée du bassin jusqu'aux approches de Sienne ; ils s'affaiblissent à partir de Sienne jusqu'aux approches de l'Apennin septentrional. Dans le voisinage de Rome, l'industrie n'a rien fait pour la terre ; dans les domaines de la Toscane, le travail humain, admirablement dirigé, a porté ses fruits. Cette régénération est une page d'histoire moderne qui mérite d'être étudiée autant pour le but que je poursuis, que pour l'honneur de ceux qui ont attaché leur nom à une œuvre aussi généreuse.

Des vestiges de bois, des terres incomplétement cultivées, des surfaces incultes, des lacs d'une grande étendue, des marécages nombreux, voilà ce qu'on rencontre depuis le versant septentrional du Cimino jusqu'à la lisière du territoire Etrusque. Là, le terrain commence à s'élever et à prendre des niveaux qui atteignent une grande hauteur à Sienne et aux sommets des montagnes des environs de Florence. Je ne signalerai pas les conditions détaillées de cette topographie de la partie septentrionale des États du pape ; je dirai seulement que sur la lisière du territoire toscan se trouvent deux lacs d'une grande surface, l'un qui est plus à l'occident, le lac de Bolsena, et l'autre qui est placé vers le pied de l'Apennin, le lac de Trasimène. Malgré l'espèce de désordre qui se remarque dans cette région, l'intérieur des terres où les eaux ont un facile écoulement, où l'industrie paraît être plus active, la campagne présente un caractère de richesse et de grandeur formé par la beauté des cultures et le rapprochement des centres de population.

Toutefois, les cités ne sont réellement populeuses et la terre bien entretenue que dans le voisinage de l'Apennin et sur les plateaux des ramifications latérales. Ainsi Pérouse, qui s'élève auprès du lac de Trasimène, est construite sur une hauteur, dépendance de la chaîne centrale, et sa campagne n'est brillante que sur les pentes des accidents montueux et dans les vallées soigneusement emménagées que le Tibre traverse avant de parvenir à Rome. Vers l'occident, c'est-à-dire dans la région maritime de l'immense bassin qui comprend, avec une fraction des États du pape, la surface entière de l'Étrurie, le marécage avec ses conditions ordinaires déroule, comme je l'ai déjà dit, son aspect triste et désert; il se continue sans interruption comme j'ai fait voir qu'il se continuait depuis le mont Circé jusqu'au cap d'Antium, cette lisière maritime des marais Pontins, et depuis le cap d'Antium jusqu'au cap Linaro, cette bordure du désert Romain. Une troisième courbe est décrite par la côte depuis le cap Linaro jusqu'à Orbetello, et une quatrième jusqu'à la pointe de Piombino, où ne s'arrête pas l'envahissement marécageux, car il existe encore jusqu'à Pise et jusqu'au territoire Lucquois. Le marécage qui fait partie du domaine pontifical ne paraît pas avoir reçu de grandes améliorations; si on fait des tentatives, leur trace s'est effacée depuis longtemps. Il n'en est pas de même depuis Orbetello, où commencent les possessions toscanes, jusqu'aux limites septentrionales du bassin. Dans cette partie du territoire, l'intervention a été puissante parce qu'elle a été logique et patiente, et que dans sa prévoyance pleine de sagesse, elle ne se repose pas.

Entre Piombino et la presqu'île qui porte le mont Argentaro, près d'Orbetello, est une surface insalubre de plus de vingt lieues de côte et de soixante ou quatre-vingts lieues de contour. Elle est traversée par l'Albegna, par l'Ombrone et d'autres cours d'eau plus ou moins considérables, qui

contribuent plus ou moins directement avec les eaux de la
mer, des lacs ou des marécages d'origines diverses , à constituer et à entretenir l'insalubrité. Trois grands centres sont
à l'abri du mauvais air sur cette surface , à cause de leur
élévation , relativement au niveau général du terrain. Mais
avec des travaux sans nombre et d'un ordre très différent,
suivant les conditions particulières des localités, on est
parvenu à libérer entièrement certaines parties du sol du
joug des influences mauvaises , et dans certaines autres à
le rendre moins écrasant. Il a fallu écouler des lacs , créer
des pentes, organiser des plantations, aérer des surfaces ;
il a fallu agir sur l'habitant en le fortifiant contre le danger
dont on affaiblissait en même temps l'intensité d'action. Tout
cela s'est fait ou est en cours d'exécution; et déjà la population
acquiert plus de vigueur, s'accroît au lieu de diminuer, et voit
s'amoindrir dans la même mesure , le chiffre de la mortalité
annuelle, et le nombre si effrayant des maladies. Des statistiques sont dressées sous la direction du chef de l'organisation
médicale instituée dans cette partie de la Toscane. Et il n'y
a certainement rien de plus intéressant à lire que l'histoire
de ce succès progressif qui rachète les habitants de l'escla-
vage des misères physiques, et délivre la terre de la flétrissure de l'improduction et de l'insalubrité (1).

Cette guerre pacifique et féconde s'est continuée sur le
reste du littoral maremmatique jusqu'à la province de
Lucques , dans les mêmes lieux où existaient les villes des
temps antiques. Elles ne sont plus ; à peine en existe-t-il
quelques traces qui se révèlent par le voisinage de tombeaux
où l'exploration a découvert de si précieux échantillons de
l'art Etrusque. Mais le sol se régénère comme dans les campagnes de l'Ombrone, et peut-être l'avenir lui prépare-t-il

____

(1) Da Antonio Salvagnoli-Marchetti, medico inspettore della provincia
di Grosseto , etc. *Saggio delle statistica medica , delle maremme Toscane.
compilata Per ordine di S. A. R., il gran duca di Toscana.*

une population aussi florissante que celle des belles parties
du territoire Toscan. « La dépopulation, écrit le docteur
» Barzelotti de Pise (1), se continuait depuis le moyen âge
» jusqu'à notre temps, sous l'influence de ce mauvais air,
» jusqu'à ce que le grand cœur de Léopold Ier, le grand-
» duc de Toscane, qui a depuis été empereur d'Autriche,
» eût entrepris avec une intelligence et une munificence sans
» égales, à rendre à toutes ces contrées désolées le bon air
» et la possibilité d'y vivre. Il commença, continue le même
» auteur, à relever le courage de la population en l'aidant
» à construire des habitations commodes et saines. La déli-
» vrance des impôts sur le fonds, jointe à d'autres privi-
» léges, produisit des effets assez salutaires pour faire re-
» naître la culture et délivrer le sol des bêtes fauves qui
» l'infestaient. » D'autres moyens d'action, appliqués directement à la terre, rendirent les bienfaits plus efficaces
en diminuant l'activité morbigène de l'air. L'héritier de ce
prince, Ferdinand III, ne laissa pas dans l'oubli cette tradition, et continua à marcher dans la voie qui lui avait été
si bien tracée. Léopold II, le grand-duc régnant, a noble-
ment recueilli l'héritage, et l'a fait habilement fructifier.
« Ce que les Romains n'avaient pas fait et tous les gouver-
» nements qui leur ont succédé, et que n'ont pas tenté leurs
» successeurs, ajoute le docteur Barzelotti, que je ne puis
» m'empêcher de citer encore, Léopold II l'a fait ! Déjà les
» grands lacs de Castiglione, de Buriano, de Piombino, de
» Scarlino et d'autres d'une moindre étendue, se retirent
» au moyen de belles opérations hydrauliques, et obéissent
» à la force des fleuves et des torrents dirigés sur eux pour
» *colmater* leur fond de dépôts terreux, et donner aux eaux
» stagnantes un libre écoulement vers la mer. Déjà la terre
» apparaît par grands espaces sur les points submergés, et

(1) *Ouv. cit.*

» la végétation la plus brillante neutralise les émanations
» qui s'élèvent des lieux dont on n'a pas eu encore entière-
» ment raison. Déjà, les châteaux et territoires plus suspectés
» de mauvais air pendant la belle saison, sont habités sans
» aucun danger. Déjà, l'olivier, la vigne et des plantes de
» toutes les espèces , embellissent les collines régénérées de
» l'ancienne Etrurie. Il n'y a pas à en douter, dans un petit
» nombre d'années , le sol de la Maremme , devenu fertile
» et populeux, bénira par cette merveilleuse métamorphose,
» le restaurateur d'un aussi célèbre pays.

Un homme qui tient aujourd'hui une grande place dans
les destinées de la France , M. de Lamartine , s'est ainsi
exprimé sur ces travaux de régénération du sol qui se poursuivent en Toscane avec tant de succès : « J'ai passé les
» premières années de ma jeunesse , disait-il à la tribune
» de la Chambre (2), à représenter mon pays auprès d'un
» jeune souverain , qui a accompli depuis une grande œuvre
» d'industrie et de civilisation : c'est le grand-duc de Tos-
» cane. Tout le monde connaît les marais Pontins que Jules
» César, les empereurs, les papes, Sixte-Quint et Pie VI
» n'ont pu dessécher. Deux cents lieues carrées de la conti-
» nuation de ces marais s'étendent en Toscane. Eh bien !
» un petit souverain (non point petit par la sagesse et la
» grandeur du caractère) a osé tenter ce que les empereurs
» et les papes n'avaient pu faire. Effrayé de cette lutte , je
» lui en demandai le secret; il me répondit : *Je travaille*
» *dans le sens de la nature !...* Depuis seize ans il ne se
» passe pas d'année qu'il ne rende à la culture six, huit, dix,
» jusqu'à trente lieues carrées de terrain , et il est béni des
» populations. » Voici comment on imite la nature.

Il faut des pentes pour faciliter l'écoulement des eaux ; il
faut une impulsion aux masses dormantes des marécages

(1) Séance du 4 mars 1846. *Discussion sur la navigation intérieure.*

pour les chasser du bassin qu'elles se sont creusé. On obtient ces résultats par les *colmates*, cette pratique toute italienne qui joue un rôle si important dans l'assainissement de l'Étrurie. Les anciens Étrusques se bornaient à diriger les eaux courantes sur les deltas des embouchures des fleuves pour les dissoudre et chasser leurs débris dans la mer. Les modernes se servent d'un moyen analogue pour produire un effet contraire. Ils détournent les torrents ou les autres eaux courantes, les dirigent sur des bas-fonds marécageux ou sur des lacs, les font servir à vider les bassins qui contiennent ces masses liquides ; et puis ils favorisent la précipitation des terres, que ces eaux, qui sont des torrents ou des rivières, portent en dissolution. Quand l'opération a été répétée assez souvent pour déterminer un résultat, un nouveau fond s'est formé, avec une épaisseur telle que le produit de la précipitation s'élève bien au-dessus du niveau de l'ancien bassin. Il n'y a plus qu'à mettre ce sol en culture, ou à le consolider pour le charger de constructions. N'est-ce pas imiter par cette méthode si curieuse des *colmates*, les procédés de la nature ? Les lacs des temps géologiques n'ont disparu, pour la plupart, qu'à l'aide de ce mécanisme ; car les dépôts lacustres qui les remplacent ne sont que des *colmates* produites par la lente succession du temps. Près des Apennins de la Ligurie, et sur une étendue assez considérable de terrain qui a pour limites Massa, au pied des montagnes, et Pise, au midi, des procédés très ingénieux aussi ont rétabli la salubrité et régénéré la population. Il s'agit d'une série de lacs ou de marécages dont les eaux, se mêlant avec celles de la mer, produisaient des effluves très dangereuses. Les ingénieurs du dernier siècle construisirent des écluses qui se fermaient quand la mer montait, ou par la crue du flux, ou sous l'influence d'une tempête, et qui s'ouvraient pour laisser s'écouler les eaux du lac, quand les causes du mélange n'existaient pas. L'amélioration du mauvais air fut immédiate. Le chevalier Matteucci, en 1809, fit l'application du même procédé, sur d'autres points de la même région, et ce remède y conjura également le fléau de l'insalubrité. Aujourd'hui, ces lieux, autrefois déserts, sont très populeux ; et Viareggio, qui était peut-être la station la plus redoutable aux époques où sévit le mauvais air, est devenu, pour les Lucquois, un des centres les plus recherchés de villégiature (1). C'est encore un des procédés de la nature qui creuse des lits pour chaque espèce d'eaux, et empêche que leurs tendances contraires ne s'opposent à la liberté de leur cours. Les ancêtres du duc de Toscane, et le duc de Toscane lui-même, n'ont pu mettre en pratique ces améliorations que dans la région la plus voisine de Pise. Mais le prince régnant les a répétées partout où les conditions du terrain ont paru réclamer leur application. Il n'a régénéré les régions déchues de son territoire qu'en marchant sur les traces de la nature, qu'en travaillant sans cesse à l'imiter.

Cette cause, qui alimentait les mauvaises qualités de l'air à Viareggio et sur toute la bordure maritime, depuis la partie septentrionale de Pise jusqu'au pied des Apennins Liguriens, cette cause qui tenait étroitement au mélange des eaux douces et des eaux marines, ne peut pas être la seule qui produise de tels effets. L'émanation productrice de la fièvre intermittente ne se compose pas seulement sur les bords de la mer, elle se manifeste aussi dans l'intérieur des terres ou sur des points inaccessibles, malgré leur voisinage des plages maritimes, à tout mélange entre des eaux de nature opposée. Les résultats sont les mêmes au point de vue physiologique ; ils sont très différents sous celui des conditions visibles qui les préparent. Le mélange des eaux marines et des eaux douces se répète souvent sur le littoral occidental de l'Italie.

(1) M. Gaëtano Giordini, *Causes de l'insalubrité de l'air dans le voisinage des marais en communication avec la mer*, **Annales de chimie et de physique**, t. **XXIX**.

Des masses de sable, en encombrant les embouchures des
rivières, ont déterminé des épanchements marécageux et
même des lacs, dans lesquels la mer, dans son flux et dans ses
violences, fait pénétrer une partie de ses flots. Les choses se
passant autrement dans l'intérieur des terres et même près
des rivages, les conditions du phénomène doivent changer. Je
ne veux pas dire que ces conditions aient été analysées d'une
manière complète ; mais on les a signalées dans leur ensemble, et on peut dire jusqu'à un certain point qu'on les
connaît. Ainsi, avec le concours de la température et de
l'humidité, les terres formées de détritus de nature organique éprouvent une décomposition qui donne en résultat
l'influence fébricitante. Cette influence se développe également dans les eaux dormantes, qui contiennent avec des sels
en dissolution, des débris végétaux et des dépouilles animales.
Elle est fournie par les eaux minérales lorsqu'elles sont li-
vrées à cet abandon où on les laisse souvent en Italie. Enfin,
des surfaces imbibées de sel, comme les terres saumâtres des
environs de l'Ombrone, peuvent devenir source de l'influence, comme paraît l'avoir constaté le docteur Salvagnoli (1). Ce qu'il y a d'important, c'est que malgré leur
divergence ces conditions aboutissent à une même fin, en
préparant des éléments si rapprochés entre eux qu'on pourrait les confondre. On peut donc se poser les questions suivantes : Les phénomènes physiologiques de la maladie étant
identiques dans la forme, ne font-ils pas présumer, par anticipation, une relation étroite et même une identité dans la cause
spécifique qui produit le désordre morbide ? L'étiologie de la
fièvre intermittente, si difficile, si mystérieuse, si contestée,
ne serait-elle pas à la veille d'une solution ? Je reviendrai
sur un sujet d'un intérêt aussi puissant sous le rapport médical, et je puis dire aussi sous le rapport humanitaire. Qu'il

1) Ouv. cit.

me soit permis pour le moment de constater que la constitution géologique de toute cette lisière maritime, dont l'étendue comprend la région occidentale des États romains et des possessions Toscanes, favorise outre mesure les réactions chimiques. Les terrains volcaniques sont fréquents, et le soufre, à l'état de combinaison dans les roches ou dans les laves, se retrouve à l'état liquide dans les nombreuses eaux minérales qui appartiennent à cette partie de l'Italie. En joignant à cette condition celles qui sont fournies par la disposition du sol, son exposition, l'influence hygiénique, ainsi que la composition des vents dominants, et enfin la richesse hygrométrique et végétale de la plupart des campagnes de cette lisière maritime, qui s'étend depuis les marais Pontins jusqu'aux environs de Lucques, on peut dire que tout y seconde le développement de l'insalubrité.

Un changement considérable se manifeste sur la région accidentée ou montueuse qui se continue jusqu'aux croupes élevées de l'Apennin. Les inégalités du sol sont moins rapprochées de la mer, du côté de la campagne de Rome, que vers l'extrémité du territoire Toscan. Près des frontières du Latium, la chaîne centrale est éloignée dans les terres; dans le voisinage de la Ligurie, elle se rapproche du littoral de manière à tracer entre la rive et les montagnes, la section la plus large de ce chemin de la corniche, l'une des parties les plus pittoresques de l'Italie. C'est donc en partant de la frontière septentrionale que le terrain ne présente pas de grandes inégalités; il s'exhausse seulement en monticules ou en plateaux plus ou moins étendus, pour s'abaisser et se continuer bientôt en vallées spacieuses. L'agriculture pourrait le couvrir de richesses; elle n'y paraît pas plus active dans quelques points, que dans ce désert de Rome, si monotone et si triste malgré la majesté de ses souvenirs et les teintes douces et variées qui l'éclairent. Les conditions du sol et de la culture ne sont plus les mêmes dès

qu'on touche au territoire toscan. Le pays devient de plus
en plus accidenté depuis la frontière jusqu'à Sienne, et enfin
jusqu'à Florence. Ce sont d'abord des vallées étroites, profondes, sinueuses, arrosées par de nombreux cours d'eau,
et puis des montagnes assez élevées pour accuser le voisinage de l'Apennin. Sans doute, toute cette surface n'est pas
cultivée avec ce soin qui caractérise les environs de Florence, la ville italienne la plus entourée de jardins fleuris ;
mais, l'activité agricole y règne surtout dans les plaines et
les vallées où se trouvent des centres plus ou moins considérables de population. On peut dire qu'il n'y a pas de village suffisamment populeux qui ne soit placé au milieu
d'une riche campagne. Là, l'air est vif et salubre à peu
d'exceptions près, à cause de l'élévation du sol, des pentes
qu'il présente, et aussi de la composition des terrains. On
sait que dans cette région reparaissent les calcaires solides
et les roches anciennes, et que se montrent les formations
crayeuses. Quant à la hauteur des principaux sommets de
cet exhaussement de montagnes qui vont s'appuyer sur le
flanc gauche de l'Apennin, on va en juger par les chiffres
suivants : les monts Pisanino, Serra, Pietramarina, qui occupent le nord des États Étrusques, ont, le premier, 2046
mètres ; le second, 909 mètres ; le troisième, une élévation
relativement peu considérable, 584 mètres. Près de Vol-
terre et de Sienne, les monts Luco, Amiata et le passage
des Montieri, mesurent, le premier, 844 ; le second, 1721 ;
le dernier 1039 (1). Le mont Soriano et le passage de Vi-
terbe à Ronciglione, vers la frontière méridionale de la région, présentent une hauteur à peu près semblable ; mais
dans cette partie de la contrée, les montagnes sont rares,
comme je l'ai déjà dit, et les hauts sommets ne se multiplient
que depuis les environs de Sienne jusqu'au territoire Ligurien.

(1) J.-F. Schouw, *ouv. cit.*

Ces différences dans les conditions des surfaces qui forment la bande occidentale de la région moyenne de la Péninsule, sont dominées, si je puis ainsi dire, par deux ordres d'influences qui règnent d'une extrémité à l'autre de cette partie du territoire. L'un appartient à la mer, et l'autre à la ligne flexueuse de l'Apennin. La mer, qui baigne tout le rivage occidental, laisse arriver les vents d'ouest et du midi avec la température qui leur est propre, et avec l'humidité qu'elle leur abandonne. L'Apennin en formant une barrière puissante au-dessus des terrains inférieurs, s'oppose d'une manière plus ou moins complète à l'accès des vents froids, et favorise jusqu'à un certain point, l'entretien ou le développement de la caloricité. Il n'y a pas de lieu, depuis Terracine jusqu'au territoire de Lucques, où les vents méridionaux et occidentaux n'arrivent librement. Si les parties septentrionales de la Toscane ne sont pas partout découvertes, comme le bassin des marais Pontins et celui de Rome, elles le sont assez pour ne pas échapper à l'influence ; on peut avancer qu'il n'y a pas de surface un peu étendue dans le voisinage du littoral où cette ventilation méridionale ne règne avec une certaine force, si même elle ne prédomine pas. Seulement, les conditions changent et éprouvent de grandes variations à mesure qu'on se rapproche de l'Apennin. Elles gardent plus longtemps leur uniformité dans le midi de la région, c'est-à-dire dans les lieux où le territoire est peu accidenté ; elles la perdent dans cette montueuse Etrurie, contrée coupée de vallées profondes que dessinent les prolongements de la chaîne centrale. On peut dire pour les vents orientaux et septentrionaux, ce que je viens de dire pour leurs antagonistes. Si la mer ouvre à ceux-ci un facile chemin jusque dans l'intérieur des terres, l'Apennin interdit aux autres la même liberté dans toute l'étendue de la même région. Partout, en effet, depuis la terminaison méridionale de la vallée du Liris jusqu'aux Apennins Liguriens, les cimes se succèdent, se groupent et mesurent une grande élévation. On peut juger par les chiffres suivants de l'importance de cette fortification naturelle contre les atteintes des vents qui soufflent du nord. Les cimes du Camporaghena, de Cimone, entre Fivizzano et Pontremoli, à l'extrémité septentrionale du duché de Toscane, ont, l'une, 1981 mètres, et l'autre 2143 mètres. Les monts Rondinaïa, Beni, Falterona qui ne sont pas très éloignés de Florence atteignent presque les mêmes niveaux. Ceux de la Sibylle, près de Foligno, de Vettora, de Vellino, qui sont dans le voisinage ou sur la ligne Apennine de la vallée du Sacco, mesurent, le premier, 2176 mètres, le second 2468, le troisième 2501. Enfin la Meta, qui est sur la ligne du Cacume et de Circé, placés, comme on sait, à l'entrée méridionale des marais Pontins, s'élève à 2209 mètres (1). Il n'y a certainement rien d'extraordinaire dans ces hauteurs diverses qui forment la série des sommets de la chaîne centrale ; mais en se fortifiant par les embranchements latéraux et par la conservation de niveaux élevés dans les cols ou passages, le système tout entier forme un puissant moyen de protection contre les influences antagonistes de celles qui s'exercent par la mer. Il résulte de ce double rôle des espaces Tyrrhéniens et des montagnes centrales sur la région du territoire qu'ils bordent, les uns à l'occident et au midi, les autres vers l'orient et vers le nord, une grande analogie dans les effets généraux du climat, malgré les différences que les distances pourraient produire. Des exemples vont démontrer ce qu'il est déjà permis d'établir par induction.

Depuis les différentes stations des marais Pontins jusque dans la vallée de l'Ombrone et les plaines maritimes de Pise et de Lucques, la température procède à peu près de la

____

1) J.-F. Schouw, *ouv. cit.*

même manière dans la succession des saisons, et présente
à peu près les mêmes caractères. Les vents qui soufflent
sur ces surfaces ont tous une commune origine ; ils portent
tous une certaine quantité d'humidité, car ils arrivent par la
mer. Ils sont chauds, puisqu'ils viennent principalement des
régions méridionales ; et s'ils ne fournissent pas des quantités de pluie, dont les moyennes annuelles ne soient séparées
dans les diverses stations que par de légères différences,
cela tient, avec d'autres causes, à la disposition, à la hauteur, à la forme, à la distance du groupe de montagnes qui
les séparent de l'Apennin. On va voir combien les analogies
sont grandes dans les rapports de la température et de la
hauteur. La température présente à Rome une moyenne
annuelle de 15,4 (1), à Pise de 15,5 (2), à Lucques de
14,9 (3), à Florence de 15,3 (4). Les étés et les hivers de
Grosseto, sur l'Ombrone, ne différant pas essentiellement
de ceux de Rome et de Pise, la moyenne annuelle y oscille
également entre 15 et 16 sans franchir, sauf les exceptions,
le chiffre supérieur (5). Les différences ne sont pas plus
grandes pour les niveaux du sol. Rome est à 61 mètres à
Monte-Cavallo (6), l'un des points culminants de la cité ; le
fleuve qui la traverse n'en a que 4 au sortir de ses murailles (7). On en trouve 18 pour Lucques et 14 pour Pise,
pour borner là les citations (8). Je dois ajouter cependant que
Florence paraît faire exception, puisqu'elle a une hauteur
qui passe 66 (9). Mais n'est-ce pas à peu près celle d'une

(1) Tableaux de Mahlmann.
(2) J.-F. Schouw, *ouv. cit.*
(3) Tableaux de Mahlmann.
(4) Tableaux de Mahlmann.
(5) Docteur Pizzetti, dans l'ouvrage du docteur Salvagnoli.
(6) J.-F. Schouw, *ouv. cit.*
(7) Boscovich, *Litta carta degli Stati pontifici.* Milano, 1820.
(8) J.-F. Schouw, *ouv. cit.*
(9) J.-F. Schouw, *ouv. cit.*

des collines de Rome? La même concordance existe sur le territoire accidenté et voisin des cimes de la chaîne centrale, où l'influence de la mer est moins active à cause de l'éloignement du littoral et des conditions particulières du sol. Si je puis faire ce rapprochement, je dirai que le territoire y est aussi tourmenté que la température. Celle-ci s'élève et s'abaisse rapidement, ne se ressemblant pas dans les circonstances diverses des saisons et de la journée ; celui-là se compose de vallées profondes, de sommets élevés, de plaines étroites et de ces accidents ordinaires aux pays montagneux, remarquables sans doute au point de vue pittoresque, mais rarement compatibles avec la modération de la chaleur pendant le cours des étés, et avec l'absence des caprices ou la durée du calme de l'air. Il serait trop long d'énumérer les conditions de hauteur et de thermalité des villes qui sont dans les montagnes de la lisière de la plaine de Rome et des marais de Terracine jusqu'aux Apennins de la Ligurie. Il suffira de citer Perugia, ville charmante, mais où les hivers sont froids, les étés chauds, les transitions fréquentes, et qui est construite à un niveau de 478 (1). Sienne, ville délicieuse aussi, où règnent des influences analogues, occupe un territoire d'une hauteur de 360 (2). Les exemples que je pourrais ajouter conduiraient aux mêmes résultats.

Il suit donc de ce qui précède que cette longue bande du sol péninsulaire qui est comprise entre le cap Circé et la branche ligurienne du nord de la Toscane, peut être divisée en deux parties sous le rapport de la climatologie médicale. J'appellerai l'une la partie Tyrrhénienne, l'autre la partie montagneuse. Les qualités de l'air dans la première, sont avantageuses aux maladies auxquelles on recommande plus particulièrement les influences du ciel italien ; les qualités atmosphériques de la seconde, correspondent à des affections

(1) J.-F. Schouw, *ouv. cit.*
(2) J.-F. Schouw, *ouv. cit.*

d'un ordre tout différent, celles qui réclament la tonicité et les modes d'action analogues. L'isotherme de 15 degrés enveloppe cependant toute cette zone. Cette ligne, en passant par la chaîne de l'Apennin, depuis la Toscane jusqu'à Rome, groupe en quelque sorte dans le climat de l'Italie méridionale, l'Etrurie et le Latium. Mais, la climatologie médicale, cette science toute pratique, qui étudie les influences du ciel et des lieux pour les faire servir à des applications du plus grand intérêt, ne peut pas accepter comme suffisant ce qui suffit aux sciences physiques. Il faut qu'elle pénètre plus avant dans le détail, afin de parvenir à discerner les différences. On les trouve en étudiant avec soin, en analysant dans toutes leurs données les climats individuels, qui s'individualisent encore, comme on ne l'ignore pas, dans l'enceinte d'une même ville. Toutefois, avant de parvenir à ces derniers résultats, des ressemblances assez marquées peuvent servir à former des groupes et des catégories. La lisière qui forme le côté occidental de l'Italie moyenne, en présente, par exemple, deux principales, qui sont plus indépendantes, plus tranchées dans cette région que dans les autres régions de la péninsule. C'est dans la plus rapprochée de la mer, que sont les principales stations dont le séjour est prescrit aux affections pulmonaires. Là, se trouvent Rome, Pise et d'autres lieux inconnus ou du moins fort peu cités dans les livres de médecine, qui ont rendu ou qui sont destinés à rendre de signalés services à l'art de guérir. Les monographies détaillées qui leur seront consacrées rectifieront, je l'espère, des exagérations et des erreurs dont les premiers ont été l'objet, et porteront sur les seconds, l'attention qu'ils méritent, en réparant la négligence qui les a trop laissés dans l'oubli.

Avant d'abandonner le côté occidental de l'Italie moyenne pour tracer une rapide analyse des conditions générales du côté opposé, je ne puis m'empêcher de faire observer combien la construction orologique de la région Tyrrhénienne est favorable à l'entretien des influences douces et calmes du climat. L'Apennin ne forme pas seulement une barrière puissante dans la direction de l'orient, barrière qui se fortifie encore par les branches latérales ; il enveloppe, en changeant de direction, la partie supérieure de la Toscane, et élève au-dessus d'elle une défense non moins efficace contre les vents du nord et du nord-ouest. Si des passages ne donnaient pas quelque perméabilité à la barrière dans un grand nombre de ses points, il y aurait des stations assez favorisées pour jouir pendant toutes les saisons d'une grande prédominance des influences australes. Cette disposition se complète même par une succession de vallées qui descendent en amphithéâtre jusque dans le voisinage de la mer, et jusqu'à son bord, dans certaines parties du territoire. Elle a ses avantages, mais elle n'est pas sans inconvénient. Si, en effet, l'air est purifié par la facilité des transitions du froid au chaud et du sec à l'humide, l'économie est tourmentée par ces alternatives qui fatiguent la sensibilité et précipitent la marche de la plupart des maladies chroniques. De telles conditions météorologiques n'excluent pas cependant, des influences tout opposées. Elles s'exercent sur des points ou des régions déterminées ; elles ne règnent pas sur d'autres. Ainsi, non loin des climats variables, bons seulement pour les constitutions vigoureuses, il y a ceux qui ont plus de fixité dans les modifications auxquelles ils sont exposés, et offrent de salutaires retraites aux poumons lésés et aux santés délicates. Mais cet ordre d'influences que la médecine recherche avec tant de soin, et qu'elle trouve dans des circonstances trop rares, disparaît avec le voisinage de la côte occidentale de l'Italie. Si on passe les monts pour aller visiter les campagnes baignées par l'Adriatique, on se trouve face à face avec les influences boréales. Aucun obstacle ne s'élève plus entre elles et le sol ; elles règnent

presque sans antagonisme, car les vents du midi, du sud-
ouest et de l'ouest, n'ont pas d'accès ou ont un accès difficile sur le territoire dominé par les pentes orientales de
l'Apennin.

Florence et la région septentrionale de la Toscane, qui
sont dominées au nord et au nord-est par la courbure de la
chaîne centrale, ne sont séparées que par cette barrière, des
campagnes Adriatiques et du bassin du Milanais. Après avoir
franchi le passage de Pietramala, dont la hauteur est de
908 mètres au-dessus du sol de Florence (1), et qui est peu
éloigné des monts Beni et Falterona, d'une élévation très
considérable parmi les sommets de l'Apennin Toscan, après
avoir franchi ce passage, on descend sur un terrain couvert
de quelques massifs de bois, inculte et désert sur d'assez
grands espaces, jusqu'à ce qu'on aborde la lisière de cette
plaine fertile qui commence à Bologne et finit aux Alpes du
Tyrol. Ces campagnes n'ont aucune ressemblance avec
celles qu'on vient de quitter et qui laissent de si doux souvenirs, même aux esprits les moins accessibles au sentiment poétique. L'Italie méridionale, avec ses orangers,
ses arbres d'Orient et ses terrasses fleuries, a disparu en
entier. La végétation ne ressemble pas plus que les horizons et le ciel, à celle de l'autre côté de la chaîne. Les plaines
sont dépourvues d'accidents, ou ceux qu'on voit de la route,
n'ont ni la hardiesse des prolongements rocheux de l'Apennin ni la coupe gracieuse et ondulée des collines des environs de Rome et du territoire Étrusque. L'air a perdu sa
transparence et son éclat ; l'œil ne perçoit plus cette lumière
douce et vive à la fois, des matinées humides et des crépus-
cules du soir, qui est si particulière aux régions méridionales.
Enfin, les nuages s'étendent rarement en nappes légères, ne
se découpent plus en dentelles, merveilleuses fantaisies de

(1) Florence est à 66,59209 mesure prise à l'Observatoire des écoles
Pies.

la nature, que l'art, dans son impuissance, ne pourra jamais imiter ; ils s'assemblent par groupes, s'arrondissent par masses, et donnent un aspect tout différent aux espaces du ciel. Mais, je dois laisser retomber ce coin du rideau que j'ai relevé trop tôt. Si je l'ai fait, c'est pour montrer la différence qui existe entre le côté occidento-méridional de l'Apennin et le côté septentrional ; c'est pour faire voir aussi qu'une fois la chaîne franchie, les ressemblances s'effacent, même lorsqu'au lieu de remonter vers le nord on redescend l'Adriatique, parallèlement à la région qui comprend avec la Toscane, toute l'étendue du vieux Latium.

Cette région prend une surface de terrain moins considérable que la région opposée, parce que la chaîne centrale se rapproche davantage du bord oriental que du bord occidental. La bande Tyrrhénienne porte les cités historiques, et c'est sur elle que sont fixés les plus grands souvenirs. La bande Adriatique ne jouit pas des mêmes avantages, mais elle en compte d'autres qui ont une plus grande valeur au point de vue de la richesse territoriale ; la disposition de sa surface lui permet de produire davantage, et elle produit plus que les campagnes du versant opposé de l'Apennin, à l'exception peut-être de la Toscane, dont quelques vallées sont cultivées comme des jardins. La partie septentrionale de la bande Adriatique se confond trop avec le Milanais pour ne pas présenter la même physionomie agricole. Elle est arrosable comme les plaines nivelées des bords du Pô ; elle est traversée comme elles, par des cours d'eau qu'il serait facile de multiplier pour satisfaire à toutes les nécessités agricoles ; et le moment n'est pas bien loin peut être où, depuis Imola jusqu'à Ancone, les champs seront couverts de riz. Cette culture, qui n'est pas encore établie en grand, ne présente pas de traces à mesure qu'on s'avance vers le midi. Avant même d'atteindre les confins des États du pape sur la lisière de l'Abruzze ultérieure, le

sol devient inégal , les montagnes se prononcent , et forment
bientôt ce massif en amphithéâtre qui constitue avec la province que je viens de nommer l'Abruzze citérieure et l'ancienne Apulie. Ces montagnes, groupées d'une manière régulière par les chaînes qui les composent, présentent une
configuration à peu près triangulaire , dont la pointe se joindrait, à la hauteur des Apennins de Rome, avec une surface analogue , de la même forme sinon de la même étendue ; le second triangle serait représenté par les embranchements de Sienne , de Florence, de Lucques , reposant sur la
base formée par la chaîne de l'Apennin lorsqu'elle change
de direction pour en suivre une autre, celle de l'orient à
l'occident. Celui-ci ne doit plus nous occuper ; c'est au premier seul que nos observations appartiennent.

Dans cette partie du sol, le pittoresque domine et se combine souvent avec cette nudité de la roche et ce désordre de la
terre inculte qu'on trouve dans bien des régions de l'Italie.
La chaîne centrale où s'élèvent les cimes des montagnes de
la Sibylle, du Vettora, du Velino et de la Meta, paraît rape-
tissée par la puissance des prolongements qu'elle envoie
jusqu'aux bords de l'Adriatique. Ces branches latérales,
dont les intervalles sont comblés par d'abruptes mouvements
de terrain, fournissent des montagnes , comme le Gran-
Sasso , le monte Majella, le Piano di cinque Miglia, qui ont,
la première. 2891, la seconde 2858, la dernière 1299 mètres
au-dessus du niveau de la mer voisine (1). La région de la
plaine et la région accidentée , qui ne se ressemblent pas
sous le rapport de la végétation , car à l'une appartiennent
les vignobles et les céréales , et à l'autre les grands bois ,
présentent, comme du côté opposé de l'Apennin, un ensemble très considérable de matériaux géologiques. Les
craies, les marnes , les argiles qui occupent les parties du

(1) J.-F. Schouw, *ouv. cit.*

sol les plus rapprochées de la mer et du bord des fleuves font bientôt place, à mesure qu'on s'avance vers l'occident, à des tufs, à des dépôts sulfureux, à des gisements métalliques, et enfin aux stratifications secondaires et aux roches primitives qui apparaissent dans les hauts sommets. La marche des cours d'eau s'opère facilement depuis le pied des monts jusqu'à la rive. Cependant, le littoral est assez bas dans quelques endroits, pour favoriser la formation des marécages et le développement des influences générales qui en résultent. Parmi les quelques exemples qu'offre cette partie du territoire, on peut citer les environs de Ravenne, dont la constitution marécageuse existe depuis l'antiquité. Mais combien est grande la différence qu'on remarque sous le rapport de l'étendue des épanchements et de l'intensité miasmatique, entre le littoral occidental et le littoral Adriatique ! Le premier est voué dans toute sa longueur à l'exception de quelques courtes interruptions, à cette détérioration du sol causée par la manière dont se comportent les eaux à la surface des terres ; et on sait quelle lutte le travail humain est obligé d'entretenir pour restituer à la campagne la production, et à l'atmosphère la pureté. Sur le second, le mal existe sur une moindre étendue, et présente une moins grande importance ; on dirait que, les circonstances visibles restant les mêmes, les miasmes ne puisent plus dans les causes qui les produisent une aussi redoutable activité. Souvent la nature se voile dans des phénomènes, et il est impossible d'en pénétrer la loi. Dans l'ordre de ceux que je viens de signaler, il est permis à la raison de ne pas demeurer entièrement étrangère à la connaissance des causes.

Il existe d'abord une différence assez marquée entre le niveau du rivage Tyrrhénien et celui du rivage Adriatique, qui est tout au profit de ce dernier. Cette disposition favorise de ce côté l'écoulement des cours d'eau, et s'oppose au mélange si insalubre des eaux douces avec les eaux marines. Mais,

cette cause n'est pas évidemment celle qui rend les miasmes
moins actifs, moins dangereux, et qui fait d'un foyer circonscrit un centre d'où l'activité morbigène ne s'exerce que
dans un très court rayon. Les véritables causes tiennent à l'exposition du sol et à ses conditions de thermalité. La région
qui comprend le côté oriental de l'Apennin est à l'abri de
ces vents d'occident et du midi qui soufflent par la Méditerranée, et on n'ignore pas que ces vents sont des auxiliaires puissants de l'influence miasmatique. Les uns, ceux
qui viennent du sud et du sud-ouest, sont chauds et humides ; mais ceux qui viennent de l'ouest présentent un caractère de plus, parfaitement signalé par M. de Humboldt (1),
et qu'il ne faut pas négliger de mettre en évidence dans les
considérations de climatologie médicale : il consiste dans
une sorte d'animalisation puisée dans les éléments que la
chaleur a fait volatiliser dans son action successive de l'o-
rient à l'occident. Les vents qui soufflent sur le rivage
oriental n'ont pas d'analogie avec leurs antagonistes. Ils
sont frais et même froids, ils sont rarement humides, enfin
ils ne portent pas avec eux ces éléments insalubres qui existent dans les vents d'ouest. L'air, au lieu de favoriser le
développement des miasmes, de concourir même à leur
activité comme sur le rivage occidental, leur fait donc
obstacle sur le rivage Adriatique. Les conditions de la
thermalité se joignent à cet important avantage et lui
donnent une plus grande portée. J'ai dit, en effet, en traitant des lignes isothermes, que celle de 15 degrés passait
sur les Apennins au-dessus de Lucques, de Florence, de
Sienne, de Rome, pour franchir la chaîne à la hauteur de
cette ville et se diriger vers l'orient. Or, la direction qu'elle
suit, fait deux climats différents de deux zones limitrophes.
L'une, l'occidentale, est placée entre les lignes 15 et 20 ;

(1) Ouv. cit.

l'autre, l'orientale, entre les lignes 10 et 15. Il en résulte que le climat relativement chaud appartient au rivage de la mer Tyrrhénienne, et que le climat, relativement froid, appartient à celui de l'Adriatique. Sans le secours des isothermes, l'inspection seule du terrain l'indiquerait. La barrière de l'Apennin arrête, comme on sait, les vents chauds, et le rivage maritime admet les vents froids du nord-est et les vents frais de l'est. La prépondérance de cette influence est trop bien caractérisée pour qu'il n'en résulte pas des effets marqués dans la moyenne de la température. Seulement, les conditions changent à mesure qu'on s'avance dans le midi de la région. Dans les États du pape, l'influence septentrionale se soutient toujours ; sur la lisière des possessions napolitaines, elle commence à décroître ; enfin, dès qu'on a passé la ligne de l'isotherme de 10 à 15 pour entrer dans la zone plus méridionale, le sud-ouest, ce Sirocco si ennemi des forces vitales, règne à son tour et rapproche le climat de l'Adriatique de celui des rives de la Méditerranée. La conséquence de ces faits qui parlent d'eux-mêmes ou ont été mis hors de doute par l'observation, c'est qu'on peut assigner à la région moyenne de la lisière orientale de la Péninsule, des qualités qui la placent en dehors des autres régions. Depuis Ravenne jusqu'aux campagnes où s'élève le mont de la Sibylle, c'est toujours l'Italie comme nous la connaissons, mais avec une température fraîche au lieu d'être énervante, et des mouvements atmosphériques qui impriment à ce ciel du midi quelques uns des traits de caractère des ciels plus septentrionaux.

Les habitants réfléchissent les influences sous lesquelles ils vivent, avec une fidélité qui les rend l'expression à peu près exacte du climat. Le montagnard de l'Abruzze porte toutes les marques de la vigueur corporelle ou du moins tous le signes de la santé. C'est une race dure aux privations, courageuse aux fatigues, mais à laquelle manque cet état

d'activité qu'on puise dans les habitudes de la vie intellectuelle, bien plus encore que dans les exercices de la vie
physique. L'habitant de la plaine où sont Forli, Rimini,
Pezaro, la Cattolica, possède aussi la vigueur corporelle,
mais avec quelque chose de plus ; la beauté de la muscula-
ture, la pureté de la ligne, s'embellissent par le caractère
de la physionomie, où rien de passif et d'indolent n'affaiblit
ce qu'elle porte sur elle d'intelligent et d'animé. On reconnaît
que la pensée s'alimente et règne dans cette race, et que
ses enfants possèdent la force qui fait concevoir et entreprendre de grandes actions. L'histoire fixe les conjectures
par des exemples nombreux et concluants. La Romagne
fournit les meilleurs soldats de l'Italie, et ses enfants ont
joué un rôle honorable dans les armées napoléoniennes. Sa
population, qui est belliqueuse par excellence, s'endort difficilement dans cette sorte d'inertie que produit la paix, elle
s'agite toujours ; quand elle ne prend pas les armes, elle
fait de la politique. Son aptitude aux travaux de l'esprit et
de l'industrie ne modère pas la fougue de son caractère. Aussi
peut-on dire qu'elle est merveilleusement placée dans la région qu'elle occupe sur le sol péninsulaire ; car, sentinelle
moins vigilante qu'aggressive aux frontières du Milanais, elle
veillait sur l'étranger avant que le jour fût venu de lui faire
la guerre. Aucune de ces brillantes manifestations, qui ho-
norent l'intelligence humaine, n'est étrangère à ce pays de
l'activité ; c'est de là, après la grande Florence, que l'Italie
tira les grands hommes qui ont le plus glorifié son nom. Je
ne feuilleterai pas les annales de l'antiquité pour y chercher
des preuves ; il suffira de celles que les temps modernes ont
fournies. A Faënza, où on a fabriqué les premières faïences,
appartient le mathématicien Torricelli ; de Forli, est sorti le
médecin Morgagni, l'immortel auteur de l'anatomie (1) patho-

____

(1) *Le livre sur le siège et la nature des maladies.*

logique ; Rimini est la patrie du pape Clément XIV; Pezaro, celle de Rossini ; Urbin (qui ne connaît ce nom !) est le berceau de Raphaël et de Bramante. La Romagne et le territoire limitrophe n'ont donc rien à envier aux autres provinces de l'Italie. La salubrité est, comme on voit, l'un de leurs moindres avantages. Ceux qui s'y joignent, et ils sont nombreux, en font un pays que le voyageur voudrait habiter, lorsque, ne faisant que le traverser, il a à peine le temps d'admirer la beauté de la race, l'ensemble du paysage, les rivages charmants de l'Adriatique, et de s'enquérir des événements et des grands hommes qui ont illustré les populeuses stations placées sur son chemin. Mais, les impressions sous lesquelles peut vivre, ou que du moins peut recevoir longtemps le voyageur qui jouit de la plénitude de ses forces et de sa santé, ne sont pas toujours faites pour le voyageur malade. Le plus souvent même, comme je l'ai déjà montré bien des fois, les influences qui favorisent les conditions hygiéniques du premier, sont contraires et peut-être même redoutables à l'état pathologique du second. C'est ce qui existe sur toute cette région qui comprend la lisière orientale de la Péninsule, depuis la frontière du Milanais jusqu'à l'Abruzze des Etats napolitains.

L'intervention dominante des vents septentrionaux rend compte, en effet, des conditions de température qui règnent dans cette région. Sous cette influence, l'hiver est assez froid pour faire éprouver au thermomètre une dépression considérable. Cette rigueur relative de la saison est d'autant plus marquée, que l'Apennin arrête les vents méridionaux, ou modifie profondément leur nature, en enlevant aux masses d'air, avec le calorique qui les pénètre, la vapeur qu'elles portent en dissolution. Les étés de cette partie du sol ne sont pas pour cela moins chauds que dans d'autres provinces de la Péninsule, plus favorisées par la topographie. Il n'y règne pas cependant cette chaleur humide des rivages occidentaux qui dissout rapidement les forces ; on y ressent surtout cette chaleur vive qui excite et n'accable pas. Dans tous les cas, en comparant les étés aux hivers, on trouve que le thermomètre descend plus souvent à sa limite inférieure qu'il ne monte à sa limite supérieure, c'est-à-dire que le froid de la saison hivernale l'emporte sur le chaud de la belle saison. La Romagne, jusqu'à l'Abruzze napolitaine, constitue donc un climat différent de celui de la zone territoriale placée sous la même latitude ; elle forme, relativement à la contrée limitrophe, un climat presque septentrional. Ce qui ajoute encore à ce caractère résulte d'une condition qui se rattache au vent d'occident dont l'intervention est si importante et si complexe dans la climatologie du sol péninsulaire. Dans les parties du territoire où il souffle, il a pour effet de rapprocher les extrêmes, et de faire d'un climat qui pourrait être excessif sans cette influence, un climat plus ou moins modéré. Ce rapprochement des extrêmes de température, qui donne des étés supportables et des hivers d'une certaine douceur, se fait remarquer dans quelques unes des stations médicales des rives de la mer Tyrrhénienne : il n'existe pas sur le rivage opposé. Le vent d'occident n'y jouissant pas d'une suffisante liberté d'action, il n'opère pas dans la météorologie les modifications qu'il produit sur une autre zone. Ainsi, outre que les hivers sont froids, les extrêmes de la température sont assez séparés pour ouvrir un vaste champ aux caprices du thermomètre. Les bonnes organisations, celles qui sont douées d'une grande force de résistance, sont bien placées sous ces conditions de climat, et nous avons appris précédemment quels sont les avantages qui en résultent pour la constitution physique et la physiologie générale de la race. Toutefois les malades qui recherchent spécialement les influences douces et caressantes de l'atmosphère italienne, ceux qui ont besoin de placer dans une sorte d'engourdissement, leur excessive sen-

sibilité et de ne pas exciter par une activité surabondante les
ressorts fatigués ou dégénérés de leur organisation, ceux-là
ne doivent que traverser le chemin ravissant qui borde l'A-
driatique ; l'hibernation dans les villes populeuses qui s'é-
lèvent sur les rives de la mer ou au pied de l'Apennin pourrait leur devenir funeste , au lieu de leur être de quelque
secours.

On est fixé maintenant sur les conditions essentielles de
ces deux régions limitrophes de l'Italie centrale, qui sont séparées par la barrière calcaire et granitique de l'Apennin. On
sait que si elles ne sont pas diamétralement opposées , elles
sont au moins très différentes , et que si l'une est moins
marécageuse que l'autre , si elle entretient plus de force et
de beauté dans la race, elle est moins salutaire aux malades qui recherchent de préférence la douceur des climats
méridionaux. Il est donc inutile de consacrer à la zone Adriatique les détails qu'exigent les nombreuses stations de la
zone réellement médicale ; c'est à cette dernière seulement
que nous devons nous intéresser.

CHAPITRE PREMIER.

CLIMAT DES MAREMMES DES ÉTATS ROMAINS ET DE LA TOSCANE.

Les lieux insalubres occupent, comme on sait, de grands espaces sur le sol Italien. Ils existent dans le bassin du Milanais, sur la rive Adriatique, sur le littoral de la Basilicate, dans quelques vallées comprises entre les cimes de l'Apennin, et enfin sur cette rive occidentale où le *mal' aria* a des centres si multipliés et si étendus depuis les Calabres jusqu'aux confins de la Ligurie. La question des maremmes italiennes a donc une certaine prépondérance dans les conditions caractéristiques du climat. Elle ne remplit pas le rôle d'une de ces données de détail qu'on peut négliger parce qu'elles passent inaperçues ; placée en première ligne comme la plus importante, elle mérite comme elles d'être traitée avec le plus grand soin. Mais, tant qu'elle se présentait sur des points circonscrits, on comprend qu'elle ait été ajournée ; il valait mieux attendre, pour en faire l'étude, d'avoir abordé la patrie réelle de l'insalubrité.

L'espace qui s'étend depuis le Cacume jusqu'aux premières collines de la Toscane, ou plutôt jusqu'à l'extrémité occidentale de l'Étrurie, mérite assurément d'être ainsi nommé. Après le Cacume se dessine le bassin Pontin ; derrière les monts Albains commence la campagne Romaine ; enfin, du revers septentrional du Cimino, on peut apercevoir les basses plaines maritimes qui confinent le territoire insalubre d'Ostie, et ne perdent leur caractère qu'aux limites du territoire Pisan. Un autre intérêt se fixe sur cette surface, et la distingue des surfaces limitrophes qui continuent le sol péninsulaire. Elle est, depuis les temps antiques, le théâtre de grands événements et d'une grande histoire. L'épopée virgilienne, qui raconte les commencements de Rome, a pour scène la bordure maritime des marais Pontins, et une partie du désert Romain ; et dans cette vaste campagne qui est enfermée entre les monts Cimini, le Soracte, l'Apennin et les monts Albains, sur la plaine ou sur le penchant des montagnes, sont les nombreux champs de bataille des mémorables victoires et les débris de ces villes latines dont l'importance a changé avec le nom. Plus loin, vers le nord, s'étendent les campagnes accidentées de l'ancienne Étrurie ; mais ce qui domine de toute la grandeur des souvenirs les plus imposants tout ce territoire historique, c'est Rome, qui a résisté au temps qui efface les titres les plus glorieux, aux événements qui passent leur niveau sur les villes, à l'insalubrité qui a fait le désert autour de ses murs et a même pénétré dans son sein. Ne fût-ce donc qu'à cause de Rome, qui occupe la région insalubre, le moment était venu de traiter la question si complexe de la détérioration du sol, et des phénomènes, comme des applications qui s'y rattachent. Quelque grand que soit le cadre, ce n'est pas la matière qui manque pour le remplir ; il n'y a de difficulté que dans le choix.

Ces questions peuvent se réduire à trois principales : celle de la nature de la cause qui produit la fièvre intermittente et naît de l'insalubrité ; celle des moyens d'action qui peuvent restaurer les campagnes déchues, en supprimant sur le sol et dans l'atmosphère, cette influence qui désole les populations et agrandit le désert ; enfin la dernière, qui est la plus importante pour le but tout pratique que je poursuis, consiste dans l'analyse des effets que le climat particulier des lieux maremmatiques peut produire sur les affections des organes pulmonaires, et celles qui s'en rapprochent le plus.

Si on voulait traiter la première avec détail, elle contiendrait de bien longues pages. Jamais sujet n'a été peut-être plus étudié et plus diversement interprété ; il est difficile de connaître même toutes les opinions qui ont divisé les auteurs sur la nature et le mode d'influence de la cause. Malgré ce désaccord si confus, qu'on pourrait sans exagération appeler le chaos, la lumière n'est pas loin de se faire. La seconde est très vaste aussi ; mais elle a l'avantage de présenter des résultats précis et concluants qui frappent d'admiration le voyageur, lorsqu'il parcourt les lieux qui ont été arrachés naguère à l'improduction et à l'insalubrité. Quelque heureusement qu'on ait marché dans cette voie de la réforme du territoire, il reste encore de grands efforts à tenter, de difficiles travaux à poursuivre ; il reste à tirer de la science la connaissance des moyens d'action dont l'énergie peut être opposée aux résistances les plus réfractaires. Pour peu que la volonté humaine ne se lasse pas, la science ne fera pas défaut au merveilleux travail qui se poursuit dans quelques parties de la lisière occidentale de la péninsule. La question de l'action thérapeutique des lieux marécageux est également très avancée. Il ne s'agit pas, comme je le ferai bientôt voir, de ces faits légèrement observés ou de ces théories à peu près dépourvues de fondement, qui ne méritent aucune créance. Parmi les observations qu'on a recueillies, il y en a qui portent avec elles une conclusion. Le programme qui renferme ces questions est vaste ; et l'intérêt ne l'abandonne pas un instant, car les détails historiques s'y mêlent sans cesse aux vues théoriques et à l'analyse des résultats fournis par l'expérience.

I. Les marais Pontins et la campagne de Rome.

La première pensée qui se présente à l'esprit, en traversant les marais Pontins ou en parcourant la campagne de

Rome, est celle de la cause qui dépeuple et attriste cette contrée. Mauvais génie d'une des régions les plus célèbres de l'histoire, on voudrait la conjurer par tous les moyens dont la puissance humaine peut disposer, on s'enquiert alors dans son impatience, des conditions multipliées qui ont préparé le mal et entretiennent sa durée depuis tant de siècles, car on voudrait dégager des obscurités de l'incertain ou de l'inconnu, cette force mystérieuse qui ne se lasse pas de faire la guerre aux populations, malgré toutes les luttes qu'elle a suscitées. L'histoire peut jeter de vives lumières sur un problème qui appartient à la fois à la nature physique et aux événements sociaux; mais on se trouve en quelque sorte, sur sa trace en visitant avec soin le territoire. Au milieu des faits, on prend plus facilement l'intelligence de leur filiation. Loin du théâtre des phénomènes, on peut hasarder des hypothèses ingénieuses, mais éphémères; le concours de l'observation directe est indispensable aux explications qui prétendent à la logique et à la durée.

On connaît déjà les conditions générales du sol des marais Pontins et de la campagne de Rome. Cette vue d'ensemble a suffi peut-être pour indiquer les détails, mais elle n'a pas fait plus. Indispensables aux développements qui vont suivre, ils serviront à compléter une description qui, quelque minutieuse qu'elle soit, ne peut jamais manquer d'intérêt pour les lecteurs de tous les ordres. Terracine est la partie méridionale des marais Pontins; c'est du pied de ses murs que la plaine marécageuse se déroule entre la double bordure formée par les montagnes et la mer. D'importantes masses d'eau traversent cette surface pour se rendre dans les grands canaux de décharge, tandis que celles qui n'appartiennent pas essentiellement aux eaux courantes stationnent sur le sol, et y produisent des marais. Les sources d'eau minérale, ou autres, sont assez nombreuses le long de la chaîne ou dans l'étendue même du territoire Pontin, pour fournir un tribut considérable aux courants qui roulent de grandes masses liquides. Mais, les principaux fleuves ou rivières peuvent être réduits à trois : c'est l'Amazeno, qui prend sa source près de Piperno, au pied de la chaîne ; l'Uffente, près de Sezze, et la Ninfa, au delà de Sermonetta, sur la région la plus rapprochée des montagnes qui séparent la plaine Pontine de la campagne de Rome. De quelque point que ces sources émergent, soit qu'elles forment des rivières ou qu'elles emplissent des canaux, elles se dirigent dans leur cours, du nord et de l'est au midi, c'est-à-dire du périmètre du bassin à son entrée par Terracine Sous les murs de la ville, sont les deux embouchures de ces masses liquides. L'une correspond à l'ancien port, l'autre, qui est la plus large, est connue sous le nom de Foce di Badino, ou bouche du canal émissaire de Badino L'œil, à défaut de la sonde, peut apprécier l'importance des eaux que cette double embouchure jette à la mer.

Il est presque nécessaire de parcourir les marais pour juger de leur richesse hydrographique ; car auprès des masses qu'on peut appeler courantes, malgré la lenteur de leur marche, il y a les masses stationnaires, comme celles qui forment les marécages et les lacs. Les marécages qui sont entretenus par les pluies ou les débordements peuvent être considérés comme intermittents, car ils diminuent ou disparaissent après l'automne et l'hiver, lorsque la chaleur s'exerce sur les surfaces. Les lacs qui sont entretenus, au contraire, par un ordre de causes plus puissant, persistent toujours, si même ils n'augmentent pas en étendue. Les premiers sont nombreux, les seconds ne le sont pas moins, car ils occupent quelques parties du territoire, jusque dans le voisinage des montagnes, et règnent principalement sur les bords de la mer. Ils commencent à se montrer non loin du grand canal émissaire, et remplissent la distance qui existe entre

la rive maritime et la ligne de dunes dont la direction est
à peu près parallèle au littoral. Voici la surface liquide
qu'ils présentent à l'évaporation : le lac de Paola. le plus
proche de Terracine, a 6.500 mètres de longueur et 300 de
largeur ; le suivant, qui est le lac de Caprolace, en mesure
2.200 pour la première dimension, et 500 pour la seconde ; le troisième, le lac de Monaci, en présente 1,100
et 600 ; enfin le dernier, qui est le grand lac de Pogliano,
5,500 et 700 (1). Ces chiffres donnent déjà, avec les documents qui précèdent, une idée suffisante de l'importance
de la surface inondée comparativement à celle qui ne l'est
pas. Mais des relevés plus complets, et qui portent sur
tous les éléments, ont fixé à cet égard les conjectures.
Ainsi le développement du périmètre Pontin est de 182,900
mètres, et cette ellipse irrégulière est traversée, depuis la tour
d'Olevola, près Terracine, jusqu'au nord-est, de Velletri.
par un grand diamètre, qui en porte 7,000. Or cette surface comprend 130.261 hectares, sur lesquels se trouvent
30,329 hectares de marais ou nappe d'eau. Le marais occupe donc plus d'un cinquième du terrain compris dans le
cadre formé par la chaîne du nord-est, les collines d'Albano,
la mer et la ligne du mont Circé et du Cacume. Telles
étaient au moins les proportions calculées à l'époque où
M. de Prony rassemblait les documents de son beau travail (2).

Maintenant. qu'on songe à la position du sol qui est à
l'abri des vents septentrionaux. et reçoit directement les
influences méridionales, à la nature des vents dominants
qui sont toujours plus ou moins humides. enfin à l'étendue
de la masse liquide qui couvre le bassin, et on en tirera la
conséquence que l'humidité doit régner généralement dans

1) De Prony, *Description hydrographique et historique des marais
Pontins*. Paris, 1823, in-4, et Atlas.
2) Au commencement du siècle.

l'atmosphère, et que les pluies doivent atteindre une moyenne
annuelle très élevée. Malheureusement, des observations directes et prolongées ne paraissent pas avoir été faites dans
la plaine elle-même. Pour juger de la moyenne des pluies,
il faut recourir aux analogies, cette lumière souvent trom-
peuse, lorsque les éléments de la comparaison ne sont pas
à peu près identiques. Ainsi la campagne de Rome et la
ville comprennent un bassin plus considérable que celui des
marais Pontins ; d'une part, les montagnes sont assez éloignées de la rive maritime ; de l'autre, elles en sont bien plus
rapprochées ; enfin la plaine Romaine, quelque riche qu'elle
soit en sources et en cours d'eau, est très différente sous ce
rapport, de l'opulence hydrographique de la plaine Pontine.
Dans la première cependant, la moyenne annuelle comprend les 8 dixièmes d'un mètre, ce qui conduit à conclure
que la seconde doit surpasser peut-être de 2 dixièmes,
chiffre qu'on retrouve d'ailleurs dans les parties plus méridionales de l'Italie. Donc, par une relation étroite entre
l'état du sol et celui de l'air, l'humidité est partout ; on
peut ajouter que des conditions particulières de structure et
de végétation ne font que la favoriser davantage. Les couches perméables des monts Lepini, ce mur de séparation
qui s'élève entre la vallée de Sacco et la plaine Pontine,
permettent, en effet, une sorte de transvasement des eaux
qui appartiennent à la vallée supérieure, au profit, ou pour
mieux dire, au détriment de la surface limitrophe. Quant à la
végétation qui entretient l'humidité par cela seul qu'elle est
puissante, et qu'elle s'oppose à l'action directe des rayons
solaires, elle fait obstacle à la marche des courants, et
cause même des débordements par l'énergie de son évolution. M. de Prony dit, en parlant de la prodigieuse puissance des plantes aquatiques, qu'en coupant celles qui em-
barrassent le fond des canaux, on parvient à faire baisser
les eaux d'un demi-mètre ; mais il ajoute que bientôt l'ob-

struction se renouvelle, parce que l'emploi de la faux ne
fait que rendre plus active la cause du mal (1). Il est rare,
comme on voit, que des influences plus nombreuses et plus
énergiques se réunissent pour concourir au même but; elles
sont corroborées par une dernière, qui joue l'un des principaux rôles dans le développement de l'insalubrité.

Il s'agit du sol, de la terre qui est formée, dans une
grande épaisseur, par des argiles, des terrains animalisés,
des masses végétales à l'état de tourbe, et enfin par la dépouille des montagnes où la roche se montre sur tant de
points, dans la plus complète nudité. Les terrains plus ou
moins perméables ne sont jamais à l'état de sécheresse; ils
absorbent trop profondément l'humidité pour jamais la
perdre en entier. Toutefois, dans les parties où l'eau mesure
une certaine hauteur, l'action solaire n'agissant pas avec
intensité dans toute l'épaisseur de la couche, ne pénètre pas
ou pénètre peu jusqu'au sol, et n'y produit pas ce travail
chimique qui, après avoir modifié les qualités de la masse
liquide, finit par vicier les qualités de l'air. Les choses se
passent autrement lorsque la terre humide est ou découverte sous le rayonnement solaire, ou au-dessous d'une
nappe d'eau d'un tirant de quelques lignes. Alors rien ne
modifie ou n'arrête l'action du calorique, et l'élaboration, qui
en est le résultat, coïncide toujours avec une augmentation
dans l'intensité des influences morbigènes. Il est connu que
les stations les plus dangereuses sont celles qui rentrent
dans cette catégorie. C'est à elle qu'appartiennent des portions assez étendues de la surface des marais Pontins; les
sources perdues, les marges des cours d'eau, les bordures
des canaux, les flaques formées par les pluies, sont les
foyers les plus actifs des effluves miasmatiques.

Dans le bassin de Rome, les mêmes effets remontent à

____

1 Ouv. cit.

une origine commune, bien qu'il diffère essentiellement, sous le rapport de l'économie générale, du bassin des marais Pontins. Même exposition, mêmes abris; de ce côté on pourrait dire que les conditions sont presque identiques, car la fonction que remplissent les monts Lépini sur la plaine de Terracine, les monts de la Sabine et les plans reculés de l'Apennin, la remplissent à leur tour sur le territoire Romain. A cela près, il y a des différences qui impriment même de profondes modifications aux principales influences du climat. D'abord les dimensions du sol sont très dissemblables; la ligne littorale du bassin de Rome mesure 83,000 mètres, tandis que le périmètre tout entier du bassin plus méridional, présente seulement un peu plus du double de cette quantité; et le grand diamètre du premier, celui qui va de la mer aux montagnes, a 38,000 mètres, c'est-à-dire plus de cinq fois la longueur du plus grand axe du second (1). Malgré le nombre des cours d'eau qui traversent la plaine Romaine, les lacs et les étangs qu'on y compte, la prééminence hydrographique ne lui appartient pas, elle est dévolue à la plaine limitrophe qui, pour ce genre de richesses, n'a pas de rivale en Italie. On va juger du rang qu'occupe l'élément liquide parmi les données du territoire.

Le Tibre a le premier rang, malgré la faiblesse de sa masse d'eau qui ne prend d'imposantes proportions qu'à l'époque des crues; le Teverone, la Nera, et d'autres rivières se déversent dans son lit, ou marchent, en dessinant des courants multipliés sur l'arène de la campagne, vers leur embouchure aux bords de la mer. Parmi les lacs, le plus important est placé à une assez grande distance de la rive droite du Tibre, c'est l'ancien *lacus Sabatinus*, le lac de Bracciano des modernes. D'autres, de moyenne et même

____

(1) Le comte de Tournon. *Études statistiques sur Rome et la partie occidentale des États Romains*, de 1810 à 1814, Paris, 1831. 2 vol. in-8 et Atlas.

de petite grandeur, se montrent çà et là au pied des col
lines qui forment une partie du périmètre du bassin, et dans
quelques points de la plaine. Les sources insipides et minérales qui n'ont pas d'écoulement sur cette surface coupée
d'ondulations multipliées, entretiennent aussi des marais
qui augmentent pendant la saison des pluies. Enfin le Tibre
et d'autres cours d'eau, créent par leurs débordements annuels, des marécages sur les marges des rives, ou du moins
pénètrent d'humidité une assez grande masse de terre sur
toute l'étendue de leur parcours. Le littoral du bassin de
Rome porte aussi des lacs de grande dimension, comme celui qui borde les marais Pontins. Ainsi, non loin de la
double embouchure du Tibre, dont les deux bras forment
l'île sacrée, s'étendent deux vastes nappes d'eau dont le
voisinage est mortel à Ostie. cette ville maritime, autrefois si brillante, aujourd'hui déserte et silencieuse comme
un tombeau. Ces deux lacs, aux bords irréguliers et marécageux, sont placés, l'un à la droite, l'autre à la gauche
du fleuve, et sont connus sous les noms d'étang du couchant
et d'étang du levant. Le long de la plage, où quelques bouquets de bois clairsemés et quelques vertes pelouses alternent avec de grands espaces dépourvus d'ombre et de végétation, on trouve encore sur son chemin des masses d'eau
prises dans les terres, dont le goût saumâtre accuse le voisinage ou plutôt la présence des eaux de la mer. Les principales surfaces liquides qui peuvent entrer en comparaison
avec les lacs qui occupent la moitié de la longueur du rivage
des marais Pontins, sont celles du voisinage de l'embouchure du Tibre. La géographie hygiénique de cette lisière
maritime s'accorde d'ailleurs avec son hydrographie. L'insalubrité est très intense dans ce point central où les bras
du fleuve, dont la marche est ralentie, concourent, avec
les masses d'eau stagnantes du voisinage, à former une
nappe d'évaporation d'un grand développement. Plus loin

des deux côtes, l'insalubrité se continue. mais en diminuant ; elle est encore puissante sans être aussi dangereuse.

Les événements qui se sont passés sur ce bassin, et en ont modifié la forme topographique. sont très différents de ceux qui ont agi sur la superficie des marais Pontins. Dans ce dernier bassin, les montagnes se sont dépouillées pour combler la plaine ; et les eaux, dans leur progression, ont déplacé ces masses de terre, créé çà et là des inégalités, et ont fini par élever avec ces matériaux, près du rivage, une ligne de dunes qui contribue, par l'obstacle qu'elle forme. à ralentir et même à empêcher la marche des courants. Si les travaux successifs qui ont remué cette surface n'avaient pas pallié un mal que les plus grands efforts ne sont pas encore parvenus à vaincre, la plaine tout entière ne serait aujourd'hui qu'un vaste marécage, qu'un ensemble de foyers morbigènes, ou pour mieux dire qu'un seul foyer qui répandrait autour de lui, la désolation et la mort. Les montagnes du bassin de Rome dominent une plaine trop vaste, et ont conservé assez longtemps leurs grands bois dont tant de beaux restes subsistent encore, pour perdre leur chair au profit de la plaine. Malgré cette résistance de la part des régions élevées à abandonner leurs terres, il est vrai que le Tibre roule des flots jaunis, et que la transparence qui lui manque, fait aussi défaut aux autres cours d'eau. La rive maritime qui s'est avancée de quelques milles dans la mer, et continue à progresser encore, a tiré en partie les éléments du nouveau sol, de ces débris transportés. Dans l'intérieur de la campagne, le fleuve a exercé des modifications sur les niveaux, en changeant la forme des rives, et en exhaussant le fond du lit. L'influence s'est bornée là ; elle est demeurée secondaire, car le fleuve occupe une trop petite place dans le vaste développement du bassin, pour qu'on doive lui attribuer une grande part dans les transformations que la surface territoriale a subies. Des causes différentes ont agi , et il faut les chercher dans les faits de l'histoire.

Qu'on jette un instant le regard sur cette immense surface, au fond de laquelle s'élèvent les murs majestueux de Rome. A l'époque de sa fondation, de nombreuses populations entouraient la ville naissante : les Cérites, les Sutriens, les Véiens habitaient le nord du bassin sur les pentes adoucies du Cimino ; les Capénates, les Falisques étaient séparés par le Soracte ; enfin les Sabins, ces durs Sabins, comme les nomme l'histoire, occupaient l'orient, et étaient les voisins des Volsques, des Albains, des Rutules, dont les villes étaient placées sur le prolongement de montagnes, dont la face septentrionale regarde les marais Pontins. La conquête opéra beaucoup de destructions sur ce périmètre ; elles se continuèrent sur une plus grande échelle lorsqu'éclata sur l'Italie, et principalement sur Rome, le fléau répété des invasions. La main des vainqueurs sema partout le deuil et la ruine ; mais cette œuvre terrible s'exerça surtout et se renouvela souvent dans la campagne et dans la cité. Le bassin tout entier, depuis les bords de la mer jusqu'aux plateaux de la Sabine, et depuis les pentes du Cimino jusqu'aux fraîches collines de Frascati et de Tibur, était couvert de jardins nombreux, de magnifiques maisons de campagne, de viviers, de lacs et de sources vives ; tout un système de canaux tantôt souterrains, tantôt faisant monument au-dessus du sol, distribuaient partout les eaux et la fraicheur. Les grandes voies et les possessions sénatoriales n'étaient traversées que par ces imposants aqueducs aux arcades sans fin, qui portaient dans la cité un limpide aliment pour ses fontaines, pour ses thermes et ses naumachies. Les eaux étaient partout, tant était grand chez les citoyens de Rome ce luxe de l'opulence en même temps que de la grandeur qui les conduisit, par une pente insensible, à la décadence et à la chute. Quand les invasions se furent succédé, et que chacune eut accompli son œuvre, cette splendeur de la campagne avait disparu. Les monuments étaient détruits, les tombeaux ne se voyaient plus sur les bords des chemins, les eaux des propriétés privées, réunies à celles qui s'écoulaient des aqueducs rompus, avaient formé des marécages. Les premiers barbares qui mirent le pied sur la campagne Romaine, avaient commencé le mal ; les derniers ne laissèrent presque plus rien à faire. Ainsi, les vingt-quatre aqueducs qui portaient dans la ville les eaux du dehors, étaient réduits à dix-neuf avant la fin de l'empire ; l'ennemi en avait supprimé cinq (1). Plus tard, tous auraient été détruits si la papauté n'avait pas conservé les trois qui existent encore (2). Quant aux monuments, à l'exception de quelques uns, derniers vestiges de la splendeur passée, il n'est pas même possible de découvrir la trace des autres. Leurs matériaux forment les parties profondes de ces inégalités aux sommets arrondis, qui sont si nombreuses sur toute l'étendue du bassin. Comme le mont Testaccio, de l'intérieur des murs, qui doit son origine à une accumulation de débris de poteries, la plupart des monticules ou des ondulations qui accidentent la campagne, ont été produits par des amoncellements de ruines. Une compagnie de spéculateurs avait proposé, il y a quelques années, de creuser le lit du Tibre pour en retirer des morceaux d'art et des richesses ignorées ; la même exploitation pourrait s'étendre à l'immense cirque que circonscrivent les chaînes des montagnes et les bords de la mer Tyrrhénienne, car sous l'humus de la surface, s'étend une épaisse couche de débris. Il faut y pénétrer un instant par la pensée, pour juger de ce qui s'y passe. Les restes de substructions, les monceaux de fragments, les poussières, ne forment pas probablement une stratification assez compacte pour ne pas être percée de vides plus ou moins

(1) Grævius, *Antiqui*, *Romæ*.

(2) Ces trois aqueducs sont ceux de l'eau Paola, de l'eau Vergine et de l'eau Felice.

largement ouverts. Les tassements, effet ordinaire du temps
et d'autres circonstances, ont dû augmenter la cohésion,
sans la rendre cependant impénétrable aux fusées gazeuses et aux liquides. Or, les eaux vives ou stagnantes,
limpides ou minérales, ont des centres multipliés sur le bassin de Rome. L'économie du sol favorise même les stagnations par les désordres des niveaux qui sont la conséquence
des accumulations de ruines ; et on n'a pas besoin de recourir
aux grandes pluies et aux crues du fleuve, pour admettre la
communication des liquides de la surface, avec le stratum
sur lequel la terre végétale s'est épaissie. Dans les temps
ordinaires, lorsque la sécheresse n'est pas trop grande,
ce travail souterrain doit se poursuivre, et préparer
des réactions qui n'ont besoin que de l'intervention de
la température et peut-être d'un surcroît d'humidité, pour
porter une atteinte profonde aux qualités hygiéniques de l'air.

Ces conditions sont assurément très défavorables ; elles
le seront complétement, en y joignant la nature géologique
du sol. On sait que la plupart des montagnes du périmètre
ont une origine volcanique. Le même caractère se continue
dans la plaine où des cratères ont brûlé. Les collines de la
cité sont formées de tufs et de matériaux plutoniens ; si les
constructions qui chargent ces mouvements de terrain empêchent de les découvrir, il n'y a qu'à descendre, pour les
voir, dans les allées mortuaires des catacombes. Au pied du
Cimino, ou de ses prolongements, sont des gisements très
importants de soufre et de composés sulfureux ; vers le fond
du bassin, l'alun et ses diverses espèces se présentent avec
tant d'abondance, qu'on en faisait autrefois une grande
exploitation (1); enfin les eaux minérales, dont ce territoire

(1) L'alun, qui est tantôt un sulfate acide d'alumine et de potasse,
tantôt un sulfate acide d'alumine et d'ammoniaque, se trouve très abondamment près des bouches des volcans, comme à la solfatare de Pouzzoles ; il forme des collines tout entières à la Tolfa, près de Civita Vecchia
et sur le territoire Étrusque de Piombino.

est très riche, mais qu'on laisse pour la plupart couler à l'abandon, révèlent par leur aspect comme par leur odeur, leur nature et leur origine. Les ruines manqueraient au sol, et n'auraient pas constitué des stratifications au sein desquelles des réactions insalubres peuvent facilement se préparer ou se produire ; le désordre des plans n'aurait pas favorisé la stagnation des eaux vives, et multiplié les centres marécageux, que la richesse de cette constitution plutonienne eût suffi avec la négligence des cultures, à déterminer de mauvaises influences avec le cortège ordinaire de leurs effets.

Un autre bassin succède à celui de Rome en remontant la Péninsule. Il est borné au sud par les montagnes Cimini, à l'est et au nord par le cours du Tibre, avant son entrée dans la campagne Romaine, au nord-ouest par les collines Toscanes, à l'ouest et au sud-ouest par la ligne du littoral. C'est le lac de Bolsena qui en occupe la dépression centrale ; là, se déversent les cours d'eau que les conditions du sol ne sollicitent pas directement vers la mer. Autrefois, cette première Étrurie était en pleine et magnifique culture ; les Cimini étaient couverts dans toute leur longueur d'imposantes forêts. Respectées pendant les commencements de Rome par les redoutables voisins du peuple Étrusque, ces masses d'arbres tombèrent un jour pour livrer passage aux vainqueurs, et les opulentes campagnes de l'Étrurie, *opulenta Etruriæ arva*, perdirent leur individualité avec l'indépendance. Cette opulence de la terre est disparue. Encore de la dépopulation, du désordre, de la nudité, des souvenirs, en un mot de cette campagne Romaine qui porte un cachet si profond de désolation, malgré la beauté des fraîches collines qui l'encadrent. Encore de l'insalubrité, surtout dans le voisinage de la lisière maritime, et dans ces terrains perdus et fangeux où paissent les troupeaux, mais que ne remue pas la main laborieuse du cultivateur. Encore ajouterai-je une composition géologique et un enchaînement d'événements qui ont fait contracter au sol les conditions qui favorisent le développement des miasmes.

En marchant toujours vers le nord, sans trop s'écarter des campagnes qui bordent la mer, on ne sort pas de la maremme qui continue, comme on sait, jusqu'au-delà de Pise, mais contre laquelle une lutte intelligente s'est engagée et a fini par triompher complétement sur tant de points. Ce serait se répéter que d'analyser de nouveau, à propos de ces surfaces, le dessin du sol, les qualités géologiques des terrains, le mécanisme des principales influences. Quand une sorte d'identité n'existe pas entre les différentes sections de la lisière marécageuse qui occupe une si grande étendue du territoire Italien, on voit à chaque instant se manifester les plus étroites analogies. Seulement, telle donnée qui domine sur un point est dominée sur un autre. Quelque lieu qu'on visite, fût-ce sur le rivage occidental, ou même dans l'intérieur de la Péninsule, chacune d'elles fait partie du groupe des données générales; il est rare que toutes n'y soient pas suffisamment représentées.

Voilà les données principales du problème qui reste à résoudre : telles sont les conditions qui, en se modifiant les unes les autres dès qu'elles sont en présence, produisent cette cause qui a provoqué tant de travaux et donné lieu à tant d'hypothèses. Grâce aux progrès des sciences physiques, le temps des hypothèses devrait être passé ; mais il ne sera pas sans intérêt de faire voir qu'il dure encore, et que notre siècle n'est pas sans ressemblance, sous ce rapport, avec celui pendant lequel vivait Lancisi. De son temps, tout en se rendant compte avec quelque exactitude des éléments producteurs de l'insalubrité, on était impuissant à dégager les ténèbres qui couvraient le jeu des réactions chimiques ; on se bornait à admettre que l'air contenait quelque chose de plus, lorsque de sain qu'il était, il devenait malsain (1). Le nom qu'on donna à ce quelque chose fut celui

_____

1. Lancisi. *De noxiis paludum effluviis.*

d'effluves miasmatiques ou de miasmes. Je les ai employés tous les deux et la science les emploie tous les jours ; car s'ils ne représentent pas une matière déterminée, ils indiquent au moins, une sorte de poison préparé par l'élaboration chimique qui vicie l'atmosphère et sert de germe à la fièvre intermittente. C'est à cette école qu'appartiennent Doni, Cagnati, Lancisi, Ramazzini, Baglivi, Morton, etc. Quand les sciences physiques eurent acquis plus de précision, on ne pouvait se borner à donner un nom à la cause ; il fallait s'assurer de sa nature comme de son origine, afin de pouvoir l'atteindre, la réprimer dans son développement. Les nombreuses tentatives qu'on fit dans cette direction eurent toutes un résultat ; mais, loin de produire un accord, elles n'amenèrent que des dissidences. La plupart des matières gazeuses ou des principes qui peuvent se former pendant la fermentation, jouaient le rôle de cause auprès de chaque observateur. ce qui se réduit à dire que si la question fut bien posée, elle ne fut jamais qu'incomplétement résolue. Parmi eux, quelques uns tranchèrent trop nettement la difficulté, avant d'avoir en main des preuves suffisantes pour conclure ; d'autres, moins hardis, se réfugiant dans le doute ou dans des nuages, interprétaient et s'exprimaient presque comme on l'aurait fait avant Morgagni, c'est-à-dire avant le progrès des sciences physiques. Voici, pour montrer un exemple, le fruit d'une longue disquisition, dont l'auteur est un médecin qui vit et pratique près des marais Pontins, le docteur Giuzeppe Minzi. « Il n'est » pas impossible, dit-il, qu'un modificateur particulier, non » concevable à la pensée (*inconcepibile della mente*), in- » connu aux sens, qui échappe aux instruments de physique » et de chimie existe dans l'atmosphère des marais Pontins » et constitue l'indispensable élément des fièvres intermit- » tentes. Mais, l'observation quotidienne prouve qu'il reste » complétement inactif et inoffensif pour l'économie ani- » male, à moins que des circonstances particulières ne con-

« courent à provoquer sa morbide activité (1). » Auprès des partisans, rares sans doute, d'une opinion aussi timide, sont les auteurs qui étudient la cause moins dans la cause elle-même que dans les phénomènes qu'elle produit. Médecins trop exclusifs, ils ne s'occupent que de l'organisme, sans attacher une attention suffisante aux agents qui en troublent les mouvements. On constate cette direction dans beaucoup d'ouvrages spéciaux. Parmi ceux qui ont été publiés en Italie, je citerai les écrits d'un médecin très instruit dans la matière, le docteur Folchi, médecin de l'hôpital Saint-Esprit à Rome. C'est ainsi qu'il y exprime son opinion sur la nature essentielle des fièvres d'accès : « Les vicissitudes « atmosphériques qui règnent pendant l'été déterminent « deux effets importants, un désordre grave dans les fonc- « tions de la peau et une soustraction du fluide thermo- « électrique, fluide vital fourni par l'activité du système « nerveux. La conséquence du premier effet est une altéra- « tion des muqueuses intestinales ; celle du second est une « altération du système ganglionnaire. Ainsi, l'essence de « la fièvre intermittente, ajoute l'auteur, consiste dans le « trouble de l'équilibre des éléments de la vie, et principale- « ment de ce fluide nerveux ou de cette matière impondé- « rable que la réaction fébrile tend à rétablir dans sa « normalité (2). » Il y a loin de cette opinion toute physiolo- gique, si on me permet cette expression, à celle du doc- teur Boudin, qui rattache la cause de la fièvre au dévelop- pement d'une végétation propre aux lieux marécageux (3). Quelques nombreuses que soient ces dissidences, elles n'en ont pas moins servi à jeter d'assez vives lumières sur les

1) *Sopra le genesi delle febbri intermittenti specialmente di Roma e della sue provincia australe* Roma, 1844.

2) *Sulle origine delle febbri intermittenti in Roma e sua campagna; due memorie.*

3 *Annales d'hygiène publique*. t. XXXIII, p. 58, t. XXXVI, p. 5, 304 et suiv.

obscurités de la question. Si on ne sait pas tout, on en sait assez pour espérer que la science, dans ses progrès, ne tardera pas à rallier toutes les incertitudes.

Un fait initial qui ne peut pas être démenti, et qu'aucune préoccupation ne peut empêcher d'admettre, c'est l'existence d'une matière organique, d'un élément azoté qui se forme par la macération, dans une eau stagnante et échauffée, de nombreux débris des règnes animal et végétal. Dans une campagne si féconde, si luxuriante, comme celle qui se déroule d'une extrémité à l'autre de la Péninsule, les éléments de cette nature ne manquent pas. Dans les lieux les plus incultes et les plus nus, la végétation serait suffisante et répandrait assez de débris au fond des marécages et à la surface des eaux, si des êtres vivants ne s'agitaient pas dans les masses liquides, et si des restes d'animaux ne saturaient pas les épaisses couches de vase ou d'humus qui forment les terrains inondés ou découverts. Cette matière organique ne se développe pas seulement dans les eaux ; elle paraît même jouer un rôle dans les conditions de composition de quelques uns des vents qui règnent avec prépondérance sur la lisière occidentale. Ceci peut paraître hasardé et n'être pas susceptible de démonstration. Sous quelque vent que soit un marécage, n'en résulte-t-il pas toujours cette influence mauvaise qui produit la maladie ? Si le vent est un auxiliaire, n'est-ce pas un auxiliaire à peu près inutile, car de quelque côté qu'il souffle, le phénomène ne s'opère-t-il pas avec le cortége ordinaire de ses effets ? Assurément, il y a des fièvres sur la lisière orientale comme sur les bords de la mer Tyrrhénienne ; elles sont même quelquefois aussi intenses sur la première de ces rives que sur le rivage opposé. Mais, dans l'un de ces cas, c'est la terre qui fournit les principes morbigènes à l'air ; dans le dernier, c'est l'air qui parvient dans la région occupée par le marécage avec des conditions

insalubres, ou celles qui favorisent le développement de
l'insalubrité. Qu'on se rappelle ce que j'ai dit bien des fois,
sur ces vents de remous ou de retour, qui se produisent en
sens inverse de la marche de l'astre. Lorsque le soleil
pousse l'air devant lui, il pousse une masse aérienne pure
encore de ces éléments que la chaleur du milieu du jour en-
lève à la surface du sol; lorsqu'il communique à cette
masse une impulsion en sens opposé, il chasse, il étend
au loin une atmosphère rendue impure par les produits de nature si diverse qu'elle a reçus de l'évaporation. Les premiers
de ces vents, les plus frais, les plus homogènes, les plus
hygiéniques, sont les vents d'orient; les seconds sont les
vents d'occident qui ne sont pas sans analogie avec ceux
qu'on peut comprendre sous la dénomination générale de
vents austraux. Les faits ne manquent pas pour prêter
leur point d'appui à cette explication. Généralement les
rivages occidentaux, en Italie surtout, présentent des marécages d'une intensité morbigène plus grande que les rivages opposés. Quelques différences, il est vrai, existent
dans le niveau des terrains, entre ces deux régions, qui
placent le littoral Adriatique dans des conditions plus
avantageuses que le littoral Tyrrhénien. Mais, à choses
égales, autant qu'on peut les établir ici, il y a prééminence miasmatique lorsque le sol est exposé aux influences
plus ou moins directes de la ventilation occidento-méridio-
nale. Ce qui se vérifie dans la Péninsule, se vérifie également dans toutes les parties de ce prolongement péninsulaire
qui constitue notre Europe depuis les frontières de l'Asie.
Pour ne citer que la France, qui contribue à former la terminaison de cette masse territoriale, les marais de l'ouest
qui bordent l'Océan, et les marais du sud-est qui bordent
la Méditerranée, n'ont-ils pas une activité que ne présentent pas les infiltrations marécageuses des grands fleuves
et des rivières de l'est et du nord! Enfin cette condition
ne s'affaiblit-elle pas, ou même ne disparaît-elle pas,

lorsque la découpure de la côte change l'orientation pour la rendre de plus en plus septentrionale? Une observation de Lancisi (1). touchant l'influence de ces vents qui passent sur les marais Pontins avant de toucher à la campagne de Rome, achève la démonstration, si elle pouvait avoir besoin d'autres preuves. Elle consiste dans ce fait d'expérience, que les vents austraux sont tantôt calmes avec un ciel serein, tantôt violents avec un ciel nuageux ; que, dans le premier cas, ils sont favorables à la santé de l'homme et au développement des espèces végétales, et, dans le second, humides et pesants, ils sont féconds en indispositions et en maladies. La distance qui sépare les deux bassins est si courte, que si les mouvements de l'air déplaçaient seulement les miasmes de l'un de ces bassins pour les transporter dans l'autre, ils agiraient toujours de la même manière avec ou sans la sérénité du ciel, avec ou sans la violence de translation des masses aériennes Les différences résultent de leurs qualités essentielles qu'ils perdent ou qu'ils corroborent en raison des conditions météorologiques dont ils reçoivent l'influence durant le trajet depuis la première origine jusqu'au territoire latin. La part que j'assigne, le premier si je ne me trompe, aux vents qui soufflent sur les principaux marécages, servirait au moins à expliquer pourquoi quelques unes de ces régions résistent à tous les travaux mis en œuvre, à tous les efforts dépensés pour y détruire le foyer miasmatique. Le bras de l'homme, si puissant pour changer la face d'un territoire, pour faire d'un sol ingrat ou aride une campagne féconde, n'a pas d'action où il ne peut atteindre. La terre est de son domaine, l'atmosphère est sous une autre main.

Ainsi, cette matière organique est partout; elle existe dans l'eau stagnante, à la surface du sol humide et gras, dans l'épaisseur de cette litière végétale que l'automne ré-

1. *De naturis cœli Romani qualitatibus.*

pand sur les champs. Elle est aussi dans l'atmosphère ; soit qu'elle s'y trouve à la suite des conditions que j'ai fait connaître, soit qu'elle y soit transportée par le travail de l'évaporation qui est si actif sur le littoral Tyrrhénien. Les réactions chimiques se poursuivent en présence d'autres corps. Ceux-ci consistent dans ces masses de matière sulfatée qui forment l'ossature des montagnes, et se répandent en débris dans les vallées. Ces substances salines sont aussi partout ; elles font partie de la nature organique et inorganique, et elles sont présentes à l'état de dissolution dans les eaux les plus limpides, comme les plus vaseuses, dans les sources vives comme dans les flots de la mer. Sous l'influence de la chaleur, de l'humidité et des circonstances inhérentes aux régions marécageuses, il s'opère entre la matière organique et les sulfates, un phénomène mis en lumière par M. Chevreul (1), qui explique la formation des eaux minérales sulfureuses accidentelles (2), et qu'on peut constater dans tous les lieux frappés d'insalubrité. Il consiste dans le changement des sulfates de chaux peu solubles dans l'eau, et qui d'ailleurs seraient très inoffensifs, en supposant leur solubilité plus grande, en sulfures solubles, par la combinaison de l'oxigène avec la matière azotée. Ce sont ces sulfures qui pénètrent l'air, et qui paraissent lui faire contracter des conditions nuisibles à l'organisme. Leur existence, je dois insister là-dessus, ne doit pas, ne peut pas être mise en doute : partout où il y a des marécages, comme ces matériaux sont en contact, les mêmes réactions s'opèrent. L'odeur si connue, celle des œufs pourris, qui se dégage des terrains humides et des marges des étangs, suffit à constater la présence de l'hydrogène sulfuré. Dans les marécages Italiens, le voyageur en est subitement frappé, sur-

1. Communications académiques.
2. D'après la théorie de M. le docteur Fontan, très expert en cette matière. Voy. *Bulletin de l'Académie de médecine*. Paris, 1845, t. X, p. 692

tout quand il passe auprès de ces nombreux troupeaux de buffles qui paissent au milieu des vases, et augmentent, en ne cessant pas de renouveler les surfaces, la masse des émanations. Cette concordance entre l'intensité des odeurs sulfureuses et la présence des compagnies de buffles est si familière aux habitants des régions marécageuses, qu'ils attribuent sérieusement au pacage de ces animaux, l'existence de la fièvre intermittente, et croient que sans eux il n'y aurait pas de mal. J'ai entendu soutenir cette opinion à Salerne, à propos des marécages de Pœstum.

Peut-on conclure, d'après cela, que c'est l'hydrogène sulfuré qui, absorbé dans son mélange avec l'air par les voies respiratoires et les surfaces cutanées, constitue le poison direct qui frappe l'organisme, et soit la cause véritable de la perturbation qui a des caractères si précis? Ici s'élève la limite devant laquelle s'arrête l'investigation directe. La chimie ne va pas plus loin. Elle parviendra peut-être à découvrir, si de nouvelles modifications se produisent dans la substance pendant le contact de l'air, si ce corps, dont l'existence est constatée, ne subit pas une autre transformation avant d'en subir une dernière peut-être, lorsque, déposé sur les tissus, il se mêle aux fluides vitaux, et devient agent d'intoxication. Jusqu'à ce moment, qui n'est pas bien éloigné sans doute si les sciences physiques ne cessent de marcher dans cette voie de recherches délicates qui nous ont déjà révélé une partie du monde mystérieux des infiniment petits, jusqu'à ce moment, il faut se croire en possession d'un commencement de vérité qui contient en germe la vérité tout entière (1).

On sait les effets que produit sur l'économie l'influence

(1) C'est l'opinion de beaucoup d'auteurs modernes parmi lesquels je dois citer M. le docteur Mélier, qui la développe dans son beau mémoire *sur les marais salants*, écrit avec tant de lucidité, d'érudition et de conscience. (Voy. *Mémoires de l'Académie de médecine*. Paris, 1847, t. XIII. p. 611 et suiv.)

marécageuse; au printemps, lorsque la chaleur et la germina-
tion vivifient de nouveau le sol ; en automne , lorsque les
pluies et le dépouillement de la campagne ajoutent une intensité nouvelle à la formation des miasmes. Alors , les
fièvres règnent avec leurs types variés , et la médecine doit
les combattre promptement pour arracher des victimes aux
résultats souvent funestes de l'intoxication. Des habitants,
qui ne quittent pas la lisière et même le centre des marais ,
des montagnards, qui descendent pour la moisson , paient
largement le tribut à la fièvre, sans se plaindre des nécessités de l'existence qui les forcent à s'exposer, chaque année,
à un aussi grand danger. Les voyageurs étrangers manquent rarement de s'y soustraire, car ils évitent les régions
marécageuses pendant le règne de la mauvaise influence,
ou les traversent rapidement. Dans tous les cas , les précautions à prendre contre l'ennemi , se réduisent à suivre
deux préceptes d'hygiène : fortifier l'organisme par une alimentation et des boissons toniques , et le protéger à l'extérieur, contre le contact de l'air. C'est ainsi qu'on reste in-
vulnérable aux transitions du froid du soir , à la chaleur de
la journée ; de la sécheresse de l'air quand le soleil éclaire
l'horizon , à son humidité glaciale quelquefois, lorsque l'eau
vaporisée retombe en pluie fine et pénétrante. Des soins
qui se réduisent à si peu, chez le voyageur qui regarde et
qui passe , sont beaucoup trop pour le paysan italien qui les
négligerait par habitude si ce n'était par misère. Lorsqu'il
n'a à sa disposition qu'un haillon trop écourté pour l'en-
velopper, comment pourrait-il se défendre de l'atteinte des
intempéries ? Lorsque la cabane du berger et du moissonneur ne consiste qu'en quelques branches d'arbres recouvertes d'une mince couche de chaume, comment l'homme qui
s'y réfugie pourrait-il braver l'humidité, puisque l'air y pénètre de toutes parts ? Enfin , lorsque épuisé, abattu par
les accablantes chaleurs de la journée, il n'a pour se restaurer

que du fromage aigri, du mauvais pain, de l'eau malsaine
et du vin acide, comment pourrait-il se soustraire à l'influence qui l'entoure, et à laquelle il ne peut opposer ni la
résistance des forces retrempées ni la protection des bons
vêtements? Il n'y a point là de salut pour lui. Le seul pal-
liatif qui lui soit permis d'employer, c'est d'imiter ce qui
se pratique généralement chez les pâtres des marais Pontins
et de la campagne de Pœstum, qui se réfugient le soir sur
les hauteurs du voisinage, pour aller y respirer l'air salubre
et vivifiant (1). Mais cette retraite sur les lieux élevés pour
y passer la nuit n'est pas, comme on le pense bien, une
précaution suffisante, elle ne donne qu'un attermoiement ;
tôt ou tard les effluves des marécages ou du sol infecté atteignent celui qui s'expose habituellement à une influence
aussi dangereuse, et la fièvre éclate et suit son cours.

L'apparition périodique de cette maladie sur une population qui persiste dans les mêmes habitudes, malgré toutes
les souffrances qui en sont le triste fruit, a créé une sorte
de tempérament sur les caractères duquel il est impossible
de se méprendre. L'homme issu de parents qui ont souffert
de la même affection dont il souffre lui-même, et qui vit au
milieu de cette nature, dont l'atmosphère, quelque brillante
qu'elle soit, quelque transparente qu'elle se montre, contient
un poison si actif, a la marche paresseuse, l'aspect mélanco-
lique, la physionomie sans mouvement, les traits allongés

(1) On exprime très bien en Italie la succession des différentes qualités de l'air, depuis le plus mauvais jusqu'au plus salubre.

On nomme *Aria pessima*, le pire de tous ;

     Aria cattiva, celui qui est seulement mauvais ;

     Aria sospetta, l'air frappé de soupçon ;

     Aria sufficiente, l'air qui suffit à la santé ;

     Aria buona, celui qui est bon ;

     Aria fina ou *Ottima*, celui dont la pureté l'emporte sur
     tous les autres.

La limite où le mauvais air n'a plus de traces, et laisse régner l'air
salubre, est entre 120 et 150 mètres de hauteur.

ou un peu bouffis , le teint mat dans ce dernier cas, le mas-
que terreux dans l'autre. Quelquefois l'éclair brille dans ses
yeux noirs et largement fendus , mais c'est pour s'éteindre
bientôt. Chose singulière cependant , malgré cette dégénérescence générale qui a aboli les forces du corps et déprimé
la vitalité de l'esprit, il y a un caractère essentiel qui persiste :
le trait traditionnel de la race antique ne paraît pas altéré;
ce sont toujours ces mêmes tailles élevées , ces lignes fortement accentuées, ces arcades sourcillières saillantes et
presque droites , dont le ciseau de la statuaire antique nous a
conservé l'élégant dessin. J'ai pu faire partout cette observation , sans même me donner la peine de me mettre à sa
recherche. Au pied des murs de Pœstum , elle m'a frappé
en causant avec des pâtres ; j'ai éprouvé la même impression dans mes rencontres avec quelques indigènes de la lisière
des marais Pontins ; j'ai eu le loisir de la répéter souvent
pendant mon séjour à Rome, au milieu de la foule des vil-
lageois rassemblés par les plaisirs du carnaval et sur ces
groupes de pauvres qui viennent tendre la main à l'étranger,
sur les marches de la Trinité du Mont et sous les arcades
de Saint-Pierre. Il était rare que je reconnusse sur les citadins ces restes de l'antiquité, ces décalques du trait traditionnel ; je les avais cherchés vainement à Rome et dans les
grandes cités italiennes , je les découvris seulement sur les
habitants des campagnes , et , malgré le mauvais air et les
effets désastreux sur l'organisation , je les retrouvai aussi
entiers , et je pourrais même ajouter aussi purs , sur les populations malades des territoires insalubres. L'histoire a depuis longtemps rendu compte de ces faits par le mélange des
races qui se produisent dans les villes, et que les campagnes
évitent à cause de leur isolement. L'explication est juste, car
l'influence est réelle ; mais on a donné à cette influence une
portée qu'elle ne doit pas avoir. On ne peut pas nier que l'action miasmatique ne s'exerce avec une grande puissance , et

qu'elle ne modifie pas énergiquement la race après une suite
de générations. Elle respecte cependant le type primitif.
Puisqu'une force aussi active respecte le trait traditionnel,
n'y a-t-il pas à se demander si une autre condition que le
mélange des races ne régit pas ces substitutions de forme,
dont on voit tant d'exemples dans la Péninsule comme dans
tous les autres pays? Il y en a une autre qui ressort essentiellement de la nature de l'homme, et qu'il faut placer au
premier plan. Par le mélange des races, on a placé les modifications que subit la forme humaine sur la ligne de celles
que subit la forme des êtres inférieurs ; en admettant l'intervention de la pensée dans le changement de l'enveloppe
extérieure, on élève l'homme jusqu'à son propre niveau, et
on fait de la véritable anthropologie. En Italie, ce fait de
la pensée brille peut-être plus qu'ailleurs, à cause du peu de
diffusion que depuis de longs siècles y a reçue la lumière.
Pendant que les villes palpitaient sous l'influence d'idées
nouvelles, qu'elles vivaient de la vie de l'esprit, les campagnes restaient dans la quiétude la plus profonde, c'est-à-
dire dans la plus plus complète obscurité. Le mouvement se
faisait dans les grands centres ; l'immobilité persistait partout ailleurs. Pendant ce temps, il est vrai, le mélange des
races s'opérait dans les cités importantes, et n'avait pas
lieu dans les petits groupes de population. Mais cette influence successive de la pensée qui éloignait constamment
les citadins des idées d'un autre âge, devait laisser des
traces. La physionomie, en prenant successivement des caractères nouveaux, ne pouvait que modifier l'architecture
solide de la face, et lui faire exprimer des effets différents.
C'est là la principale cause qui a déshérité les Romains des
traits originaires, et qui les a respectés chez les habitants
des campagnes, car elle n'a pas agi sur eux. Cela est si
vrai, que si on veut retrouver quelques restes des anciennes
coutumes, quelque tradition des temps primitifs, quelque

forme du langage latin profondément imprimée dans la langue vulgaire, il faut laisser les villes et parcourir les champs. L'héritage physiologique s'y est transmis avec des souvenirs du vieil enseignement qui reporte l'esprit de l'observateur aux siècles de la république.   .

Le développement que j'ai cru devoir donner à une question aussi importante, précisément parce qu'elle n'a été traitée qu'au point de vue du mélange des races, même dans les œuvres les plus élevées d'anthropologie, m'a écarté de mon sujet sans m'en distraire. La nature des miasmes étant connue, au moins dans ses conditions les plus générales, il reste à dire si on peut réprimer leur développement par des moyens rationnels, et l'éteindre en quelque sorte dans leur germe. L'atmosphère des marais a été considérée comme un très bon agent thérapeutique ; il a été même établi que sa faculté de produire la fièvre intermittente, entraînait comme compensation celle d'agir favorablement sur la phthisie. Cet ordre de faits, et ceux qui s'y rattachent, exigent l'appréciation la plus attentive, la plus sérieuse. Le malade est sollicité par tant de tendances, tant d'opinions préconçues, et souvent fausses, en touchant aux rivages de la Péninsule ; il est exposé par suite à tant de déceptions décourageantes, qu'il doit être fixé le plus possible sur les influences de chaque climat. Les régions insalubres sont-elles pour lui la région favorable par excellence, et doit-il oublier pour elles les beaux sites qu'il s'était promis de visiter ! Les améliorations qu'ont reçues les campagnes infectées, dans quelques parties du territoire, ont-elles fait disparaître les salutaires effets que l'atmosphère pouvait produire sur les affections pulmonaires, en détruisant le germe des fièvres, et en régénérant la salubrité ! Ou bien les nouveaux avantages, dont l'industrie humaine est parvenue à doter le climat, sont-ils compatibles avec les exigences du traitement de maladies qui font tant de victimes? En étudiant les campagnes Etrusques, où l'œuvre de transformation a couronné les plus beaux efforts, et où la médecine a pu suivre les modifications que l'atmosphère régénérée déterminait sur la population valide et malade, le vague qui enveloppe ces questions se dissipera, je l'espère ; ce ne sera pas sans utilité pour la classe si nombreuse de ces affligés qui vont demander au ciel de l'Italie le bien que leur refuse l'inclémence de leur ciel froid, nuageux et humide.

II. Les maremmes de la Toscane.

Les maremmes de la Toscane sont, comme je l'ai déjà dit bien des fois, les parties du territoire péninsulaire où les tentatives d'amélioration du sol et de purification de l'air ont été suivies des résultats les plus complets. Bien au-dessus, sous ce rapport, du royaume de Naples et des États de l'Église, la Toscane a obtenu le succès que dans les autres régions on semble avoir recherché vainement. Cela vient de ce qu'on y a su mieux comprendre les nécessités d'une œuvre aussi laborieuse et aussi grande, et qu'on n'a rien négligé de ce qu'il fallait pour la faire réussir. Il en résulte que si les maremmes des États méridionaux laissent beaucoup à désirer, celles des possessions Toscanes donnent beaucoup à apprendre. Les unes font naître le doute, les autres font briller la certitude. Ici, les faits parlent un langage précis et éloquent, tandis que plus loin et sur la même rive maritime, ils sont pleins d'indécision, car l'œuvre imparfaite de l'homme semble annihilée par les tendances mauvaises de la nature. On reconnaît alors, que la question, si complexe de la salubrité, ne peut recevoir de solution ou de lumière, que sur le sol où les résultats sont en présence des nouveaux travaux de théorie et de pratique qui les ont laborieusement enfantés. La connaissance des ma-

rais de l'Italie méridionale enseigne assurément en quoi
consiste le mauvais air; celle des maremmes Étrusques dit
de plus comment on peut en réprimer le développement et
faire profiter de la victoire, l'agriculture et la population.

Je n'ai pas l'intention de tracer l'histoire de ces travaux
de régénération du sol qui ont été opérés dans les vallées
inondées comme le Val de Chiana (1), et sur tant d'autres
parties du pays Étrusque. Il me faudrait écrire une sorte
de monographie particulière pour chaque résultat acquis,
pour chaque région du territoire enlevée à l'inondation et au
mauvais air, pour la restituer à la production et à la salubrité. Et, quelque intéressant que fût le compte rendu de ces
grandes œuvres de la puissance humaine, il me conduirait
par un trop long chemin, dans une série de détails qui m'é-
loigneraient de mon but. En faisant connaître et en honorant
ces magnifiques travaux qui ont eu pour résultat la civilisation de la terre, puisqu'ils l'ont arrachée à la barbarie
du désordre pour faire régner sur elle l'harmonie de la fécondité, je ne dois pas perdre de vue les applications médicales. Écrivant pour les malades, il ne m'est permis de
paraître les oublier, que lorsque cet oubli apparent sert leur
cause et leurs intérêts loin de les négliger ou de leur nuire.
J'écarterai donc les complications pour poursuivre ma tâche
sur un terrain circonscrit. Les maremmes de l'Albegna et
de l'Ombrone, limitrophes des campagnes latines, me four-
niront tous les documents, toutes les indications indispensables aux développements que je poursuis.

Ces maremmes occupent une étendue très considérable et
peuvent être divisées en trois bassins principaux. Le plus
méridional confine le bassin romain du lac de Bolsena, et est
traversé par plusieurs cours d'eau qui sont les affluents de
l'Albegna, la rivière la plus importante. Le second bassin

---

(1) Victor Fossombroni, *Mémoires historiques et hydrauliques sur le
Val de Chiana*, 1789.

est parcouru par l'Ombrone, et forme la maremme de Grosseto, tandis que le premier contient celle d'Orbetello. Enfin le troisième, c'est-à-dire le plus septentrional, forme une double vallée, arrosée l'une par la Cornia, et l'autre par la Pecora, et comprend la maremme de Massa maritime et celles qui s'y rattachent. Ce territoire, qui présente à peu près 32 lieues de France sur son littoral, en le mesurant en ligne droite, et 70 dans son périmètre, est très accidenté, comme le prouvent les proportions suivantes. Les montagnes, les plaines, et les eaux courantes et marécageuses, sont dans le rapport des 8 douzièmes, pour les premières, de plus des 3 douzièmes pour les secondes, et d'un vingtième à peu près pour les surfaces liquides. Il n'est pas besoin de faire observer que les lieux élevés sont à l'abri du mauvais air, qui a sévi seulement ou qui sévit encore le long des cours d'eau, dans les basses plaines et sur les bords de la mer. Il n'y a rien de triste dans cette vue de la vaste maremme qui borde une si longue étendue du rivage Tyrrhénien. Le désordre se montre dans les points les plus inaccessibles au travail agricole, et où la lutte n'a pas encore été engagée. Mais, dans les autres régions, la culture a jeté largement la semence, organisé sagement les plantations, et la beauté de la nature fait bientôt oublier le mauvais air, bien qu'on ne soit pas entièrement à l'abri de ses atteintes. Si après avoir étudié la surface, on veut s'occuper de la composition du sol, on retrouve, à peu de chose près, les matériaux géologiques qui constituent les terrains des lieux frappés d'insalubrité. Les terrains tertiaires et de dernière formation, ainsi que l'alluvium gras et argileux, et l'humus qui, dans certains endroits, a une puissance considérable, forment le flanc des collines, le fond des vallées, et les lisières des cours d'eau ou des étangs. Les minéraux sont représentés par grandes masses dans les terrains plus anciens ; c'est le cuivre, l'argent, le fer, le plomb argentifère, l'antimoine.

le mercure natif, qui ont des gisements multipliés dont quelques uns d'une grande richesse. Le borax, l'alun, le soufre et les eaux chaudes et minéralisées qui sont en abondance impriment au sol un caractère volcanique dont il n'aurait pas besoin, avec ses couches de vase et ses dépôts de tourbe ou de végétaux fossiles, bien suffisants pour fournir à l'élaboration miasmatique le tribut de la matière azotée.

Le climat a été étudié avec soin par un chanoine de Grosseto, à l'aide d'observations continuées pendant vingt-quatre ans ; en voici les résultats généraux. Les conditions de température diffèrent suivant les hauteurs, comme on le pense bien ; l'air est plus vif et plus frais sur les plateaux et les croupes élevées ; il est plus doux et plus humide dans les bas-fonds et sur les bords des rivières. A Grosseto, qui est situé dans le bassin central, au milieu de la maremme et dans le voisinage de l'Ombrone, le thermomètre présente, pendant l'hiver, 2 degrés de plus, et pendant l'été 1 et même jusqu'à 3 degrés de moins que celui de Florence, dont les minima et les maxima sont compris entre les limites de — 5,3, et 35 (1). Il fait donc moins froid en hiver et plus frais en été dans la maremme que dans cette ville, et même dans les lieux les mieux abrités de son territoire. Ce résultat est une confirmation de plus de cette grande loi qui rapproche sur les rives occidentales, les extrêmes de la température, surtout quand la hauteur et la continuité des montagnes, jointes à la profondeur et au nombre des découpures du rivage corroborent les autres conditions. Ainsi, dans cet espace que borde la mer à l'occident et au midi, et que protégent les collines élevées et les cimes de l'Apennin, la température peut éprouver des oscillations aussi fréquentes que dans quelques villes de l'intérieur des terres, mais dans toutes les saisons, elles sont moins étendues. C'est déjà un

(1) J.-F. Schouw, ouv. cit.

avantage pour les malades d'une grande délicatesse de sensibilité dont les souffrances restent endormies jusqu'à une limite qui varie d'ailleurs, suivant les tempéraments et les circonstances diverses, et qui souffrent beaucoup une fois la limite franchie. Le baromètre ne présente pas des différences bien caractéristiques avec celui de Florence. La disposition du sol et l'état général de la ventilation sont loin cependant de se ressembler, si on y joint surtout les conditions hygrométriques de l'air toujours plus marquées sur les rivages maritimes que dans les terres. L'hygromètre, en effet, parvient ordinairement dans Grosseto à 20 degrés de plus que dans les observatoires de la capitale du Grand-Duché. Dans la soirée il marque davantage encore, à cause de la condensation de la vapeur vésiculeuse élevée sous l'influence de la chaleur du jour. En été, où l'intensité de la vaporisation est si active, la limite ne s'arrête qu'aux degrés supérieurs, et dénonce un degré très avancé de saturation. Les vents qui agissent sur cette atmosphère ainsi pénétrée d'eau dans certains moments du jour et pendant les mois les plus chauds de l'année, sont nécessairement les vents austraux, puisque la campagne est ouverte au midi et vers l'ouest, et l'Apennin s'élève vers le nord et vers l'est, comme dans les bassins plus méridionaux qui bordent la péninsule. Quelle que soit leur prédominance, la constitution de chacun de ces vents est humide et chaude, à l'exception peut être de l'est qui passe à travers les écartements de l'Apennin dont la masse forme plutôt, dans cette direction, un groupe confus de cimes et de plateaux qu'une barrière continue. Je n'ai presque pas besoin de répéter que le plus humide, le plus chaud et le plus morbide, si je puis m'exprimer ainsi, c'est le sirocco ou sud-est, qui rappelle la fièvre intermittente chez les convalescents, lorsqu'il ne la fait pas naître chez les personnes qui ne l'ont jamais eue.

Malgré l'étendue de la maremme de Grosseto qui com-

prend trois bassins, l'insalubrité ne règne pas partout, et
quand elle règne, elle varie dans son intensité de manière à
n'être nullement dangereuse dans une localité, tandis qu'elle
est redoutable dans une autre. Dans les hauteurs, l'air est
fin, comme disent les Romains; il n'est mauvais ou pire
que dans les bas-fonds, sur le périmètre des étangs, et sur
la bordure des fleuves, principalement de l'Ombrone qui roule
une assez grande masse d'eau, et dont les nombreux méandres accusent la lenteur de son cours. La lutte s'est engagée contre l'influence miasmatique, dans quelques régions
du sol; elle a été ou complétement ou partiellement victo-
rieuse. Dans tous les cas, elle a réduit la surface marécageuse ou insalubre, et a fait occuper par la terre ferme et
les cultures, des lieux plus ou moins submergés, et où la
végétation se développait au hasard. Il existe une carte
hygiénique (1) qui représente les différences d'intensité de
l'influence morbigène. On y voit des régions blanches,
c'est-à-dire pures de tout mauvais air, former de vastes îles
au milieu d'espaces plus ou moins infectés. Une teinte rose
qui sert à désigner les lieux favorisés par une décroissance
dans le degré de l'insalubrité, empiète par de larges bordures sur une teinte jaune qui couvre les parties de la province où la fièvre n'a encore rien abdiqué de son énergie.
Or, cette disposition donne une idée de progrès régénérateur
qui finira, avec l'aide du temps, par tout atteindre et tout
changer sur le territoire. Il y a donc des localités qu'on
peut considérer comme très saines, même avec ces conditions atmosphériques qui impliquent la double influence de
la chaleur et de l'humidité. Elles sont nombreuses autant
sur les bords de la mer, à Orbetello, Piombino, San Ste-

---

(1) La carte sanitaire de la province de Grosseto, tracée d'après a
carte géométrique de la Toscane, et qui est jointe aux statistiques médicales dressées par ordre du grand-duc, par le docteur Salvagnoli, à qui
j'emprunte la plus grande partie de ces importants détails.

fano, que dans le cœur même de la province où est située cette ville de Massa qui appartenait à l'endémie, et qui, dans ces derniers temps, lui a été soustraite sans doute pour toujours. Ce fait mérite d'être raconté, non pas comme un exemple d'un procédé ingénieux et nouveau de desséchement, mais comme celui de la promptitude d'un résultat qui a nettement démontré l'efficacité du remède.

Il y avait au nord-est de Massa (je raconte un fait cité par le docteur Salvagnoli) un vaste cirque creusé profondément, où les eaux qui proviennent des pluies et des sources voisines restaient en stagnation, parce qu'elles étaient privées de tout moyen d'écoulement. Elles avaient fini par former un vaste marais, où, dans le dernier siècle, l'atmosphère puisait des éléments si actifs d'insalubrité que la population de Massa émigrait presque tout entière à l'entrée de la belle saison. Léopold 1er, ce prince qui a commencé la régénération du sol Toscan, et dont l'exemple a imprimé à ses successeurs une impulsion si féconde, Léopold 1er ordonna au père Ximènes, d'illustre mémoire, de faire disparaître la cause qui entretenait les conditions miasmatiques de l'air. Le savant se mit aussitôt à l'œuvre; il construisit un aqueduc dans l'épaisseur du massif qui séparait le bassin où était le marais, d'une vallée basse et traversée par un torrent; et les eaux s'écoulèrent par ce canal émissaire qui n'était que la reproduction d'un procédé mis souvent en pratique par les Étrusques et les Romains de l'antiquité. Le fond vaseux une fois rendu à l'agriculture, tous les phénomènes morbides avaient cessé, l'atmosphère était désormais salubre; mais le canal avait un grand défaut, il était trop étroit, et il finit, en s'engorgeant, par ne plus suffire au service, événement qui fit reparaître le marais avec ses conséquences nécessaires : cela se passait en 1829. Léopold II, frappé de ces inconvénients, donna l'ordre de reconstruire l'émissaire dans des proportions telles qu'il fût à l'avenir, à l'abri de toute obstruction. Les travaux furent interrompus par la mauvaise saison, et des éboulements de l'ancienne voûte ayant comblé ce qui restait de l'étroite voie par laquelle les eaux pouvaient en partie s'écouler, le marais s'agrandit et les fièvres reparurent. L'épidémie fut si cruelle qu'elle atteignit même les religieuses du couvent de Sainte-Claire, qui auraient dû en être préservées à cause de la rigueur de leur réclusion. L'émissaire fut conduit à bonne fin pendant le cours de l'hiver suivant, et à partir de cette époque le séjour de Massa n'inspira plus aucune crainte.

Les travaux applicables à tous les bassins marécageux qui occupent des niveaux supérieurs forment un des nombreux moyens d'action qui ont servi au desséchement des maremmes de l'Étrurie. En leur joignant ces *colmates*, qui ont été employées pour élever les vallées profondément déprimées et couvertes par les marécages ; enfin, ces beaux ouvrages d'hydrauliques établis pour régulariser les cours d'eau dans leur marche. et empêcher sur le littoral, le mélange des masses dormantes avec les eaux de la mer; en groupant ensemble ces opérations diverses qui correspondent à des besoins différents, on a, à peu de chose près, le système général des moyens employés pour réduire les maremmes, pour opérer leur transformation. Mais ce n'est pas tout. Suivant les conditions particulières des localités, il a fallu recourir à des moyens auxiliaires, à des procédés de détail qui démontrent tous, avec quel soin le problème de l'écoulement des eaux stagnantes a été étudié et quelle intelligence on a mis à le résoudre. Pour en avoir une juste idée, il faut parcourir le pays, ou à défaut d'un voyage, qui force l'explorateur à s'éloigner des grandes routes, consulter l'ouvrage qui est la meilleure histoire de tous ces efforts dont les résultats provoquent si souvent l'admiration (1). Avec quelques uns de ces procédés, car tous n'ont pas été em-

(1) Tartini, *Memorie sul bonificamento delle maremme Toscane*, avec cartes et plans.

ployés sur les mêmes points, les maremmes placées entre
la mer et Sienne, celles dont je m'occupe, et qui sont
comprises dans trois grands bassins, ont été en partie des-
séchées en cinq années, depuis 1828 jusqu'en 1832. Dans
le bassin le plus septentrional, on a opéré la régénération des territoires de Campiglia et de Piombino; dans
le bassin central, celle de la surface ovalaire, de quinze
ou vingt lieues de contour, où sont Scarlino, Gaverrano
et Castiglione della Pescaja, où l'influence régnait avec
la plus grande intensité; dans le plus méridional, l'a-
mélioration a été considérable, comme dans les autres,
puisque, dans plusieurs régions, des marécages ont diminué
d'étendue et même disparu en entier de manière à ne
pas laisser de traces. Depuis cette époque, le travail, loin
de se ralentir, a conquis des résultats aussi heureux, comme
on l'a déjà vu pour Massa, dont j'ai cité l'exemple, où
l'air est pur, où l'endémie est à jamais détruite depuis la
construction de l'émissaire dont l'établissement remonte à
peine à quelques années.

Ces opérations capitales n'obvient qu'aux inconvénients
les plus graves; elles diminuent l'étendue des marécages
en substituant la terre ferme et cultivée aux surfaces couvertes par les eaux; elles régularisent même assez la marche et la direction des courants, pour combattre le défaut de
déclivité et les conséquences ordinaires des crues. C'est
beaucoup de réduire l'étendue des marécages et l'espace
occupé par l'insalubrité. Malgré tous ces travaux cependant,
on peut ne pas en avoir fini avec les miasmes. On n'ignore
pas en Italie, car l'observation en a été faite dans la campagne de Rome, près de Civita Vecchia et dans les différentes régions qui sont encore sous le joug de conditions
insalubres, que des parties du sol dépourvues de marécages
ou d'étangs sont plus dangereuses à habiter que celles où
se trouvent de grandes surfaces liquides. Cela vient de ce
qu'une nappe d'eau d'une grande épaisseur favorise mo-

la réaction chimique, en ne permettant pas à la chaleur de pénétrer jusque dans les vases du bassin, qu'une nappe à faible tirant qui ne met aucun obstacle à l'action de la température. Il suffit même quelquefois, non pas d'une couche légère, mais seulement d'un certain degré d'humidité que peuvent entretenir les qualités de la terre, les conditions de niveau, celles qui sont relatives aux divers degrés de perméabilité du sol, pour produire et dégager des influences morbigènes. Ces tendances ne sont pas toujours faciles à corriger ; on y parvient en creusant des encaissements qui offrent une voie ou un bassin aux masses liquides éparses, et en élevant sur leurs bords des tertres couverts de plantations. Par cette méthode si simple, et qui réussit en France (1), comme en Italie, les nappes liquides ont une épaisseur suffisante pour résister, dans une certaine mesure, à l'influence du calorique dont l'intensité est modérée d'ailleurs par l'effet des ombrages. Ce procédé, joint à des procédés analogues, a eu une grande part sur le territoire maremmatique, à la réhabilitation du sol et à la destruction du mauvais air. Les Romains avaient des moyens d'action plus grands, plus dispendieux pour essuyer la terre, et employer en même temps les eaux au service de l'agriculture et des soins domestiques. Au lieu de creuser des voies à découvert, ils savaient construire de vastes substructions qui comprenaient des réservoirs et des canaux à l'abri de la température extérieure ; aussi des surfaces embellies autrefois par de splendides maisons de plaisance, sont aujourd'hui en proie à l'infection miasmatique et abandonnées par les populations.

Tous ces procédés, qui ont été mis en œuvre avec tant de prévoyance sur le territoire Étrusque, font obstacle au

(1) Fleuriau de Bellevue, *Mémoire sur le desséchement des marais* (Comptes rendus de l'Académie des Sciences du 30 août 1847). L'auteur a recueilli les observations qui forment la base de ce travail sur 188 communes de la Charente-Inférieure et de la Vendée, pendant une période de 16 années.

développement plus ou moins rapide de ces réactions chimiques qui déterminent en fin de compte la fièvre intermittente.
Les marécages desséchés, les eaux vagues essuyées ou
encaissées dans des voies profondes, affaiblissent les conditions de formation de la matière organique et les résultats
qui en sont la conséquence. Cette matière azotée ne s'em-
parant pas d'une aussi grande quantité d'oxygène, les exhalaisons d'hydrogène sulfureux qui caractérisent les pays de
marais ont une moins grande activité; il y a amendement
notable, s'il n'y a pas neutralisation complète. On n'obtient
cet effet, qui, après lui, ne laisse rien de mieux à faire,
qu'en faisant concourir à l'œuvre chimique les ressources
fournies par la végétation. Nous avons appris précédemment que les sulfures se formaient par la décomposition
des sulfates au moyen de la matière organique, par la
perte de l'oxygène que cette matière enlevait aux sels.
Les feuilles des plantes et des arbres, toutes ces parties
vertes qui s'étendent sur le sol ou s'étalent dans l'air, sont
d'inépuisables sources de ce gaz si important pour soutenir
la vie humaine et pour entretenir la salubrité. L'oxygène
qu'elles fournissent lutte donc contre l'action de la matière
organique. Si celle-ci agit chimiquement sur les sulfates,
l'autre réagit à son tour sur ces composés; et il ressort de
cette double action antagoniste, un état d'équilibre tout au
profit de la pureté de l'air et de l'hygiène générale du territoire. Ainsi, couvrir les plaines, les bords des marais,
toute l'étendue du sol d'une abondante végétation, c'est
placer à la surface des régions insalubres, un appareil réparateur de la plus grande puissance. Il est seulement nécessaire d'en organiser la distribution pour que les résultats
contrebalancent efficacement l'intensité de la cause

Les arbres devront avoir une grande part dans l'aménagement agricole, parce qu'ils portent une expansion considérable de feuilles. Les terrains secs seront couverts de ceux

qui résistent aux vents et croissent sur les penchants des
montagnes, comme les chênes, et toutes ses variétés, qu'on
trouve si abondamment dans les forêts des Calabres, les bois
de la Campanie et ceux des collines Romaines. Les saules,
les lauriers, les cytises, conviendront aux terrains de
plaine les plus exposés à l'humidité. La culture du pin parasol, cet arbre qui contribue avec tant de bonheur à la
décoration des paysages péninsulaires, et celle de tous ces
arbres verts qui ont l'avantage précieux d'avoir un feuillage
persistant, mériteraient de prendre une grande extension au lieu d'être traités comme une culture accessoire.
La Toscane donne, du reste, sous ce rapport, l'exemple
à l'Italie. Les arbres verts se trouvent en grand nombre
dans les maremmes; ils forment même l'un des ornements
des alentours de Florence, et contribuent à la variété des
teintes qui jettent sur cette campagne une si brillante décoration. Cette végétation aérienne ne suffit pas. Il y en a
une qu'on ne doit pas oublier parce qu'elle rampe sur le sol,
et qu'elle se confond avec les eaux. Il faut que le foyer de production de l'oxygène s'étende partout pour que ce fluide puisse
agir jusque dans les profondeurs où s'opère l'élaboration
chimique. Les céréales couvrent l'étendue des maremmes,
surtout dans les États Romains. Mais, une fois tombées sous
la faux du moissonneur, et lorsque les troupeaux ont passé
sur le sol dépouillé, on ne voit au loin qu'une surface grise
et désolée; à peine si le regard, perdu dans cette immensité,
s'arrête sur quelques rares bouquets d'arbres, seul vestige
de la végétation qui a disparu. Ainsi l'époque de la moisson
laisse, pendant la chaude saison, la terre à découvert sous
le rayonnement solaire. Il est inutile de faire observer que
cette condition favorise le développement des miasmes et
donne plus de puissance à l'endémie; on sait que les fièvres
d'automne sont les plus graves. Il en résulte qu'une autre
culture que celle des céréales serait plus favorable à la salu-

brité, qu'il faudrait, par exemple, multiplier la vigne et les plantes jusque dans les plaines, comme cela se pratique dans le midi de la France, car la vigne garde des feuilles jusqu'à l'époque de la maturité du raisin, c'est-à-dire jusqu'en automne. En la cultivant à la manière italienne, cette tradition si fidèle des coutumes antiques qu'on fait si bien valoir dans les environs de Naples et dans les jardins d'Ischia, on donnerait une grande prédominance aux expansions vertes ou, en d'autres termes, à l'appareil producteur de l'oxygène ; on n'a pas oublié que cette méthode consiste à marier la vigne au saule, à l'ormeau ou aux arbres d'une autre espèce, en prolongeant les ceps par la multiplication de leurs points d'appui. Enfin, pour achever de servir la cause de la salubrité, il serait avantageux de répandre abondamment des *carex*, sur les marges et dans les lits même des cours d'eau, et même sur les terrains secs. Les plantes de ce genre réussissent partout en appropriant les espèces aux lieux qui présentent des conditions physiques différentes. La production de l'oxygène y gagnerait, principalement dans les eaux stagnantes et ces courants à engorgements marécageux qui ont un si grand besoin de ce gaz pour ne pas dégénérer sous l'influence de la décomposition chimique dont ils sont le siége.

Les maremmes de la Toscane ne présentent pas cette sorte de géographie végétale avec la disposition que j'ai cru devoir lui donner, mais elles sont couvertes d'arbres qui balancent dans l'air leurs épaisses touffes vertes, et contribuent puissamment à l'entretien de la salubrité, après avoir servi à la faire naître. Sous ce rapport, comme sous tant d'autres, elles diffèrent essentiellement des campagnes marécageuses des États de l'Église où lorsque les travaux de la moisson sont terminés, la terre reste nue et mieux préparée au développement des effluves miasmatiques. En faisant de l'économie agricole bien entendue par la conciliation des intérêts de la production avec ceux de la pureté de l'air, il doit arriver que la bonne végétation remplace la mauvaise ou que la première l'emporte sur cette flore marécageuse dont quelques parties des maremmes Toscanes, et les marais Pontins tout entiers présentent de si nombreux et de si vigoureux échantillons.

Les arbres rassemblés en groupes plus ou moins serrés sur un sol humide ou aux bords des marais, peuvent rendre, comme on vient de le voir, de grands services aux conditions hygiéniques de l'atmosphère, soit en fournissant de l'oxygène, soit en abritant les surfaces liquides contre le rayonnement du soleil ; ce n'est pas sans modifier l'état du climat. Les eaux dormantes se congèlent sous l'abri des arbres ; les couches d'air, en contact avec les surfaces glacées, perdent leur calorique, et la température hibernale baisse par le seul fait des plantations. Une influence qui favoriserait la salubrité de l'air serait donc nuisible à la douceur du climat. Les différences ne sont pas cependant assez marquées entre l'ancienne maremme et la maremme qui a subi une transformation si profonde pour que la température générale soit notablement altérée. Avant les travaux, la maremme portait une végétation abondante, mais qui se développait sans ordre et au gré du hasard. Depuis quelques années, les plantations sont organisées, et tout ce qui se fait sous ce rapport, s'opère dans un but d'économie agricole. Il n'en est pas de même pour l'humidité ; les différences hygrométriques entre le passé et le présent sont réellement plus sensibles. Les desséchements ont produit une réduction dans l'étendue de la surface marécageuse ; on sait que des étangs et des lacs tout entiers ont été supprimés. L'évaporation a subi nécessairement une réduction analogue, et il s'en suit que le soir, lorsque la vapeur vésiculeuse portée par la chaleur du jour dans les hauteurs de l'atmosphère, se condense et descend dans les couches inférieures de l'air, il s'en suit, dis-je, que la température est moins froide, parce que le fluide aérien est moins pénétré d'humidité. Cette condition est très importante pour l'économie, et très bonne surtout pour ces santés délicates qui s'affectent sous l'influence d'une transition brusque entre la chaleur sèche du jour et la fraîcheur humide du soir. Une telle modification a fait disparaître ou tout au moins a affaibli un danger assez grave. Les dernières heures du jour et les premières de la nuit exigent désormais des précautions moins grandes, et on est moins exposé, en respirant l'air du soir, à contracter des refroidissements subits et les maladies qui en sont la suite. Ainsi, le climat des maremmes de Sienne, qui se serait modifié sous le rapport du chiffre de l'humidité (1), de manière à donner des résultats plus satisfaisants, aurait conservé, malgré les changements opérés à la surface du sol, les conditions générales de sa température. On peut donc dire que le climat persiste; seulement il est devenu salubre, d'insalubre et presque d'inhabitable qu'il était.

Les statistiques faites sur l'état de la population malade et valide achèvent de jeter sur le problème, toute la clarté qu'on peut désirer. Mais, avant de rapporter quelques uns de leurs résultats, on me permettra de rappeler de nouveau que les desséchements et les améliorations ont vaincu, sur beaucoup de points, la fièvre intermittente, et que dans beaucoup d'autres, la victoire plus difficile exige d'autres efforts ; aussi, à côté de villes qui conservent sans danger toute leur population, pendant le cours de l'année, il y en a un grand nombre parmi lesquelles je pourrais citer la ville Étrusque de Saturnia, dont tous les habitants émigrent aux approches de la saison chaude. Malgré ce qu'il y a encore d'inachevé dans la transformation des maremmes, on va juger du mérite et de l'importance des travaux par les effets qu'ils ont produits. Dans l'espace de trente ans, depuis 1814

(1) C'est simplement une modification; l'hygromètre surpasse encore de 20 degrés en moyenne l'hygromètre de Florence, et la différence est toujours plus grande le soir que le matin.

jusqu'en 1843, la population de la province de Grosseto est parvenue de 53,175 à 76,179 ; mais ce qu'il y a de curieux ou plutôt de surprenant, c'est que, comparativement aux autres provinces de la Toscane, l'avantage des progrès de la population est pour la province maremmatique. Ainsi, la circonscription de Florence donne 168,691 habitants, d'augmentation ou 31 pour 100 ; celle du territoire Pisan 99,208, ou 39 2/5 pour 100 ; celle de Sienne 23,427, ou 20 1/4 pour 100 ; celle du territoire Arétin, 44,810, ou 23 1/2 pour 100 ; enfin celle de la province de Grosseto comprend 23,004, ou 43 1/5 pour 100. Assurément le progrès a été rapide, et il ne pouvait mieux ressortir que par ce rapprochement.

La population n'augmente que lorsque les conditions hygiéniques lui donnent une vie meilleure, en diminuant les chances de la maladie. Le mouvement ascendant du chiffre de la population prouverait seul la diminution des influences morbides, et par suite celui de la mortalité. Voici un tableau qui, en mettant les éléments en présence, fait voir jusqu'à quel point l'atmosphère s'est assainie, et la santé publique se trouve mieux protégée. Il ne comprend qu'un petit nombre d'années depuis 1840 jusqu'en 1845 ; mais, tel qu'il est, il porte avec lui une signification caractéristique :

ANNÉES.	HABITANTS.	MALADES.	MORTS.	GUÉRIS.
1840 à 41	103,343	35,619	1,316	34,303
1841 à 42	104,664	36,479	1,646	34,833
1842 à 43	105,343 (1)	33,051	1,166	31,885
1843 à 44	105,556	31,029	1,343	29,686
1844 à 45	106,833	28,148	986	27,162

(1) La différence entre ce chiffre, et celui qui a été donné précédemment pour la même année, tient en grande partie probablement aux variations

Donc la population s'est augmentée par un progrès constant dans la même raison que la santé générale. En 1842 seulement, le chiffre des maladies s'élève au-dessus de celui de l'année précédente. Cette exception se justifie par les événements météorologiques, ces écarts de la constitution ordinaire du climat, qui produisent des épidémies. Dans les années suivantes, le chiffre a successivement baissé jusqu'à décheoir à 28,001, lorsque la première année il était de plus de 35,000. La différence en faveur de ce progrès hygiénique dû aux salutaires réformes opérées sur les maremmes est donc de plus de 7,000, somme considérable si on la rapproche du développement de la population pendant cette période de cinq années. Enfin la proportion des morts et des guéris prouve combien le service médical est bien organisé dans cette province, où le gouvernement ducal n'a pas négligé de faire marcher de pair l'amélioration du sol avec cette surveillance hygiénique, cette facilité des secours qui rassurent les populations en les protégeant, et leur donnent ce courage moral, condition suffisante quelquefois pour éviter la maladie. Ce qui précède prouve que le climat restant à peu près le même, la salubrité étend son influence sur le pays, mais ne dit pas quelles sont les maladies qui persistent, quelles sont celles qui diminuent en fréquence ou qui disparaissent. C'est indispensable à connaître pour ces affections de poitrine sur lesquelles l'air des maremmes paraîtrait agir favorablement. Une fois l'atmosphère purifiée, que se passe-t-il, qu'arrive-t-il pour cette catégorie d'affections ? Ces questions trouvent à leur tour, comme on va s'en assurer, une réponse dans la statistique. Voici ce tableau :

de la population flottante, attirée dans les maremmes pour les travaux des champs.

ANNÉES.	MALADES de LA POPULATION permanente.	NOMBRE DES MALADES		NOMBRE DES MORTS.	
		Phthisie.	Scrofule.	Phthisie.	Scrofule.
1840 à 41	26,786	25	36	21	5
1841 à 42	28,138	27	38	26	8
1842 à 43	26,807	48	35	46	3
	81,731	100	109	93	16

Il résulte de ces chiffres qu'il y a 100 phthisiques sur
une masse de 81,731 maladies, ou, en d'autres termes, un
phthisique sur 817 malades. En comparant ces proportions
à celles qui ont été constatées dans différents pays du globe,
l'avantage appartient aux maremmes de l'Étrurie. Dans
les Antilles anglaises, les statistiques dressées sur une base
de vingt ans, donnent 1 phthisique sur 11 morts dans la
garnison anglaise (1). A Londres, la dégénérescence tuberculeuse fait de si grands ravages qu'elle compte pour un
cinquième dans la somme annuelle de la mortalité (2). A
Paris, d'après le docteur Journé (3), cette maladie sévit,
dans les hôpitaux, dans les proportions de 1 à 3 1/4, tandis
qu'à Naples elle donne, dans les mêmes établissements,
une proportion plus forte encore, celle d'un phthisique sur
une mortalité de 2 1/3. M. de Renzi (4), corrigeant les calculs incomplets et même vicieux de M. Journé, qui en a
tiré de fausses conséquences (5), dit que dans la mortalité
générale la phthisie doit être comptée seulement pour un
douzième, ce qui n'implique pas moins une énorme différence entre ces résultats et ceux qui ont été recueillis dans

(1) Statistiques publiées par ordre du gouvernement anglais en 1838.

(2) Statistiques médicales publiées depuis 1846. (*Bulletin de l'Académie de médecine*, Paris, 1839, t. III, p. 542.)

(3) *Recherches statistiques sur la phthisie en Italie.*

(4) *Topografia e statistica di Napoli*, etc.

(5) Voyez la page 223 de cet ouvrage.

la province de Grosseto (6). Je pourrais citer d'autres faits pris sur le territoire de la Péninsule ou dans d'autres parties du globe ; mais ces rapprochements suffisent ; ils permettent de conclure que la phthisie est très rare , plus rare que partout ailleurs dans les lieux maremmatiques, même lorsqu'ils ont subi des transformations qui ont modifié quelques unes des conditions de leur climat. Le chiffre des guérisons n'est pas rassurant dans le tableau. Mais qu'on n'oublie pas que les éléments sont pris sur la population elle-même, qui ne doit pas éprouver cette influence, émoussée par l'habitude, que des habitants de la France et du nord de l'Europe y recevraient. Ce n'est donc pas une idée fausse , une rêverie que cette pensée moderne de la rareté de la phthisie dans les pays marécageux : je n'ose pas dire de l'antagonisme. Elle est si réelle , qu'elle n'implique pas nécessairement cet air épais et morbide des lieux où la fièvre sévit avec intensité , et qu'elle se continue malgré les révolutions qui ont modifié le caractère particulier de l'atmosphère.

Il y a toujours , ou bien souvent du moins , quelque chose de vrai dans les opinions vulgaires avant d'être confirmées ou éclairées par la science. Ainsi, depuis bien longtemps, avant qu'il eût été question de cet antagonisme non sacramentel donné au phénomène par le docteur Boudin , on attribuait à des stations marécageuses , la curabilité de la phthisie , sans songer à rattacher l'effet à une cause alors ignorée. On croyait qu'à Naples les phthisiques pouvaient guérir , c'est une erreur ; mais les *paludi* du côté méridional de cette ville, et les campagnes de Pouzzoles et de Baïa sont maremmatiques. Rome a la renommée d'être favorable à la phthisie ; la fièvre intermittente règne autour de ses murs et jusque dans son enceinte. Pise jouit de la même réputation ; son territoire présente les mêmes inconvénients.

(1) Tous ces chiffres sont tirés de l'excellente statistique du docteur Salvagnoli , que j'ai eu si souvent l'occasion de citer avec éloge.

Enfin, Nice touche aux rives insalubres des bords du Var,
et de la montagne d'Hyères on aperçoit à l'est des flaques
marécageuses et des bassins de marais salants. Ces rapprochements m'avaient frappé pendant le cours de mon exploration sur le territoire péninsulaire, et ils devaient me conduire
à croire qu'il y avait un fond de vérité, dans cet antagonisme qui exclut la phthisie des lieux où sévit la fièvre, et
fait prédominer la première où la seconde ne s'observe
pas. Le mot antagonisme, est ingénieux, mais il n'est pas
juste ; il constate un fait sans en donner l'explication. La
propriété thérapeutique qu'il énonce dépend à la fois, de deux
influences qui concourent au même but. En effet, celle qui
produit la fièvre intermittente s'adresse aux organes abdominaux et au système nerveux qui en dépend ; et cette prédominance morbide qui se porte sur une région de préférence
à une autre, empêche la maladie de s'établir dans un système, précisément parce qu'elle a fait choix d'un système
différent. En d'autres termes, celui de la respiration n'est
pas affecté, parce que c'est celui de la digestion qui se
trouve dans ce cas. Ce principe est connu de tout temps, et a
dans la vie morale, comme dans la vie organique, la valeur
d'un axiome. Qui ne sait qu'une passion violente émousse
la force d'une passion moins vive, et qu'une douleur très
aiguë sur un point, fait qu'on ne sent plus celle qu'on éprouvait sur une autre. La physique a donné le nom d'impéné-
trabilité au même phénomène auquel la médecine rattache
la dérivation. Et c'est par une action dérivative, que le
système pulmonaire ne se trouve pas affecté, lorsque les
organes gastriques sont en souffrance. L'autre influence
est directe et dépend des conditions essentielles du climat.
On sait que les atmosphères qui favorisent l'amendement
ou la curation des affections chroniques des poumons, sont
celles où règnent avec un certain état d'humidité, une température suffisante, du calme dans la ventilation, et les

circonstances qui peuvent affaiblir l'excitabilité produite toujours par l'oxigène. Elles appartiennent aux régions où sévit la fièvre intermittente ; mais l'endémie n'existant pas, les conditions météorologiques n'en sont pas moins les mêmes ou à peu près les mêmes, ainsi que les effets qu'elles ont le pouvoir de déterminer. Nous l'avons constaté, en étudiant les maremmes. Malgré la révolution qu'a subie le sol, malgré les travaux qui ont tari sur tant de points, la source des miasmes, la phthisie n'y est pas plus fréquente ; elle est toujours rare, si les statistiques disent vrai. Cela vient évidemment de ce que l'influence directe est suffisante et qu'elle n'est pas notablement changée. Si la dérivation ne se fait plus ou se fait moins par la fièvre dont les causes sont moins actives, si même elles n'ont pas disparu, le climat reste dégagé des effets de l'insalubrité, sans cesser de posséder des propriétés curatives. Ainsi, ce que l'antagonisme semblait exclure, se concilie. Il n'est pas nécessaire que la campagne soit marécageuse et désolée, pour que celui qui souffre d'une lésion pulmonaire doive la préférer sur les autres. L'atmosphère peut être bonne, sans ces conditions si tristes pour l'esprit du malade, dont il ne faut pas négliger, si cela se peut, de traiter aussi le moral. Il est vrai que ces stations ne sont bonnes que pour l'hiver et pendant ces entrées de saisons qui ne permettent d'observer que quelques rares exemples de l'endémie. Alors la population n'émigre pas, et le pays ne paraît pas frappé de cette désolation profonde qui se dessine en traits si caractéristiques pendant l'automne et l'été. Pourtant, la fatale empreinte est toujours là ; les soins de la culture ne sont plus les mêmes ; les bois et les taillis croissent et s'enchevêtrent au hasard ; des fermes à demi écroulées remplacent les brillantes maisons de campagne ; les chemins eux-mêmes ne sont que des sentiers couverts d'herbes et à demi submergés par les eaux. Peut-on sortir pendant les beaux jours !

Peut-on avoir le courage d'aller respirer l'air extérieur, et chercher une distraction qui fasse oublier un instant la maladie qui marche ou l'événement qui menace? Assurément non, bien que ce qui reste des maremmes toscanes porte moins l'empreinte de l'abandon et du désordre que les surfaces analogues des autres régions de l'Italie. Il faut autre chose au malade. Lorsqu'il quitte sa terre natale, il joint à l'espérance de la guérison une autre espérance toute d'esprit, qui consiste dans le plaisir d'admirer bientôt les merveilles de la nature et de l'art dont la Péninsule est si riche ; et à cause de sa maladie même, il ne doit pas être détrompé. C'est pour atteindre ce but, en même temps que pour traiter avec quelques détails la question de l'antagonisme, que je suis entré si avant dans l'exposition de faits d'un grand intérêt comme histoire, et d'une grande portée sous le rapport médical.

Je recommande donc, comme station d'hiver aux dégénérescences tuberculeuses des poumons et aux affections qui s'en rapprochent, les lisières salubres des maremmes de la Toscane. Dans le bassin central, celui de l'Ombrone, on pourrait habiter Grosseto, qui est compris, il est vrai, dans la zone insalubre, mais qui est presque limitrophe des lieux où la campagne a été complétement régénérée. Je donne la préférence à Scarlino et à Gavorrano de la circonscription de Castiglione della Pescaja, qui réunissent à l'avantage de jouir d'un air suffisamment pur, celui d'une exposition méridionale. Dans le troisième bassin, la ville qui lui donne son nom Massa maritime, peut fournir une station excellente. Très saine, comme on sait, depuis les travaux qui ont fait disparaître son lac marécageux, sa population s'est rapidement accrue, et ses alentours ont presque changé de caractère. Je pourrais presque en dire autant de Campiglia, qui est au pied du mont Calvi et à trois ou quatre lieues de Piombino, et mérite, pour les mêmes raisons,

d'être comptée au nombre des stations favorables. Elles sont
assez nombreuses, comme on vient de le voir, pour que le
malade ne se condamne pas à se fixer dans l'une d'elles
pendant le cours d'une saison tout entière. Il peut accorder
quelques semaines à l'une et quelques journées à l'autre, suivant son goût, et j'allais presque dire suivant son
caprice. Le lieu semble indifférent, tant les influences se
ressemblent, et les effets qu'elles produisent sont liés par
d'étroites analogies. Cependant, les stations des maremmes
n'avaient pas été signalées malgré leur utilité thérapeutique ;
on connaissait seulement leur influence sans avoir essayé
d'en faire l'application. Je crois rendre un service, en fixant
sur elles, l'attention des médecins et des malades qui vont
chercher la santé sous le ciel italien. C'est, pour la valeur
que je leur donne, une ressource précieuse, à laquelle on
fera bien de recourir pour combattre les affections pulmonaires chroniques et celles qui s'en rapprochent.

CHAPITRE II.

Il y a deux villes dans Rome telle que nous l'a faite depuis près de 20 siècles, la succession des événements, la
ville des empereurs et la ville des papes ; mais la population
ne se presse que dans la seconde, elle manque presque
entièrement dans les espaces ruinés de la première. A chacune appartient donc une physionomie propre, une empreinte caractéristique. L'ancienne ville, avec ses débris ; re-
trace les temps antiques ; la moderne, avec ses églises, la
civilisation du monde chrétien.

Lorsqu'on pénètre dans l'enceinte la plus moderne de la
ville, celle qui fut élevée par l'empereur Aurélien, Rome se
présente sous chacun des deux aspects qui correspondent à
son double caractère. Du côté du midi, on fait son entrée
dans Rome antique ; Rome moderne déroule ses longues
rues à partir des portes du nord. La région méridionale
correspond à la voie Appienne ; c'est du moins celle qui relie
les collines d'Albano et les marais Pontins, avec la porte de
Saint-Jean de Latran (l'ancienne Cœlimontana). Les restes
d'aqueduc qui bordent cette voie, annoncent déjà l'approche
des murailles et l'état des quartiers qu'on va traverser. Les
ruines se continuent en effet, après avoir franchi l'enceinte
jusqu'au capitole, c'est-à-dire jusqu'au centre géométrique
de la cité. Ce sont des arceaux brisés, de vieux pans de
mur, des restes de coupoles, qui apparaissent au milieu des
vignes et de bouquets d'arbres, et qui entrent même dans
la construction de quelques édifices modernes. Au pied du

grand mur du Colysée, la scène change et prend des proportions plus grandioses. Les temples, les arcs de triomphe
encore intacts, et le Colysée lui-même se pressent entre
les collines de l'Esquilin, du Cœlius, du Palatin et du
Capitole, étroite vallée qu'on peut traverser dans son grand
diamètre sur les dalles de la voie sacrée. Si on suit l'étroite
rue, aujourd'hui privée d'édifices, qui sépare le Palatin du
Cœlius, on parvient jusqu'à l'Aventin et jusqu'au quartier
du Vélabre, sur les bords du Tibre. Là, on foule encore le
sol de la zone antique et dépeuplée, mais on touche à la lisière de la zone moderne et populeuse. En tirant de cette
partie de la ville, une ligne qui passerait par les monts Capitolin et Viminal et aboutirait aux murs, par les thermes
de Dioclétien et l'ancien camp de la garde prétorienne, on
délimiterait avec assez d'exactitude, les deux régions de la
cité qui se distinguent par d'aussi profondes différences.

La voie Flaminienne passait sous la porte du nord qui
s'ouvre au pied occidental du mont Pincius, cette colline des
jardins, *collis hortulorum*, dont les rampes monumentales
gardent encore leur destination d'autrefois. C'est par cette
porte qu'on entre dans Rome moderne. Elle est très connue
par un nom qu'elle a emprunté aux peupliers qui entouraient
le tombeau de César, dont la carcasse circulaire existe encore.
C'est la porte du Peuple, Porta del Popolo, qu'il serait plus
exact d'appeler la porte des peupliers. De la place où elle
donne accès, partent trois rues disposées en éventail, qui
séparent largement les rangs pressés des maisons et des
édifices de la zone habitée. L'une, l'occidentale, borde
la rive gauche du Tibre ; la seconde, l'orientale, passe sous le
Pincius, et s'interrompt au pied du Quirinal où une autre
rue lui succède à un niveau plus élevé, et va finir près du
Forum ; enfin, celle du milieu, qui part en ligne droite de
la place du Peuple pour aboutir dans le quartier du Capitole,
est le siége du mouvement des affaires et des plaisirs de

la cité; c'est le Corso. Les rues de Ripetta, de Babuino, du Corso, de la Longara, une quatrième qui longe la rive droite du Tibre, entre le Vatican et l'extrémité méridionale du mont Janicule, peuvent être considérées comme les quatre grandes voies qui jettent quelque régularité dans la disposition un peu confuse de la masse des constructions. Toute cette étendue de sol n'est coupée par aucune inégalité bien importante; c'est une vallée peu profonde, traversée par le fleuve romain, qui y décrit une courbe d'un grand développement, et bordée par deux rangs de collines divergentes. Ces collines sont à l'orient, le Pincius, le Quirinal, le Viminal; et à l'occident le mont Marius et le Vatican qui se confond avec la double ondulation de terrain formée par le Janicule. Un autre rang qui remplit l'espace laissé entre leurs deux extrémités méridionales, ferme cette vallée, comme un mur naturel qui séparerait la ville ancienne de la ville moderne. Il résulte de l'enchaînement de l'Aventin, du Capitolin, et de l'extrémité de l'Esquilin, une sorte de barrière qui achève de donner à la Rome habitée la configuration triangulaire. Or, dans cette surface géométrique dont la base est dessinée par la rangée de collines, transversale aux deux rangées divergentes, et dont l'extrémité correspond à la place du Peuple, rien ne paraît ressembler au passé; tout y porte l'empreinte des temps modernes. Ainsi, bien que l'antiquité s'y trouve représentée par les plus beaux restes de son architecture, elle y a subi trop d'atteintes pour que son cachet ne soit pas à peu près effacé. Le Panthéon d'Agrippa, cette merveilleuse coupole, a été surchargée maladroitement de deux clochers; le mausolée d'Auguste, près la porte du Peuple, est devenu un cirque à l'usage des spectacles équestres; et le tombeau d'Adrien, au bout du pont Saint-Ange, sert d'ouvrage avancé pour la défense du Vatican. Tout diffère dans la cité moderne, la physionomie générale comme la disposition du terrain.

Depuis la fondation, l'enceinte murale a reçu de nombreuses modifications, qui en augmentèrent successivement
le périmètre (1) ; sous l'empereur Aurélien, elle devint ce
qu'elle est encore aujourd'hui, sans les changements de détail qu'y apportèrent les papes. Dans les commencements,
en effet, la ville moderne était hors de l'enceinte, à l'exception du Quirinal, qui est encore couvert d'édifices ; elle n'a
été réunie à l'ancienne que plus tard. L'enceinte renferma,
après le tracé d'Aurélien, le champ de Mars qui borde le
fleuve sur sa rive gauche, depuis le tombeau d'Auguste
jusqu'au quartier humide du Vélabre, et porte depuis des siècles, la plus grande partie de la population. Lorsque Rome
couvrait déjà ses principales collines, les constructions étaient
clairsemées sur cette plaine basse que le fleuve recouvrait
trop souvent pendant les crues d'automne. Quelques temples, quelques autels consacrés, s'élevaient dans le voisinage de la voie Triomphale qui traversait le champ des
soldats. Le reste était couvert de bois, de promenades ou
de grands édifices propres aux jeux ou à loger des cohortes.
Sous les empereurs, et même avant l'empire, le grand et le
petit champ de Mars qu'on appelait aussi champ de Flore,
du nom de la courtisane qui l'avait légué à l'État, se couvrirent de portiques, de théâtres, de bains, de naumachies,

(1) **La première enceinte de Rome**, *Roma quadrata,* formait un parallé-
logramme qui renfermait le Palatin et mesurait 1,600 mètres ; sa superficie était de 16 hectares ; sa population comptait à raison de 500 par hec-
tare, près de 8,000 habitants.

Sous Numa, addition du Quirinal : périmètre, 3,200 mètres ; superficie,
64 hectares ; population, 30,000 habitants.

Sous Tullus Hostilius, addition de Cœlius : superficie, 120 hectares ;
population, 50 à 60,000 habitants.

Sous Servius Tullius, périmètre 12,500 mètres ; superficie 638 hectares ;
population, jusqu'aux empereurs et dans la plus grande prospérité, de
450 à 500,000 habitants.

Sous Aurélien : périmètre 18,800 mètres ; superficie 1,396 hectares
(Dureau de Lamalle, *Mémoire sur l'ancienne Rome.*

de cirques et de temples. Rome était descendue de ses
collines pour se rapprocher du Tibre, avec lequel elle
n'avait communiqué pendant longtemps que par les parties reculées de l'Aventin. Ce mouvement fut d'abord la
conséquence de l'augmentation de la population ; il ne parut
être plus tard qu'un déplacement, car les habitants man-
quèrent dans l'ancienne enceinte, et ne se pressèrent que sur
le terrain qui avait été compris dans la nouvelle. Cet
abandon d'une partie du sol pour la plus rapprochée du Tibre
se produisit sous l'influence de la marche naturelle des événements, dont le plus important consistait dans le développement des idées nouvelles. Les invasions, en s'attaquant
aux quartiers riches et au siége de l'empire, c'est-à-dire au
Forum, au Capitole et au Palatin, rendirent cette région
presque inhabitable, car elles la couvrirent de ruines ; et
la population qui n'émigra pas, alla s'établir nécessairement loin des lieux où pesait de préférence la colère du
vainqueur. Elle aurait pu, dans les intervalles du repos,
reprendre possession de l'ancien sol et y construire des habitations, sinon des édifices ; mais elle en fut éloignée par
une cause morale de la plus grande portée. Une nouvelle
éducation, une nouvelle lumière avait pénétré les esprits.
Le christianisme avait allumé sur le Janicule le foyer qu'il
transporta plus tard sur la colline septentrionale du Vatican.
Le pouvoir du Palatin baissait et allait même abandonner
Rome à la puissance qui ne devait pas seulement gou-
verner la cité, mais le monde ; et aucun intérêt ne rete-
nant plus alors la population dans le quartier des Monts,
elle devait nécessairement se rapprocher du Janicule et du
Vatican, en se pressant sur les rives du fleuve. Cette impulsion fut surtout dirigée par un sentiment très facile à
comprendre, si on se reporte à l'époque où le vieux monde
s'écroula pour faire place à une autre civilisation. On
croyait trouver auprès du prêtre, la protection et la sû-

reté que ne pouvaient plus donner les chefs de l'empire.

Dans ces conditions de force majeure et d'influence morale, les conditions hygiéniques ne furent pas consultées. L'émigration abandonna les quartiers des Monts, plus aérés à cause de leur élévation relative, pour s'établir dans la plaine, si exposée aux inondations du fleuve. Les fondateurs de la ville avaient été prudents, en occupant successivement les sept collines, à partir du Palatin et du Quirinal. Cependant la disposition générale du sol était loin de garantir, comme on va le voir, une salubrité irréprochable. Les collines sont disposées de manière à renfermer entre elles d'étroites vallées qui présentaient une profondeur d'autant plus grande, que ces accidents de terrain, aujourd'hui altérés, avaient plus d'élévation. Ainsi, entre le Cœlius et le Palatin, il y a tout au plus la dimension d'une rue ; l'arc de triomphe de Constantin en remplit à peu près toute la largeur. L'extrémité orientale du Cœlius et la face occidentale de l'Esquilin ne sont séparées que par le Colysée, masse qui couvre une grande surface de terrain, mais qui n'est qu'un monument. Le peu de développement des vallées comprises entre les Monts, étonne surtout, lorsqu'on parcourt le Forum dont les parois sont formées par le Cœlius, l'Esquilin, une partie du Viminal, le Capitolin et le Palatin. On a peine à croire que tant de temples, tant de monuments, aient pu contenir dans une aussi étroite place, si on ne se faisait une idée de l'économie du terrain par le peu d'espace qu'occupe la voie sacrée. Du côté du Tibre, entre le Palatin et l'Aventin, la vallée n'a pas plus de largeur qu'au pied du Capitole ; partout se montre la même disposition sous des aspects différents. L'abondance des eaux aggravait encore ce que cette disposition présentait de défavorable pour la salubrité. Presque toutes les vallées avaient des marais ou des lacs, et quelques unes étaient traversées par des cours d'eau qui venaient se jeter dans le

Tibre. Les régions voisines du fleuve conservaient en outre une humidité permanente qu'entretenaient de fréquentes inondations, et le séjour prolongé des vases sur la voie publique. Si les parties culminantes des collines étaient dotées dans le commencement d'un air pur et suffisamment sec, les vallées ne partageaient pas ce priviléges.. Il fallut de grands travaux pour remédier à d'aussi graves inconvénients. Frontin rend compte des effets qu'ils produisirent, en comparant la Rome des premiers siècles à celle des temps où il vivait. « Cette reine de l'u-
» nivers, dit-il (1), qui s'élève comme une divinité au-dessus
» de toutes les villes soumises à sa puissance ; enfin, cette
» ville éternelle, dont rien n'approche, et à qui rien ne peut
» être comparé, sentira mieux par la suite tout ce qu'il a
» fait (l'empereur Nerva, sous le règne duquel Frontin avait
» la haute administration des aqueducs), pour lui procurer
» la salubrité, en augmentant le nombre des châteaux d'eau,
» des lacs, des eaux destinées aux ouvrages publics, aux
» spectacles, comme aussi aux particuliers qui retirent le
» même avantage de ces eaux répandues partout..... Déjà
» on jouit d'une plus grande propreté, d'un air plus pur ;
» et les causes de l'intempérie qui faisaient regarder l'air
» de la ville comme *infâme*, sont détruites. »

Les égouts ou les cloaques furent construits pour l'assainissement des vallées. Les aqueducs s'élevèrent pour porter à Rome le tribut des eaux extérieures et pour servir la consommation qui avait pris des proportions énormes sous le règne des empereurs. Les premiers, qui remontent à Tarquin l'ancien, sont considérés, avec raison, par Denis d'Halicarnasse, comme une des trois grandes merveilles de la cité souveraine (2), et il semble naturel que Pline ait ad-

----

(1) *De aquæductibus urbis Romæ commentarium*, édit. de Rondelet, avec atlas.

(2) *Antiquitas romana.*

miré cette solidité qui résistait au poids des édifices dont le sol
était chargé. Les seconds, que Frontin porte au nombre de
neuf (1), allaient chercher les eaux si loin dans la campagne, qu'ils présentaient ensemble un développement de
281,294 pas romains, ou 41 myriamètres 77/100, ce qui
correspond à 94 lieues de 25 au degré, ou 107 lieues de
poste (2). Tout, sans doute, ne consistait pas dans ces arcades élégantes dont on voit quelques tronçons autour des
murs ; car une grande partie des aqueducs était construite
en conduits souterrains : ils n'en formaient pas moins
une de ces grandes œuvres qui sont le plus bel effort de la
puissance humaine. Les anciens, avec leur langage figuré,
exprimaient fidèlement l'importance de la masse liquide,
qui roulait sur les dernières arcades de ces monuments, en
comparant les diverses sources à des torrents et même à
des fleuves suspendus, par la téméraire habileté des archi-
tectes, au-dessus de la cité souveraine. Rome impériale recevait, en effet, 65,000 pouces d'eau, ou, en d'autres termes,
1,320,000 mètres cubes par vingt-quatre heures. Cette
quantité se traduira mieux ainsi : les neuf aqueducs décrits
par Frontin et dont il a donné les produits d'écoulement
en quinaires, mesure en usage à cette époque, fournissaient
une masse égale à une rivière de 30 pieds de largeur sur
6 de profondeur, et d'une vitesse de 30 pouces par seconde (3).
C'était un fleuve moins large, mais plus profond que la Seine,
consommé tout entier au service de la cité. Les nécessités
des besoins publics n'excluaient pas les concessions particulières ; car les domaines, les édifices ou les jardins qui étaient
dans le voisinage des aqueducs y puisaient, sous l'empereur
Nerva, pour une somme de 250,000 sesterces (4). Toutes ces

(1) Les aqueducs de l'eau Appia, de l'Anio vieux, des eaux Marcia,
Tepula, Julia, Vierge, Alsiétina, Claudia et celle de l'Anio neuf.
(2) Frontin, *ouv. cit.*
(3) Rondelet, dans les annotations du commentaire de Frontin.
(4) Cette somme représentait alors 42,500 fr. de notre monnaie.

eaux réunies étaient quelquefois détournées de leur destination comme elles le furent du temps d'Agrippa, pour purifier les égouts, en entraînant dans le Tibre, la masse d'im-
mondices qui en empêchaient le service.

Les égouts et les aqueducs, les uns, ouvrant une voie
souterraine aux eaux insalubres, les autres, transportant à travers l'espace, les sources pures des montagnes
dans l'intérieur des murs, étaient les agents principaux
de purification de l'air romain. Aux marais ou aux lacs
qui laissaient amasser des miasmes dans presque tous
les bas-fonds du pied des collines, furent substitués des
bassins de lacs factices, des fontaines monumentales qui
rafraîchissaient l'atmosphère et lui faisaient contracter les
meilleures conditions sanitaires. Les particuliers se guidant
sur ces exemples, les imitèrent dans leurs jardins et dans
leurs maisons, et ajoutèrent à la salubrité de la ville celle de
la demeure privée. Il n'est pas possible de faire l'énumération des lacs, des viviers, des fontaines qui tenaient une
si grande place dans le luxe des habitations élégantes ; Pline rapporte le nombre des ouvrages de ce genre
dont la ville fut dotée pendant l'édilité d'Agrippa qui
fit creuser, dit - il (1), après avoir ajouté l'eau vierge à
celles qui parvenaient déjà dans Rome, 700 lacs ou
réservoirs, construire 500 fontaines et 130 châteaux ou
regards, dont la plupart étaient décorés d'ornements, et tout
cela dans l'espace d'une année, *eaque omnia, anni spatio !*
Il paraîtrait que, sous Trajan, le nombre des lacs et des
viviers reçut une nouvelle augmentation, puisque, sans
compter les réservoirs couverts, ils atteignaient celui de
591, dont les bassins étaient alimentés par 1,335 pouces
d'eau ou quinaires (2). S'il faut en croire d'ailleurs les divers
témoignages fournis par Victor, Rufus, ainsi que par d'au-

_____

(1) *Hist. nat.*, liv. XXXVI, ch. **XV**.
(2) **Frontin**, *ouv. cit.*

tres écrivains de l'antiquité, et savamment commentés dans l'œuvre de Nardini (1), les bassins d'eau couverts ou découverts, lacs ou réservoirs disséminés dans les différents quartiers de la ville, pouvaient être évalués à près de 1,400. La surface d'évaporation est sans doute assez difficile à calculer ; il suffit de montrer qu'elle était très considérable. Mais, à cause de ce mouvement incessant des eaux, soit qu'elles tombassent en nappes dans les fontaines publiques, soit qu'elles se renouvelassent dans les lacs, ou qu'elles parcourussent les voies qui leur avaient été tracées dans les rues, elles imprimaient à l'air une salutaire agitation, et lui communiquaient une agréable fraîcheur. L'atmosphère romaine n'avait aucune analogie, malgré la masse liquide qui était répandue ou consommée sur le sol, avec celle de Baïes par exemple, toujours saturée de cette vapeur que la température élevait des surfaces immobiles formées par la mer, et les lacs qui bordent le littoral.

Cette condition si favorable qui résultait de l'abondance et du mode de distribution des eaux, corrigeait en quelque sorte les désavantages de l'orientation du terrain. L'ancienne circonscription de la ville qui renfermait au nord, à l'est et à l'ouest les collines historiques, ne comprenait au midi qu'une plaine dépourvue d'accidents. Cette plaine commence à l'extrémité méridionale du Cœlius, de l'Esquilin, se continue en inclinant vers l'est et le nord, derrière le Viminal et le Quirinal, et ne s'interrompt pas même au-delà des portes de Saint-Jean de Latran et de Sainte-Marie Majeure, car aucun relief bien important ne se montre jusqu'aux collines d'Albano et de Frascati. Les vents du midi et du sud-ouest avaient donc un libre accès dans Rome, et un accès d'autant plus facile, que la barrière septentrionale formée par les montagnes du fond de la plaine, et alors couverte de bois épais opposait à l'entrée des vents du nord

(1) *Roma antica.*

un obstacle moins facile à franchir. Ainsi la température
devait être comparativement plus élevée à l'époque où la
ville n'était pas encore descendue au champ de Mars, et
lorsque les ouvrages d'hydraulique n'avaient pas atteint
tout leur développement. C'est à son influence qui s'exerçait
sur des surfaces nombreuses d'eaux vaseuses ou stagnantes,
reposant sur un sol volcanique et mal consolidé, qu'il faut
attribuer les conditions insalubres de l'atmosphère de la
ville. L'opinion, née sans doute de l'expérience, avait
donné à cet air l'épithète d'*infâme*, rapportée par Frontin (1). Comme le dit le même auteur, les aqueducs (et il
faut comprendre avec eux, les monuments analogues),
corrigèrent ou pallièrent ce vice, en multipliant sur tous les
points la libre et entière circulation des eaux, en essuyant
le sol de toutes les masses liquides impures ou marécageuses,
ce qui devait donner comme conséquence plus de modération dans la température du climat. Les conditions ne sont
plus les mêmes, dans la Rome du champ de Mars ou de la
partie septentrionale ; on sait que cette Rome ainsi déplacée,
forme la ville moderne.

On est à peu près fixé sur son orientation, après les détails
qui précèdent. Encaissée entre l'est et l'ouest par les collines
du Pincius, du Quirinal, et du Viminal d'une part, et par celles
du Vatican et du Janicule de l'autre, ni les premières ni les
secondes n'abritent suffisamment la vallée du Tibre des influences qui viennent de ces deux directions. Le Janicule
cependant, domine dans toute sa longueur, la rive droite du
fleuve, et conserve partout à peu près la même élévation.
Le Pincius, sur la rive gauche, forme plutôt une montagne
qu'une colline, depuis la porte du Peuple jusqu'au plateau
de la Trinité-du-Mont. Là, enfin, le Quirinal commence et
prolonge, jusqu'à la place de ce nom, le niveau du Pincius.

(1) *Ouv. cit.*

Cette disposition est suffisante pour produire des effets locaux ; elle ne l'est pas assez pour porter son influence jusqu'au centre de la vallée. Les généraux dépendent de ce demi-
cercle de montagnes qui circonscrit avec la mer, la campagne
tout entière. Les dernières rampes des monts Albains, le
territoire d'Ardée, et la côte d'Ostie, jusqu'au pied du système du Cimino, découvrent la plaine, depuis le sud jusqu'à
l'ouest, en inclinant un peu vers le nord-ouest. A partir de
ce point, les montagnes s'élèvent, se doublent par leur
disposition en amphithéâtre et forment une barrière puissante jusqu'à Tibur et Frascati. Cette barrière se compose
des dernières montagnes ciminiennes, du Soracte dont
l'élévation annonce celle des cimes de l'Apennin, et enfin
des monts de la Sabine auxquels succèdent les monts Albains. Ainsi, les influences méridionales et occidentales ont
leur chemin ouvert jusqu'à Rome, où elles pénètrent par
l'espace qui règne entre le Viminal et le Janicule. Mais
pour parvenir sur l'ancienne ville, elles ne trouvaient aucun
obstacle ; pour atteindre jusqu'à la moderne qui occupe la
vallée, elles rencontrent le Capitolin, le Palatin et d'autres
inégalités du sol, dont la disposition embarrasse le passage
dans une certaine étendue. De là, la différence très probable entre la température des deux Romes, plus élevée assurément dans la première, que dans l'actuelle.
Les vents septentrionaux pénètrent, au contraire, plus facilement dans celle-ci. Ils entrent par l'espace compris entre
le Pincius et le Janicule, et après avoir franchi les cimes
déboisées des montagnes du Cimino et de l'Apennin, ils ne
rencontrent aucun grand mouvement de terrain qui neutralise et modère leur action. Cet antagonisme n'empêche
pas, comme on le verra plus loin, les prépondérances des
influences chaudes sur les influences contraires ; il explique les transitions subites d'une température élevée à une
température très différente qui se font remarquer avec quelque fréquence, dans le climat romain.

L'économie du sol qui était autrefois le champ de Mars,
et qui est couvert aujourd'hui de rues, devait favoriser
beaucoup l'humidité; et d'abord le Tibre, en traversant la
vallée, ne poursuit pas son cours en ligne droite; il forme
un grand arc de cercle dont la concavité regarde la ligne du
Pincius et du Quirinal, et embrasse dans son contour une
surface considérable. Il s'ensuit que, pendant les inondations, les eaux qui sortent des deux extrémités de l'arc, ne
tardent pas à se confondre, et à couvrir le tiers de la cité.
Mais, le Tibre aurait un cours plus direct, que la disposition
du terrain encaissé entre deux rangs de collines et traversé
par un fleuve, n'en serait pas moins désastreuse sous le rapport de l'humidité. Les Romains de l'ancienne ville qui touchait à la rive gauche par le Vélabre et le *Forum boarium* (le
marché aux bœufs), considéraient cette dernière région comme
l'une des plus insalubres, malgré les égouts et les ouvrages
d'art qui la traversaient. Aujourd'hui qu'elle est peu habitée
et habitée par la population pauvre, car elle forme une sorte
de quartier intermédiaire entre l'ancienne Rome et la ville
moderne, l'insalubrité a repris l'avantage. Les rues sont
mal entretenues, les pavés disjoints, les niveaux désordon-
nés, de sorte qu'après une pluie ou une crue du Tibre, le
sol reste couvert çà et là de larges flaques d'eau. J'ai vu,
pour ma part, une averse créer un lac assez étendu autour
du temple de Vesta, d'où il ne disparut qu'après quelques
semaines de sécheresse et de soleil. Sur les deux côtés du
fleuve, dans toute la longueur de la ville, excepté peut-être
sur le côté du bourg où la disposition du sol est plus favorable, les mêmes inconvénients eussent existé, si après les
anciens Romains qui avaient creusé des égouts et porté des
aqueducs dans les différentes parties du champ de Mars,
les papes n'avaient pris en main les intérêts de la salubrité
publique.

Un long intervalle de plusieurs siècles sépare l'administra-

tion ancienne de celle qui devait essayer d'organiser de nouveau. Il est rempli par l'abandon et la destruction de la première Rome, et la formation lente de la moderne. C'était,
comme on ne l'ignore pas, la triste époque des invasions et des
dévastations; le fer et le feu se promenaient sur les monuments de la ville et les cultures de la campagne; les combats et les massacres décimaient la population, et celle qui
pouvait fuir quittait cette Rome où les barbares paraissaient s'être donné rendez-vous. Les papes travaillèrent à
amoindrir tous ces désastres, et purent même parvenir, dans
des temps signalés par l'histoire, à conjurer d'aussi terribles fléaux. Ces efforts furent impuissants à arrêter la
décroissance rapide de la population qui s'était portée vers le
Janicule, le Vatican et les bords du Tibre. Sous Innocent III,
au commencement du xiiie siècle, elle ne comptait plus que
35,000 habitants (1). L'insalubrité était devenue si grande,
que ce pape écrivait que peu de Romains parvenaient jusqu'à l'âge de quarante ans, et bien peu jusqu'à soixante (1).
Lorsque le siége papal eut été transféré dans le Comtat,
il s'opéra un tel mouvement de décroissance dans la population, sous des influences politiques, sans doute, mais
aussi à cause de ce désordre des lieux qui avait fait de l'air
un agent de destruction, qu'elle se fût éteinte comme celle de
Pœstum ou de Palmyre, si cet éloignement fatal eût duré
un siècle de plus. Grégoire XI sauva Rome, en quittant
Avignon pour la cité qui ne devait pas perdre son titre d'é-
ternelle. Depuis cette époque, la fin du xive siècle jusqu'au
nôtre, les améliorations n'ont pas cessé, et avec elles, les
inévitables conséquences qu'elles devaient produire.

Je ne dois pas entrer dans de longs détails; il suffira de
quelques uns pour dire comment la cité moderne s'est constituée et a fini par prendre la disposition générale qu'elle

(1) De Tournon, *ouv. cit.*
2) Lancisi, *De adventitiis cœli romani qualitatibus*

présente de nos jours. Lancisi, qui vivait à la fin du xviie siècle, célèbre les pontifes qui depuis le rétablissement du
siége à Rome, ont travaillé avec ardeur au desséchement
du sol pour lui rendre son ancienne salubrité. Ces travaux
d'hygiène publique se sont augmentés, dit-il (1), depuis
Pie V, au milieu de xvie siècle jusqu'au règne de Clément XI. Mais, au nombre des papes qui firent le plus pour
l'hygiène romaine, il faut placer ce pape artiste qui est
appelé, à bon droit, le père et le restaurateur des arts.
Léon X, qui précéda Pie V (il monta sur le trône pontifical au commencement du même siècle) assainit le Vatican
en faisant construire l'église Saint-Pierre et ses vastes dépendances ; c'était une région des plus insalubres qui conserve encore quelques restes de son passé. A cette époque
aussi, l'herbe fleurissait sur le champ de Mars ; les inondations
qui pouvaient le visiter souvent, puisque sa rive était sans
défense contre les crues du fleuve, avaient fait de quelques
unes de ses parties, une sorte de marais vaseux et permanent. La population ne luttait pas ; incommodée par un si
funeste voisinage, elle se jetait dans l'île du Tibre, ou passait l'eau pour s'établir au bourg, ou bien se portait dans
l'espace compris entre le mont Citorius, le Quirinal et le
Capitole. Léon X fit purifier le sol, qui ne tarda pas à se
couvrir de rues et à recevoir un grand nombre d'habitants :
sous ce pontife la population atteignit le chiffre de 60,000.
Multiplier les églises c'était agrandir en même temps
le cercle de la salubrité, jusqu'à lui faire comprendre, sauf
quelques exceptions, toute l'étendue de la ville nouvelle. Il
est rare, en effet, que les monuments d'art qui portent avec
eux le sceau de la durée, ne soient pas aussi des monuments
d'hygiène publique. Ce fut de cette manière que l'étroite
vallée comprise entre le Tibre et le pied du Pincius, par

_____

(1) *Ouv. cit.*

laquelle on entre dans Rome, reçut une complète transformation. Elle était marécageuse ; elle forme aujourd'hui cette imposante place du Peuple dont le pourtour est décoré par des façades d'églises, et qui annonce dignement l'imposante cité de l'Italie. Un changement aussi profond et aussi salutaire a été opéré sur l'emplacement de l'ancien cirque agonal. La région à laquelle il correspond, forme la corde de l'arc décrit par le Tibre durant son trajet dans la vallée ; de sorte qu'elle était le point naturel de réunion des eaux du fleuve, lorsqu'elles débordaient à l'époque des grandes crues. Innocent X, à qui revient l'honneur de cette régénération n'a pas mis la place du cirque d'Alexandre Sévère à l'abri des inondations ; mais il en a desséché, consolidé, purifié le sol pour y élever l'église de Sainte-Agnès, et y conduire les eaux de la magnifique fontaine élevée par le Bernin, l'un des créateurs des principaux monuments de cette grande vallée historique.

Dois-je oublier ici la France qui a payé un large tribut à cette réhabilitation matérielle de la ville des papes ! M'interdirai-je de la citer à son tour, lorsque, entendre son nom, ou voir son œuvre sur la terre étrangère, produit une des émotions les plus douces qui puissent agiter le cœur de ses fils ! Oui, la France a exécuté de grandes choses à Rome, pendant l'occupation ; elle a taillé les rampes ombreuses du Pincius, réparé des palais, fait des travaux sur la voie publique, répandu dans l'opinion l'amour et le respect des monuments de l'antiquité, découvert et rétabli quelques uns des beaux débris qui couvrent le Forum, et institué des commissions scientifiques qui ont résolu, ou du moins éclairé le problème de la réhabilitation hygiénique et agricole des marais Pontins et de la campagne insalubre qui entoure la ville. Elle a porté largement sa pierre à l'édifice ; et si les travaux des papes ont restitué à Rome une population valide qui a surpassé le chiffre de 150,000 habitants, la

France peut, sans orgueil, croire y avoir contribué par ses bienfaits et ses services.

Les eaux sont une donnée trop importante dans les conditions hygiéniques d'une localité, pour ne pas comparer celles qui alimentent la cité moderne avec les eaux limpides qui venaient de tant de points, servir au luxe ou aux usages de Rome ancienne. Tout est changé, les mœurs des habitants, comme la disposition de la ville. Autrefois, le bain tenait une grande place dans la vie privée des Romains ; les établissements où on allait les prendre étaient des monuments d'utilité publique ; les Thermes étaient des villes dans une ville, si on en juge par le périmètre de ceux dont on voit encore les restes entre l'Aventin et le Cœlius. Aujourd'hui le Romain ne se baigne pas ; il a entièrement oublié cette tradition qui méritait cependant de survivre à toutes les autres. Les spectacles nautiques étaient une passion des habitants de l'ancienne Rome ; il n'y a pas à regretter cette fois, que les modernes en aient à peu près perdu le souvenir. Ces habitudes réunies expliquaient, avec le goût des jardins, des lacs et des viviers, le luxe des eaux qui caractérisa la période impériale. Bien qu'il ne soit plus ce qu'il était alors, on peut dire qn'il n'est pas éteint. Les Fontaines de Trevi, de la place Navone, de Termini sur la rive gauche, de San-Piétro in Montorio et de la place Saint-Pierre sur la rive droite, donnent une merveilleuse idée de la puissance et de la beauté des sources qui arrosent la cité. La première surtout qui coule sur une place faite pour elle, la remplit de toute l'ampleur de son bassin et l'anime du bruit sonore de ses gerbes dont la vapeur étincelle au soleil. Sous les empereurs les grands aqueducs étaient au nombre de 9, et avaient pu être portés à 24 ; de nos jours ils sont réduits à 3 (1) ;

(1) De ces trois aqueducs qui sont ceux de l'*Aqua Vergine*, de l'*Aqua Felice* et de l'*Aqua Paola*, deux sont sur la rive gauche et un sur la rive droite. — L'*Aqua Vergine* passe derrière le Pincius et alimente la région

mais ils alimentent 37 fontaines publiques, et un grand nombre d'autres demi-publiques ou privées qui donnent en tout 9,025 pouces d'eau, c'est-à-dire 180,500 mètres cubes par vingt-quatre heures, environ la sixième partie de la masse que consommait l'ancienne Rome (1). La ville moderne est encore bien partagée ; elle peut toujours puiser dans ses sources pures, de la fraîcheur et un certain état d'humidité pour son atmosphère (2).

Ces préliminaires une fois posés, nous voici parvenus aux détails qui conduisent directement à une appréciation juste et complète des influences climatologiques. Il convient d'être précis autant que possible dans des questions de ce genre, car recommander à un malade d'habiter un climat spécial, c'est lui promettre un amendement à sa triste situation, c'est même lui donner l'espérance qu'il pourra guérir. Pour Rome, il est peut-être moins permis de se tromper que pour les autres stations médicales de la Péninsule. Naples, Gaëte, exercent assurément une puissante séduction sur l'homme qui a vécu sous les ciels brumeux des régions septentrionales ; elle n'est pas comparable à celles qu'éprouvent à Rome les âmes rêveuses et les esprits cultivés. Les affections chroniques, pendant lesquelles un organe important s'altère avec lenteur, et quelquefois sans secousses apparentes, impriment à la rêverie une certaine prépondérance dans les habitudes du caractère ; et dans ces

septentrionale de la ville. — L'*Aqua Felice* qui est une partie des anciennes eaux *Claudia* et *Marcia* réunies à plusieurs autres, entre par la porte majeure, se dirige vers le Colisée, passe sur le Cœlius, parvient sur le Palatin et entre dans la région méridionale. — L'*Aqua Paola* suit l'ancien aqueduc de l'*Alsietina*, qui prend ses eaux dans le lac de Martignano, et alimente toute l'étendue du bourg.

(1) Calculs de Vici et de Fontana, dans les notes de Rondelet.

(2) Consultez pour la connaissance exacte et minutieuse de la topographie ancienne et moderne de Rome la magnifique collection des cartes de Nolli, année 1748.

conditions physiologiques, le séjour de Rome est souvent celui où on s'oublie le plus longtemps. Il est donc important de ne rien négliger dans cette analyse climatologique, pour éviter que l'entraînement d'une jouissance toute morale ne fasse fermer les yeux sur les influences d'un ordre différent.

On sait quels sont les vents dont l'influence domine celle de tous les autres dans le bassin de la cité. Rome, ouverte au nord-est et au sud-ouest, dans l'axe de direction du Tibre, est sous la double impression des vents froids et secs qui passent au-dessus des cimes de l'Apennin et des montagnes voisines, et des vents tièdes et humides qui soufflent sur le territoire d'Albe, d'Ardée, et la partie de la campagne bordée par la mer (1). Le pays étant très découvert vers les régions méridionales relativement aux régions opposées, la prépondérance appartient aux vents chauds. L'obstacle des collines transversales ne forme d'ailleurs qu'une barrière insuffisante, car la vallée du Tibre, largement ouverte entre le Capitolin et le Janicule, permet aux vents méridionaux de parvenir sur la ville, sans avoir beaucoup perdu de leurs propriétés. Cette opposition directe entre les points de l'horizon, d'où proviennent les vents prédominants, explique les subites transitions des conditions anémologiques de l'atmosphère. Elles ont lieu moins souvent dans la journée que le matin et le soir; quand le soleil brille à l'horizon, l'influence reste la plupart du temps aux vents chauds, elle appartient aux antagonistes, dans la soirée et surtout le matin. Les observations recueillies dans l'observatoire astronomique ne laissent là-dessus, aucun doute. Durant une période de soixante ans (de 1782 à 1842), le nord et les autres vents boréaux règnent généralement

(1) D'après Lancisi, les vents qui viennent de la côte soufflent davantage depuis que Grégoire XIII fit couper une forêt qui couvrait un grande partie du littoral. (*De nativis cœli romani qualitatibus.*)

le matin et le soir, et on pourrait même dire la journée tout entière, pendant le cours de la mauvaise saison ; pendant la bonne, si le matin est rafraîchi par les vents du nord, le reste du jour ainsi qu'une partie de la nuit, sont sous l'influence des vents méridionaux auxquels il faut joindre le vent d'ouest qui, soufflant régulièrement comme brise de mer, vient porter quelque amendement dans la température (1). Malgré la régularité de cette distribution des vents pendant l'année, les froids, comme je le disais il n'y a qu'un instant, n'ont pas la prépondérance des vents chauds. Ainsi d'après Calandrelli (2), le sud-est, le sud, le sud-ouest et l'ouest, les vents tièdes ou frais de l'Italie, présenteraient une proportion de 62 sur 100. Les tables astronomiques (3) donnent les mêmes différences en prenant une moyenne sur un certain nombre d'années ; on me permettra de citer quelques résultats, ne fût-ce que pour montrer que cette loi de prépondérance des vents chauds est loin d'offrir une régularité absolue. Je trouve en effet pour 1842, 284 nord, et 132 sud ; pour 1841, 207 nord, et 224 sud ; en 1840, pendant lequel le nord a dominé pendant l'automne et au commencement du printemps, 222 nord et 87 ouest, sud-ouest et sud ; enfin en 1839 et 38, la prépondérance se dessine pour les vents austraux, et les calculs donnent 221 sud pour 177 nord, et 293 sud pour 179 nord. Suivant Calandrelli, les vents se succéderaient de la manière suivante comme fréquence. Le vent d'Afrique ou le sud-ouest aurait le privilége sur les autres ; c'est celui qui arrive par Albano et Ardée, et même par la mer. Après lui viendrait le vent du midi, qui ne rencontre que de faibles obstacles sur son passage ; à sa suite l'aquilon, ou le nord-nord-est, qui entre dans la campagne romaine par la vallée du fleuve

(1) *Annali dell' osservatorio astronomico*, vol. I.
(2) Cité par Kaemtz et Ideler.
(3) *Ouv. cit.*

dans la première partie de son cours ; puis l'eurus ou le sud-est, ce vent sciroccal si redoutable en Italie, et qui souffle à Rome bien moins souvent que sur d'autres régions du même rivage. Pour fermer cette nomenclature, je dirai que le corus ou le nord-ouest, qui bouleverse la Provence et règne avec tant de force sur le golfe de Naples, présente la plus faible proportion. Quant à la constitution hygrométrique de chaque vent, la plus marquée appartient aux méridionaux, et l'état contraire aux antagonistes, comme l'indiqueraient d'ailleurs les conditions de la topographie même sans le concours des observations météorologiques ; mais comme cela a été dit bien des fois, c'est souvent moins la constitution du vent lui-même qui entre en possession, que celle du vent auquel il succède qui décide la continuation du beau temps ou la chute de la pluie. Les faits semblent montrer (1) que l'est, le sud - est et le sud sont les vents qui favorisent le plus ce dernier état du ciel.

La prépondérance des vents humides sur les vents secs imprime naturellement au climat romain des conditions hygrométriques très prononcées. Tout y contribue, la disposition du territoire, le fleuve et ses crues périodiques, enfin l'état de la campagne, qu'une sage administration achèvera sans doute un jour de corriger. Je n'ai pas besoin de revenir sur la topographie du bassin qui s'ouvre sur une longue surface de mer comprise entre les prolongements du Cimino et la campagne d'Ardée. Les changements qu'a subis le sol à la suite des révolutions qui ont passé sur lui, corroborent de leur côté les causes de l'ordre topographique. On sait la masse d'eau que les aqueducs conduisaient dans Rome ; c'était un immense fleuve ou caché dans la terre ou porté dans les airs qui allait, par de nombreuses voies, se distribuer dans les différentes régions de la cité. Cette

(1) *Calandrelli.*

masse a subi depuis la chute du monde ancien une réduction considérable. Celle qui pénètre aujourd'hui dans les
murs n'en est plus que la sixième partie. Qu'est devenue la
différence? A part les eaux que des saignées avaient empruntées aux rivières, le reste s'est perdu dans la campagne et a
contribué à former ces marécages ou ces lacs plus ou moins
profonds qu'on trouve çà et là au fond des dépressions du
terrain. L'humidité de l'air et l'insalubrité y puisent des
éléments plus nombreux assurément que lorsque la plaine,
couverte de maisons de luxe et riche de limpides eaux,
était soigneusement entretenue. Ils ne sont pas d'une grande
importance pour les proportions annuelles de la pluie,
ils jouent un rôle dans l'entretien de cette espèce de moiteur de l'air qu'on ressent même dans les belles journées,
excepté cependant, lorsque les vents soufflent du nord.
A Rome, l'hygromètre accuse rarement la séchcresse absolue et se soutient dans toutes les saisons à une assez
grande hauteur (1). Le chiffre moyen de la pluie atteint
près de 800 millimètres (29 p. 06) (2). Celui des jours pluvieux, je ne parle pas de la moyenne annuelle des jours
nuageux ou à moitié sereins, est de 114, le minimum
ayant été de 56 en l'année 1828, et le maximum de 158
en l'année 1784 sur une série de 39 ans (3). Les jours
classés parmi les sereins, c'est-à-dire ceux qui laissent
briller le soleil sans être pour cela sans nuages, sont assez
nombreux, même dans les années les plus mauvaises.
Ainsi, en 1784, où la pluie est tombée avec abondance
dans toutes les saisons, il y a eu 58 journées sereines et
93 à ciel couvert. Mais, en 1828 les chiffres sont à peu près
en sens inverse; les belles journées atteignent 84, et les

(1) *Annali dell' osservatorio.*
(2) J.-F. Schouw, moyenne calculée sur les quarante ans d'observations de l'Observatoire du collége.
(3) J.-F. Schouw, *our. cit.*

mauvaises ne vont qu'à 45 (1). Les journées les plus brillantes n'excluent pas cette décoration de vapeur richement colorée que les vents répandent dans l'atmosphère. Le privilége du ciel de Rome, c'est de ne pas ressembler, sous le rapport de l'éclatante pureté de l'air, au ciel de Naples et des rivages de la Calabre. La lumière, qui est vive sans cesser d'être douce à la vue, correspond, par la modération de son éclat, à cette moiteur si connue de l'air romain, dont la sensation n'échappe à personne. Ainsi les étrangers, même ceux qui n'ont vécu que dans les régions sombres de l'Europe septentrionale, ne sont pas éblouis à leur arrivée, malgré l'opinion récente d'un auteur (2), par l'intensité d'une lumière qui les oblige à des contractions violentes et inaccoutumées de la pupille oculaire. L'effet ne s'étend pas jusque là, et les organes les moins préparés à une impression beaucoup plus agréable que fatigante, n'ont à redouter ni éblouissements, ni tiraillements nerveux, ni illusions d'optique, ni maux de tête sus-orbitaires, à moins qu'ils n'affrontent le plein soleil dans les journées ardentes de l'été.

La température est favorisée par la disposition du sol, les montagnes formant une enceinte demi-circulaire autour de la campagne, et la portion de terrain où elles n'existent pas correspondant à l'ouest, au sud-ouest et au sud lui-même, c'est-à-dire aux points de l'horizon par lesquels les vents chauds et humides font leur entrée dans le bassin. La chaleur s'exercerait avec force sans l'antagonisme des vents septentrionaux ; elle ne cesse pas d'être comparable à celle des climats des régions plus méridionales, puisque Rome se trouve placée sous la même zone isothermique que Gaëte, que Naples et le territoire

(1) *Annali dell' osservatorio.*

(2) Docteur Bérard, Topographie médicale de Rome, *Journal des connaissances médico-chirurgicales*, novembre et décembre 1847, janvier 1848.

calabrais. La moyenne annuelle sur 20 ans d'observations
est de 15,46 (1). Les tables de Mahlmann accusent 15,4 ,
chiffre qu'on peut considérer comme équivalent. Les moyennes des saisons sont pour l'hiver, le printemps, l'été et
l'automne, comme les termes suivants : 8,01; 14,29; 22,91;
16,19 (2). Ainsi le passage de l'hiver au printemps présente
une moins grande différence que celui du printemps à l'été,
et le passage de l'été à l'automne se fait remarquer, à son
tour, par un écartement thermométrique à peu près semblable à celui qui sépare le printemps de l'hiver. Les températures maxima et minima accusent 38 pour les premières
et 5,9 pour les secondes, c'est-à-dire des oscillations qui
s'étendent sur une longueur d'échelle de près de 44 degrés.
Donc, il peut faire très chaud à Rome, comme aussi il peut
y faire grand froid. Peu d'années se passent sans que le
Soracte, ce géant de l'horizon romain, cache ses teintes
azurées sous une couche de neige ; et M. de Tournon dit
que pendant l'hiver de 1812 à 1813, la glace du lac Bor-
ghèse supporta pendant plusieurs jours les patineurs (3). Du
reste les observations donnent plus d'un jour de neige (1,6)
comme moyenne annuelle, et un maximum absolu de 5 jours
qui se rapporte à cette année 1784, pendant laquelle il y
eut 158 jours de pluie, le terme le plus élevé que ce phénomène météorologique ait atteint pendant une période de
39 ans (4).

Malgré la double condition d'une chaleur intense et d'un
froid assez vif pendant certaines journées de l'été et de
l'hiver, on peut tirer de ce qui précède la conséquence que
l'extrême sécheresse est rare comme l'extrême humidité.
Rome est assez éloignée de la mer pour que son atmosphère

(1) J.-F. Schouw, *ouv. cit.*
(2) J.-F. Schouw, *ouv. cit.*
(3) *Ouv. cit.*
(4) J.-F. Schouw, *ouv. cit.*

ne se sature pas de vapeur, comme l'atmosphère de Naples,
par exemple, où l'humidité du soir agit sur la sensibilité à
travers les vêtements. L'influence des vents froids et leur intensité ne sont pas assez prépondérantes, malgré l'étendue des
oscillations du baromètre 34^{mm}.30 (1), pour exclure de l'air
l'élément qui en fait la douceur. Cette moiteur caractéristique est un fait prouvé et un fait très important au point de
vue de la climatologie médicale. J. Clarck, le climatologiste
anglais, a très bien compris cette qualité de l'atmosphère
romaine à laquelle il attribue une supériorité d'influence sur
les climats de la Péninsule ou des rives de la France, frappées du nord-ouest et trop rapprochées de la Méditerranée.
Il se rattache aussi à cette moiteur des effets physiologiques
qui ne sont pas sans intérêt pour l'histoire des variations
que la race a subies.

Les Romains de la période ancienne qui occupaient l'emplacement méridional de l'enceinte étaient plus exposés aux
effets de la température que les Romains modernes. Lorsque
les eaux ne coulaient pas avec abondance dans la cité, et
que le sol n'était pas encore bien salubre, l'humidité et
l'humidité malsaine devait être très marquée. Cette chaleur
humide se modifia plus tard ; elle fut plus hygiénique,
moins intense sans doute, mais elle n'en exista pas moins.
Pour lutter contre ses effets et pour obéir aussi à des mœurs
dont il est inutile de rechercher l'origine, les Romains firent
le plus grand usage des bains. Ce n'était pas une habitude
privée, c'était un besoin public. Le peuple demandait des
jeux et du pain ; il est probable que dans ces jeux était compris l'amusement salutaire du bain, puisque peu d'empereurs quittaient la pourpre sans avoir construit un de ces
vastes établissements dont les imposants débris se voient
encore. Si le bain n'eût été que chaud, il eût agi dans le sens

(1) Kaemtz, *Cours de Météorologie*, traduit et annoté par Ch. Martins,
Paris, 1843, in-12. — *Annali dell' osservatorio.*

du climat et produit l'affaiblissement au lieu de la restitution de la force. Il ne se bornait pas à cette qualité ; la température élevée n'était qu'une des conditions du bain pris dans l'acception la plus générale, car il comprenait, dans ce cas, la transpiration , les affusions froides , le repos, les frictions , les onctions , l'exercice avec tous les jeux qui concouraient à développer la force et l'agilité. Sans cela, on ne s'expliquerait pas l'importance des constructions que représentent les restes des anciens édifices balnéaires. De nombreux ouvrages nous restent sur la distribution des habitations privées et des monuments d'usage public (1). A leur défaut, l'élégante maison de bains de Pompéïa, conservée presque dans toute son intégrité, laisse deviner les principaux détails de cette partie de l'existence journalière des vieux romains. Et l'histoire apprend qu'à l'exception des voluptueux qui se livraient aux pratiques les plus amollissantes, on recourait généralement au bain froid. Lorsque Pline reçut de Rectine, épouse de Cesius Bassus, qui habitait Stabia , le billet qui le décida à s'embarquer pour aller voir de plus près l'éruption du Vésuve, il se livrait au repos sur son lit, après avoir pris un bain d'eau froide qu'il avait fait précéder d'une station en plein soleil (1).

Le bain à la manière antique avait donc un but de réparation , de tonicité. L'instinct , d'accord avec la médecine du temps, avait compris qu'il fallait opposer aux conditions énervantes du climat une influence antagoniste. La race dut assurément y gagner , et elle conserva pendant longtemps ces traits fortement accentués, ces lignes pures et ces formes solides qui caractérisaient le type romain. A l'époque de la décadence , il s'altéra dans ces classes supérieures , mais

(1) Vitruve, dans son *Architecture*. — Grapaldus, *De partibus œdium*.
(2) Pline, *Introd. à la trad.* de l'*Histoire naturelle* , par Ajasson de Grandsagne.

il se continua dans la basse population. Les révolutions commencèrent, et avec elles l'œuvre de destruction qui devait battre en brèche les monuments, comme les mœurs, comme les habitudes traditionnelles. Les bains disparurent dans les coutumes, moins par une sorte de changement dans les idées scientifiques qu'à cause de la réaction qui se produisit contre le luxe et les pratiques plus ou moins sensuelles repoussées par la nouvelle religion. Jamais guerre n'eut un succès plus complet sur le territoire tout entier de la Péninsule. A Naples, les bains sont si peu dans les usages de la vie, que les établissements ne servent qu'aux étrangers. A Rome, cette hydrophobie, à l'endroit des bains, n'est pas moins forte que dans la cité campanienne; on s'y baigne si rarement, qu'on pourrait presque dire qu'on ne se baigne jamais. Sous l'influence de ce changement si complet dans une habitude hygiénique de cette importance, qu'est devenue la race? On va le savoir. Il ne s'agit pas de la ligne, de la forme extérieure, mais de cette constitution physiologique qui donne la mesure de l'énergie. L'activité manque chez l'homme, et chez la femme la délicatesse de la sensibilité a pris un si grand développement, que la plus faible cause porte sur elle une impression vive (1). On ne s'étonnera pas si cette interprétation est vraie, qu'il soit reconnu que les maladies nerveuses occupent la principale place dans la pathologie de la cité. Le remède à cet état physiologique serait le retour aux habitudes d'hygiène qu'on a perdues. Avec un régime balnéaire imité de celui des anciens, l'ancienne force se reconstituerait dans la race; car l'organisme lutterait avec plus d'avantage contre l'influence particulière du climat. Il est probable qu'on ne re-

(1) Baccius, *De thermis veterum.* Romæ, 1621, in-fol. — Comparez *Recherches sur les établissements de bains publics à Paris, depuis le* IVe *siècle jusqu'à présent,* par P. S. Girard (*Annales d'hygiène publique,* t. VII, p. 5 et suiv.).

(2) De Matthœis, *Ratio instituti clinici romani.*

viendra pas à ce passé; la révolution se fera moins dans les
pratiques du corps que dans l'impulsion des esprits. L'intelligence, en consacrant son activité si longtemps endormie, à la
poursuite d'un but, rétablira l'énergie physique, coordonnera
les fonctions plus ou moins troublées de l'innervation : c'est
ce mouvement qui paraît vouloir commencer aujourd'hui.
Ainsi les effets du climat doivent être considérés comme
amollissants, à quelque époque de l'histoire qu'on les étudie,
Si l'état physique et le génie de la race ont été si différents
dans les diverses périodes, c'est parce que tantôt ils étaient
soumis à des influences qui combattaient ou parvenaient
même à neutraliser celles des lieux, et que tantôt ces influences n'existant pas, le climat pouvait agir avec toute
sa puissance. C'était très important à établir pour détruire
toute hésitation, pour éloigner toute erreur sur le caractère
dominant, et je pourrais presque ajouter éternel de la climatologie romaine.

A ce caractère général de l'air se joint une condition importante qui se modifie profondément, suivant les circonstances et suivant les saisons. Les vents du nord qui sont
froids et relativement secs, ont un accès facile dans le bassin de Rome et sur la ville, et sont souvent en lutte contre
les vents humides et chauds du midi. Ils l'emportent même
quelquefois en prédominance sur leurs antagonistes pendant
toute une période annuelle. Cette lutte, qui s'engage surtout pendant l'hiver et plus rarement au printemps (1), procède, en général, par transitions brusques ; il est rare que
les vents boréaux ou austraux se succèdent les uns aux
autres à travers les incertitudes qui permettent aux collatéraux d'agir à leur tour, en préparant le changement. Leur
règne se dessine assez vite pour changer en peu de temps la
physionomie du climat. Alors, ce n'est pas seulement la

____

(1) *The sanative influence of climate*. London, 1811, in-8.

température qui se modifie, la dépression du thermomètre se complique d'un mouvement analogue dans l'hygromètre ; l'air, en perdant de sa chaleur, perd aussi de son humidité. Mais, cette condition atmosphérique, qui se répète avec assez de fréquence pour faire dire à tous les auteurs, depuis Lancisi et même depuis les anciens, que le ciel romain est inconstant (1), n'a pas des effets physiologiques aussi prononcés qu'on pourrait le croire. Malgré l'abaissement réel de l'hygromètre, la douceur particulière de l'air ne disparaît pas entièrement ; l'impression, quelque faible qu'elle soit, persiste encore ; elle est même ressentie aux époques les plus dures de l'hiver, par les organisations qui ont vécu sous les climats septentrionaux. Ainsi, l'inconstance dans les conditions atmosphériques et une certaine humidité qui varie suivant les vents et suivant les époques, forment les traits principaux du climat (2). Si l'une paraît redoutable au point de vue spécial de la climatologie médicale, ce danger est corrigé et peut être même neutralisé par le concours de l'autre. Ce phénomène se vérifie jusque dans les mauvais jours de la froide saison.

L'inconstance règne surtout pendant les premières semaines de l'hiver. Alors, les vents du nord sont en lutte avec les vents du midi ; le ciel serein alterne avec le ciel nuageux, le soleil avec la pluie. Cette condition dure pendant cette saison des pluies hibernales qui se distribue avec uniformité, dans la zone à laquelle appartient le territoire romain. Après décembre, où l'humidité descend d'un chiffre élevé à un chiffre souvent très inférieur, en suivant la loi de la succession des vents, après décembre, les influences boréales prédominent. Les vents froids et secs se font sentir avec une certaine continuité ; mais ils n'agitent pas beaucoup l'atmosphère, et cèdent bientôt la place au bout de

(1) *De nativis cœli romani qualitatibus.*
(2) De Tournon, *Études statistiques sur Rome*, etc.

deux ou trois jours, aux antagonistes ou aux collatéraux (1).
Il ne faut pas s'exagérer cependant, la rigueur de la température. Quoique la neige tombe et que les eaux dormantes
se glacent quelquefois, l'air est assez calme et le soleil brille
avec assez d'intensité pour donner de bonnes journées qui
ont même le privilége de paraître douces (2). Le commencement de février ressemble à janvier. Quand ce mois marche vers sa fin, quelques retours ont lieu vers le froid de l'hiver, mais ils deviennent de plus en plus rares à mesure qu'on
avance vers la naissance du printemps qui est très précoce à
Rome. Il y a des années privilégiées pendant lesquelles il
semble commencer en mars; il se prononce régulièrement en
avril. « Alors, dit de M. Tournon (3), la terre se couvre de
» fleurs, les arbres se revêtent de feuilles, et les blés cou-
» vrent la terre de leurs tiges pressées; le mois d'avril est
» pour le climat ce qu'est le mois de mai pour la France
» centrale. » Rien n'est plus exact avec cette différence cependant, que le printemps romain n'a pas les pluies persistantes ou les vicissitudes de cette saison qui s'observent
régulièrement dans les campagnes de la France. Il est
pur, il est doux comme aux journées du mois de juin ou du
déclin de l'automne dont nous jouissons quelquefois sous
notre ciel septentrional. J'étais à Rome à cette époque ; et
je pus ressentir souvent cette impression, surtout pendant
une journée délicieuse restée dans mon souvenir, et passée
tout entière aux ruines de la villa d'Adrien et aux cascades
de Tivoli.

Le printemps, qui a de si nombreux traits de ressemblance avec l'été, se rapproche plutôt de l'hiver que de
cette dernière saison, comme moyenne thermométrique (4) ;

(1) D¹ Bérard, *travail cité.*
(2) De Tournon, *ouv. cit.*
(3) *Ouv. cit.*
(4) Voy. plus haut les chiffres des moyennes de la température.

la transition devient plus sensible en avançant vers la fin
du mois de mai et le cours du mois de juin. Le mois de
mai annonce, en effet, la saison chaude, et présente même
quelquefois une température assez vive pour s'élever au niveau de celle du mois suivant. Pendant le cours de celui-ci
et de juillet, la force d'évaporation est à son comble; et les
conditions météorologiques alternent en quelque sorte, entre
la sécheresse et la transparence plus ou moins éclatante de
l'air, et la solution par les orages électriques de la masse de
vapeur portée par les vents, ou élevée par l'action solaire.
C'est le mauvais temps pour Rome et sa campagne, c'est
la saison du mauvais air. Elle dure jusqu'en septembre où
la chaleur commence à baisser assez rapidement, et même
jusqu'au mois d'octobre qui, malgré la persistance des conditions productrices de la fièvre, au moins dans quelques
parties du bassin et sur les bords de la mer, sinon dans l'intérieur des murs, n'en est pas moins l'un des mois les plus
agréables de l'année. « Octobre, dit M. de Tournon (1),
» est le mois favori des Romains, il se montre comme un
» port, après la traversée de la saison néfaste, offrant de
» longues chances de santé et de vie. Des pluies abondantes
» pénètrent la terre, raniment les racines des plantes, en
» développent les germes, un second printemps com-
» mence.. Un soleil encore brillant se montre dans l'inter-
» valle des pluies..... » Enfin novembre conserve quelque
analogie avec le mois d'octobre jusqu'à l'entrée de ce mois
de décembre, caractérisé par l'alternance des pluies abondantes et des froids vifs, et qui fait pressentir la pré
dominance des influences boréales propres au mois de
janvier.

Je laisserais une trop grande lacune derrière moi, si après
avoir traité de la fièvre intermittente des marais Pontins et de

(1) Ouv. cit.

la campagne qui s'étend jusqu'aux limites septentrionales du
territoire étrusque, je ne m'occupais pas de celle qui règne
périodiquement à Rome et la prive, pendant une partie de
l'année, d'un si grand nombre de ses habitants. J'ai peu de
chose à dire, car on connaît la topographie de l'ancienne
cité et de la cité moderne ; on sait que des révolutions,
qui ont fait des ruines nombreuses dans une région, ont
déplacé la population en fondant une ville nouvelle dans
une région différente. On n'a pas oublié aussi que le sol
primitif est montueux, et que si les vallées étroites qu'on
y trouve favorisaient l'insalubrité, les lieux élevés devaient
jouir d'un air salubre ; l'air devint même excellent sur
tous les points de cette surface accidentée à la suite des
travaux merveilleux dont on peut apprécier toujours les
proportions imposantes. La région insalubre était le
champ de Mars et se continuait sur les deux rives du
fleuve ; elle correspondait précisément à la place que
Rome occupe depuis le moyen âge. L'insalubrité a suivi
le même sort que la ville ; comme elle, elle s'est déplacée.
Aujourd'hui, les quartiers des monts, où les maisons sont
rares à mesure qu'on pénètre plus avant vers l'est et le
midi, ne méritent plus leur ancienne renommée ; on n'y
respire pas un air pur, mais une influence malsaine. En se
rapprochant, par les espaces qui séparent Saint-Jean de
Latran, du Forum, du quartier du Vélabre toujours humide,
car il touche au Tibre, et joint à cet inconvénient celui d'être
à peu près désert, on traverse des terrains où s'élaborent
aussi des produits miasmatiques. La venue de la belle saison
sert d'avertissement pour les fuir. Depuis Cagnati, Doni,
Lancisi jusqu'à Thouvenel et au baron Michel (1), des recherches assez multipliées ont été faites sur cette région
pour établir entre ses divisions principales, une sorte d'é-

---

(1) *Recherches médico-topographiq. sur Rome et l'Agro romano*, 1813.

chelle d'insalubrité. Je dois me borner à constater que cette condition a principalement son siége dans la région déserte et ruinée, et que celle où se pressent les édifices modernes et les habitants est loin d'être frappée du même vice. En effet, le champ de Mars, ou la vallée tout entière ne souffre pas du mauvais air ; il n'y a pas jusqu'au quartier infect des Juifs, où les plus simples pratiques d'hygiène privée sont à peu près inconnues, qui ne soit exempt jusqu'à un certain point de cette influence (1). Le Vélabre d'une part, cette extrémité si malsaine de l'ancienne cité, et de l'autre, le bourg de Saint-Pierre avec tout le littoral qui sépare le fleuve du pied du Janicule, sont considérés avec quelque raison comme les seuls quartiers dangereux.

On ne comprend pas d'abord bien clairement, la cause de cette préférence pour la région de la rive droite du Tibre. Les rues du bourg et la Longara sont bien percées ; la place où s'élève la basilique papale, est une des plus spacieuses et des mieux aérées du monde connu ; les dépendances du Vatican et de l'église, qui s'étendent jusqu'au mur d'enceinte, présentent assurément des preuves répétées de négligence dans la surveillance hygiénique, mais elles ne suffisent pas à rendre compte de la renommée qui s'attache à cette partie du sol ; enfi la campagne qui entoure le bourg est accidentée de cultures, et de gracieuses collines chargées de vignes et couronnées de pins : la campagne aride et nue ne commence qu'à quelques milles. Avec un peu de réflexion, on parvient à voir clair dans les conditions du phénomène. Le terrain est salubre par lui-même. L'insalubrité n'est fixée que sur l'ancien Vélabre, quartier toujours habité et où le plus grand désordre règne encore dans les niveaux ; elle se continue, elle s'étend sur le territoire qui était occupé par l'ancienne ville : c'est au-dessus de cette

_____

(1) De Tournon, *our. cit.*

surface, où règne l'endémie pendant la saison, que passent les vents méridionaux avant d'atteindre le bourg. Ils n'ont pas la liberté, une fois parvenus sur la rive droite du Tibre, de transporter au loin et de dissiper dans la campagne, la mauvaise influence qu'ils portent avec eux : arrêtés par cette double colline allongée du Janicule qui domine jusqu'au Vatican toute la région habitée, ils ne perdent rien de leurs propriétés particulières. Ainsi, ce serait par le déplacement des miasmes qui se forment sur le sol de l'ancienne ville, qu'une partie de la ville moderne souffrirait de l'influence du mauvais air. Telle nous paraît être la cause de l'insalubrité du Trastevère depuis l'extrémité méridionale du Janicule jusqu'aux dépendances du Vatican. Si elle n'est pas la principale donnée, elle doit compter, au moins, au nombre des plus importantes.

Une circonstance, née de la tradition, sert cette cause au lieu de la combattre : elle consiste dans l'émigration périodique des habitants lorsque les commencements de la belle saison annoncent l'imminence de la fièvre. La pauvre population, assez nombreuse au Trastevère, est condamnée à rester ; mais tous les hauts employés, tout l'entourage du pontife désertent le bourg, lorsque le pape a donné le signal de la retraite, en se retirant sur le plateau salubre du Quirinal. Un pontife, d'un caractère énergique, Léon XII, ayant la pensée que la tradition avait exagéré le mal, et peut-être aussi celle que la présence de l'homme serait plutôt une condition de salubrité qu'une condition contraire, résolut de changer les habitudes reçues en passant au Vatican toute une saison : l'expérience fut favorable, à ce qu'il paraît ; si quelques cas de fièvre se montrèrent sur la population des différentes parties du quartier, il ne s'en montra aucun sur les nombreux habitants de la maison papale (1). L'homme

(1) Cette anecdote m'a été racontée par M. Lenormand, ex-suppléant de la chaire d'histoire de M. Guizot, au collége de France.

qui peut dompter les éléments et faire du pays le plus malsain une campagne riante et salubre, peut aussi, sans efforts,
sans travail, par la seule dépense d'activité qu'il fait autour
de lui, réagir favorablement contre les influences physiques,
lorsqu'elles n'ont pas une trop grande intensité : c'est le
cas du bourg de Saint-Pierre. En effet, la fièvre sévissait
sur le peu d'habitants qui étaient forcés d'y résider ; avec
sa population habituelle, le mal s'amoindrissait et l'air paraissait s'être assaini. Les choses ne se sont pas passées
autrement sur la rive gauche. L'atmosphère du champ de
Mars n'est plus ce qu'elle était autrefois. Quand cette surface était peu habitée, l'insalubrité y régnait ; depuis que les
habitants s'y pressent, elle a presque disparu. A l'époque où
le champ de Mars n'était qu'une dépendance de la cité,
les monts, habités alors et aujourd'hui moins populeux,
jouissaient d'un air pur : on sait maintenant quelle est l'influence qu'on y respire. La conclusion à tirer de ces rapprochements, c'est que le moyen le plus efficace d'assainir la
ville consiste à agir moins sur elle qu'autour d'elle. L'influence la plus mauvaise tire son origine du sol qui l'entoure,
ou dans les murs ou hors les murs. En établissant avec des
plantations et des édifices, une ligne de démarcation entre
ces terrains et ceux où Rome est assise, on obtiendrait assurément de bons résultats. La cité deviendrait salubre, autant que peut le permettre, du moins, le voisinage d'un
espace désert et ruiné et d'une campagne à peu près inculte ou mal cultivée qu'on finira sans doute par assainir.

La race est-elle l'expression du climat, des conditions
générales qui constituent l'influence dominante du ciel romain ? Avant de répondre à cette question toute médicale,
qu'il me soit permis de traiter une question de physiologie
qui touche de près à une question d'art. Y a-t-il des traces
de descendance entre le type des Romains d'aujourd'hui
et celui des Romains des temps antiques ? Il y a longtemps

que j'ai dit non (1), malgré l'opinion de beaucoup d'auteurs
qui ont étudié la race romaine avec leurs souvenirs historiques, et non pas avec cet esprit dépouillé de prévention qui
ne se laisse séduire que par la réalité. Comme eux j'ai parcouru le Trastevère, cette pépinière où se pressent, suivant quelques écrivains, les exemplaires du type ancien;
j'ai beaucoup cherché et n'ai rien découvert. Une seule fois,
j'ai eu quelque bonheur. Sur les hauteurs du Quirinal, et
dans une maison habitée par une riche famille, j'ai vu une
femme d'une stature imposante, d'une démarche de déesse,
et d'un dessin dans le torse et le visage, qui me rappelèrent
les types de marbre dont j'avais admiré le cachet de grandeur et d'harmonieuse beauté, dans les galeries du Capitole
ou du Vatican; c'était la matrone ancienne, comme on ne
saurait se la représenter d'après l'histoire, et dont l'idée ne
peut se former que par la vue. Je regrette aujourd'hui de ne
pas lui avoir demandé si elle était de Rome, ou si elle n'appartenait pas au territoire d'Albano ou de Frascati connu
par sa magnifique population. Cet exemple seul excepté,
mes recherches demeurèrent infructueuses. Puisque ce n'est
pas la famille trastevérine qui l'a fourni, rien ne s'oppose à
ce que je pense comme M. de Tournon (2), cet observateur
plein de sens et de conscience, qui n'a pas été plus heureux
que moi, malgré la longueur de son séjour.

Les Romains de notre temps me paraissent traduire
exactement les conditions générales du climat. Ils n'ont
rien dans leurs mœurs qui serve à les neutraliser. Au lieu
de se livrer aux exercices gymnastiques et de se plonger
dans le bain froid, comme leurs ancêtres, ils s'abandon-

(1) Ed. **Carrière**, *Impressions médicales d'un voyage en Italie*. Rome,
Gazette médicale de Paris, années 1844 et 1845.

(2) « C'est en vain que j'ai cherché, dit cet auteur (*ouv. cit.*), dans les
» Trastevérins ces types antiques que les voyageurs admirent tradition-
» nellement. »

nent mollement aux influences qui les entourent. Depuis peu
de temps cependant, ils sont sortis de cette espèce de torpeur. Nouveaux-nés à la vie politique, et en présence de
grands événements, leur imagination s'excite, leur intelligence travaille, leur activité se manifeste. Si cette réaction
ne s'éteint pas par son exagération même; si elle s'entretient
avec cette régularité paisible des peuples qui marchent avec
calme et fermeté dans la carrière du progrès, il en résultera des changements successifs dans les caractères de l'organisation. Les choses n'en sont pas encore arrivées à ce
point. Les Romains de nos jours ressemblent, à peu de
chose près, à ceux du temps de Lancisi : « Les habitants de
» Rome, dit cet auteur (1), sont d'un aspect florissant et
» hauts en couleur, à l'exception de ceux qui souffrent de
» quelque maladie. » J'ai été peut-être moins frappé de cet
aspect florissant dont parle le médecin de Clément XI que
de ces visages altérés par la fièvre ou jaunis par des affections bilieuses, qui sont assez communs sous le ciel romain.
Mais en général les formes sont remplies, les teints assez
prononcés; ce caractère s'accompagne toujours d'une stature un peu au-dessus de la moyenne, et d'une nonchalance
dans la marche qui est commune à la plupart des populations des campagnes riveraines de la Méditerranée. Cet
embonpoint raisonnable, qui donne de l'élégance aux
formes, surtout chez les femmes, ne se voit guère que
dans la jeunesse; l'âge mûr est rarement inséparable de
cette exubérance qui touche à l'obésité, ou qui est l'obésité même. L'exaltation du teint est plus rare que l'embonpoint, à cause des maladies et des conditions organiques qui l'altèrent ou fixent sur le visage la pâleur
propre aux bouffissures lymphatiques. Cette complexion du
Romain moderne, qui peut s'accompagner d'une sorte de

---

(1) *De nativis cœli romani qualitatibus.*

gravité, paraît exclure un état contraire. Ce n'est pas l'opinion du docteur Bérard, qui s'exprime ainsi après avoir parlé de cette lenteur caractéristique qui frappe tout le monde (1) : « Si vous le coudoyez (ce Romain), si » vous l'appelez à haute voix, à l'instant il se réveille, se » dresse, se déploie ; ce n'est plus le même homme, ou » plutôt ce n'est plus un homme, c'est comme un demi-dieu » dont le regard lance des éclairs, dont la parole est pleine » de feu, dont le geste est tout éloquence, tout figures. » Les voyageurs ne sont pas les seuls qui sacrifient en aveugles à la tradition ; l'amour de l'ancienne histoire crée aussi des illusions à l'usage des médecins. Assurément, il y a quelque vivacité chez le Romain, lorsque sa sensibilité nerveuse est mise en jeu ; mais dans les habitudes régulières de la vie, il est calme, posé et presque solennel. La langue italienne n'est harmonieuse dans une bouche romaine (2) que parce qu'elle est parlée avec une lenteur qui permet de donner de l'accent à chaque mot, de soumettre la phrase à une sorte de mesure musicale. Il y a loin de ce mode d'expression à cette volubilité fébrile et à ces contractions répétées du langage des Génois ou des Napolitains qui forment des races autrement impressionnables que la race romaine.

La population, et surtout sa partie féminine, présente, comme je l'ai déjà dit, de fréquents exemples d'affections nerveuses ; elle est sujette aussi aux congestions sanguines. L'embonpoint, qui résulte de la faiblesse de ressort du tissu cutané sous l'influence des transpirations, et surtout sous celle des conditions hygrométriques de l'air, se complique, dans les climats chauds, d'une exagération dans la sensibilité nerveuse. Cette sensibilité se modère lorsque la force organique affaiblie se relève et reprend du ton ; quant aux con-

(1) *Travail cité.*
(2) Le proverbe dit : *Lingua toscana nella bucca romana.*

gestions, elles s'expliquent par cette même chaleur humide
qui relâche les tissus et amoindrit leur résistance à l'effort
expansif de la circulation sanguine. Les symptômes qui les
annoncent sont décrits tout au long, dans cette définition hippocratique des effets des vents austraux qui parviennent sur
les côtes d'Italie, tout imprégnés de vapeur et attiédis par
la température. « Ces vents, dit Lancisi qui la rapporte (1),
» émoussent l'ouïe, jettent un voile sur la vue, appesantis-
» sent la tête, engendrent l'allourdissement et la langueur. »
La chaleur sèche peut assurément produire cet état con-
gestif ; mais il appartient plus particulièrement à l'influence
humide et chaude qui peut se compliquer de ces transitions
subites dans les conditions de l'air, auxquelles le ciel romain n'est pas étranger.

Cette démonstration par la race des effets du climat,
prouve que Rome peut être considérée comme une des
bonnes stations médicales de la Péninsule qu'on doit recommander aux malades affectés d'une lésiou tuberculeuse
du poumon. Cet air moite, et dont les éléments sont dans
des rapports tels, que l'humidité est rarement trop grande
et que la température ne sort pas trop brusquement de ses
limites, excepté pendant certaines époques qu'on peut prévoir à cause de la régularité de leur retour, cet air moite a
pour effet immédiat de faire décroître et de calmer l'irritation pulmonaire. Mais, ce climat ne convient pas à toutes
les périodes de la maladie. Lorsque l'épuisement n'est pas
très marqué, il agit favorablement, car il diminue, il calme
cette irritation ; dans le cas contraire, il ajoute une nouvelle
cause d'affaiblissement à l'épuisement lui-même, et sous
cette influence, les forces qui survivent encore, peuvent décroître avec une déplorable rapidité. Un autre inconvénient
peut résulter aussi de cette qualité de l'air, c'est l'hémop-

____

(1) *De nativis cœli romani qualitatibus.*

tysie. Cette complication si dangereuse serait combattue avec succès dans le premier cas, sa fréquence serait favorisée dans l'autre. Le séjour de Rome ne convient donc qu dans les commencements de l'affection. Cette opinion est aussi celle du docteur Clarck et de la plupart des auteurs qui se sont occupés du climat. On devra choisir de préférence, pour le séjour, le passage de la fin de l'hiver au printemps. J'ai dit que depuis le mois de mars, la température augmentait sans ces transitions brusques qui fatiguent outre mesure, les organisations délicates ou malades; la fin de l'hiver se confond avec le printemps qui est lui-même un semblant de l'été. Le commencement de l'hiver, et surtout ce merveilleux mois d'octobre qui est le mois aimé des Romains, méritent d'être mis sur la même ligne; car, lorsqu'il ne tombe pas beaucoup de pluie durant cette époque, l'atmosphère reste douce et le ciel garde sa pureté. Les maladies, qui ont des analogies avec la forme et la marche de la phthisie, sont comprises dans les règles posées précédemment. Avec l'irritation et un degré convenable de force, le séjour de Rome est salutaire; avec un état différent, il faut l'éviter, car il doit nuire. Il peut être favorable aux maladies rhumatismales, aux affections chroniques de la peau; enfin à toutes celles qui exigent, pour guérir, la permanence d'action d'une température élevée. On doit lui préférer celui des stations plus méridionales, où la transpiration est provoquée avec plus d'énergie et entretenue avec moins d'inconstance. Que dirai-je des affections nerveuses? La question mérite qu'on s'y arrête un instant.

L'impression que le climat d'un pays a produite sur le tempérament des habitants, ne doit pas faire préjuger d'une manière absolue, celle qui se produirait sur des organisations qui se sont développées sous un climat différent; en d'autres termes, parce que les Romains ou pour mieux dire les Romaines sont sujettes aux affections nerveuses du genre de cette irritabilité vive qui met la sensibilité en mouvement en présence d'une faible sensation , ce n'est pas une raison pour exclure du séjour de Rome, les indigènes de l'Angleterre ou du nord de la France, qui présenteraient une condition semblable. A Rome, en effet, l'irritabilité nerveuse se développe sous une influence qui n'est pas celle des zones septentrionales : là, c'est la chaleur qui impressionne vivement le système nerveux, en affaiblissant, dans l'organisation, cette défense qui consiste dans la conservation des forces. Dans le nord, au contraire, l'irritabilité se produit, se développe ou par un défaut d'équilibre dans cette activité qui fait la faculté de sentir, ou par une excitation qui résulte des variations plus ou moins rigoureuses de la température, ou par celle qui n'est autre chose que le triste résultat de la fatigue de l'esprit ou des sens. Dans ces cas, assez variés, comme on voit, et qui ne s'écartent pas trop du caractère des maladies nerveuses de Rome, le climat sera favorable, en soumettant la sensibilité à une égalité d'impression tout à fait propre à rétablir l'équilibre et à faire cesser les désordres. Il déterminerait seulement un effet contraire, si l'état nerveux se compliquait d'un affaiblissement général plus ou moins profond. Les affections nerveuses des organes digestifs, qui paraissent obtenir de bons effets de l'influence du ciel romain, ne le doivent aussi qu'à cette impression douce et égale dans sa douceur, que le climat exerce sur l'enveloppe cutanée et sur l'organisme. C'est encore une question d'équilibre qui se résout par la puissance médicatrice de l'air et des lieux. Sans posséder par devers moi des observations directes ou indirectes , j'inclinerais à penser que ces irritations si vives et surtout si dangereuses de la moelle épinière sont dans le même cas, et qu'elles peuvent contracter sous ce ciel, d'heureux changements. Je n'ai pas besoin de faire observer que toutes les maladies des appareils nerveux, qui ont une tendance à déterminer ou ont déterminé déjà des congestions ou des apoplexies, ont un redoutable ennemi dans le climat romain. C'est la conséquence des développements qu'on vient de lire. Les époques les plus favorables à l'amendement de ces affections sont les mêmes que j'ai recommandées pour le traitement des affections chroniques des organes de la respiration.

Rome a des régions où l'air est trop vif parce qu'il y est pur et agité ; elle en a d'autres où il est doux parce qu'il est calme et relativement insalubre. Les premières appartiennent aux collines et aux lieux les plus exposés aux vents septentrionaux ; les secondes, aux lieux bas, comme les bords du Tibre où la circulation de l'air est difficile, et où les vents du midi ont moins d'obstacles à franchir pour y porter leur influence. Relativement à l'orientation des rues, celles qui sont à peu près parallèles à la direction supposée droite du Tibre, soit qu'elles courent sur les plateaux élevés, soit qu'elles traversent la vallée, forment des passages ouverts aux vents qui soufflent le froid et le chaud, et l'atmosphère s'y ressent plus que partout ailleurs, des changements brusques qui s'opèrent dans les conditions de la température. Leur situation est défavorable. Au contraire, les rues qui coupent transversalement le sol, depuis la base du Pincius et du Quirinal jusqu'au bord du fleuve, regardent par un côté, les parties australes de l'horizon, et par le côté opposé, les parties boréales. Ai-je besoin d'indiquer celui que doivent choisir les malades qui ont besoin de respirer un air doux et le plus à l'abri des transitions qui en changent violemment la nature ? L'inspection du bassin de la campagne de Rome peut en quelque sorte diriger ceux qui souffrent et veulent guérir, sur le choix de leur habitation. Si on la divise par une ligne imaginaire qui la sépare en régions méridionale et septentrionale, on verra croître et prospérer dans la première, les richesses végétales des pentes du bassin Pontin, du golfe de Gaëte et des rivages de la Campanie, c'est-à-dire, les orangers de haute taille, les limonniers, les citronniers, quelques palmiers, les Yucca, les cactus, les jujubiers et les myrtes. Dans la seconde, la physionomie végétale changera et exprimera par ses espèces, la nouvelle zone qui commence aux limites septentrionales de l'Étrurie. L'habitation la meilleure est assurément, celle qui participe le plus à l'influence dont la douceur protége la végétation méridionale contre les effets destructeurs de l'hiver. Est-il nécessaire de faire observer, en finissant, qu'il faut éviter l'impression de l'air pendant les matinées et au commencement de la nuit? Au lever et après le coucher du soleil, le nord domine ; et on sait qu'il a des aiguillons un peu vifs à cause de son passage sur les cimes glacées de l'Apennin.

Pour éviter les chaleurs qui peuvent les atteindre, les santés délicates ou les malades en traitement, ont deux admirables stations à visiter au fond de la zone méridionale du bassin : c'est Albano, dont les lacs charmants et les forêts ombreuses attirent les peintres et les poëtes, et font l'admiration des voyageurs ; Frascati, cette ancienne Tusculum, qui est aussi entourée de bois séculaires ; et par delà Palestrine qui s'élève au fond d'une échancrure de l'enceinte montagneuse de la campagne, cette Tibur des temps impériaux, où Mécène, Horace et Catulle avaient leurs maisons d'été, et dont la vallée disposée comme un cirque et pleine de frais abris retentit du bruit des cascades de l'Anio. Sur ces hauteurs, où les villas sont suspendues à de courtes distances les unes des autres, la chaleur se modère pendant l'été au souffle prédominant des vents boréaux. Prendre une habitation en plein nord serait trop téméraire. Les malades doivent éviter l'action directe qui souffle de ce côté de l'horizon, quel que soit le progrès qui se manifeste dans les conditions de la santé ; ils ne peuvent se passer d'une influence moins vive. Des retraites choisies avec discernement seront d'autant plus favorables qu'elles agiront avec puissance sur le moral. Des niveaux où elles s'élèvent, on domine comme sur un piédestal cette Rome si chère à la pensée, si féconde en émotions de tous genres, qu'on ne voudrait jamais quitter, cette campagne dépouillée où le Tibre serpente au milieu de ruines, et cette vaste mer où se découpe le littoral sur un fond du plus bel azur. Léopold Robert écrivait (1), de Frascati, à Schnetz, ces lignes qui pourraient rendre tout aussi bien les impressions qu'on ressent à Albano et à Tivoli : « ..... Je suis dans un » calme de passion qui me charme; je philosophe tout seul » bien doucement, en contemplant notre belle plaine de » Rome, l'horizon et le ciel, et je respire avec un véritable » ravissement, l'excellent air que nous avons ici. »

(1) A la date du 15 septembre 1830.

CHAPITRE III.

En quittant la campagne de Rome pour remonter vers le nord de la Péninsule , on voit s'effacer peu à peu le caractère de grandeur qui tient à la forme du bassin et à la coupe des montagnes qui l'entourent. Le seul trait qui persiste, c'est la stérilité avec sa complication fatale , c'est-à-dire avec l'abandon. Le spectacle plein de tristesse qui se continue depuis le Cimino jusqu'aux frontières de la Toscane , n'est varié que par les larges nappes d'eau des lacs qui bordent les chemins, des villages enfumés et presque déserts qui étaient autrefois des villes opulentes, et des ruines sans nom où des restes de l'antiquité sont mêlés confusément à des débris d'un âge plus moderne. Sur toute cette campagne règne une loi qui pèse sur tant de régions de l'Italie. Le mauvais air sévit dans tous les bas-fonds , sur les marges des cours d'eau, dans la sphère d'influence des lacs ou des marais, sans qu'aucun ouvrage important paraisse avoir été construit ou soit entretenu pour combattre l'insalubrité. L'activité de la cause morbigène trouve un élément de plus dans les eaux minérales, dont les sources sont aussi abondantes que nombreuses dans toute la partie septentrionale des États romains , et qui pour la plupart coulent abandonnées (1). A mesure qu'on s'avance vers les

---

(1) Depuis Ardée, où sont des eaux sulfureuses, le pied de Tivoli, où coulent les eaux albulées, il n'y a pas de lieu en remontant vers le nord qui n'ait ses sources minérales ; je me bornerai à citer celles d'Aquapendente, de Montefiascone, les sources thermales de Mugnano, de Canino, les eaux de Ronciglione, de Cervetri (Aquæ Cervetanæ), etc., etc.

frontières de la Toscane, le sol s'exhausse, les caractères géologiques changent, car les formations volcaniques disparaissent devant les roches de deuxième formation ; enfin, au moment où on quitte le domaine pontifical, la vie commence à palpiter, la nature à sourire ; la nudité du sol disparaît sous les richesses de la culture, et le silence du désert est remplacé par le mouvement de la population. Cette expression si animée du bien-être des habitants se continue et s'accroît même jusqu'à Sienne, qui domine, du haut des collines montueuses où elle est construite, cette vaste maremme à demi régénérée, dont les plans se succèdent jusqu'à la mer.

Sienne est nommée une noble ville ; les titres de cette noblesse sont écrits dans son histoire. Et certes, elle ne doit pas rester cachée aux yeux du monde, cette ville qui, suivant une légende allégorique, est placée sur une montagne (1). Un intérêt de plus s'ajoute pour nous, à cette gloire. Sienne se croit d'origine française. La tradition a consacré dans les croyances les plus chères de ses enfants, que la cité fut fondée par des Gaulois de Sens, pendant une invasion de nos ancêtres. Sur tous les feuillets d'histoire écrits par une main siennoise, sur tous les ouvrages d'art qui lui doivent le jour, cette paternité n'est jamais oubliée. Il est rare, en effet, qu'une inscription qui se rapporte à Sienne ne renferme pas ces mots : *A Gallis Senonensibus œdificata*, construite par les Gaulois Sénonnais. Cette tradition, qui vit dans les idées, se perpétue aussi dans la conduite. Quand Charles VIII fit son entrée à Sienne, les portes furent ôtées de leurs gonds et ne furent replacées qu'après son départ. Au commencement du xvi⁰ siècle, les Siennois luttèrent contre les impériaux aux cris de vive la France, même en déses-

---

(1) Une carte de Sienne qui paraît être du commencement du xvi⁰ siècle, est couronnée de cette légende : *Abscondi non potest civitas, supra montem posita.*

pérant d'un secours qu'il était impossible de leur donner. Aujourd'hui, ils accueillent un Français comme un compatriote ; c'est un frère qu'ils font asseoir au foyer domestique (1). Cette touchante réception ne surprend pas, car la race siennoise qui ne ressemble ni par les traits, ni par le caractère aux autres types italiens, laisse découvrir sans avoir besoin d'une longue observation, l'affinité qui rapproche ces Gaulois de l'orient de ceux de l'occident. Quant au caractère, voici comment s'exprime Brantôme qui paraît bien le connaître : « Aussi en tiennent-ils encore de l'hu- » meur de nous autres Français, car ils ont la tête près du » bonnet, et sont vifs, soudains et prompts comme nous. Les » dames pareillement aussi, se ressentent de ces gentilles- » ses, gracieuses façons, et familiarités françaises (2). »

Cet aperçu tout historique de Sienne, ne paraît pas servir la question climatologique. Il y conduit par l'appréciation du tempérament des habitants, qui joignent à cet extérieur français qui les distingue, un air de santé, de vigueur, d'activité physique et intellectuelle, preuve certaine que la ville est placée dans les meilleures conditions hygiéniques. D'un niveau trop élevé pour que son atmosphère soit paisible, et qu'elle jouisse d'une température égale et douce, il ne s'ensuit pas que son séjour ne puisse être d'une grande utilité. Les affections de poitrine ne sont pas les seules qui vont hiverner sous le ciel italien. Il y en a d'autres qui, sans être aussi dangereuses, ont besoin pour guérir des influences de la nature, à défaut de celles que l'art seul ne peut pas donner.

Sienne, qui est située d'après Inghirammi (3) à 333 mètres au-dessus du niveau de la mer, élévation considérable à

____

(1) J'ai été moi-même l'objet d'un de ces accueils qui ne s'oublient pas et que je devais à ma seule qualité de Français. Que le Siennois à qui s'adressent mes remerciements apprenne que ni son souvenir ni son nom ne se sont effacés de ma mémoire.

(2) *Les dames galantes*, t. II, liv. VI.

(3) *Anthologie de Florence.*

cause du peu de distance (environ 15 lieues de France) qui
la sépare du littoral, présente une configuration triangulaire,
et est percée, malgré l'enchevêtrement de quelques unes de
ses rues, de manière à laisser librement circuler l'air. La
porte romaine correspond à la base de ce triangle qui est
par conséquent orienté au midi ; la porte florentine s'ouvre
à la pointe opposée qui est orientée au nord. Des deux grands
cotés de cette figure géométrique tracée par la circonscription des murs, l'un regarde l'orient où sont groupées les
cimes de l'Apennin, et l'autre l'occident, c'est-à-dire les
maremmes et la mer. Le côté occidental est le beau côté de
Sienne. Là, s'étend cette Lizza, promenade couverte de sta-
tues, où règne pendant la chaude saison, la plus agréable fraîcheur (1). Si la ville est défendue par quelques points, contre
les vents qui soufflent des diverses parties de l'horizon, elle
ne l'est pas assez pour que toutes les influences anémologiques ne s'exercent pas plus ou moins sur elle. Dans tous
les cas, la prépondérance paraît appartenir plutôt aux vents
chauds et tempérés qu'aux vents froids. D'après les observations météorologiques qui ont l'inconvénient de manquer
d'étendue, puisqu'elles ne comprennent que deux années
(1839 et 40), les vents dominants pendant le cours de la
première, furent le nord-ouest, le sud, le sud-sud-est, le
sud-est, l'est et l'est-sud-est ; et, pendant le cours de la
seconde, le nord-ouest, le sud-sud-est, le sud-est, l'est-
sud-est, l'est, le nord-est et l'est-nord-est (2). L'ouest direct et le nord direct sont exclus de ce tableau des prédominances, particularité qui s'explique par la distribution des
reliefs du sol. L'Apennin oppose une barrière insuffisante
sans doute à cause de l'élévation du niveau de la ville, mais
assez efficace cependant, contre les influences septentrio-

(1) *E in su la Lizza il fresco ventolino, Le joli vent frais qui souffle sur*
de *Lizza*, dit Alfieri, son. CXII.

(2) *Académie des Physiocritiques*, mém. du professeur Pianigiani.

nales ; quant à la maremme et aux espaces de mer, qui paraissent ouvrir la voie aux vents d'ouest, on doit savoir qu'il existe entre le littoral et la ville des montagnes d'une assez grande puissance pour que l'accès d'un vent collatéral puisse être plus favorisé que celui du vent direct. De ce dernier côté, c'est le nord-ouest qui se fait sentir le plus souvent ; il a le même privilége sur tous les autres vents, quel que soit leur point d'émergence, car c'est celui qui compte le plus de fréquence pendant les deux années d'observation. On n'a pas oublié que cette influence est le fléau de quelques stations de la Méditerranée, et qu'opposé au sud-est son antagoniste, si celui-ci détruit les forces, l'autre les retrempe par sa sécheresse, son défaut de chaleur et l'impétuosité de son mouvement de translation. La prédominance du nord-ouest porte l'agitation dans l'atmosphère ; elle en exclut le calme caractéristique des climats abrités de l'Italie. L'absence d'une protection suffisante contre les vents dans une grande étendue d'horizon, joint à cette condition défavorable, en apparence, une instabilité très marquée dans l'état du ciel.

Le baromètre n'a pas atteint 16 millimètres, comme moyenne des oscillations annuelles, pendant 1839 et 40. Dans la première année, le minimum a été de 715,12 et le maximum de 745,99 ; différence 30.87, ce qui représente une moyenne de 15,43 plus une fraction. Dans la seconde, le minimum a été de 713,69 et le maximum de 741,91 ; différence de 29,22, quantité qui représente une moyenne de 14,11. Cet écartement peu considérable dans les extrêmes barométriques peut se concilier avec l'inconstance du temps, la variabilité fréquente des conditions de l'air. Il indique une certaine persistance d'analogie dans les qualités des vents, malgré l'opposition des points dont ils proviennent. Ainsi, les vents du midi sont toujours humides et dans des conditions particulières de thermalité ; ils perdent une partie de leur richesse hygrométrique et de leur température, en traversant les terres. Cette circonstance rend compte de l'analogie que leurs propriétés physiques et les influences qui en résultent, ont avec les vents boréaux qui se refroidissent encore en franchissant l'Apennin. Ce qui s'applique aux vents du midi, s'applique au vent d'ouest comme au sud-est, le scirocco de l'Italie. Si celui-ci est difficile à supporter dans les régions méridionales, il ne produit pas des effets aussi débilitants sur la population de Sienne et des lieux circonvoisins.

Bien que comprise dans la zone d'égale chaleur de Rome et de Naples, la ville de Sienne échappe à la loi, par les conditions de niveau où elle se trouve placée ; on peut dire qu'elle appartient à la zone septentrionale qui comprend la partie supérieure et continentale de l'Italie. En calculant les moyennes maxima et minima de température, faites pendant cinq ans et demi (1), j'ai trouvé les résultats suivants : pour moyenne d'hiver, 4,8 ; pour celle du printemps, 12,12 ; pour celles de l'été et de l'automne, 22,9 et 13,41. D'autres observations prises sur cinq années m'ont donné des chiffres différents (2). La moyenne annuelle qui est représentée par 13,4, fournit comme moyenne des saisons, 5,2 pour l'hiver, 12,4 pour le printemps, 21,7 pour l'été, 14 pour l'automne. Quel que soit le désaccord, peu important du reste, qui règne entre ces deux séries de nombres, on peut conclure des unes comme des autres, que malgré la variabilité de l'état du temps, les amplitudes thermométriques ne sont pas très considérables, et que si les températures minima marquent quelquefois au-delà de — 10, et les températures maxima au-dessus de 34, ces deux extrêmes ne se soutiennent pas assez longtemps, pour faire persister un trop

(1) Greenfield, *Register of the barometer, thermometer, etc., at belvedere near Siena and at Canterbury, for the yeard,* 86-91.
(2) Tableaux de Mahlmann.

grand froid ou une trop vive chaleur. Ainsi, le climat, quoique tempéré, est inconstant. En hiver, si l'air est vif, sec, et se soutient dans une basse température, il ne présente que pendant quelques journées, ces froids exceptionnels à peu près inconnus des villes moins élevées et plus rapprochées des rives maritimes ; en été, si l'air est chaud, les vents du nord-ouest, les brises de mer, les influences qui viennent des gorges de l'Apennin, neutralisent presque entièrement ces ardeurs de la chaude saison, si accablantes dans la plupart des stations de la Péninsule.

Les conditions hygrométriques sont-elles en rapport avec les données qui précèdent? il paraîtrait que la pluie est plus abondante que dans les bassins plus exposés aux influences méridionales. D'après les observations d'Asclépi, Ausanno, Luti, Pistoi, de l'Académie des Physiocritiques (1), elle présenterait, en effet, une moyenne annuelle de 35 pouces un dixième, c'est-à-dire plus de 950 millimètres. D'autre part, selon Pianigiani (2), l'eau qui tomba en 1839 fut de 786,18 et en 1840 de 655,18, quantités qui donnent pour les deux années une moyenne bien inférieure à celle qui a été calculée sur une période plus étendue. Comme en 1839 et 40, il ne s'est rien passé de bien exceptionnel dans les phénomènes météorologiques, il est permis de douter, surtout en présence des conditions topographiques, de la certitude des observations qui élèvent si haut la moyenne annuelle de la pluie. Ce qui semblerait prouver que l'eau qui tombe annuellement n'atteint pas un chiffre aussi considérable, c'est qu'à Rome, où la pluie donne 808 millimètres, la moyenne des jours pluvieux est de 114, tandis qu'à Sienne, cette moyenne est de 104 (3), malgré l'hypothèse d'une masse d'eau pluviale de 150 millimètres de plus.

(1) J.-F. Schouw, *ouv. cit.*
(2) *Ouv. cit.*
(3) Observations de Greenfield.

Cette contradiction ne serait qu'apparente, si ces grands orages qui versent d'énormes quantités d'eau sur le plus grand nombre des stations médicales de la Péninsule, éclataient souvent sur le territoire ; ce n'est pas ce qui a lieu. Les grands phénomènes électriques sont rares; la grêle tombe rarement, et il est rare aussi d'entendre gronder la foudre. Puis la sérénité du ciel est presque proverbiale ; si les brouillards obscurcissent quelques matinées d'hiver ou d'automne, le soleil les a bientôt dissipés. A défaut de ce moyen d'action, les bourrasques du nord-ouest ou du nord-est balaient l'atmosphère et la délivrent du voile de vapeurs qui en troublaient la transparence et l'éclat (1).

Le climat siennois peut rendre de grands services à l'art de guérir, car rien n'y trouble l'action des influences dominantes. Malgré le froid qui se fait sentir pendant quelques journées de gelée et de neige, la moyenne annuelle et la moyenne des saisons se soutiennent, en effet, à une assez grande hauteur thermométrique, pour entretenir une chaleur tempérée. Malgré la topographie qui expose l'atmosphère aux plus violentes agitations, les bourrasques n'ont pas une grande durée, car même dans les saisons les plus orageuses la prédominance appartient plutôt au calme qu'à la perturbation. Et, malgré le voisinage des cimes de l'Apennin et la richesse hydrologique de la maremme dont le bord occidental est baigné par la mer, les météores électriques n'altèrent pas brusquement les qualités de l'atmosphère : la seule condition qui se joigne à la sécheresse et à la sérénité du ciel, c'est cette instabilité dans la succession des vents qui lui est plutôt favorable que nuisible sous le rapport des influences physiologiques qui en sont la conséquence.

Le séjour de Sienne, qui serait mortel aux affections tuberculeuses de la poitrine et aux maladies qui s'y rappor-

(1) J.-L. Danesi, *Relation topographique, physique et météorologique sur la ville de Sienne et son territoire.*

tent, doit produire des effets excellents sur les affections
scrofuleuses, ces débilitations de l'organisme, causées par
les fatigues de la vie et l'épuisement des forces, par ces
paralysies qui ont besoin de puiser dans l'atmosphère, cette
surexcitation douce et continue qui doit régénérer la faculté
du mouvement. Je n'ai pas à ma disposition des exemples
qui confirment ce que j'avance ; mais le climat, tel que je
l'ai analysé, ne fournirait-il pas des éléments suffisants
d'induction, qu'il me serait permis de lui attribuer ces
influences curatives, en me guidant sur les conditions de
tempérament de la population. J'ai parlé de cette coloration, de cette vigueur corporelle qui distinguent les habitants de la région du golfe de Naples, exposée aux vents
nord. Ces caractères de la santé et de la richesse des éléments les plus essentiels à la vie, sont plus marqués encore
chez le Siennois : on pourrait même ajouter qu'il n'y a pas
d'exceptions, ou que ces exceptions sont très rares, tant
elles se dessinent vigoureusement sur toutes les classes de
la population. Puisque c'est le climat qui crée et entretient
cette constitution particulière, il exercerait une influence
analogue sur les débilités et les scrofuleux, et provoquerait
en eux, la même révolution organique. Quant aux paralysies, les climats de même nature fournissent des arguments en faveur de leur curation, ou du moins de leur
amendement sous le ciel siennois. Ainsi, Florence qui n'est
pas éloignée de Sienne, et qui, malgré de grandes différences dans l'ensemble des effets et des causes de la météorologie, présente beaucoup d'instabilité dans les conditions
de l'air, caractère commun avec la capitale de la maremme,
Florence est un bon climat pour les paralysés. J'en ai connu un
qui avait visité toutes les stations médicales de la Péninsule,
que j'ai vu à Naples, qui a habité Rome, que j'ai retrouvé
à Florence, et revu quelques années après à Paris, dont
l'état s'était très sensiblement amélioré, en hivernant dans

la capitale de la Toscane. Et cependant, la surexcitation est plus vive dans cette ville qu'à Sienne, car dans la première, l'électricité tient une place plus importante au nombre des éléments du climat, que dans la seconde, où la rareté des orages s'observe conjointement avec la sérénité du ciel et la sécheresse de l'air. Le climat de celle-ci serait donc meilleur pour les paralysies qui ont besoin que la persistance d'action des influences ne soit pas traversée par les secousses qui déterminent des surexcitations douloureuses, et même des congestions ou des apoplexies. A ce point de vue, c'est Sienne qu'il faudrait recommander aux paralytiques aliénés, à cette forme de sidération nerveuse qui se complique d'un affaiblissement ou d'un désordre dans les facultés intellectuelles. Les médecins n'ignorent pas que cette maladie commence généralement par une congestion et qu'elle s'aggrave par une suite de congestions successives, dont la dernière donne la mort. Si au commencement il y a quelque espérance d'obtenir un résultat, ou du moins d'arrêter l'affection dans sa marche, le climat siennois est, à mon avis, celui qui conviendrait le mieux. L'air peut revivifier l'activité nerveuse, sans lui imprimer de violentes perturbations. La cité est calme, la campagne est belle; il ne faut pas d'autres conditions pour qu'il se produise une réaction favorable, après quelques mois de séjour. La même recommandation convient à la mélancolie, cette altération de l'intelligence qui a besoin pour guérir de la sérénité des jours, de la variété du paysage, et d'une influence tonique et même excitante dans les qualités atmosphériques. Je n'ai pas besoin de faire observer que les maladies qui se rapprochent de celles dont je viens de parler, peuvent recevoir des modifications analogues de la même influence.

Le climat de Sienne est principalement un climat d'été. La saison chaude jusqu'en automne, la fin du printemps et le commencement de l'hiver, sont les époques les plus favorables pour se soumettre à son action bienfaisante. L'hiver même conviendrait aux malades qui arriveraient des régions les plus septentrionales de l'Europe. Je ne peux m'empêcher d'ajouter, avant de finir, que ce climat trouve un auxiliaire dans les conditions morales qui viennent de la population. La consolation la plus vive pour un malade, c'est de ne pas se croire étranger, loin des lieux où il vivait sous l'affectueuse protection de sa famille ; c'est de se faire cette illusion au milieu des fatigues et même des déceptions inséparables d'un long voyage, et qui s'aggravent encore par la tristesse des préoccupations. Si le malade est Français, Sienne lui fera supporter avec douceur le temps d'un exil dont, quel que soit son sort, il gardera le souvenir avec reconnaissance (1).

(1) Dans la province de Sienne et près de la ville, les eaux minérales et minéro-thermales sont représentées par des sources d'une grande richesse de composition. Dans la vallée de l'Ombrone et plus près de la mer, sur la ligne du littoral maremmatique, il en jaillit quelques unes. Au pied des montagnes de la province, il s'en trouve de fort estimées, comme celle de Saint-Philippe du mont Amiata. Les plus importantes sont celles de Rapolano, au midi de Sienne, dont les différentes sources sont salines ou sulfureuses et ont été soigneusement analysées par les professeurs Targioni et Bettini. Celle qui présente les meilleures conditions de composition, alimente les nouveaux bains de Sainte-Marie-des-Neiges, et contient en abondance des principes sulfureux.

CHAPITRE IV.

La distance qui sépare la capitale de la maremme de celle de la Toscane est remplie par un sol tourmenté où les collines s'appuient contre des montagnes qui laissent voir elles-mêmes au-dessus de leurs sommets, les cimes neigeuses de l'Apennin. Quelques uns de ces grands mouvements de terrain montrent à découvert leur structure calcaire ; la terre végétale, que retenaient autrefois d'imposantes forêts, est descendue dans les bas fonds, mais la grâce, la richesse, la vie sont répandues à pleines mains dans ces vallées resserrées où le paysan étrusque cultive les arbres à fruits et les céréales. Ces petites plaines, que traversent d'abondants cours d'eau et que sillonnent des chemins bordés d'arbres verts et de haies vives, donnent l'idée la plus haute de l'industrieuse activité de l'habitant. L'harmonie la plus complète règne entre l'état de la campagne et la physionomie des villages qui sont disposés à courtes étapes sur le chemin. Ceux-ci portent le cachet du bien-être et de la propreté, comme la campagne celui de la culture intelligente et de la riche variété des produits. L'habitant reflète, par son état physique, les conditions qui l'entourent et que lui-même a su créer ; il présente l'image la plus vraie de la santé, de la force, qui ne se cachent pas sous des haillons ou des vêtements négligés, comme dans quelques régions agricoles de la Péninsule, mais qui ressortent sous une mise presque élégante chez l'homme, et pleine d'art et de

coquetterie chez la femme. La scène ne perd ni de son animation ni de sa grâce, depuis Sienne jusqu'au bord méridional de l'enceinte montagneuse qui forme le bassin de
Florence.

Le territoire de la ville n'a pas la forme régulière et presque arrondie du bassin au fond duquel Rome est construite.
Les montagnes sont élevées dans une région, plus basses
et avec la forme particulière aux collines dans une autre :
d'un côté, elles se rapprochent des murs, plus loin, elles s'en
écartent. Enfin, l'Arno, qui traverse Florence, arrose une
plaine à sa sortie de la ville et une vallée assez étroite à son
entrée. « La capitale de l'Étrurie est ceinte, dit un vieil
» auteur (1), de collines agréables toutes revêtues d'arbres
» fruitiers ,lesquelles l'enferment comme un grand et plai-
» sant théâtre tirant d'orient et septentrion ; elle a du côté
» d'occident, une belle plaine. » Cette courte description
contient les principaux éléments de la topographie de la ville
et de la bordure de son bassin. En effet, les montagnes ou
les accidents montueux qui s'élèvent vers le midi, dans la
partie de l'horizon qui correspond à la route de Sienne, se
prononcent davantage vers l'orient. C'est de ce côté que sont
les collines historiques de San-Miniato, rendues célèbres par
les fortifications de Michel-Ange, ce génie qui savait construire des redoutes avec la hardiesse sublime du créateur
de tant de chefs-d'œuvre du burin et du pinceau. L'Arno se
fait jour à travers les accidents du sol ; mais l'espace, qu'il
parcourt avant de s'engager dans la ville, est moins une
plaine qu'une vallée resserrée. Dans la direction du nord-
est, surtout du nord, les montagnes atteignent une élévation assez considérable pour faire pressentir l'Apennin dont
la distance est trop courte pour que ses sommets ne soient
pas visibles, même pendant les jours les moins sereins. La

____

(1) **Plan de Florence de** 1643, *Topogr. de la Toscane dans la collect.
du cabinet des estampes de la biblioth. nat.*

chaîne s'éloigne dans la direction du nord-ouest et contribue à former, par son écartement de la rive droite du fleuve, cette large plaine occidentale qui n'est pas une des moins belles parties des environs de Florence. Les collines, qui dominent la ville soit vers l'orient et le nord, soit encore vers le midi, présentent toujours et mieux assurément qu'il y a deux siècles, l'aspect d'un grand et plaisant théâtre. Couvertes d'ombrages épais et de maisons de campagne assez nombreuses, pour former par leur réunion une grande cité (1), elles placent la capitale étrusque au milieu d'un admirable jardin. C'est de là sans doute, que vient son nom de *Florentia*, ville des fleurs, s'il ne vient pas, suivant quelques auteurs, de *Fluentia* (2), à cause du fleuve aux eaux limpides et salubres, qui fertilise les vallées toscanes depuis sa source au pied de l'Apennin jusqu'à son embouchure sur le territoire pisan. Pour résumer l'économie du sol dans tout le périmètre de la campagne, deux chaînes se dirigent vers la vallée de l'Arno en partant de la chaîne apennine : l'une, celle qui couvre Florence du côté du midi, va de la Val'Ombreuse à San-Casciano, le système de San-Miniato en fait partie ; l'autre se dirige de la montagne de Pistoia, dans la direction du nord-ouest, à la Galfolina où elle ferme la grande vallée de l'occident.

Les vents se distribuent suivant la loi de l'hypsométrie. Les plus fréquents s'engagent par les vallées ou par les points qui ne correspondent pas aux niveaux les plus élevés relativement à la position de la ville. La vallée supérieure, qui est la troisième que parcourt l'Arno depuis son point d'émergence, laisse passer le sud-est ; la plaine, qui est au-des-

----

(1)   « *Se dentro un mur, sotto un medesmo nome*
        » *Fosse raccolti i tuoi palazzi sparsi*
        » *Non ti sarian da pareggiar due Rome.*»
                    ARIOSTE, rim., cap. XVI.

(2) Florus la nomme *Fluense*, Pline *Fluentius*, et des auteurs du moyen âge lui donnent le nom de *Fluentia*.

sous de Florence, et qui est protégée au nord-ouest et à l'ouest, laisse souffler le sud-ouest ; puis viennent, dans l'ordre de leur prépondérance, les vents du nord, d'est, de nord-est, d'ouest et du midi. On sait que l'est et le midi sont arrêtés par des hauteurs, ce qui explique l'infériorité du rang qu'ils occupent dans l'échelle proportionnelle des influences anémologiques ; mais on pourrait ne pas se rendre compte de la fréquence du nord, qui devrait trouver un obstacle dans l'amphithéâtre de collines qui bornent Florence de ce côté, et que fortifie la barrière de l'Apennin. Outre que l'Apennin ne présente pas, entre la capitale étrusque et Bologne, des cimes d'une grande élévation (elles se prononcent davantage dans la direction du nord-ouest et à l'est sur le chemin de Sienne), les montagnes de second ordre, ou les collines qui se rapprochent de la ville, ne mesurent en général qu'une faible hauteur. Les plus importantes, qui ne sont pas de ce côté, n'atteignent pas 900 mètres, d'où il faut déduire les 41^{m}51 pour l'élévation de Florence au-dessus du niveau de la Méditerranée. Il faut même ajouter à cette condition, la disposition relative des inégalités qui laissent entre elles d'étroits passages par lesquels les vents s'insèrent et soufflent avec impétuosité. On doit comprendre maintenant, pourquoi le vent du nord possède une fréquence relative, qui le fait prédominer sur ceux dont l'accès dans le bassin paraît être moins empêché. Une observation sagace de Lancisi (1), fondée sur son expérience du climat italien, établirait en même temps qu'il est moins facile de se préserver des vents du nord que des vents antagonistes. Il y considère les premiers comme venant de haut, et les seconds comme venant de bas, d'où il résulterait qu'une colline ou des bois épais suffiraient à préserver de ceux-ci, et que de hautes montagnes, à cimes serrées, seraient nécessaire pour arrêter les autres. Il est vrai que dans la Pé-

---

(1) *De nativis Cœli Romani qualitatibus.*

ninsule, les vents du midi parviennent sur la zone occidentale, par la mer, et les vents du nord, à travers la chaîne
de l'Apennin. Mais cet auteur s'est moins inspiré de leurs
qualités physiques que des conditions de la topographie.
Les vents du nord suivent d'après lui, l'itinéraire qu'il leur
attribue, parce qu'ils sont purs et qu'ils appartiennent, à
cause de ce caractère, aux régions élevées de l'atmosphère,
tandis que les vents du sud doivent être appelés vents bas,
parce qu'ils sont alourdis par les vapeurs condensées et les
émanations terrestres. Ceci n'est pas de la théorie, c'est de
la bonne et saine analyse. Rien ne s'oppose à ce que
les vents du nord, dont la température est abaissée à cause
de leur passage sur les cimes voisines, ne luttent en quelque
sorte de prédominance avec le scirocco, vent chaud et humide, et le libeccio ou le sud-ouest qui, malgré quelques
différences, n'est pas sans analogie avec le précédent. Il
s'ensuit nécessairement que les transitions, lorsqu'elles ont
lieu, et elles se répètent avec assez de fréquence, procèdent
par vives secousses sur l'économie (1).

La température dans son expression générale, pendant les
périodes successives de l'année, montre combien l'influence
réfrigérante a d'action sur le climat florentin. Elle est moins
basse qu'à Sienne, mais elle marque 6, 8, pour moyenne
d'hiver, chiffre de température bien au-dessous de celui de
la plupart des stations de la zone occidentale. Par opposition,
la moyenne d'été s'élève plus haut qu'à Rome, par exemple, de plus d'un degré, puisqu'elle marque 24, lorsque
celle de cette capitale atteint seulement 22,9, un degré et
1/10 de différence (2). Il fait donc un assez grand froid en
hiver et une chaleur assez intense en été. Le privilége des
villes placées à l'ouest de l'Apennin et dans le voisinage
de la Méditerranée, qui consiste à rapprocher les extrêmes

(1) Toutes ces appréciations sont faites sur les observations de onze ans,
consignées dans l'*Anthologie* (de 1821 à 1831).
(2) Tableaux de Mahlmann.

d'hiver et d'été de manière à réduire l'ampleur des variations thermométriques, n'existe pas ou du moins est amoindri pour Florence. Pour plus de détails sur les conditions de la température pendant les saisons, voici les moyennes des maxima et des minima mensuels prises sur 19 ans d'observations. La moyenne des minima de l'hiver est de — 1,11, celle des maxima de la même saison, de 14,01 ; la moyenne minima du printemps est de 5,36, celle des maxima, de 22,41 ; pour l'été, la première est de 15,06, la seconde, de 31,08 ; pour l'automne enfin, on a comme nombres correspondants 7,30 et 23,37 : la moyenne annuelle des minima et des maxima, calculée sur les résultats précédents, est de 6,69 pour les uns, et de 22,76 pour les autres. On obtient pour les moyennes des minima et maxima absolus — 5,3 et 35, ce qui donne une idée de la dépression que subit le thermomètre en hiver, et de l'élévation relativement considérable où il monte pendant les chaleurs de l'été (1).

Le baromètre, qui ne subit pas des variations trop exceptionnelles, et qui n'est pas, sous ce rapport, très différent des résultats qu'on observe à Rome, présente une moyenne de 748ᵐᵐ, ce qui prouve que la pression ordinaire de l'air n'est pas très considérable (2). Elle est en rapport avec la prédominance des vents du sud, dont l'influence fait baisser la colonne barométrique, au lieu de l'élever. Cet état de l'atmosphère implique des conditions assez marquées d'humidité, la fréquence des ciels nuageux et celle de la pluie. Le ciel de Florence est quelquefois admirable de pureté. Dans les chaudes journées d'été, il brille de l'éclat du ciel de Rome et même de celui de la Campanie ; mais il fait

(1) J.-F. Schouw, d'après Inghirami *de l'observat. Ximénien* ; *del* Nacca, *de l'observat. du musée* ; *le journal Florentin d'agriculture*, etc. ; et Toaldo, *Investigatio caloris plurium locorum Italiæ.*
(2) *Anthologie de Florence.*

pressentir généralement le voisinage du territoire milanais, où l'atmosphère n'a plus ni la transparence ni la couleur prononcée des atmosphères plus méridionales. L'hygromètre ne dénoncerait pas la prédominance annuelle de l'humidité (il marque une moyenne de 74), que les mesures pluviométriques la confirmeraient pleinement par l'élévation qu'elles atteignent : la pluie donne, à Florence, une moyenne annuelle de 963^{mm} ou 937, d'après d'autres calculs (1). Florence est donc une des stations de la zone occidentale où il pleut le plus, bien que la moyenne des jours pluvieux n'y prenne pas des proportions trop élevées, trop menaçantes pour les agréments du climat, puisqu'elle se borne à 114 (2). Cela se comprend à cause de la violence des orages qui donnent beaucoup de pluie en peu de temps, et essuient le ciel en quelques heures, au grand détriment du sol, si souvent bouleversé par les inondations. L'Arno n'est pas souillé par les terres comme le Tibre ; s'il n'a pas avec le fleuve romain ce trait de ressemblance, il peut lui être comparé pour la fréquence et les désastreux effets de ses crues. L'auteur, qui compare les collines de Florence à un grand et plaisant théâtre, dit que son air, entre Pise et Aretium (Arezzo), est mitoyen et mêlé. Il est, en effet, plus humide à Pise, et plus pur, plus vif dans la seconde ville (3) ; mais cette sorte de modération entre les deux extrêmes donne-t-elle à l'air florentin une valeur d'influence, comme climat médical?

La question est presque résolue par ce qui précède. Ces observations sont assez significatives par elles-mêmes pour se passer de commentaires ; elles mettent directement en relief les conséquences qui en découlent. Ainsi le froid est vif en

(1) *Anthologie de Florence.*
(2) *Anthol. de Flor.*
(3) « Le site et l'air d'Arezzo engendrent des hommes subtils, » dit Jean Villani dans son histoire. — « Georges, si j'ai quelque chose de bon dans » l'esprit, écrivait Michel-Ange à Vasari, cela vient de ce que je suis né » sous la subtile influence de l'air de votre pays d'Arezzo. »

hiver, la chaleur devient intense en été ; le nord souffle
assez souvent pour que la prédominance des vents antagonistes n'en balance pas les effets ; les transitions sont assez
brusques et assez sensibles puisqu'elles se passent souvent
entre des influences contraires, pour ne pas agir puissamment sur l'organisation ; les conditions générales du climat
prouvent enfin, que si les violents passages d'un état de
l'atmosphère à un état différent, se produisent entre les
extrêmes plus ou moins éloignés de la température, ils
comprennent, dans des proportions analogues, les autres
éléments d'influence, comme l'humidité et l'électricité. Cette
forme essentiellement mobile du climat se retrouve nécessairement dans l'ordre physiologique ; elle développe des
caractères qui dénoncent la nature et la puissance des
causes. La population porte donc les traces de cette action
qui ne cesse de s'exercer sur elle de génération en génération, et que les révolutions de l'économie agricole ne paraissent pas avoir changée (1). Assurément, aucune ville,
à l'exception peut-être de Rome, ne peut être mieux étudiée
sous le rapport des effets que le climat a produits sur ses
habitants. Florence a donné le jour à tant d'illustrations
dans les différentes carrières accessibles à l'esprit humain,
que cette foule d'enfants reconnaissants ont beaucoup parlé
de leur mère.

Pendant l'antiquité, l'Étrusque était connu pour son
obésité (*pinguis, obesus*) (2). Ce caractère physique ne pouvait être attribué à l'Étrusque de Florence, qui, relativement
éloigné de la mer et placé dans des conditions différentes
de celles des habitants du rivage, à distance de la chaîne centrale, n'était pas soumis aux influences d'un milieu aussi

(1) Le mathématicien Libri a essayé de démontrer que le climat de la
Toscane n'a pas changé dans les cent cinquante dernières années, malgré
les déboisements de l'Apennin.
(2) Catulle, Virgile.

amollissant. Les anciens avaient raison pour les indigènes des maremmes qui s'étendent au-dessous de Sienne. Ce serait une erreur que de comprendre dans leur opinion, les habitants des vallées de l'Arno. Ceux-ci, et les Florentins en particulier, se sont toujours distingués par une intelligence facile et une activité rarement conciliables avec cet état physique qui condamne l'esprit en même temps que le corps, à une sorte d'inertie. Ils osaient tout aborder, car tous les genres leur étaient ouverts, et ils pouvaient aisément y trouver des triomphes. L'Étrurie fournissait des musiciens à Rome, et ses cryptes funéraires ont gardé pour la postérité ces belles poteries qui servent encore de modèle aux productions de notre art céramique. Son industrie agricole était très avancée ; car elle a fondé la tradition des grands travaux d'amélioration qui fécondent le sol et purifient l'atmosphère. Dans les temps plus rapprochés, Florence se distingue entre toutes les autres cités de l'Italie ; c'est la fleur la plus brillante des républiques du moyen âge ses contemporaines. Dante le poëte, Machiavel le politique, Savonarole le réformateur, Galilée le physicien, Cellini le ciseleur, Brunellesco l'architecte, lui font un magnifique cortége avec les chefs de cette grande école de peinture qui ne compte que de glorieux noms. Mais, cette merveilleuse vitalité de l'esprit florentin a son mauvais côté ; peu de villes ont été le théâtre d'agitations plus tumultueuses, d'intempéries plus fréquentes dans l'opinion. « Combien de fois as-tu changé, s'écrie Dante, » en s'adressant au peuple de sa patrie, les lois, les mon- » naies, les emplois, les costumes, les chefs de l'état depuis » que je te connais! (1). » Varchi l'historien complète la pensée du poëte, en faisant cette réflexion : « La nature

(1)   *Quante volte del tempo che rimembre*
Leggi, monete, officii e costume
Hai tu mutato, e rinnovato membre.
                              (*Purg.*, c. VI, 145.)

« des Florentins les conduit à être rarement d'accord entre
« eux (1). » Cette opinion est tellement celle de tous les
auteurs qui ont essayé de peindre le caractère de la population florentine, qu'un écrivain récent a écrit les lignes
suivantes, en parlant des temps les plus agités : « Dans cet
« état d'exaspération subite et intermittente, dit-il (2), on
« croirait reconnaître certains symptômes de la folie ; et il
« faut avouer qu'en lisant l'histoire des Florentins pendant
« la république, l'excès et la fixité de leurs passions d'une
« part, et de l'autre l'absence de raison et de réflexion chez
« un peuple d'ailleurs si intelligent, font penser que cette
« double disposition tient à un état maladif. » Ce jugement
un peu trop sévère est adouci par ces lignes de réparation :
« On voit ce même peuple, ajoute plus loin le même au-
« teur, sous le même climat, environné des mêmes instru-
« ments, se nourrissant de son ancienne littérature, et fier
« de ses aïeux si turbulents, devenir, à partir de Pierre
« Léopold, la population la plus calme, la plus exempte
« de passions et la plus heureuse de l'Europe. » Il n'y avait
ni folie ni maladie dans cette surexcitation qui, à côté des
grandes œuvres et des grandes déterminations qu'elles faisaient engendrer, produisait des écarts aussi répétés et aussi
graves. Ce calme politique, qui a d'ailleurs disparu depuis
peu de temps, n'était pas la conséquence d'une sorte de guérison dans les aberrations ou les excentricités du caractère.
Le peuple de la capitale étrusque n'a pas changé. On voit aujourd'hui qu'il a les mêmes passions, les mêmes impatien-
ces politiques qu'à l'époque où il s'agitait le plus. En l'ob-
servant dans la vie privée, on reconnaît même qu'il n'a pas
cessé d'être celui qu'ont dépeint avec tant d'accord, les historiens et les poëtes. Il conserve toujours cet amour du
plaisir et même des amusements frivoles qu'il recherchait

(1) *Storia fiorentina*, lib. xiv.
(2) Delécluze, *Florence et ses vicissitudes*, 2 vol. in-8.

si avidement, même au milieu de ses guerres et de ses dis-
sensions intestines. Il est curieux, railleur ; et voulant tout
voir et tout savoir, il se livre, comme autrefois, aux com-
mérages : le moindre événement n'a pas cessé d'être pour
lui une affaire importante, tant il est avide d'appliquer son
esprit à un intérêt quel qu'il soit, et à y trouver un motif
d'agitation. L'habile conteur d'anecdotes florentines (1)
fait l'histoire d'un cheval qui, en s'échappant, met la foule
en rumeur jusqu'à faire croire aux magistrats que la population est en révolte. Un événement aussi simple serait peut-
être aussi fécond en conséquences, de nos jours. Les Florentins ont plus d'un trait de ressemblance avec les anciens
Athéniens et avec la race française ; ils présentent un degré
d'irritabilité plus vive avec tous les effets physiologiques
qui en sont le fruit.

Cette nature se dessine avec plus de vigueur dans l'état
morbide ; c'est là surtout qu'il faut la juger. Il n'y a pas de
praticien de Florence qui n'ait appris que la sensibilité se
développe avec tout l'appareil de ses symptômes, même sous
l'influence des maladies qui la provoquent le moins. Les maladies inflammatoires prennent la forme nerveuse ; les pneumonies suivent rarement ces périodes régulières qui la caractérisent dans d'autres régions de l'Italie, elles ont souvent
cette marche pressée et ce caractère suffocant qui conduisent
rapidement l'affection à son dernier terme. On peut juger
d'après cela, ce que sont ces affections nerveuses qui se
manifestent par des douleurs partielles ou des désordres
généraux ; elles occupent une place importante dans la pathologie de Florence. J'ai vu pour ma part, des faits qui
m'ont frappé assez vivement pour me laisser de profonds
souvenirs. Je ne citerai en passant, qu'un exemple d'épi-
lepsie sur une jeune personne qui, sans cause connue, soit du

____

(1) Francesco Sacchetti.

côté de ses parents, soit en elle-même, avait des attaques si fréquentes et si terribles qu'il ne fallait pas cesser de la surveiller. Cette affection était assurément fort comparable à celles qu'on peut observer à Paris; mais elle ne formait pas une exception, elle rentrait dans la loi commune.

Les conditions physiques du climat de Florence et ses effets sur l'économie humaine s'accordent complétement; les uns et les autres prouvent que le ciel agit sur le système nerveux, avec la plus grande puissance. Les paralysies peuvent donc en retirer quelques bons résultats; on peut redouter cependant, que les secousses produites sur la sensibilité par la rapidité des changements dans l'état du temps, ne développent des douleurs et n'amènent des complications. Si cette influence n'est pas à craindre, et s'il est nécessaire de donner au système une vive impulsion, le climat florentin doit rendre de signalés services. Il y aurait à essayer, en les comparant entre eux, les séjours de Florence et de Sienne. Probablement l'un suppléerait à l'autre, et le bienfait que n'accorderait pas le climat le plus méridional pourrait échoir sous le plus rapproché de l'Apennin. Le séjour de la capitale étrusque serait excellent, par exemple, aux tempéraments lymphatiques et inertes. La lumière est belle, le ciel brillant, l'air agité; les promenades, les monuments, la campagne, les villes voisines forment des moyens permanents d'excitation qui, en forçant la curiosité, poussent au mouvement : il ne faut rien de plus pour produire des changements favorables. Aucune ville peut-être, en y comprenant Naples, n'est meilleure aux mélancoliques. Le caractère des habitants, l'animation de la voie publique, et puis un ensemble de conditions tirées de la physionomie de la cité et de la campagne, la première peuplée d'œuvres d'art et d'imposants souvenirs, la seconde d'ombrages et de fleurs, fixent sur Florence un attrait qu'on ne trouve pas ailleurs. Lorsqu'on y arrive, on re-

grette de ne pas avoir commencé par là son voyage ; lorsqu'on en part, ce n'est qu'après de longues temporisations
qu'on se résout à cette triste nécessité. J'ai vu l'ennui se
dissiper et l'intérêt renaître chez un paralytique aliéné, dès
le commencement de son séjour. L'observation prouve que
des effets analogues peuvent se produire chez les mélancoliques. Les époques de l'année qui conviennent aux malades auxquels le ciel florentin peut être utile, sont l'hiver
et les saisons intermédiaires ; l'été seul doit être exclu,
car la chaleur qui règne sur la ville est d'autant plus forte,
que les brises de mer la modifient faiblement, et qu'elle
s'exerce sur un sol étroitement resserré sur une partie de
son contour, dans une enceinte de collines.

La supériorité de Florence sur la plupart des stations de la
Péninsule, pour le charme qu'elle exerce sur l'étranger, est
un inconvénient à cause du voisinage de Pise. Cette ville
est le lieu d'élection des affections tuberculeuses de la poitrine ; et il est rare qu'à quelques lieues de la capitale de la
Toscane, les malades n'obéissent pas à l'impulsion qui les
porte à la visiter. Il arrive souvent aussi qu'un premier
voyage en amène un second, et que le goût qui se développe fait négliger les obligations auxquelles il est si important de se soumettre. C'est une tentation qu'il faut repousser,
car il pourrait y avoir un danger réel à séjourner ou à multiplier des excursions à Florence. Il suffit d'un de ces changements qui s'opèrent brusquement dans l'état de la température ou de l'air, pour aggraver l'affection et éteindre
les premières lueurs de l'espérance.

CHAPITRE V.

Peu de villes de la Péninsule ont une renommée médicale plus vieille et mieux établie que celle de Pise. Au lieu de déchoir, cette renommée n'a fait que s'accroître depuis que l'expérience s'est éclairée par les investigations les plus précises de la science. Aujourd'hui c'est une des stations médicales les plus fréquentées. Il est rare qu'un malade, affecté de tuberculisation pulmonaire, ne choisisse le séjour de Pise et ne lui accorde une influence plus active qu'aux stations plus méridionales ou rapprochées de l'occident. D'où vient ce sentiment de préférence? Il découle assurément du climat qui peut produire d'heureux résultats; mais le sol lui-même n'y est pas étranger. L'Étrurie mérite d'être considérée comme une des belles régions de l'Italie; les environs de Florence sont délicieux; les vallées, qui conduisent de la capitale étrusque à Pise, présentent une succession de tableaux pleins de charme et d'animation; les bains de Lucques et les bains de Pise complétent enfin l'attrait de ce territoire qui a encore pour lui, les souvenirs historiques et le bel héritage du passé formé par les monuments.

Pise est située à l'entrée de la dernière vallée de l'Arno, car le terrain est dépourvu d'accidents depuis la ville jusqu'au littoral qui se dessine à la faible distance de cinq milles. Le fleuve toscan la traverse de l'orient à l'occident, décrit dans la cité une courbe dont la convexité regarde le nord, et dont la concavité, formant comme un appareil de convergence des rayons solaires, fixe, sur un assez long espace, les

chaudes influences du midi. En jetant les yeux sur ce côté
de l'Arno, ce Lung'Arno, nom que donnent les Toscans aux
quais de bordure , on comprend aussitôt , tant la position
est franche, le rôle que la médecine a dû lui assigner : c'est
le quartier occupé par la colonie de malades qui va s'établir
à Pise, chaque hiver. La solitude et le silence des rues ne
frappent pas moins que la disposition si favorable du quai
de la rive droite. Les habitants manquent à cette république
déchue (1); il y a des quartiers déserts ou du moins à
moitié abandonnés, où le passant n'entend aucun bruit , et
où il erre longtemps sans rencontrer personne. Ce calme
profond , qui s'étend sur une grande partie de la ville ,
tranche vigoureusement avec ce tumulte si gai, cette vie si
pleine de mouvement qui distingue la capitale étrusque.
Le ciel est en harmonie avec le caractère paisible de la cité.
Il n'a pas l'éclat des atmosphères méridionales ; voilé sans
être sombre , il porte dans ses profondeurs , des vapeurs
condensées qui entretiennent l'humidité et engendrent fréquemment la pluie. La pluie forme en effet une des conditions essentielles du climat de Pise ; il n'y a pas de voyageur qui ne s'en plaigne et d'écrivain qui n'en ait parlé. Valery déclare que le ciel pisan est horriblement pluvieux (2),
et Alfieri fulmine contre cet inconvénient une malédiction
poétique (3). De là vient qu'on cherche vainement chez les
habitants cette coloration particulière à ceux des régions
où l'air est vif, pur ou agité. Sans doute on rencontre
çà et là, des teints qui paraissent démentir les effets
ordinaires de l'influence; ce qui domine en général , c'est
ce lymphatisme incolore, cette pâleur mate que pro-

(1) De 120 à 130,000 habitants, elle est descendue à 18 ou 20,000.
(2) *Ouv. cit.*
(3)   *Mezzo dormando ancor domando : piove ?*
. . . .
Sia maladetta Pisa ! ognor ripiove.
                              (Sonn. CXXXIV.

duisent les atmosphères chargées d'humidité. Boccace, en parlant, dans une de ses histoires (1), de la beauté d'une jeune fille de Pise, se croit obligé d'ajouter que c'est une chose assez rare dans une ville où toutes les femmes sont jaunes, etc. Cette réflexion est vraie, si on la dépouille d'une certaine exagération, et elle concourt à fournir, avec des données qu'on saisit dès la première exploration, une notion générale du climat auquel la science attribue de rares qualités médicatrices.

La renommée dont jouit le ciel pisan, et les avantages qu'il est permis de lui attribuer, même avant d'en avoir fait une étude attentive, donnent à croire que la météorologie et les autres conditions d'action ont été l'objet de nombreuses recherches : c'est une erreur. Bien que cette ville renferme une académie illustrée depuis son établissement par des hommes d'une supériorité et d'un zèle incontestables, c'est peut-être celle de toutes les stations médicales de l'Italie où on a fait le moins d'observations météorologiques, et où les observations recueillies ont été prises avec le moins de soin (2). Il semble qu'on ait cru qu'un tel climat n'avait pas besoin d'être servi par des démonstrations scientifiques, et que, l'habitude une fois fondée dans l'opinion, elle demeurait à l'abri de toute atteinte. Une telle confiance n'a pas pu exister de tout temps ; il a fallu poser la première pierre de cette renommée médicale. Il serait difficile de dire à qui revient l'honneur de cette initiative ; mais il existe deux monographies anciennes, l'une du commencement du xvii° siècle, et l'autre de la fin du xviii°, que j'ai vainement cherchées à Pise et à Paris, et qui ont au moins agi sur l'opinion publique, si elles n'ont pas commencé à fixer

(1) Nouvelle dixième.

(2) Celles que je possède sont de deux, cinq et sept ans ; et encore ont-elles des lacunes et ne fournissent-elles pas toutes les données essentielless de la météorologie.

l'attention sur le climat (1). Quelques pages de peu d'importance ont été incorporées depuis dans divers ouvrages ; elles manquent de cette valeur scientifique qui s'appuie sur une bonne démonstration. Il était permis d'espérer que le docteur Barzelotti, qui a enseigné et pratiqué pendant vingt années à Pise, donnerait quelque chose de complet, dans son Guide médical en Italie, sur le climat de la ville qu'il connaissait le mieux : déception profonde ! Des détails incomplets, des faits mal interprétés, des conclusions inexactes, et tout cela dénué de documents historiques et de critique scientifique : voilà ce que l'on y trouve. La tâche reste entière avec les documents de Piaccini et de Tilli rapportés par Schouw, et des observations communiquées du professeur Pannati, que j'ai prises moi-même, pendant voyage, auxquelles j'ai joint celles du nouveau Journal des lettrés.

Pise s'étend sur une surface qui a deux lieues et demie de contour, et au milieu d'une vaste plaine entourée de montagnes ou de collines qui sont à plus de trois lieues de distance de ses murs. On y parvient de Florence, par une succession de vallées, au fond desquelles serpente l'Arno, qui reçoit de droite et de gauche de nombreux affluents, comme le Bagnolo, le Nievole, l'Ora, la Cecinella, l'Evola, le Vingone, etc. Les lacs de Fucocchio et de Buentino occupent des espaces assez étendus non loin de la rive droite du fleuve. La constitution de l'atmosphère n'est insalubre dans l'intervalle qui sépare Florence de la plaine de Pise, que dans le voisinage des eaux dormantes et au fond de quelques vallées ; elle est humide par le tribut trop abondant que le territoire abandonne à l'évaporation. Les belles cultures qui couvrent les vallées enrichissent aussi

(1) J.-B. Cariegni, *Traité sur ce qui regarde le médecin et touchant la situation du climat de Pise.* 1628, in-4. — Pucciardi, *Des qualités de l'air Pisan,* Dissert. historico-médicale. Pise, chez Prosperi, 1791, in-4.

une grande partie de la plaine pisane, jusque dans ces régions voisines de la mer où la terre végétale fait défaut et est complétement remplacée par les sables. Des centres d'insalubrité existent aussi de ce côté, surtout aux débouchés des cours d'eau, et sur quelques points de la plage, malgré tous les efforts mis en œuvre pour les détruire. Les environs de Livourne qui ne sont pas indépendants du territoire pisan, se trouvent dans le même cas ; mais l'influence est assez faible pour demeurer circonscrite. La ville, malgré sa situation qui la place, comme on le verra bientôt, sous les vents de la mer et de la campagne livournaise, paraît ne recevoir de ce voisinage que des éléments amis de la santé.

D'un point culminant, comme du sommet de la tour penchée où je me plaçai pour embrasser l'ensemble et les détails les plus tranchés de la topographie, on peut se faire une idée complète des conditions hypsométriques du pourtour du bassin. Depuis le sud-est jusqu'au nord-ouest, les montagnes s'élèvent en amphithéâtre au-dessus des collines, et forment une barrière à peu près continue contre les influences qui émaneraient de ces directions. Vers l'est seulement, une échancrure, qui correspond à un écartement des reliefs de l'enceinte, marque le débouché de la dernière vallée par laquelle le fleuve pénètre dans la plaine. Les montagnes, en s'affaissant du sud-est au sud, mettent en communication le territoire de Livourne avec celui de Pise ; mais en se renforçant dans la direction contraire, elles font de la campagne et de la ville de Lucques une circonscription géographique séparée. Depuis le sud jusqu'au nord-ouest, contre lequel le bassin est en grande partie protégé, le sol manque d'accidents ; il se continue par des plans successifs jusqu'à la plage dont la distance est de trois lieues à peu près, presque la même que celle qui existe entre Pise et le pied des montagnes. Il suit de cette disposition que la ville est principalement exposée aux chaudes influences du midi et qu'elle se trouve à couvert de celles qui soufflent des régions boréales. Des obstacles assez puissants affaiblissent même l'intervention directe du nord-ouest, ce qui est d'une grande importance.

Voilà tout ce qu'il est permis d'établir pour les conditions de la ventilation. L'observation n'a pas fourni de documents sur la distribution annuelle des influences anémologiques : il faut s'en tenir, sous ce rapport, aux effets que traduit la forme du sol aux limites de la plaine. Or, la disposition de l'enceinte garantit puissamment la ville depuis le nord-ouest jusqu'à l'est, dans les points par où les vents froids pourraient faire leur entrée sur le territoire. Depuis l'est jusqu'au sud-est et au sud, j'ai dit que la barrière s'interrompait et même qu'elle s'abaissait pour disparaître entièrement. Dans cette partie de l'horizon, l'accès des vents est plus facile, et il parvient même jusqu'à la ville avec une entière liberté. Pise a encore une autre enveloppe que celle formée par les accidents du sol, et à laquelle le docteur Barzelotti accorde une certaine efficacité contre les influences froides ; c'est la ceinture de murailles élevées dont la construction remonte à la glorieuse époque où cette république repoussait des siéges et gagnait des combats. Son utilité est incontestable ; seulement il ne faut pas l'exagérer. La ligne de défense contre l'accès des vents boréaux correspond à cette région de la ville qui est terminée du côté du fleuve, par le quai en demi-cercle échauffé par le soleil et habité par les malades. On comprend que les vents froids le respectent complétement, et que leur influence ne puisse s'exercer que sur le quai de la rive gauche et les quartiers de la région méridionale. Par la même raison, les antagonistes, qui sont chargés de vapeur d'eau et d'une température plus ou moins élevée, y parviennent sans rencontrer d'obstacle et y peuvent entretenir cette égalité d'influence qui constitue un climat spécial dans un autre

climat. Chose singulière et digne de remarque assurément :
le quartier des malades est le moins bruyant des quartiers
vivants, si on peut désigner ainsi les faibles palpitations
d'une cité qui n'est plus que l'ombre d'elle-même. Généralement, en Italie, la population se presse où les étrangers
s'établissent ; il est heureux pour les malades qu'à Pise il
en soit autrement. Le mouvement a son siége sur la rive
gauche ; les habitants de la rive droite peuvent le voir ou
l'entendre de loin, ils ont heureusement l'avantage de ne pas
vivre dans ce milieu. Cette animation, qui est en effet circonscrite dans quelques rues du bord méridional du fleuve, a
déserté presque complétement, non pas le bord opposé, mais
la région qui lui correspond et forme la partie septentrionale de la ville. Là, vers les murailles, et dans la direction
du nord-ouest, se trouve une place qui devrait avoir le privilége du mouvement et servir de but à toutes les promenades, c'est celle où vit l'ancien génie pisan dans les quatre
monuments de marbre qui la remplissent (1) : eh bien !
le plus souvent on n'y aperçoit ni un passant ni un curieux ;
à défaut de visiteurs, ces merveilleux édifices paraissent réduits à s'admirer eux-mêmes. Ce calme, ce silence qui règne
sur la ville, et en particulier sur le quartier habité par les
malades, a nécessairement de l'influence sur le traitement
par le climat. Si, dans certains cas, il peut agir défavorablement sur l'affection en développant la mélancolie, dans
d'autres, il doit produire dans la sensibilité une détente qui
modère l'intensité de l'irritation pulmonaire.

La disposition du quartier des malades corrobore ces conditions en favorisant l'élévation de la chaleur ; toutefois la
température diffère sensiblement, même dans les lieux les
mieux exposés des stations plus méridionales. Il ne faut
pas oublier que Pise est située sous une latitude plus bo-

____

(1) Le Dôme, le Campanile, le Campo-Santo et le Baptistère.

réale d'un degré que celle de Rome , et cette différence ne
saurait être perdue. Si elle s'efface en quelque sorte avant
de faire la part de tous les éléments du climat, c'est que la
capitale des États romains est plus accessible aux vents du
nord que la ville étrusque, et que si l'une subit leur influence,
même dans les mois les plus chauds de l'année, l'autre est
située dans un bassin qui permet au nord-ouest, d'intervenir
et d'abaisser la température. Cela posé , voici comment se
comporte le thermomètre, d'après les éléments empruntés
par Schouw (1) à Tilli et à Piaccini : la moyenne des saisons, qui est prise sur trois séries d'observations diurnes (2),
donne 7,82 pour l'hiver , 14,82 pour le printemps , 23,23
pour l'été, 17,31 pour l'automne , chiffres qui fournissent
pour l'année une moyenne de 15,84. A Rome, l'hiver a une
moyenne un peu plus élevée , elle surpasse 8 ; la latitude
semble y compenser l'influence réfrigérante des vents du
nord. Mais , dans les autres saisons , Pise, qui est mieux
abritée que Rome dans la région septentrionale, reprend en
entier l'avantage. Pour ne citer qu'un exemple , la moyenne
d'été de Rome étant de 22,9, celle de Pise est de 23 et un
quart à peu près, ce qui donne, tout compensé, une moyenne
annuelle plus élevée de 44 centièmes dans cette dernière ville
que dans la première. Malgré la signification de ce chiffre ,
l'hiver est donc plus froid dans la ville la plus septentrionale : on en a déjà une preuve par la comparaison des
moyennes de cette saison ; on en jugera mieux par les
moyennes des minima. La moyenne absolue de ce groupe est,
pour l'hiver, de — 6,2, pour le printemps de 1,2 , et pour
l'automne de 1,8. Dans des observations autres que celles
rapportées par Schouw, et que j'ai recueillies à Pise (3),
j'ai trouvé —5,3 R., comme minimum de janvier 1836,

(1) *Ouv. cit.*
(2) Le lever du soleil, deux heures après midi, et le coucher du soleil.
(3) Luigi Pannati, d'après les communications du professeur Centofanti
que je suis heureux ici de remercier du concours empressé qu'il m'a donné.

pendant le règne du nord et du nord-ouest, —1,5 pour celui
du mois suivant, sans désignation du vent régnant, et 0
comme minimum du mois de mars, également sans désignation anémologique. Dans une autre série d'observations,
qui comprend les années 1822, 23, 24 et 25 (1), j'ai
trouvé pour minimum de la première 2,5, pour celui de la
seconde 2,5 également, pour la troisième 2, et enfin pour
la dernière 0. La différence qui existe entre cette série de
chiffres et ceux de l'année 1836, est très considérable assurément, et paraît difficile à expliquer en admettant que
les observations soient exactes; mais, tout dépend du lieu
où elles ont été faites. Est-ce dans la ville ou dans une
région abritée? Est-ce dans la campagne et à l'exposition du
nord? Je l'ignore pour celles de l'année 1836; quant aux
autres, à celles qui présentent le minimum de froid le moins
considérable, le thermomètre était exposé dans la plaine
de Pise, à six milles de distance environ, dans la direction
est-sud-est des murs de la cité. Si on suppose que le lieu
d'observation soit cette courbe du quai chauffée pendant la
plus grande partie du jour, par le rayonnement solaire, le
thermomètre s'élèvera de plusieurs degrés au-dessus de 0,
et produira pour moyenne d'hiver, une température bien
au-dessus de celle de Rome.

La comparaison de ces nombres entre eux et le rapprochement de la température de Rome de celle de Pise,
prouvent que la première est plus élevée en hiver que la seconde, au point de vue général, et que le quartier habité par
les malades est plus favorisé, sous ce rapport, qu'aucun de
ceux de la capitale des États romains. Clarck n'est pas
exact, d'après cela, lorsqu'il établit d'une manière absolue (2), la supériorité thermale de l'hiver romain sur l'hiver
pisan; il ne l'est pas davantage, lorsqu'il écrit que ce der-

(1) Collection du Nouveau journal des Lettrés de Pise.
(2) Ouv. cit.

27

nier est moins doux et moins accablant que l'autre. Les conditions hygrométriques, sous lesquelles est placé le climat de la ville étrusque, vont le démontrer.

Il pleut beaucoup à Pise, comme je l'ai déjà dit. L'hygromètre y marque rarement la sécheresse, à cause de la prépondérance, beaucoup plus grande qu'à Rome, des vents méridionaux et méditerranéens. Et si la pluie n'y tombe pas sous la forme de ces violents orages si communs à Naples et même dans la campagne romaine, elle n'en fournit pas moins une moyenne annuelle très élevée. Schouw (1) a dégagé une moyenne annuelle de 1 mèt. 205^{mm} sur six années d'observations, et de 1 mèt. 42^{mm} sur trente. Les observations de Pannati donnent même 715^{mm} seulement pendant les premiers six mois de l'année 1828 (2). D'autres chiffres prouvent que cette masse d'eau ne tombe pas en plus grande partie pendant le cours d'une seule saison, l'automne, par exemple, qui est la saison pluvieuse par excellence de la plupart des stations de l'Italie : elle se distribue dans les diverses saisons de l'année, de manière à fournir une quantité assez élevée même aux époques où la sécheresse règne le plus. Voici les résultats différentiels qui sont encore empruntés à Schouw (3) : l'hiver donne, sur trois années d'observations, 255^{mm} ; le printemps 229^{mm} ; l'été 175^{mm} ; l'automne 475. Il est difficile d'établir sur cette base, la proportion des jours sombres ou pluvieux aux jours sereins ; on est conduit à admettre que les premiers doivent être relativement nombreux, puisque la pluie ne présenterait pas cette distribution si elle procédait par violents orages. Cette dernière forme météorologique produirait d'ailleurs un chiffre pluviométrique plus élevé pour l'automne et le commencement de l'hiver, et un chiffre très bas pour

____

(1) *Ouv. cit.*
(2) Communiquées à Pise.
(3) *Ouv. cit.*

la fin de la mauvaise saison et la saison chaude. Je n'ai pas
besoin de rappeler les nombreux témoignages de la persistance de l'humidité ou de la pluie, sous le ciel de Pise. L'hygromètre, que j'ai cité, et le baromètre, qui présente rarement une pression un peu forte (1), établissent clairement
la réalité de cette constitution de l'air dont la topographie
rend aussi compte. Tous les vents, qui prédominent dans
le bassin pisan passent, en effet, avant d'y parvenir, sur
la mer ou sur des terres plus ou moins couvertes d'eau. Les
vents d'est et de nord-est franchissent les vallées de l'Arno
et les lacs qui bordent la région méridionale du territoire de
Lucques ; le sud-est et le sud, passent sur le territoire livour-
nais où les conditions hygrométriques ne font pas défaut ;
enfin le sud-ouest et l'ouest, traversent cette Méditerranée
qui borde toute la rive occidentale de la Péninsule. Telles
sont les sources où puise l'atmosphère pour composer ce ciel
doux et à douceur égale, qui, sans avoir les caractères du
ciel de Rome, mérite de lui être comparé pour cette qualité.

Le ciel romain est plus chaud, malgré l'influence assez
vive des vents du nord qui opèrent, pendant l'hiver, des
transitions brusques dans la température. Celui de Pise est
très doux, malgré son défaut relatif de chaleur, à cause de
la prépondérance de l'humidité et de la rareté d'intervention
des vents qui portent avec eux, le froid et la sécheresse. On
ne peut donc pas dire que le ciel pisan soit moins doux que
celui de Rome ; il est caractérisé par un autre genre de douceur. L'accablement que l'un et l'autre peuvent produire
doit aussi être apprécié d'une manière différente. Les conditions du ciel ne se ressemblant pas, lorsqu'on les juge
avec toutes les données qui les constituent, les interprétations séparent les analogies qui paraissent se confondre
entre elles au premier coup d'œil. En effet, l'influence
accablante du ciel romain n'est pas la même que celle du

(1) Nouveau Journal des Lettrés.

ciel de Pise. Ici, c'est l'excès d'humidité qui dissout les forces ; là, c'est l'excès de chaleur avec les autres causes qui agissent sur le système nerveux. Il faut en conclure que l'accablement qui se fait sentir soit à Pise, soit à Rome, ne s'exerce pas de la même manière, et qu'il est plus ou moins fort dans l'une et l'autre ville, suivant le tempérament ou l'état de la santé. Quelque minutieuses que paraissent ces explications, elles sont trop importantes pour négliger de les donner. Il s'agit d'une des stations médicales qui reçoivent le plus de malades, et il est nécessaire de ne pas faire fausse route sur la nature et la portée des influences qu'on doit y recevoir.

La douceur propre au ciel pisan diminue l'exaltation de la sensibilité et calme l'irritation pulmonaire, dans des conditions déterminées de tempérament. Avec un tempérament nerveux, elle sera favorable ; avec un tempérament lymphatique, elle produira un effet opposé. Cette qualité de l'air efficace pendant la première période de la phthisie, et au commencement de la seconde, peut même devenir promptement mortelle, lorsque l'affection a déjà miné les forces du corps. Au milieu de ce silence qui énerve en endormant les facultés, et en proie à cet ordre de causes qui relâche les fibres et dissout l'activité vitale, la faiblesse fait de rapides progrès et avance le terme fatal. C'est triste à dire ; mais un grand nombre de malades meurent, quelques semaines après leur arrivée. Malgré la réaction éveillée par l'espoir d'une prompte amélioration, le climat ne tarde pas à triompher de cette résistance factice et à accomplir son œuvre. La princesse Marie, cette brillante artiste de la famille d'Orléans, est une des nombreuses victimes de cette influence. Nerveuse et lymphatique, elle possédait, avec l'irritabilité des imaginations vives et des cœurs sensibles, cette absence d'énergie qui favorise le développement des affections chroniques. Un événement, qui se rapporte à un des attentats qui ont traversé le règne de Louis-Philippe, fut la cause première de la maladie qui devait la conduire au tombeau. Dès ce moment, les fonctions les plus essentielles à la vie normale de la femme, subirent des altérations profondes, et l'affection pulmonaire se dessina. Le mal marcha rapidement, comme il marche sur les tempéraments semblables à celui de la princesse. Il était trop tard lorsqu'on se décida à ce voyage de Pise qui semblait promettre quelque amendement. L'intéressante malade partit. Les sympathies de la France suivirent sur la terre étrangère, celle dont la main frêle avait tenu le ciseau qui a sculpté la Jeanne d'Arc ; mais, à peine sous le ciel qui devait rendre un peu de force à cette organisation affaiblie, et au moins prolonger cette existence à demi consumée, les espérances, au lieu de se retremper, s'évanouirent. La malade sentit, avec ceux qui l'entouraient, que tout allait finir. Elle eut à peine la force, pendant les premières journées de son séjour, de visiter quelques uns des principaux monuments de la ville ; les Pisans se souviennent qu'elle ne franchit pas le seuil du Campo-Santo, pour ne pas y retrouver, sans doute, ses funestes prévisions. Bientôt elle ne sortit plus, et un accident imprévu ne fit qu'accélérer le terme qui peut-être ne fût pas venu si vite, en demeurant à Paris.

D'autres exemples prouvent d'une manière encore plus concluante, combien le climat pisan peut nuire pendant les derniers temps de la maladie, surtout dans les conditions du tempérament lymphatique. C'est même un des faits les plus généralement admis dans la pratique locale et qui ne doit pas cesser de servir de guide à la pratique étrangère, dans ses déterminations. Des effets contraires se produisent sur le tempérament nerveux proprement dit. Les influences du ciel modèrent l'irritabilité, dépriment la douleur, engendrent en général, ce repos du corps et ce calme de l'esprit si nécessaires pour améliorer l'affection ou arrêter ses progrès vers une péripétie fatale.

Au nombre des complications de la tuberculisation pulmonaire, il y en a une très dangereuse, l'hémoptysie, que le séjour de Pise devrait combattre avec succès, puisque le ciel de cette station médicale est modérateur de l'irritation soit générale soit fixée sur un organe circonscrit. Les faits semblent démentir les inductions de l'analogie. Parmi les phthisiques qui vont hiverner à Pise, il y en a qui éprouvent des pertes de sang aussi abondantes que pendant leur séjour sous un ciel septentrional ; il s'en trouve même qui y sont frappés d'hémoptysie avant d'en avoir subi ailleurs aucune atteinte. De là, la conséquence que, malgré sa douceur apparente, le climat de Pise est excitant, et qu'il faut se garder de croire que sa renommée égale ses mérites. Pour bien analyser les effets d'un climat, il ne faut pas s'arrêter à une contradiction entre les résultats et les causes, il faut pousser plus loin la recherche, afin d'atteindre la vérité. L'hémoptysie provient de la fluxion du sang dans le poumon, et celle-ci, de l'irritabilité produite par la présence des tubercules. Mais si un air excitant peut provoquer la fluxion et les conséquences qu'elle entraîne, un air humide et doux, un climat énervant peut assurément opérer sur les membranes un relâchement tel qu'il détermine l'hémoptysie. Voilà pourquoi les malades, qui séjournent à Pise avec un certain degré de pléthore pulmonaire, se trouvent quelquefois, malgré leurs prévisions, dans la position de ceux qui vivraient sous l'influence d'un ciel plus froid, plus sec et autrement en butte aux intempéries. Pour remédier à cette complication, qui, d'ailleurs, ne s'exerce que dans des cas déterminés et sur un petit nombre de malades, on pourra recourir avec succès aux eaux minérales sulfureuses : elles serviront, par leur action résolutive et tonique, à contrebalancer cette condition de faiblesse et de relâchement que le climat fait supporter aux poumons.

Le séjour de Pise est, comme on sait, un séjour de calme et de silence. Les organisations nerveuses, impressionnables,

bien traitées déjà par l'influence du ciel, trouvent un auxiliaire de ce traitement dans la solitude muette de l'ancienne
cité républicaine. Cet avantage peut devenir un grave inconvénient pour les esprits mélancoliques, pour les imaginations
à la fois vives et tristes qui abandonnent difficilement
le thème de leurs malheureuses préoccupations. Bien des
fois l'illusion accompagne les altérations tuberculeuses des
organes respiratoires. Le malade se croit mieux et espère,
même lorsque l'aiguille se rapproche le plus de l'heure de
la fin. Quand cette bonne disposition n'existe pas (et c'est
moins rare qu'on ne pense), le mal moral attise le mal
physique, en formant une complication aussi funeste
que douloureuse. Parmi les stations médicales de l'Italie,
il y en a qui dissipent les idées sombres par la nouveauté
des tableaux, et cette vie, pleine de couleur et de mouvement, qu'elles offrent en spectacle aux esprits attristés ;
Pise n'est pas de ce nombre. Loin d'y trouver un remède,
la mélancolie y puiserait un aliment. Quelque avantage que
son climat pourrait présenter, il est des conditions qui exigent qu'on l'évite ou qu'on en varie le séjour, par des excursions répétées dans la plaine ou les vallées voisines.

L'hiver ne présente pas toujours les qualités qu'on désire-
rait pour l'amendement des affections pulmonaires. Souvent
il est trop pluvieux, et les pluies ne commencent à devenir
rares qu'au milieu ou vers la fin du printemps. Dans ces
cas, impossibles à prévoir, on sauve les bonnes influences
en se garantissant contre les mauvaises. L'atmosphère de
la chambre remplace, jusqu'au moment où le ciel change,
celle qu'on retrouvera en plein air. Il n'est presque pas
nécessaire de faire observer que l'action du climat s'exerce
avec le plus de force sur le quai en demi-cercle qui est abrité
contre les vents froids, et où les influences méridionales
parviennent sans rien perdre de leurs qualités les plus essentielles.

Les environs de Pise sont riches en eaux minérales. Il

m'a paru important de rechercher si, dans le groupe d'établissements qui se pressent autour de cette ancienne cité, il y en avait qui pussent servir l'influence du climat dans le traitement des affections pulmonaires. La France fournit, sur la ligne septentrionale des Pyrénées, des eaux sulfureuses d'une grande activité, parmi lesquelles se trouve l'eau de Bonnes employée avec succès contre les maladies de ce genre. Les environs de Naples, et même ceux de Rome, sont très riches aussi en eaux sulfuro-thermales, et peuvent servir d'auxiliaire au traitement par le climat. Mais, si le territoire étrusque présente quelque analogie de composition géologique avec les campagnes sous-pyrénéennes, il n'en est pas ainsi en le comparant aux bassins de Rome et de Naples. Dans les régions méridionales de l'Italie, les terrains plutoniens dominent, et, par conséquent, les formations sulfureuses ; dans les régions moyennes et septentrionales, les produits volcaniques ne sont plus qu'un accident, et disparaissent sous les terrains tertiaires, les alluvions et les formations crayeuses. De là vient que les eaux minérales des territoires de Pise et de Florence présentent rarement cette composition sulfureuse des contrées plus rapprochées du midi ; c'est aux matières carbonatées et alcalines qu'appartient la prédominance.

Je n'énumérerai pas ici la longue série des eaux minéro-thermales et minérales qui émergent en sources nombreuses, dans les différents points du territoire : ce détail est du domaine des ouvrages spéciaux (1). Voici seulement celles qui peuvent intéresser le malade et le voyageur qui vont passer leurs quartiers d'hiver à Pise ou dans son voisinage. Vers les basses collines méridionales, qui

(1) Je tiens de M. le professeur Luigi Calamaï, l'un des hommes remarquables de la Toscane, les analyses quantitatives des principales eaux minérales de ce territoire. C'est sur ces documents, plus précis et plus complets que ceux qui se trouvent dans les livres, que je me suis guidé dans mon travail. Je saisis, avec bonheur, cette occasion de témoigner au savant florentin, ma profonde reconnaissance.

contribuent à former le bassin pisan, jaillit une source où la magnésie, la soude, la chaux et le fer se trouvent à l'état de sulfate, de carbonate et d'hydrochlorate; l'eau de Casciana (c'est ainsi qu'on la nomme) n'est employée qu'à l'extérieur. Les bains de Pise, qui ont une vieille renommée et attirent un grand nombre de visiteurs, sont renfermés dans un établissement magnifique au pied de la montagne de Saint-Julien, dépendance de l'Apennin septentrional et rameau de séparation entre le territoire pisan et celui de Lucques. Les eaux, qui les alimentent, contiennent en abondance des hydrochlorates et des sulfates; leurs propriétés fortifiantes et résolutives, qui varient suivant les sources, les font employer avec succès contre les engorgements des viscères abdominaux (1). Les bains de Saint-Julien (c'est sous ce nom que sont connus les bains de Pise) ont pour rivaux les bains d'un bassin limitrophe, celui de Lucques, ville qui n'a que cet avantage au point de vue médical, car son climat ne mérite pas d'être compté parmi ceux qui peuvent rendre des services aux malades. Ces bains sont plus éloignés de Lucques que ceux de Saint-Julien ne le sont de Pise; ils ont été analysés par plusieurs savants (2), mais il paraît que les proportions recueillies ne présentent pas cette précision des analyses faites sur d'autres eaux par Santi, Calamaï et les nombreux chimistes qui se sont occupés des eaux minérales de la Toscane. Il résulte de ces recherches, que les principes qui dominent dans les sources des bains de Lucques, sont l'acide carbonique, les carbonates et les sulfates de chaux et de magnésie, avec les hydrochlorates de magnésie et de soude, c'est-à-dire, les mêmes composés qui ont la prédominance dans les sources de Saint-Julien. Il n'est pas besoin de faire observer que les applications thérapeutiques ont beaucoup d'analogie si elles ne sont pas identiques. Au nord de Lucques, et plus

(1) Analyse de Giorgio Santi.
(2) Analyses de Duccini, de Benvenuti, etc.

près de la barrière septentrionale élevée par l'Apennin, est un bassin, merveilleusement cultivé, que commande la ville de Peschia, et qui est connu sous le nom de Val di Nie-vole : là jaillissent les eaux de Monte Catini auxquelles la science et l'opinion publique attachent, avec raison, une grande valeur médicale, et dont les principales sont l'eau des thermes de Léopold, le Bain-Royal, le Tettuccio et l'eau de Rinfresco. La première, qui a une température de 36 degrés, présente des proportions assez marquées d'acide carbonique, d'oxygène et d'azote en dissolution, et une prépondé-rance des hydrochlorates de soude, de chaux, de magnésie, sur les carbonates et les sulfates de même espèce ; elle contient en outre des hydrochlorates et des carbonates de fer. L'eau du Bain-Royal, qui est à 25 degrés, présente les mêmes éléments, mais à une dose moins élevée. Le Tettuccio, dont la thermalité est à 28, ne contient pas de fer, même en quantité très faible. L'eau du Rinfresco peut, jusqu'à un certain point, lui être comparée autant sous le rapport de la température que sous celui des proportions constituantes. La plus active d'entre elles est l'eau des thermes de Léo-pold. On la considère avec raison comme très efficace dans quelques affections chroniques des viscères ; les autres sources agissent contre les mêmes maladies, mais avec une énergie moindre (1).

Toutes ces eaux minérales, froides ou chaudes, qui émergent du pied des montagnes de Pise, de Lucques et du bassin de Peschia, rendent de grands services à l'art de guérir ; seulement ces services ne s'étendent pas au malades qui quittent les climats du nord ou les rivages océaniques pour aller chercher la santé sous le ciel italien. Les affec-tions intestinales, que favorisent la température et les habi-tudes locales, et qui sont si communes dans la Péninsule, trouvent dans ces eaux d'excellentes ressources thérapeu-tiques. Il n'en est pas de même pour les affections des

(1) Analyses du professeur Barzelotti.

organes respiratoires qui ne pourraient y recourir que pour les opposer à des complications. Quelques exceptions se présentent cependant, et semblent désigner à l'attention des malades, à qui le séjour de Pise est recommandé, des sources qui coulent dans le voisinage de la ville. Ces eaux minérales présentent en effet des quantités assez considérables de chlorure de soude, caractère qui les rapproche de cette eau de Bonnes dont la précieuse influence est suffisamment connue. L'une est la source saline de Castellaccio in Montenero, voisine de Livourne et par conséquent de Pise qui n'est pas loin de ce port de mer. L'autre, plus éloignée, puisqu'elle appartient au bassin de Peschia, est la source magnésienne et légèrement purgative du puits de Quarrata, qui ne mérite pas d'ailleurs, à cause de son action sur les viscères abdominaux, une confiance aussi absolue que la première (1). Celle de Castellaccio, dont l'u-

(1) Source de Castellaccio, analysée par le professeur Targioni : chaque livre contient 6912 grains.

Chlorure de soude	35
— de magnésie	4
— de calcium	4
Sulfate de chaux	10
— de soude	7
— de magnésie	3
Carbonate de chaux	2
Matière pseudo-organique	1
Eau	6846
Total	**6912**

Source des puits de Quarrata, analysée par le professeur Luigi Calamaï : proportions pour chaque 100,000 grains.

Chlorure de soude	312,0446
— de magnésie	133,4620
— de calcium	119,7574
Sulfate de chaux	29,2560
Carbonate de chaux	22,0000
— de magnésie	8,0000
Acide silicique	3,0000
Eau	999.382,5000
Total	**1000,010,0000**

sage est assez répandu, n'a pas été employée, que je sache, contre les affections chroniques du système respiratoire ; c'est une expérience qu'on devrait faire, car si l'analogie ne trompe pas , elle ne pourrait manquer d'être couronnée de succès.

Le climat pisan se continue , à quelques variations près, sur la partie du littoral qui remonte , dans la direction du nord-ouest , jusqu'à la Spezzia , située au fond d'un golfe ouvert aux influences méridionales. Pise est préférable, pour l'ensemble des conditions atmosphériques, à toutes les stations qui s'échelonnent sur la côte jusqu'au territoire ligurien. Il règne entre elles des caractères communs qui leur donnent un air de famille. Comme Pise, elles ont ,dans leur voisinage , de nombreuses sources d'humidité qui sont formées , ou par l'immense réservoir de la mer, ou par les lacs de la côte, ou par ceux qui appartiennent au territoire lucquois et aux vallées de l'Arno. Le travail a beaucoup fait contre ces éléments d'insalubrité , et il a en grande partie réussi. C'est à quelques milles de Pise seulement qu'est située cette station de Viareggio , aujourd'hui charmant séjour de villégiature, autrefois plage déserte et désolée qu'on fuyait comme un lieu mortel, pendant la saison qui attire la riche population des villes voisines. La différence ne consiste pas dans la coupe du bassin, dans le degré de protection formé par les montagnes , car l'exposition est à peu près la même, malgré les modifications que subit la côte dans ses inflexions en se rapprochant de la Ligurie, et malgré les accidents locaux du terrain. Toutefois, les résultats, au point de vue du climat, ne sont pas tels que, tout en adoptant une préférence absolue pour Pise, il n'existe pas entre les uns et les autres, un lien assez étroit de parenté. C'est ainsi que Massa Carrara, Carrara, Sarzana sur la Magra, sont réputés pour la douceur de la température, le calme de l'atmosphère, et même la salubrité de l'air que combattent, surtout à Sarzana, située sur une rivière à bords marécageux ou lacustres, des soins agricoles merveilleusement entendus (1). La Spezia est à peu de distance de cette dernière ville, et jouit de conditions à peu près analogues avec un air plus pur et plus agité, un golfe aux capricieux contours, et une campagne accidentée et couverte d'ombrages qui en font assurément un des sites les plus riants du littoral italien. Ces stations, qui se touchent entre elles, méritent qu'on les visite, ne fût-ce que pour rompre la monotonie du séjour de Pise, et échapper, par une courte excursion, à l'envahissement de l'ennui. Sur un plan plus reculé, c'est-à-dire, plus éloigné de la mer et plus rapproché des montagnes, le terrain s'exhausse, les accidents montueux se prononcent, et tout change ; le climat, la nature et les habitants. Sur cette seconde ligne sont Pontremoli, Villafranca, Fivizzano ; en reculant vers l'Arno, est située Pistoia ; et en suivant l'Apennin jusqu'à la limite méridionale de la Toscane, cette Arezzo si féconde en hommes de cœur et d'intelligence. Là, n'est plus l'Italie des malades, c'est celle des voyageurs.

(1) Giac. Barzelotti, *ouv. cit.*

QUATRIÈME PARTIE.

CLIMATOLOGIE GÉNÉRALE DE LA RÉGION SEPTENTRIONALE DE L'ITALIE.

La région septentrionale de l'Italie est celle qui fait partie du continent et d'où se détache la Péninsule. A cause de la disposition de la Méditerranée, dans le golfe de Gênes, de la direction des montagnes sur les côtes liguriennes et dans le Milanais, de la profondeur où pénètre l'Adriatique, dont les eaux percent le continent jusqu'à Venise et Trieste, cette région présente des conditions de climat très différentes et même très opposées. Il y a toujours à considérer, comme pour les régions moyenne et méridionale, un côté adriatique et un côté méditerranéen : les noms seulement restent, tout le reste est changé. En effet, le rivage méditerranéen, en s'infléchissant pour former le golfe de Gênes, n'est plus orienté à l'ouest, mais au midi. Le dessin du golfe est répété par l'Apennin qui, au lieu de remonter vers le nord à travers le Milanais, s'infléchit également pour suivre une direction transversale jusqu'au col de Tende. Les Alpes, qui s'articulent avec l'Apennin, circonscrivent enfin, sur le continent, une vaste surface qui est libre seulement sur le rivage adriatique ; c'est le Milanais qui présente quelques points de communication avec cette zone étroite de la région moyenne et méridionale, basse et resserrée entre le revers oriental de la chaîne et la mer.

En franchissant l'Apennin au nord de Florence, on est bientôt parvenu à Bologne, cette première station de la région septentrionale. En suivant le littoral de la Méditerranée, on ne tarde pas à toucher le sol de la Ligurie, qui

appartient aussi à la région septentrionale par la latitude ,
mais qu'on peut rattacher à la méridionale par la communauté des conditions du climat et des influences qui s'y font
sentir. Occupons-nous d'abord de la dernière.

L'Apennin ligurien , qui est l'Apennin du nord relativement à la branche-mère qui traverse la Péninsule jusqu'à
la mer d'Ionie , est constitué par une série de pics et de
passages assez élevés et très serrés sur toute la longueur
de la rivière de Gênes , ainsi qu'on nomme l'étroit terrain
compris entre les montagnes et la Méditerranée. Les hauteurs des principaux sommets donneront une idé suffisante
de leur efficacité contre les vents du nord et de l'est : le mont
Gottaro , le plus voisin de l'Apennin méridional , mesure
1624 mètres ; le mont Molinatico , 1558 ; le Carametro ,
1332 ; le col du mont Calvo s'élève à 877 ; celui de Montenotto à 714 ; la Bocchetta , au-dessus de Gênes , à 779 ;
enfin la Cisa, à 1040 (1). L'influence de cette barrière serait
moins grande si elle était reculée dans les terres, si une
surface de quelque étendue existait entre le pied des montagnes et la mer ; il n'en est point ainsi. A la hauteur de
Gênes, par exemple , et dans la plupart des points de la
côte, tant dans la direction de l'est que de l'ouest, l'Apennin
est en quelque sorte suspendu sur les eaux ; des groupes
d'habitations sont perchés sur les pentes abruptes formées
par les calcaires ; les chemins sont tracés sur les corniches
des contreforts ; et dans les points où la roche est ravinée
par le passage des torrents , des ponts continuent la voie
tracée sur le revers de la chaîne. Des raffales plus ou moins
violentes peuvent descendre par les bouches qui font communiquer les niveaux supérieurs avec les inférieurs. Mais,
près de la mer, le long de ce bord où sont assis de paisibles
villages, l'atmosphère semble douce et tranquille, si on en

____

(1) J.-F. Schouw, *our. cit.*

juge par la végétation qui rappelle celle des latitudes plus avancées. Les mêmes conditions se répètent, car la même preuve se montre jusquà Monaco et Gênes où mûrissent les oranges, et jusqu'au-delà du Var où la campagne ne le cède pas aux meilleures stations de la Ligurie.

La branche de l'Apennin ne se comporte pas de la même manière sur toutes les parties du rivage qu'elle domine : la mer baigne ses contreforts, dans la concavité la plus profonde du golfe, celle qui correspond à l'emplacement de la ville de Gênes. Vers la Spezzia dans la direction de l'Italie moyenne, vers Nice dans la direction opposée, elle s'écarte du littoral en même temps que les deux sections du rivage s'abaissent vers le sud-est et vers le sud-ouest. C'est, pour parler exactement, une tangente irrégulière qui touche par quelques points, une courbe dont les rayons sont d'inégale longueur. Ce rapport de la chaîne avec le rivage crée les conditions anémologiques suivantes. Les vents, qui soufflent directement du nord, agissent moins sur Gênes, le point central du golfe, que dans les stations qui se succèdent vers la Spezzia d'une part, et vers Nice de l'autre. Dans ces deux régions, ils règnent avec plus de fréquence, sauf les influences locales qui peuvent en modifier les caractères. Les montagnes ne s'abaissant pas assez vers la côte, sur le territoire de Nice, le nord-ouest, ce redoutable mistral, se fait sentir sur tout le rivage de la mer jusqu'à Gênes et même jusqu'à des stations moins occidentales. Plus loin, il perd de sa prépondérance relative et de son intensité, pour les céder au nord qui a un accès facile sur cette partie du rivage. Ce qui a lieu pour le nord-ouest et le nord-est se vérifie aussi pour l'ouest et l'est. Le premier de ces vents se fait sentir principalement sur la côte, depuis Nice jusqu'à Gênes ; le second, depuis cette ville jusqu'à la Spezzia. Ce sont les bons vents du climat, car ils sont doux tous les deux et n'engendrent aucune perturbation dans l'atmosphère.

Les vents, qui frappent directement la côte, sont le sud-est,
le midi et le sud-ouest. Humides , pluvieux , orageux , ils
sont les ennemis des beaux jours et font atteindre aux
moyennes annuelles de l'hygromètre et du pluviomètre, un
chiffre très considérable relativement aux différentes stations
de la Péninsule ; mais cet inconvénient ne neutralise pas
les bienfaits de l'exposition. L'orientation méridionale ,
qui ne varie qu'aux deux extrémités de la côte , puisqu'elle
tourne au sud-ouest pour la section de Gênes à la Spezzia,
et au sud-est pour celle de Gênes à Nice, entretient la
température à une hauteur que la latitude seule ne pouvait
pas donner.

La disposition du sol et surtout sa constitution favorisent la salubrité. Dans les parties où la chaîne laisse une
surface assez étendue entre elle et la mer, la culture veille
sur les cours d'eau, et empiète même sur les sables stériles
de la plage. Dans celles où la montagne constitue le littoral
tout entier , la terre végétale est disséminée par couches
légères au-dessus d'une ossature compacte formée par des
marbres et toutes les variétés de calcaire du système apennin : ces conditions sont toutes au profit de la pureté de l'air.
L'insalubrité a cependant, deux centres aux deux extrémités
de l'arc décrit par le golfe de Gênes. Le centre oriental est
formé par les épanchements latéraux de la Magra ; le centre
occidental , par les épanchements latéraux du Var. Les
miasmes qu'ils élaborent sont poussés vers la région centrale du golfe, d'une part par le nord-ouest et l'ouest, et de
l'autre par l'est et le sud-est ; mais on sait qu'en général, le
vents en dispersent ou en affaiblissent les éléments plutôt
qu'ils ne les déplacent en leur conservant une partie de leur
activité. C'est ce qui a lieu pour les émanations des marécages du Var et de la Magra : l'influence des premières parvient à peine jusqu'à Nice , celle des secondes ne se fait pas
même sentir jusqu'à la Spezzia. Il en résulte que le climat

de la Ligurie est sain et diffère essentiellement, sous le rapport hygiénique, des régions baignées par la Méditerranée. Quant aux autres conditions météorologiques, il suffit d'avoir établi pour le moment que la condition la plus générale consiste dans l'exposition de la rive tout entière aux influences qui viennent du midi.

A partir du revers opposé de la chaîne ligurienne, un changement complet s'opère dans le caractère des lieux, dans l'état du ciel, dans la disposition du sol. La côte de Gênes ressemble à l'Italie péninsulaire ; les orangers, les citronniers, les cactus rappellent la végétation des environs de Rome et du territoire napolitain ; tous ces traits de ressemblance disparaissent dans le vaste bassin qui comprend une partie de la Sardaigne et la plaine lombarde. Cette surface est, comme on sait, entourée de trois côtés par des montagnes formant chaîne et qui constituent le système le plus puissant du continent européen ; le quatrième côté est baigné par l'Adriatique. Une seule brèche reste ouverte, à l'exception de celle qui résulte du voisinage de la mer, dans l'enchaînement de ces montagnes qui commencent au midi et se continuent à l'ouest et au nord pour s'interrompre à l'est, c'est-à-dire, au rivage maritime ; elle est formée par la continuation des niveaux de la plaine lombarde, à travers cette bande de territoire comprise entre l'Adriatique et le revers oriental de l'Apennin.

La limite méridionale du bassin est marquée par la chaîne ligurienne. Ses sommets se pressent depuis la partie de la Péninsule où l'Apennin change de direction jusqu'au col de Tende où un autre système se prononce ; celui-ci, c'est le système alpin. Les Alpes occidentales sont plus élevées que la chaîne ligurienne ; les septentrionales présentent encore une plus grande hauteur ; enfin cette élévation baisse dans les orientales. Les premières s'étendent depuis le col de Tende jusqu'au Mont-Blanc, elles comprennent les Alpes

maritimes, côtiennes et grecques ; le col de Tende présente
la moindre hauteur des cols et des cimes qui se succèdent
jusqu'aux premières Alpes septentrionales, car il ne mesure
que 1819 mètres. A partir de ce point, les sommets s'exhaus-
sent de manière à surpasser le double de ce nombre. Ainsi
le mont Viso s'élève à 3833, la cime maurienne à 3995,
le mont Cenis à 2079, le passage du Saint-Bernard à 2176,
et un autre moins fréquenté à près de 3000. Les Alpes centrales ou septentrionales, qui comprennent les pennines, les
lépontiennes et les rhétiques, s'étendent depuis le Mont-
Blanc, qui mesure 4810 mètres, jusqu'au gros Glockner
qui a une hauteur analogue ; les cimes, qui se succèdent entre
ces deux géants de la chaîne, surpassent le plus souvent
4000. Les Alpes carniques et juliennes, qui forment la
partie orientale et dont l'une des extrémités contourne la
région supérieure de l'Adriatique, conservent une assez
grande élévation dans le voisinage des Alpes centrales, mais
s'abaissent à mesure que leur distance à la mer diminue.
L'évaluation de ces différences en moyenne, serait de 16
ou 1800 mètres pour la partie continentale, et de 1000 à
1200 pour la partie maritime. Les cimes, que ces nombres
représentent, sont les monts Semo, Terglon, Maggiore, le
Schnoberg, le col de Saifnitz et le passage d'Adelberg qui
ne s'élève pas à 650 mètres (1). La barrière qui protége le
bassin dont l'étendue est d'environ 130 lieues carrées (2),
oppose, par la hauteur de ses cols et surtout celle de ses
cimes, une grande résistance aux influences du midi, du
nord et même de l'est. Elle est sans doute perméable aux

(1) Tous ces chiffres sont tirés de J.-F. Schouw, *ouv. cit.*, avec réduction des pieds en mètres.

(2) Le territoire lombardo-vénitien, ceux de Modène et de Parme, la
partie des états pontificaux comprise dans le bassin du Pô, et enfin le
territoire sarde, depuis le col de Tende jusqu'aux Alpes orientales,
donnent en superficie 44,000 milles italiens, quantité qui équivaut à
17,600 lieues de France ou à un peu plus de 130 lieues en carré.

vents par quelques uns de ses passages ; car cette perméabilité résulte de l'étendue de la plaine que la chaîne, malgré
sa puissance, ne pourrait protéger jusqu'aux régions les
plus rapprochées de la mer.

La Lombardie est une tout autre terre, disais-je précédemment, que le reste de l'Italie ; on ne tarde pas en y
pénétrant à être frappé de cette profonde différence. L'illusion semble se continuer sur la lisière de l'Adriatique ; rien
ne peut plus l'entretenir dans le cœur du pays. On a cependant trop exagéré l'uniformité monotone du territoire lombard. La plaine est basse et dépourvue d'accidents, mais
elle est semée d'inégalités nombreuses et de bassins partiels
dans une large zone qui forme les gradins inférieurs du
système de l'Apennin et des Alpes. Les vallées, entourées
de montagnes neigeuses et aux pentes boisées, ou couvertes de cultures, qui résultent de cette condition du sol,
sont superposées les unes aux autres, et renferment des
lacs qui donnent eux-mêmes passage à d'importantes rivières. Le Pô, qui occupe la partie la plus déclive du bassin,
et géologiquement lui donne son nom, est l'artère principale
de tout ce mouvement hydrographique. Rien n'est plus imposant que la vue de ce fleuve qui renferme, à quelques
lieues de son embouchure, les eaux des principales rivières
de la Lombardie. Les vallées, qui sont sous les Alpes centrales, sont les plus importantes pour leurs dimensions,
pour les rivières qui les traversent, pour les lacs qu'elles
renferment. Celles des Alpes maritimes ne sont pas assez
larges pour contenir des lacs de grande surface, et les montagnes, qui les dominent, assez puissantes pour alimenter
d'abondants cours d'eau. Le Tésin et l'Adige forment les
vallées qui entrent le plus avant dans les Alpes centrales ;
il faut compter à leur suite les vallées d'Aoste, d'Ossola,
de Saint-Jacques, de la Valteline, et les étroites vallées
secondaires qui se succèdent jusqu'aux niveaux les plus

rapprochés du Pô. Avec le Tésin et l'Adige, s'écoulent l'Adda et l'Oglio, pour ne citer que les rivières qui roulent les plus grandes masses liquides ; et les lacs Majeur, de Varèse, de Côme, de Lugano, d'Iséo et de Guardia servent de bassin d'écoulement aux vallées supérieures et de lieu de passage aux fleuves qui se déversent dans le fleuve principal. Dans les Alpes orientales sont les vallées du Tagliamento, de la Brenta, de l'Isonzo, moins accidentées que celles des Alpes centrales, mais produisant de ravissantes campagnes couvertes de riches cultures et d'une heureuse population. La vallée de la Brenta et les bords du fleuve qui lui donne son nom comptent, aux yeux du touriste, au nombre des belles parties de l'Italie. Les vallées des Alpes centrales n'ont ni la même végétation, ni la même lumière ; elles ne manquent pas cependant de beauté quand la chaleur du jour a dissipé les vapeurs qui assombrissent l'atmosphère, et que les fraîches collines qui servent de cadre aux lacs ne se dérobent pas sous un voile de brouillards. Malgré leur élévation et leur direction, qui ne paraît pas favorable aux conditions anémoscopiques (1), l'air qu'on y respire est doux pendant la chaude saison. Le séjour des lacs Majeur et de Côme, ces lieux de villégiature de la capitale de la Lombardie, est recommandé par la médecine.

Le bassin du Pô est exposé, à cause même de son ampleur et malgré les hautes chaînes de montagnes qui l'entourent, à tous les mouvements de l'air ; mais les conditions générales se modifient profondément sous l'influence des conditions de détail. Ces conditions secondaires dépendent à la

---

(1) La direction est transversale au grand diamètre du bassin, c'est-à-dire au cours du Pô ; les hauteurs sont les suivantes pour les lacs les plus importants : le lac de Lugano, 292 mètres ; celui de Varèse, 259 ; celui Côme, 227 ; le lac Majeur, 211 ; enfin celui de Guardia, le plus avancé dans le bassin, 64.

fois de la construction géologique, de l'hygrométrie des bassins partiels, de la composition de la plaine du Pô jusqu'à la rive maritime, et du mode de culture qui fertilise cette vaste contrée. La structure des montagnes est très solide ; le granit en forme l'ossature principale ; le calcaire alpin et ses variétés colorées diversement et de différents âges, achèvent de constituer ces géants du sol qui s'élèvent comme une barrière infranchissable entre l'Italie et le territoire le plus occidental de l'Europe. La plaine, basse, labourée par les fleuves et les cours d'eau de moindre importance, et traversée majestueusement par le Pô, est assise sur un fond de craie jurqu'à l'extrémité méridionale des Marches pontificales ; ce terrain est recouvert par un puissant détritus alpin, transporté par les eaux depuis que les neiges des hauts sommets et les glaciers permanents alimentent les masses liquides qui parcourent la Lombardie jusqu'à l'Adriatique. En héritant de ces débris, la plaine s'est élevée. Ce changement successif se remarque surtout près des rivières, dont les lits ont fini, en s'encombrant, par porter les eaux au niveau des rives, condition qui détermine des débordements aux moindres crues. Les embouchures maritimes des fleuves les plus importants, comme le Pô par exemple, donnent une idée plus complète de l'importance de ce travail de transport. Des deltas d'une grande étendue forcent la masse liquide à envahir une grande surface, en la divisant en plusieurs bras, en favorisant sur les bords des courants, des épanchements marécageux, c'est-à-dire, en fixant sur toute la région, les données ordinaires de l'insalubrité. L'élaboration miasmatique n'est pas fixée sur la lisière des grands cours d'eau, à l'exclusion des autres parties du bassin. La plaine est dotée, comme on sait, d'une opulence hydrographique qui n'a pas son analogue en Europe ; un grand nombre de rivières de tous les ordres, un nombre non moins grand de lacs de toute dimension, un

réseau de canaux formé à l'aide de ces grande réservoirs et
de ces eaux courantes, et enfin les marais factices entretenus par les irrigations nécessaires à la culture du riz,
couvrent en quelque sorte tout le terrain. Malgré les rideaux de peupliers qui la coupent, les accidents boisés qui
rompent l'étendue de la vue, les eaux miroitent sur tous les
points depuis le mois de mai jusqu'à la fin de l'été (1) ; on
dirait d'une terre qui conserve les traces d'une inondation récente. Les vases, en contact avec les eaux, ou
restées humides après leur retraite, sont dans des conditions mauvaises sous le rapport hygiénique. Des centres,
favorables au développement d'effluves miasmatiques,
existent çà et là dans la campagne ; et sans l'industrie agricole qui est aussi active qu'éclairée en Lombardie, ils seraient moins rares et plus dangereux. Sauf la prépondérance
de l'humidité qui joue un rôle très puissant dans les conditions générales du territoire, on peut dire que la grande
vallée du Pô est salubre. Il faut faire exception pour ces
vallées profondes et étroites, qui se rapprochent des hautes
montagnes ou sont au pied de ces grandes aspérités du sol.
Celles qui renferment des lacs se trouvent surtout dans ce
cas. Les marges, quelquefois assez larges, que les parois
montagneuses laissent régner jusqu'au bord des eaux, sont
pénétrées d'une humidité permanente et deviennent des
foyers d'élaboration insalubre. Les sites, les moins fré-
quentés de la vallée qui renferme le lac de Côme, présentent ces conditions ; elles se répéteraient sur d'autres points
si les édifices, qui couvrent les rives, ne consolidaient le
sol avec leurs terrasses de marbre et d'autres constructions
d'art et d'utilité publique.

L'atmosphère en rapport avec le bassin du Milanais y
contracte des qualités qui doivent nécessairement différer de

----

1) Nadault de Buffon, *ouv. cit.*

celles des atmosphères plus méridionales. Le territoire est borné, à l'exception de l'extrémité orientale de l'Apennin où le sol s'aplanit jusqu'à l'Adriatique, par des chaînes de montagnes étroitement unies. Cette mer intervient comme influence par l'étendue de la surface qu'elle offre à l'évaporation (1); la Méditerranée, séparée de la plaine lombarde par la branche transversale de la chaîne italienne, n'agit que d'une manière indirecte. Toutes ces montagnes, qui opposent une barrière difficile à franchir aux vents qui soufflent derrière elles, exercent encore une autre fonction dont les effets forment un des traits principaux du climat. A cause de leur élévation qui classe la plupart d'entre elles parmi les plus hautes du continent européen, elles conservent des glaces et des neiges perpétuelles. Cette condition leur attribue une puissance de condensation considérable sur les vapeurs dissoutes dans l'air, puisque ces gigantesques appareils, dont les blanches dentelures se découpent à l'horizon ou se perdent dans les nuages, sont posés sur les limites d'une plaine où l'eau circule de toutes parts. Or leur influence sur une atmosphère, dont l'état de saturation est entretenu par la richesse hygrométrique du sol, imprime au ciel lombard un caractère différent de celui des autres régions de la Péninsule. Les nuages s'y accumulent par grandes masses, loin d'être disposés en couches légères et colorées comme celles qui peignent le ciel de Rome, ou ceux des golfes de Gaëte et de Naples. Dans quelques vallées profondes, occupées par des lacs et rapprochées des chaînes, les brouillards épais du matin résistent longtemps à l'action solaire, même aux époques de l'année où la température commence à se prononcer. Dans la plaine, et surtout dans le voisinage de la mer, le brouillard est moins persistant, le ciel moins cou-

(1) La surface de l'Adriatique, depuis le fond du golfe jusqu'aux rives méridionales de l'Italie et de l'Albanie, mesure en carré 1,616 myriamètres.

vert, l'azur moins laiteux ; il ne se dissipe qu'assez avant dans le jour sur les marges des fleuves ou dans quelques points des rivages marécageux. Cette physionomie, qui se prononce dans toute l'étendue du bassin, sauf un petit nombre d'exceptions en dehors de la règle commune, entraîne, comme conséquence, une moyenne très élevée dans les proportions de la pluie.

Il pleut beaucoup, en effet, en Lombardie, même dans les lieux dont les conditions apparentes semblent le moins favoriser ce météore. En comparant les moyennes annuelles de ce territoire avec celles du sud des Apennins, on trouve pour lui une différence en plus de 217^{mm} (1). Pour ne citer, du reste, que deux exemples pris dans deux localités, dont l'une est placée dans la région centrale du bassin, et l'autre dans des conditions hygrométriques très prononcées, Milan et Venise, la première de ces villes présente une moyenne annuelle de pluie de 966^{mm}, et la seconde de 933 (2). Quelque invraisemblables que paraissent ces résultats différentiels entre des stations prises sur la terre ferme ou au milieu des lagunes, ils sont légitimés par l'analyse exacte des conditions spéciales de chaque climat. Il tombe donc annuellement, de grandes quantités d'eau sur la plaine lombarde, comme sur les campagnes accidentées de son voisinage, et comme aussi sur les stations riveraines de la mer. Mais, s'il y a une différence entre les proportions pluviométriques de l'Italie méridionale et celles de l'Italie continentale, elle se répète aussi, dans le mode de distribution annuelle de cette masse d'eau. Il pleut sur les côtes de l'Apennin, depuis la Toscane jusqu'aux rives de la mer ionienne, pendant l'automne et le commencement de l'hiver; ces saisons passées, la pluie diminue et finit même par devenir extrêmement rare. Dans l'Italie continentale, il pleut

(1) Voir la page 42 de l'ouvrage.
(2) J.-F. Schouw, *ouv. cit.*

quelquefois moins pendant l'automne et l'hiver que pendant
le printemps et l'été ; dans la plupart des localités même ,
la somme des moyennes de l'été et du printemps surpasse
celle de l'hiver et de l'automne. La manière dont la pluie
tombe, diffère également du mode qui s'observe dans la
région péninsulaire. Elle ne procède pas par grands orages ;
cette richesse de fluide électrique , qui se compose dans les
atmosphères méridionales et y déchaîne de si terribles réactions, existe à un degré bien moindre au sein de l'atmosphère
de la Lombardie. Celle-ci perd successivement et sans secousses, les masses de vapeur qu'elle portait en dissolution.
L'eau tombe moins par grandes averses que par ces pluies
fines et continues qui durent quelquefois pendant plusieurs
journées. Sous le rapport de la quantité annuelle, les stations de la rivière de Gênes peuvent être comparées, pour
la plupart , aux stations du territoire plus septentrional ;
l'analogie s'arrête là, car la forme du phénomène se rapproche de celle qu'il prend sur les rives plus méridionales
de la Méditerranée.

Cet état du ciel et les effets qui en résultent sont favorisés par les conditions de la température qui ne s'exerce pas
dans la partie supérieure de l'Italie comme dans les régions
inférieures. La latitude plus boréale se trouve d'accord avec
la disposition du bassin ; l'une et l'autre agissent comme
causes frigorifiques. J'ai dit que la plaine était bornée au nord
par une chaîne de montagnes , les Alpes centrales et une
partie de celles qui vont s'abaisser près de l'Adriatique ; mais
elles ne sont pas assez élevées, surtout dans les régions les
plus rapprochées de l'est, pour défendre le territoire qu'elles
dominent. On a vu que le midi était en partie arrêté par la
chaîne transversale de l'Apennin. Quant au vent d'ouest, dont
l'influence consiste à rapprocher les extrêmes de chaud et
de froid et à transformer, en quelque sorte, un climat excessif en un climat modéré, il trouve une barrière presque in-

franchissable dans les hauts sommets des Alpes piémontaises et suisses ; et lorsqu'il les franchit, il a perdu tellement ses caractères qu'il ne peut plus imprimer au climat
les modifications qu'il détermine sur ceux des territoires
baignés par la Méditerranée. Le bassin est donc sous le
joug des influences froides. L'ouest n'a pas ou a peu d'action ; le vent du midi manque de prépondérance ; le nord a
quelque liberté ; le nord-est en possède une plus grande encore, car il entre par l'extrémité des Alpes carniques, et
par les juliennes qui sont les plus basses de l'enceinte hy-
psographique du territoire. La prépondérance de ces influences réfrigérantes serait complète enfin, si l'est, le sud-
est et même le sud-sud-est ne soufflaient par l'Adriatique
et les rivages orientaux de la basse Italie. Cette distribution anémologique, en entretenant le ciel dans une température moyenne ou inférieure, suivant les saisons et les
localités, favorise la formation des brouillards, accumule
les nuages, donne lieu à la présence de l'humidité dans l'air
et à la fréquence des pluies. Ces influences amènent d'autres
effets très importants en climatologie médicale.

L'ouest faisant relativement défaut, il est remplacé par
ses antagonistes, l'est et le collatéral de ce dernier, le
sud-est. Ce sont eux qui amollissent le temps. Bien que le
premier soit plutôt frais que chaud, en hiver ils élèvent le
thermomètre, en été ils portent la pluie, condition favorable
à l'amendement de l'air, qui prend une température assez
prononcée pendant la saison chaude. Les chiffres confirment
si complétement la théorie, qu'à mesure qu'on s'éloigne de
l'Adriatique pour se diriger vers le pied des Alpes centrales,
l'hiver devient plus rude et les étés plus chauds : les extrêmes s'éloignent au lieu de se rapprocher (1). Une autre
condition intervient et modifie l'influence des vents qui favorisent l'élévation de la température : c'est la facilité

(1) J.-F. Schouw, *ouv. cit.*

d'action et la fréquence relative du nord-est. J'ai dit autre part (1) que toute la côte adriatique, depuis Venise ou Trieste jusqu'à Otrante et au promontoire de Leucade, subissait deux influences inverses quant à leur nature et à leurs effets. Dans la partie méridionale, les vents chauds prédominaient, et surtout ce sud-est, le vent de l'accablement et de la transpiration ; dans la moitié septentrionale, c'était surtout le nord-est dont le retour se faisait plus souvent dans l'atmosphère. L'observation est en harmonie étroite avec les interprétations tirées de la disposition générale du sol. Ainsi Venise, pour citer un exemple, jouit d'une température rendue bénigne par l'intervention des vents de l'Adriatique, mais elle subit la prédominance du vent qui s'échappe par l'extrémité orientale des Alpes juliennes. Si cette ville doit au vent septentrional une douceur moindre dans le climat, elle y gagne d'un autre côté, par la purification qu'il produit dans son atmosphère (2). Loin des côtes où la prédominance du vent froid n'est pas contrebalancée suffisamment par la fréquence des vents tièdes, l'influence septentrionale se dessine de plus en plus. C'est ce qui est constaté par l'éloignement successif des extrêmes qui placent un hiver très rude en présence d'un été chaud, ou, pour s'exprimer autrement, qui réunissent, à mesure qu'on avance vers les Alpes, les hivers de Paris aux étés de Rome ou de Florence. La conséquence de ces faits et de leurs naturelles inductions, c'est qu'il ne faut pas chercher sur le territoire lombard un climat médical loin des rives de la mer ; il ne peut exister que dans leur voisinage. Là, seulement, les hivers ont le privilége spécial d'être tempérés ; les exceptions qui se présentent ne s'appliquent qu'à l'été.

Au fond de ces vallées transversales à demi occupées par

(1) Voir les pages 284 et suiv.

(2) Dottore Giacinto Namias, *Delle condizione di Venezia, in cio che risguarda la vita e la salute dell'uomo.*

des lacs, la température de la chaude saison est, en effet, modifiée par la persistance de l'humidité et même par la fréquence des pluies fines. Le voisinage visible des glaciers, qui percent l'air de leurs chapeaux de neige, contribue, lorsqu'il ne produit pas cet état météorologique, à entretenir la chaleur dans une douce modération. Aussi tous ces bassins à lacs qui forment une zone très étendue sous les Alpes centrales et orientales sont-ils les lieux de villégiature les plus recherchés par les Piémontais et les Lombards.

L'influence atmosphérique, qui règne sur l'espace compris entre les montagnes et la mer, est trop identique, à quelques exceptions près, pour qu'il n'en résulte pas d'étroites ressemblances entre les habitants qui sont disséminés sur cette vaste plaine. Les vents varient comme prédominance dans les différentes localités, une sorte d'uniformité se dessine entre les autres conditions. Il y a analogie dans la température, analogie dans la disposition du sol qui est peu ou point accidenté, analogie dans l'état hydrographique et agricole des campagnes environnantes, analogie enfin dans les hauteurs relatives dont les plus élevées ne surpassent pas 200 mètres au dessus du niveau de la mer (1). Si l'observation ne constatait pas des ressemblances étroites entre les types de la population, les conditions de la climatologie devraient y faire croire. Il faut distinguer deux espèces de types dans l'ensemble des caractères physiologiques qui constituent la race actuelle, le type des Lombards de l'ancienne histoire et le type acquis par la succession des temps et le concours des influences. Les anciens Lombards étaient célè-

---

(1) Milan est à 119 mètres 85 ; Novare à 158,73 ; Crema à 77,56 ; Verone à 59,68 ; Cremone à 44,90 ; Mantoue à 15,78 ; Padoue, qui s'élève au bord de la lagune vénitienne, à 11,17. J'ajoute à ces mesures prises par M. Delcros, officier supérieur d'état-major, et rapportées par M. de Humboldt, celles que j'ai trouvées dans J.-F. Schouw. Alexandrie, Plaisance, Modène et Bologne sont à 65 mètres ; Pavie est à 81 ; Udine à 130 ; Brescia à 146.

bres pour leur puissance musculaire et leur taille imposante ; ils réunissaient à cette lourdeur dans les formes, qui est le signe de la force physique, ces têtes carrées qui semblent exclure l'imagination, mais qui annoncent la persévérance et la ténacité. Les Lombards modernes ressemblent plus aux Italiens des territoires méridionaux qu'à leurs ancêtres, sous le rapport du caractère. Quant au dessin de la tête et à cette lourdeur caractéristique du corps, ils paraissent l'avoir à peu près perdue. La taille seule leur reste ; l'obésité l'altère quelquefois, mais on la rencontre droite et souple dans les villes comme dans les campagnes. Les effets immédiats du climat présentent plus d'uniformité. On les retrouve partout et dans tous leurs degrés d'intensité jusqu'à l'exaltation de l'état morbide : ils consistent dans la production du tempérament lymphatique et de la scrofule. La pâleur mate, qui en est la conséquence, s'éclaire principalement chez les femmes de ces couleurs vives et circonscrites qui distinguent le type anglais ; lorsqu'elle règne seule et qu'elle se combine avec une certaine bouffissure, rien ne déguise aux yeux les moins exercés le caractère du tempérament et la prédominance morbide à laquelle il est parvenu. Ces types sont assez nombreux dans les villes ; ils le sont davantage dans les campagnes où rien ne lutte contre l'influence de l'humidité et des pratiques agricoles, et dans le voisinage des lacs, où l'action est aussi active que constante, à l'exception du temps trop court de la saison d'été. Dans les régions les plus rapprochées des montagnes et au sein de ces vallées profondes où le soleil lutte vainement contre la ténacité des brouillards, se rencontrent d'énormes engorgements goîtreux, la maladie connue sous le nom de crétinisme, et enfin cette affection encore mystérieuse de la peau, la pellagre, qui commence par une altération du tissu cutané et finit par atteindre l'intelligence (1).

(1) Voyez sur cette affection P. Rayer, *Traité des maladies de la peau,*

Si on se recueille en présence de ces phénomènes, on ne peut s'empêcher de penser à cette cause générale qui agit sur l'économie tout entière et en fait baisser la vitalité ; on comprend qu'on puisse lui attribuer une grande part, dans le développement de ces différents états morbides. La scrofule conduit à l'inertie des facultés intellectuelles ; le crétinisme n'est que cette inertie poussée jusqu'à son degré le plus extrême ; quant à la conséquence ordinaire de la pellagre, M. Baillarger n'a-t-il pas rapproché la forme de folie qui la complique, de la paralysie des aliénés (1)? Dans ces cas différents, et qui ont des analogies assez rationnelles, le point de départ paraît être le même. La peau et la coloration du crétin ressemblent à celles de l'individu dont les fonctions sont altérées par la scrofule ; et si le tissu cutané n'est pas altéré de la même manière sur le pellagreux, il l'est cependant, et le mal a commencé chez lui par l'enveloppe extérieure. Dans tous les cas, puisque, avec un air suffisamment sec et agité et une lumière vive, on n'a ni scrofuleux, ni crétins, ni pellagreux, les qualités contraires doivent contribuer évidemment à produire des résultats différents.

La population qui vit derrière le revers méridional de la branche transversale de l'Apennin ne ressemble en rien à celle de la Lombardie. Luttant à la fois contre les caprices d'une mer orageuse et les difficultés d'un sol tout hérissé d'accidents, la race traduit par son agilité, sa vivacité, les conditions ordinaires de son existence. Le climat favorise le développement ou du moins la conservation de ces caractères physiologiques. Quelque ressemblance qu'il ait avec ceux de la moyenne Italie et même de l'Italie méridionale sous le

Paris, 1835, t. III, p. 874. — Tb. Roussel, *De la pellagre*, Paris, 1845, in-8. — *Bulletin de l'Académie de médecine*, Paris, 1845, t. X, p. 788 et suiv.

(1) *Mémoires de l'Académie de médecine*, Paris, 1847, t. XIII, p. 708 et suiv.

rapport de la température, l'atmosphère y est souvent agitée, et les transitions passent brusquement du chaud au froid, à cause du voisinage des sommets couverts de neige. La chaîne de l'Apennin, qui protége la Ligurie, forme, il est vrai, une puissante barrière contre les influences septentrionales ; elle n'est pas suffisante pour la neutraliser. Cependant, comme je l'ai dit précédemment, cette zone, que baigne la Méditerranée, est généralement dans des conditions heureuses au point de vue de la climatologie médicale. Elle présente des sites, des bassins, d'étroites lisières de terrain, où sont des villes et des villages qui méritent d'être placés au nombre des meilleures stations du territoire péninsulaire.

Ainsi, sur toute l'étendue de l'Italie septentrionale, qui comprend, dans la partie supérieure, la Lombardie et la Vénétie, et, dans la partie inférieure ou méditerranéenne, la Ligurie jusqu'à la France, les stations que la médecine peut recommander ne correspondent pas à l'étendue du terrain. A l'exception des vallées à lacs, qui, glaciales en hiver, présentent une douce fraîcheur en été, et qu'on peut compter parmi les bonnes stations pour le temps de la saison chaude, à l'exception de ces vallées, il n'y a que des régions choisies de l'Adriatique où les vents du midi se font sentir malgré l'antagonisme du nord-est, et celles des rivages de la Méditerranée sur lesquels ils parviennent directement, dont la médecine puisse invoquer l'action thérapeutique. Dans l'intérieur des terres, les meilleurs climats ne conviennent qu'aux organisations vigoureuses. Les moins bons détériorent la race quand ils ne développent pas des tempéraments vicieux et même différentes altérations morbides. Les rivages maritimes de l'est et du midi conviennent seuls aux malades qui vont passer l'hiver sous le ciel italien.

CHAPITRE PREMIER.

La topographie de Venise est à la fois une singularité et une merveille ; une singularité, parce qu'il n'y en a pas d'autre qui puisse lui être comparée sur les rivages de tous les continents ; une merveille, parce qu'elle porte à chaque pas, la trace des victorieux efforts de l'homme. La merveille exciterait plus de surprise si Venise s'élevait du sein de la mer. Elle n'est point la reine de l'Adriatique, comme l'ont nommée les poëtes qui, pour donner une impulsion trop vive à leur imagination, ont faussé la topographie. Sa place est plus modeste, car elle ne trône qu'au dessus des lagunes, vaste surface inondée entre la pleine mer et la partie continentale de la Vénétie. Trait d'union entre la terre ferme et l'Adriatique, cette surface ne conserve jamais un caractère mixte ; ou elle appartient à la mer, ou elle présente l'aspect d'un étang marécageux. Ainsi, tantôt la lagune montre à nu ses vases chargées d'algues et de plantes marines ; tantôt disparaissant sous les grandes eaux du golfe, elle reprend tout à coup cette masse liquide dont elle avait été privée par un subit et mystérieux écoulement. Ce phénomène d'intermittence qui se répète chaque jour, s'explique par les conditions topographiques de la lagune elle-même. On peut la considérer comme un bassin intermédiaire entre les fleuves et les rivières qui s'écoulent par les marges du continent et les flots de l'Adriatique que le flux pousse en sens opposé. Dans le premier cas, les eaux douces ont l'avantage, et on peut distinguer les méandres qu'elles tracent dans leurs cours à travers

l'espace marécageux ; dans le second, les courants se confondent sous l'influence d'une crue rapide et puissante, et
la lagune tout entière ne se distingue plus de la haute mer.
Alors, les îles qui se groupent autour de Venise comme
une noble escorte, et Venise elle-même, semblent se déta-
cher du sol et flotter en voyageuses sur les flots transparents. « Votre navigation, écrivait le sénateur Cassiodore
» aux magistrats de la Vénétie (1), bien avant la fondation de
» Venise, votre navigation a cet avantage, qu'au besoin,
» elle a toujours une voie sûre ouverte ; car lorsque la vio-
» lence des vents vous ferme la mer, les fleuves vous offrent
» une route des plus agréables ; vos bâtiments, ainsi à
» l'abri, abordent toujours heureusement à terre, et ils ne
» peuvent périr, bien qu'ils touchent souvent. De loin et
» lorsqu'on n'aperçoit pas le lit qui les porte, on dirait
» qu'ils voguent sur des prairies. C'est sur ces terres coupées
» par une multitude de canaux, et dont la face est alter-
» nativement découverte et voilée par les flots que vous
» avez bâti vos demeures comme les oiseaux aquatiques.
» Elles paraissent d'abord terrestres ; puis, par un change-
» ment subit d'aspect, elles se transforment en îles, et l'on
» croit être au milieu des Cyclades. »

Ces descriptions de la lagune expliquent fidèlement sa
physionomie, mais elles ne disent pas la raison de cette
intermittence qui confond le bassin avec la mer ou les sépare l'un de l'autre. Elles ne laissent pas même pressentir
pourquoi Venise peut rester salubre malgré ce va et vient
qui recouvre et découvre tour à tour le fond marécageux.
Des détails topographiques peuvent seuls rendre compte
de ces conditions particulières. Ils sont d'autant plus nécessaires que cette ville n'opère pas seulement des fas-
cinations ou des surprises ; elle est considérée comme l'un

____

(1) Il était préfet du palais sous Vitigès, quatrième roi visigoth, vers
le milieu du vi^e siècle.

des climats péninsulaires qui peuvent rendre le plus de services à l'art de guérir.

Le bassin de la lagune au milieu duquel Venise s'élève,
est situé au fond de l'étroit canal creusé par l'Adriatique
dans le continent européen et au nord-ouest de cette mer
intérieure. Il présente une forme ovalaire dont le grand diamètre, qui se dirige du nord-est au sud-ouest, est de onze
lieues à peu près, et dont les autres, très différents de
longueur suivant les accidents de la circonférence, varient
entre deux et quatre. La configuration de la lagune est
formée par le continent depuis le nord-est jusqu'au sud ; et
à partir de cette dernière limite, un cordon de terrain se
prononce et se continue de manière à couper, à quelques
exceptions près, toute communication entre le bassin vénitien et la mer. Le rivage maritime ou *lido* résulte de la
réunion ou du rapprochement de plusieurs îles, comme
Chioggia, Brandolo, Malamocco, Palestrina, St.-Érasme,
les trois ports, etc. ; et c'est sur la face orientale de Brandolo
et des îles voisines, que s'élèvent ces forts assemblages de
pierres, *murazzi*, destinés à protéger la terre contre les flots
du golfe. Les intervalles qui séparent ces îles jouent le rôle
d'écluses toujours ouvertes qui tantôt reçoivent plus du côté
de la lagune et tantôt du côté de la mer, car si celle-ci donne
pendant le flux des masses d'eau considérables, le rivage
continental en fournit à son tour d'importantes, au moment du
reflux. Ce côté du bassin n'est pas moins curieux à visiter
que l'autre. Dépourvu de poésie, parce que les terrains y sont
bas et inondés, il fait connaître l'art avec lequel on a créé les
pentes, contenu les cours d'eau, et dégagé les embouchures.
On sait que la plaine lombarde forme un réseau de canalisation très serré ; les abords de la lagune exagèrent encore
cette disposition qui annonce le voisinage et la construction
singulière de cette Venise dont les rues sont des canaux na-
vigables. Je n'énumérerai pas les rivières ou les courants

moins importants qui se rendent dans le bassin ; les principaux sont la Brenta et la Piave qui descendent par de
courtes vallées des Alpes juliennes , et débouchent l'une au
sud-ouest et l'autre au nord-est, celle-ci plus rapprochée des
montagnes , celle-là des embouchures de la principale artère
de dégorgement du mouvement hydrographique de la Lombardie.

Le bassin étant rapproché des Alpes juliennes et carniques par son extrémité nord-est , et n'étant pas suffisamment à couvert dans cette direction , il est livré presque sans
défense au vent froid et impétueux qui entre par cette brèche. Les sommets des Alpes, en s'élevant vers le nord,
arrêtent l'influence qui vient de ce côté. L'ouest trouve également avec le sud-ouest, une barrière dans les chaînes
qui bordent la Lombardie. Mais l'éloignement est une condition qui facilite l'accès des vents , sans leur faire atteindre
cependant la prépondérance de ceux qui soufflent par les régions découvertes. Les vents de cette dernière catégorie sont
le sud-est (scirocco) et l'est qui parviennent sur la lagune,
à travers les espaces de la mer voisine. Malgré la branche
transversale de l'Apennin, dont le rôle est amoindri par la
distance, le sud et le sud-ouest soufflent aussi, mais sans
les caractères qu'ils présentent sur le littoral ligurien et la
côte occidentale de l'Italie (1). Ainsi, l'ouest et le nord,
proprement dit, seraient les moins fréquents, circonstance
qui s'explique par l'élévation des Alpes centrales et des
sommets collatéraux ; et le nord-est, l'est et le sud-est seraient les influences qui imprimeraient principalement leur
caractère au climat de la lagune. Venise est située au milieu
de son vaste bassin ; et sa disposition est telle qu'elle favorise la prédominance des conditions favorables à la douceur

(1) D^{re} Traversi, *Osservazioni meteorologiche*, dans le premier volume
de l'ouvrage intitulé : *Esercitazioni scientifiche e litterarie dell'Ateneo di
Venezia*.

de la température et à la salubrité de l'air, quelles que soient les causes qui pourraient faire douter de l'une et croire à l'impossibilité de l'autre.

Le groupe d'îles sur lequel la ville est construite a une configuration triangulaire. La pointe de ce triangle correspond aux espaces qui touchent au *lido*, c'est-à-dire au sud-est, la base au nord-ouest; et des deux côtés, l'un est tourné vers le nord-est, et l'autre vers le sud et le sud-ouest. Des îles qui ne font pas partie de la ville ou en sont séparées par de larges canaux, accidentent la lagune à de courtes distances. Deux seulement se montrent entre Venise et le continent; les autres se groupent sur ses côtés et se multiplient entre le Lido et son extrémité orientale (1). Celles-ci n'ont pas d'importance sous le rapport de l'obstacle qu'elles pourraient opposer aux déplacements de l'air, mais elles concourent avec la digue formée par le littoral à ralentir la marche précipitée du flux lorsqu'il envahit la lagune. Du côté méridional de Venise, qui réunit à cet avantage d'orientation, celui d'être la région monumentale et poétique, on peut découvrir au loin les principales îles, et saisir, embrasser tous les détails de la plus belle, qui est en même temps la plus proche, car elle fait perspective à la rive des Esclavons. L'île de St.-Georges Majeur forme, en effet, une des parois du vaste canal où se confondent le grand canal et la Giudecca, tandis que l'autre est tracée par cette rive ou ce quai qui porte avec tant de monuments remarquables, l'architecture élégante du palais ducal. Ces deux canaux sont d'une grande importance comme topographie, parce qu'ils ont, par leur ampleur et leur direction, une part d'influence dans la constitution du

(1) Les deux premières sont les îles de S. Giorgio in alga et de S. Secondo. Voici les noms des autres : S. Andrea, Castello di S. Andrea del Lido, S. Clemento, S. Cristoforo, S. Helena del Lido, S. Francisco, S. Giorgio Majore, la Madonna delle Grazzie, S. Lazzaro, S. Michele près Murano, S. Servo.o, S. Spirito, Burano, il Lazzaretto Vecchio, il Lazzaretto Nuovo, etc.

climat. Sans eux, la ville tout entière formerait une masse percée par un confus entrelacement de ruelles étroites et de canaux non moins étroits ; avec eux, elle est ouverte et perméable aux grandes eaux et à la circulation de l'air, dans des directions déterminées. Le canal de la Giudecca, qui sépare une grande île oblongue de la cité, représente un fleuve aux eaux imposantes et tourmentées par la vague, surtout lorsque le flux en élève les niveaux. Le grand canal, dont la direction coupe le triangle du sommet à la base, c'est-à-dire de l'orient à l'occident, est au-dessous de la largeur de son voisin, mais l'emporte sur lui par une longueur trois fois plus forte, qu'il doit surtout à l'ampleur de ses replis. La plus orientale de ses courbes, celle qui commence près de l'origine du quai des Esclavons, tourne sa convexité vers le sud-ouest ; la seconde, qui occupe le centre de la ville, la tourne vers le nord-est ; et la troisième, qui finit à l'extrémité occidentale, tend à reproduire le même dessin que la première, et se complique en même temps d'un embranchement assez large (le Canareggio, de *canalle regio*, canal royal), qui s'écarte du tronc principal, sous un angle assez ouvert. Cette disposition des deux extrémités de Venise est favorable évidemment, à l'entrée des vents qui viennent du continent et de la mer. Les premiers, les vents occidentaux, n'ont pas les mêmes caractères que dans les régions méridionales ; ils sont moins doux, et secondent moins, par leur nature, le développement des influences insalubres. C'est pourquoi ils ne sont pas malsains pour la ville, bien qu'ils passent sur une partie de cette bordure continentale de la lagune où les marécages sont permanents ; d'ailleurs ils se rapprochent moins, comme constitution, des vents méridionaux que des antagonistes. Les seconds, qui sont les vents compris entre l'est et le sud, possèdent, au contraire, des conditions plus marquées de température que sur d'autres points de l'Italie ; et leur prépondérance naturelle à l'embouchure commune de la Giudecca et du grand canal, où ils parviennent sans rencontrer d'obstacle, leur fait créer en quelque sorte, un climat doux et même chaud dans un climat tempéré. Le nord-est, qui souffle par le côté septentrional du triangle, passe sur la ville, car il ne trouve pas de grandes voies ouvertes devant lui ; et s'il déprime la température en produisant une influence modératrice, il est à la fois le vent de la salubrité et surtout de cette limpide transparence du ciel qui distingue les plus chaudes régions de la Péninsule.

Venise, qui est la ville des surprises au point de vue de l'art, ne cesse pas de l'être au point de vue du climat. Les deux grands canaux auraient une direction différente, et une topographie imaginaire remplacerait la topographie réelle, que, quelque brillante qu'elle fût, cette œuvre de l'imagination resterait au-dessous de celle qu'on peut admirer. Si, par un effort de calcul on parvenait même, à réaliser un climat hypothétique qui neutralisât les mauvaises influences pour faire largement prédominer les bonnes, les combinaisons n'atteindraient pas peut-être la réalité. Le climatologiste est en effet rempli d'étonnement lorsqu'il reconnaît que ce qui sert la poésie sert en même temps le climat, et que les causes, tirées de la singularité de la topographie et de la disposition des canaux qui font la ville si belle, font aussi l'excellence de l'air et la beauté du ciel.

On a vu déjà comment les vents et la manière dont ils agissent confirment cette assertion : ce n'est pas moins vrai pour la température et les autres influences qui concourent avec elles à caractériser les conditions atmosphériques. La moyenne de l'hiver est de 3.35, celle du printemps de 12,64, celle de l'été de 22,82, et celle de l'automne de 13,26 : la moyenne annuelle est de 13,26 (1). Sans doute, la moyenne

(1) Ces chiffres et les suivants sont empruntés à Schouw qui les a pris sur dix-sept années d'observations recueillies par Traversi ou consignées dans les publications de l'Athénée de Venise.

hivernale est assez basse ; mais cette dépression apparente se relève en quelque sorte si on la compare à celle qui est représentée par la moyenne hivernale de Padoue , ville située sur la marge de la lagune, et de Milan vers le centre du bassin lombard. La moyenne hivernale de Padoue n'atteint en effet, que 2,80, et celle de Milan s'abaisse jusqu'à 1,99. Il faut en conclure que Venise est la station la plus chaude de la côte adriatique dans la section qui correspond à l'Italie continentale , et que c'est auprès de la mer que le thermomètre s'élève pour s'abaisser progressivement , en marchant de l'orient à l'occident , c'est-à-dire , du littoral au pied des Alpes. Les minima de froid correspondent aux proportions précédentes , car , tandis qu'à Venise la moyenne est de — 2,5, celle de Padoue descend à — 4,1, et celle de Milan parvient à — 4,7 : le minimum absolu de la première de ces villes étant de — 6,9, on peut établir sur cette donnée celui qu'expriment les températures hivernales des deux autres. La limite, dans laquelle se font les oscillations thermométriques , mérite surtout d'être connue , puisque c'est elle qui fournit les indications les plus sûres en climatologie médicale. Les oscillations entre les moyennes maxima et minima s'exercent, à Venise, sur une échelle moins étendue que dans les principales villes de l'Italie continentale et , même dans quelques unes de celles de l'Italie péninsulaire. Voici les moyennes de ces écarts de la chaleur, prises sur les différentes saisons : les oscillations , qui correspondent à l'hiver, ne comprennent que 11,9 , tandis qu'à Padoue elles parviennent à 13,5 , à Milan à 13,7, à Pavie à 16,8, à Florence à 15, 1 , à Rome à 15 3 , et enfin à Palerme, pour citer la ville la plus méridionale, à 15,4. La différence est d'autant plus favorable au climat d'hiver de Venise quelle ne consiste pas dans quelques fractions de degrés sur cette table de comparaison, mais dans 2 , 3 et même 4. Des avantages analogues se répètent pour le printemps ,

l'été et l'automne, avec cette circonstance de plus,
que les oscillations ont à peu près la même étendue dans
ces trois saisons différentes. Ainsi, le printemps donne
14,3, l'été 14,1, et l'automne 14,5 ; d'où il résulte qu'on
passe de l'une à l'autre de ces époques sans secousses dans
l'état thermal, et avec l'apparence d'une sorte d'égalité
dans la température. Les transitions, quand elles ont lieu,
ne peuvent se produire brusquement que de l'automne à
l'hiver ou de l'hiver au printemps, puisque l'expression des
oscillations hibernales 11,9 est au-dessous de celle des
mouvements thermométriques analogues du printemps et
de l'automne. Il serait difficile assurément de trouver des
conditions meilleures dans la manière dont se distribue la
chaleur pendant le cours de l'année. Sous ce rapport, aucun
des climats spéciaux de la Péninsule ne paraît l'emporter
sur le climat vénitien.

L'hiver donne, sur sept années d'observations, une
moyenne de cinq jours et demi de neige (1). Quant aux conditions hygrométriques de l'air et aux phénomènes qui en
résultent, elles sont loin de fournir les résultats qu'on pourrait supposer d'après la seule inspection de la topographie.
L'hygromètre, malgré l'humidité qui provient de la lagune et
du voisinage de la mer, surtout quand les vents dominants
viennent de ce côté, présente une moyenne de 87. Elle est
élevée, sans doute ; qu'on n'oublie pas qu'il y a des ports de
mer de l'Italie méridionale où la moyenne atteint cette hauteur. Bien que placée au milieu des eaux et cernée de marécages, Venise jouit donc des bénéfices de la terre ferme,
en demeurant à l'abri de ses inconvénients. Les résultats
pluviométriques sont plus sensibles encore dans les intérêts
du climat. La pluie annuelle présente une moyenne de 933
millim., qui est au-dessous de quelques unes des quantités
prises sur des villes plus méridionales ; et le nombre des jours

(1) Schouw, *ouv. cit.*

pluvieux se borne, sur une même série de sept années, à un nombre moyen de 75. On trouve rarement une station, parmi les plus célèbres pour la sérénité du ciel et la durée des beaux jours, qui se distingue par un chiffre aussi réduit. Le baromètre, en marquant une moyenne de 757 millim. (1), prouve à son tour que les alternatives de l'air sec et de l'air humide ne règnent pas de manière à entraîner, pour l'un, une prépondérance trop absolue sur l'autre : l'atmosphère, quoique hygrométrique, n'est pas aussi privée de ressort qu'on pourrait le croire d'après la constitution du bassin et à cause du voisinage de la mer.

Ces singularités apparentes s'expliquent, se justifient par les conditions anémologiques. En se rendant compte de la manière dont le nord-est agit sur l'atmosphère vénitienne, les obscurités se dissipent et la question du climat n'est plus un problème qui se refuse à la solution. « Il faut, dit » un auteur (2), que les météorologistes examinent avec soin » les circonstances qui accompagnent le règne de ce vent, » puisque c'est à lui que se rattachent les vicissitudes du » temps et la forme particulière du climat annuel. » Lorsque ce vent souffle, en effet, il chasse les miasmes en les poussant hors de la lagune, et entretient la durée des beaux jours, s'il prédomine pendant quelque temps. Il doit ce double résultat à son origine et à sa température. Émergeant de la partie septentrionale du golfe, il agit en sens inverse de la marche des miasmes pour arriver sur Venise, et les repousse ou les fixe sur le continent. D'une température froide relativement aux autres vents qui règnent tour à tour sur le bassin, il purifie le ciel et entretient la transparence des couches atmosphériques. Cette purification ne se fait pas sans déterminer la pluie, surtout lorsque le nord-

______

(1) D^{re} Traversi, *Observations de quinze ans* (de 1811 à 1826).

(2) G. Filiasi, *Memoria delle procelle che annualmente sogliano regnare nelle maremme Veneziane.* Venezia, 1794.

est succède directement à un vent chaud et humide ; mais
la pluie tombée, le ciel essuyé, l'azur brille avec un éclat
plein de douceur , et quelquefois même aussi vif que dans
les régions sub-apennines. Des modifications s'opèrent dans
le phénomène, suivant les circonstances ou suivant les saisons. Ainsi, pendant l'hiver, au lieu de la pluie on aura la
neige ; et pendant l'été, lorsqu'une lutte commence entre
le vent septentrional et les vents de mer, le premier communique aux seconds les conditions qui leur manquent pour
former un orage. Il se passe alors un curieux spectacle :
pendant que le soleil rayonne sur Venise, dore ses marbres
et fait scintiller les eaux de ses canaux , des nuages épais
s'accumulent sur l'Adriatique, l'éclair les sillonne, la foudre
y retentit jusqu'à ce que le foyer électrique se soit éteint
par la terminaison naturelle de ces sortes de météores. L'histoire du temps annuel dans sa beauté comme dans ses vicissitudes, se lie donc étroitement à celle du nord-est. Négliger celle-ci serait se condamner à ne pas comprendre l'autre ; car la connaissance du rôle de ce vent explique pourquoi les pluies sont moins abondantes qu'on ne pourrait le
supposer : nous venons de voir que les plus orageuses, celles
qui doivent donner les plus grandes masses d'eau, se passent en mer. Elle rend compte aussi de la supériorité si
grande des belles journées sur les mauvaises. La prépondérance du nord-est explique enfin, pourquoi la température
n'atteint que par exception les degrés supérieurs du thermomètre (1), et se maintient généralement dans les limites d'une
influence modérée.

Une influence, différente des qualités ordinaires de l'air,
se joindrait, d'après quelques auteurs, à celles qui forment
les principaux traits du climat. Il paraîtrait que l'atmosphère
s'imprègne d'émanations de brôme et d'iode, substances que
l'analyse chimique trouve en abondance dans les plantes des

(1) La moyenne des maxima est de 32,2. (J.-F. Schouw.)

lagunes, et en proportion assez notable dans leurs eaux (1).
Les propriétés résolutives, que l'air vénitien en contracterait,
ne semblent pas bien démontrées, malgré l'opinion des médecins de la ville (2). Comment, en effet, s'assurer de cette qualité particulière? Comment apprécier son influence, son efficacité? Si la chimie constatait la présence du brôme et de l'iode
dans les couches d'air en contact avec la lagune, il serait permis de tirer quelque conséquence de cette première donnée.
Mais à peine une odeur, qui se rapproche de celle des eaux
de mer, sans lui ressembler entièrement, semble prouver
que les eaux de la lagune ont une nature qui leur est propre.
De là, à admettre que l'air, en s'imprégnant de brôme,
d'iode et de substances analogues, porte avec lui une influence médicale déterminée, il y a assurément trop loin
pour ne pas s'engager dans le domaine de l'hypothèse. Les
propriétés thérapeutiques des confervoïdes des lagunes,
appartiennent, au contraire, à la réalité. Leurs décoctions
ont une réputation méritée qui repose à la fois sur une composition connue et les avantages précieux qu'en a retirés la
médecine (3). L'eau puisée dans les canaux peut aussi servir d'auxiliaire aux décoctions des plantes marines, et la
réunion de ces deux moyens d'action constituer une puissante ressource dans le traitement des scrofules, de la
phthisie pulmonaire et des affections qui résultent d'un affaiblissement dans la force et d'un relâchement dans les tissus (4).

L'air n'étant pas modifié sensiblement par une influence

(1) Voyez les analyses de Cenedella et de Pisanello, l'une dans *Isch et
Venezia*, de Bréra, l'autre dans *le Journal vénitien de pathologie et de
thérapeutique*, numéros de Février et de Mars 1847.

(2) D^{re} Tassinari, opuscule intitulé : *Du climat de Venise et des ressources particulières qu'il offre.* Venise, 1847.

(3) G. Namias, Tassinari et la plupart des médecins du pays sont
d'accord sur ces résultats.

(4) D^{re} Tassinari, *ouv. cit.*

qui appartienne spécialement aux eaux et aux plantes, les
caractères généraux du climat restent l'expression directe et
absolue des diverses conditions météorologiques. On peut
les réduire à deux : la douceur, par l'harmonieux concours de
l'humidité et de la température ; l'égalité, à la suite de l'espèce
de balancement qui se continue pendant la plus grande partie
de l'année entre les influences froides et chaudes, par la
manière dont s'opère la distribution des vents régnants.
Cette douceur et cette égalité se complètent en quelque sorte
par les nécessités de la vie vénitienne. A Pise, disais-je,
le mouvement manque, car la population a presque disparu,
et le silence règne, ce qui peut être un avantage pour certains
états morbides. A Venise, le silence règne comme à Pise, bien
que la population surpasse 120,000 âmes, parce que les rues
forment des canaux, que le sol manque aux chevaux et aux
voitures et que la barque des lagunes, cette gondole mystérieusement fermée, glisse plus légère et moins bruyante
que toutes les embarcations connues. Il existe aussi une
sorte d'accord entre les causes qui sont à la disposition de
l'homme et celles qui viennent du ciel. Le mouvement de
la population, ou le bruit de la ville, n'ont pas plus de vicissitudes que le climat lui-même : aucun d'eux ne présente
ni secousses ni orages. Je vais trop loin sans doute. Dans
ces derniers temps, Venise a secoué sa silencieuse inertie ;
elle a voulu relever de glorieux signes et faire la restaura-
tion de son passé. Mais, quelque agitation qui trouble son
atmosphère morale, elle ne s'étend pas au-delà d'un foyer
qui reste circonscrit dans certaines limites. Hors de la
place de Saint-Marc et de la Piazzetta, des magiques espaces du grand canal, du quai des Esclavons et de la Mer-
ceria, l'empire reste au calme et à la paix, à l'exception
cependant de cette longue ligne d'arcades qui relie Venise
à la terre et où l'industrie moderne a posé les voies d'un
chemin de fer.

Le tempérament vénitien correspond à ce concours d'influences. Le visage porte l'empreinte de cette *morbidesse* qui fixe sur les traits une mélancolie pleine de grâce et d'abandon. Ce signe d'une sorte d'affaissement dans la vitalité est confirmé par d'autres plus directs encore ; les muscles sont dépourvus de force de résistance et l'embonpoint est assez marqué. Cet état est entretenu par des habitudes d'inertie qui font abandonner aux classes inférieures les manœuvres de force et les anciennes pratiques gymnastiques. Le noble jeu de la rame n'est plus recherché comme dans les temps de la république, lorsque les excursions lointaines et les guerres maritimes obligeaient à acquérir l'agilité et à développer la vigueur. Les conducteurs de gondoles conservent seuls les traditions. L'action du climat n'étant pas modifiée par une force antagoniste, ses effets se dessinent le plus souvent avec la plus grande netteté. Les Vénitiens ont généralement les avantages et les inconvénients du tempérament nerveux ; ils sont prompts aux bons comme aux mauvais sentiments, à la générosité comme à la colère, aux impulsions de la sympathie comme aux mouvements de la haine, et savent ébaucher des projets sans avoir la constance d'en poursuivre l'exécution. Cette mobilité dans le caractère se manifeste avec plus de relief dans l'appareil de la sensibilité, en donnant lieu à ces affections nerveuses de forme diverse, tantôt fugitives, tantôt persistantes, qui condamnent, lorsqu'on ne sait pas corriger une semblable condition morbide, à une vie de ménagements ou de douleurs (1). Le système nerveux a, chez les Vénitiens, une telle prépondérance sur le système sanguin que, même pour le traitement des maladies inflammatoires, il faut être avare de saignées. Si on répète trop ce moyen d'action, souverain sur d'autres populations de la Péninsule, des

_____

(1) D^re **Valatelli**, *Della topografia fisico-medica di Venezia.* Venezia, 1802.

accidents nerveux se manifestent, et quand ce trouble a cessé,
le pouls ne se relève plus et le malade meurt (1). Ici, peut-être,
une objection se présente. Quand il a été question de la susceptibilité nerveuse des habitants de diverses stations dont
j'ai tracé la monographie, cet état de la sensibilité a été rapporté à la variabilité du temps, à la fréquence et à la vivacité des transitions. Mais, dans ce cas, l'irritabilité nerveuse se combinait avec la force d'impulsion et la richesse
du fluide circulatoire. A Venise, les conditions sont différentes. La force manque, car elle est neutralisée par les
effets énervants du climat; et l'excitabilité nerveuse est
celle qu'on observe chez les femmes ou qui accompagne certains tempéraments lymphatiques.

En dehors de la fièvre intermittente et des formes variées
qu'elle présente, les affections nerveuses occupent nécessairement le premier plan dans le mouvement annuel de la
pathologie. Celles-ci se développent spécialement dans la
ville. La fièvre en est exclue; ses centres sont dans quelques unes des îles de l'Archipel, sur la bordure du Lido et
du rivage continental, et surtout à l'embouchure des fleuves
qui se déversent dans la lagune. Cette innocuité au profit
de la ville est si connue, si incontestable, que les malades
s'y rendent pour changer d'air et se débarrasser, en y vivant dans des conditions nouvelles, des accès contractés
sur d'autres points (2). Ceci se rapporte à plusieurs causes.
Les canaux, qui s'embranchent dans les différents quartiers,
sont profondément encaissés entre les murs des maisons,
et les vases, qui ne sont presque jamais à découvert, n'a-
limentent pas d'élaboration miasmatique; on procède avec le
plus grand soin au déblaiement de toutes les voies de communication; le mouvement du flux qui se renouvelle deux

(1) D'après Asson, Callegari, Namias, médecins ou chirurgiens de
Venise.
(2) D'' G. Namias, *ouv. cit.*

fois par jour, et celui que la navigation ne cesse pas de produire, entretiennent enfin une impulsion salutaire sur l'étendue de la masse liquide. Quant aux influences qui pourraient être transportées du voisinage sur Venise, on sait que la prépondérance du nord-est sur les autres vents, constitue l'un des éléments les plus actifs de la salubrité.

L'action de l'atmosphère vénitienne sur la susceptibilité nerveuse ne s'exerce pas sur les étrangers de la même manière que sur les habitants : cette observation a été déjà faite pour d'autres climats de l'Italie. Les malades, qui appartiennent aux différentes parties de l'Europe, ne présentent ni le type particulier, ni les habitudes de ces riverains de l'Adriatique. S'ils ont une susceptibilité contractée dans les fatigues de la vie, la longue persistance d'une affection chronique, les atteintes d'un climat froid et variable, cet état sera corrigé par la douceur et l'égalité du ciel vénitien; le calme, qui règne sur la ville contribuera même, pour sa part, à rendre ces bienfaisantes conditions plus efficaces. Les paralysies, qui se compliquent d'une sorte d'exaspération dans la sensibilité, devront trouver aussi sous ce climat de favorables influences. Il a des qualités qui rendent moins facile et bien rare le retour si fréquent de ces douleurs, qui naissent d'une température froide et changeante. Le bien ne se bornerait pas là ; car avec les bains de mer et les autres moyens d'action qu'on peut se procurer dans la lagune, l'amélioration pourrait faire en peu de temps, de rapides progrès (1). Le caractère lymphatique du tempérament des Vénitiens ne doit pas être un motif d'exclusion pour les étrangers chez qui ce tempérament s'est

____

(1) En outre des bains de mer, on peut prendre, à Venise, des bains de boue salée, de boue minérale d'Albano, et de sable mélangé d'eau salée chaude ou froide. La boue minérale a une action excitante et résolutive ; j'ignore si elle a été exactement analysée

développé de manière à prendre la forme morbide. Les habitants du Nord, ceux de l'Angleterre, par exemple, deviennent lymphatiques sous la double influence de l'humidité et de cette nébuleuse obscurité du ciel qui affaiblissent l'activité du système nerveux pour laisser prédominer un autre système. Sous un ciel autrement lumineux, où l'action solaire a assez de puissance pour dissoudre les masses opaques du brouillard, leur système nerveux se réveille nécessairement de son inertie. Dans la lutte qui s'engage contre la prépondérance lymphatique, il faut joindre également cette influence toute naturelle qui tient à la condition du voyageur, dont la curiosité est sans cesse en éveil, tandis que l'habitant de la ville reste plongé dans son indolence native. La médication par le climat se trouve aussi corroborée par les avantages de la thérapeutique locale. Les bains salés, l'eau de mer en boisson, et une eau ferrugineuse de Récoaro dont l'usage rend depuis longtemps de grands services, peuvent terminer les cures qu'un séjour plus ou moins long n'aurait fait qu'ébaucher.

Les détails qui précèdent, soit sur les conditions du climat, soit sur les maladies qu'il peut contribuer à guérir, disent assez qu'il doit favoriser la guérison de la phthisie et des affections chroniques des voies respiratoires. Avec cette douceur et cette rareté des transitions qui caractérisent l'état du temps, aucune secousse violente ne peut atteindre les poumons, et le foyer d'irritation s'entretenir ou prendre plus d'extension sous l'influence des causes extérieures. Précisément à cause de cette qualité, le climat vénitien n'est pas favorable à ceux chez qui la vitalité baisse, à cause des progrès avancés de la maladie. Le ciel de la lagune est un calmant de l'irritation; il agit en sens inverse, lorsque celle-ci a accompli son œuvre et que la péripétie fatale n'est pas éloignée. Le climat de Venise doit être considéré comme un des meilleurs climats, seulement pendant

le cours de la première période, et, pour des cas malheureusement trop rares, pendant les premiers temps de celle
qui suit. Par les conditions de la température et du climat
pris en général, il met une entrave aux progrès souvent si
rapides de l'altération. Si le malade est scrofuleux, on
peut, pendant ce point d'arrêt, attaquer la cause ou le tempérament qui la favorise. C'est alors le cas d'employer cette
eau de mer à l'intérieur, et principalement ces décoctions
d'algues marines qui paraissent avoir beaucoup d'efficacité.
Si le malade est sanguin, l'influence du climat se dessinera
en traits plus prononcés encore. La susceptibilité inflammatoire diminuera; les hémoptysies, s'il y en a, disparaîtront
lorsque c'est l'irritation seule qui les détermine; et dans ce
cas aussi, mais avec plus de précaution, il faudra recourir
aux algues et à l'eau marine pour attaquer les tubercules
et provoquer, si c'est possible, leur résolution. L'eau de la
lagune (car c'est celle-là qu'on emploie) pourrait sans doute
être trop excitante. Les algues, dont les propriétés actives
se modèrent par les proportions abondantes d'un mucilage
qui les rapproche du lichen, ne présenteraient pas les mêmes inconvénients et produiraient même des avantages analogues. La renommée antiphlogistique de Venise est ancienne; elle date des temps héroïques de la Péninsule. C'est
sur les rivages compris entre Ravenne et Aquilée que les
empereurs envoyaient les gladiateurs, pour y perdre cet
excès de sang qui alourdissait leur corps et devenait pour
cette classe d'artistes, une cause de faiblesse (1). Il est inutile d'ajouter, ce me semble, que, puisque le climat vénitien
peut rendre de si grands services aux phthisies pulmonaires,
il doit agir plus efficacement encore, contre les maladies du
même système, comme les inflammations chroniques, les
catarrhes anciens et même les asthmes de cause nerveuse

(1) Strabon, *Géogr.*

avec ceux qui se rattachent à une altération du cœur ou des gros troncs artériels : c'est une des conséquences des prémisses qui viennent d'être successivement posées.

La limite des époques qui conviennent pour séjourner à Venise est plus large que dans aucune autre station de la Péninsule. La température est modérée pendant les saisons extrêmes. Le vent d'est, concourant, pendant l'hiver, à la même influence que les vents sciroccaux, élève le thermomètre; il produit pendant l'été un mouvement contraire, en portant avec lui la fraîcheur. Il est vrai que le même phénomène se passe dans les autres parties de l'Italie; seulement, c'est le vent d'occident qui rapproche les plus grands écarts de la température entre la bonne et la mauvaise saison. Malgré ces analogies, Venise forme cependant un climat exceptionnel, dû sans doute à l'ensemble de toutes les conditions qui en font une ville à part entre ses rivales du territoire péninsulaire. Les transitions dans l'état du temps y sont en effet moins caractérisées et moins fréquentes que partout ailleurs. Ce n'est pas assez pour recommander de l'habiter pendant toute la saison d'été, le thermomètre n'y marquant pas toujours une chaleur modérée; on peut toutefois y demeurer avec avantage pendant l'hiver, depuis l'automne, et y prolonger son séjour jusqu'à la fin du printemps. Le quartier le plus favorable aux bonnes influences, et qui forme un climat spécial dans un autre climat, est le plus beau, le plus brillant, le plus animé de Venise; il comprend la place Saint-Marc et la Piazzetta, la plus grande partie du grand canal jusqu'à ce merveilleux pont du Rialto suspendu si hardiment entre les deux rives, et le quai des Esclavons, qui s'étend du palais à la pointe orientale du triangle où le voyageur trouve une oasis de verdure que des mains françaises ont plantée (1). La

____

(1) Ce jardin, trop peu visité, a été créé en 1810, lorsque Venise était le chef-lieu du département de l'Adriatique.

vue des monuments, des palais et des sites qu'offrent la ville et la lagune dans ce quartier circonscrit, suffit à alimenter la curiosité pendant quelques jours, et même à la satisfaire avec largesse. Mais l'archipel, semé avec profusion dans le bassin depuis le voisinage du continent jusqu'au Lido, agrandit de plusieurs milles l'espace dans lequel on peut se mouvoir. L'industrie vit à Murano, la science à Saint-Lazare, les traditions de l'art se retrouvent dans le caractère de la race de l'île de Chioggia. Sur le Lido, il n'y a que des sables, de rares maisons et une avare végétation qui fleurit et se multiplie au printemps pour parer de quelque éclat le bord de l'Adriatique ; et peut-être ne mériterait-il pas d'être célébré par les poëtes, ces systématiques ennemis de la réalité, si la mer de la Grèce n'était au bout, et si on n'éprouvait le besoin d'aller en toucher les ondes. Lorsque les vents, dont la violence dure si peu, n'agitent pas l'air, rien n'est plus doux pour un malade que de se promener en gondole, véhicule qui semble avoir été inventé pour lui ; avec cette embarcation qu'on ne sent pas marcher, car elle glisse, il n'y a pas d'excursion qui paraisse éloignée. Ce repos plein de mollesse qu'elle entretient au milieu du mouvement qu'elle communique, n'est d'ailleurs troublé par aucun bruit. Les autres gondoles glissent aussi légères ; et si quelque conversation vénitienne un peu bruyante vient traverser la jouissance qu'on éprouve, elle ne fait pas discordance avec les impressions dont on est bercé (1). Tout dans cette merveilleuse ville semble en harmonie avec le climat.

(1) « Ce dialecte est doux et léger comme un souffle, a écrit madame de
» Staël dans *Corinne*. On ne conçoit pas comment ceux qui ont résisté à
» la fameuse ligue de Cambrai parlaient un langage si flexible : il est sur-
» tout charmant quand on le consacre à la grâce, à la plaisanterie ; mais
» quand on s'en sert pour des objets plus graves, quand on entend des
» vers sur la mort avec ces sons délicats et presque enfantins, on croirait
» que l'événement ainsi chanté n'est qu'une fiction poétique. »

CHAPITRE II.

Milan a une importance assez grande sous le rapport de sa population (1), du rang qu'elle occupe parmi les villes de la Lombardie, et surtout de sa position topographique, pour que le climatologiste lui consacre quelques développements. Le voyageur ou le malade passent toujours, en effet, par Milan, soit qu'ils viennent de Venise ou qu'ils aillent séjourner sur les bords des lacs. Cette capitale forme une station obligatoire, à cause de sa position centrale qui fait qu'on y aboutit de tout côté ; et l'on peut dire qu'elle commande toute la plaine, bien que quelques villes du bassin soient construites à un niveau plus élevé que le sien. Mais elle est à l'origine de ces vallées encaissées qui renferment les principaux lacs, et où se prononcent les premiers embranchements des Alpes. Malgré ce voisinage, Milan n'est pas plus rapprochée des Alpes septentrionales que de la chaîne transversale de l'Apennin. Plus près, cependant, des Alpes centrales et occidentales que du rivage de l'Adriatique, cette ville est, comme celles qui se trouvent placées à des distances inégales de l'embouchure du Pô, sous l'influence d'un climat continental, c'est-à-dire, exposée à toutes les vicissitudes qui la font distinguer des climats maritimes.

Les conditions qui caractérisent le climat de Milan peuvent être résumées dans une courte analyse. Il est inutile d'entrer dans de grands détails pour faire connaître un ensemble

(1) Elle est de plus de 140,000 âmes.

d'influences météorologiques qui ne peuvent pas constituer un climat médical. La parallèle qui passerait sur Venise passerait, à peu de chose près, sur Milan. Ces deux villes sont situées dans les mêmes profondeurs continentales. Toutefois Venise est un climat maritime à cause du voisinage de l'Adriatique et de sa position sur la lagune, tandis que Milan est à 60 lieues à peu près dans l'intérieur des terres. La ville s'élève à l'origine, avais-je dit, des vallées à laca; sa distance en est cependant assez grande pour que le bassin qu'elle occupe soit formé par une plaine assez étendue. De quelque côté qu'on vienne, en effet, à peine quelques accidents interrompent la monotone uniformité de la route. Principalement vers les vallées, des coteaux, chargés de vignobles ou de cultures variées, fournissent les éléments d'un paysage animé de quelque couleur. Dans la direction du midi et de l'est, le caractère est le même que celui qui règne en général sur toute l'étendue du bassin lombard. Des canaux bordent les grands chemins; des canaux secondaires relient de toutes parts, les plus fortes mailles du réseau hydrographique qui s'étend sur tout le territoire; et le sol, qui porte à peu près partout les mêmes produits, n'est coupé que par des plantations au feuillage abondant, dominées par les jets élancés des peupliers d'Italie. Milan n'est donc pas très abritée contre les vents qui soufflent des différents points de l'horizon; celui du midi n'arrive qu'après avoir franchi les cimes de l'Apennin, ce qui est rendu facile par l'infériorité relative de ce côté de l'enceinte, la hauteur topographique de la ville et la distance des murs aux montagnes qui couvrent Gênes et Lucques. L'ouest et le sud-ouest sont en partie arrêtés et modifiés dans leur nature par les Alpes qui leur correspondent. Les vallées supérieures laissent nécessairement parvenir jusqu'à la plaine le nord et le nord-est. L'Adriatique, en découvrant la côte depuis le nord et jusqu'au sud-est, permet enfin à ces différents vents de souffler sans

obstacle, mais avec d'assez notables changements dans la
température des vents chauds. Il est aisé de comprendre
le jeu annuel de l'anémologie dans ses effets les plus tranchés : la mer et la zone découverte qui lui correspond dans
la région méridionale de la Péninsule, laissent passer les
vents les plus tempérés et les plus humides, qui, pendant
la traversée, baissent sous le rapport de la température,
mais gagnent sous celui de l'humidité. Les vents occidentaux, transformés par la barrière de glace qui coupe leur
chemin, refroidissent l'air au lieu de l'adoucir et agissent
comme condensateurs de la vapeur dissoute par les vents
antagonistes. Ils changent de rôle en produisant une influence à peu près inverse de celle qu'ils font régner dans
les régions méridionales ; ils n'amollissent pas l'atmosphère et déterminent la chute de la pluie. Les vents septentrionaux, plus froids, plus rapides, plus fréquents, au
nombre desquels le nord-est doit être compris, sont les vents
des météores d'hiver, comme la neige ou les phénomènes
analogues, et ceux qui rétablissent les beaux jours et entretiennent leur durée, en dissipant les nuages et les brouillards. Les vents méridionaux, qui passent au-dessus de la
chaîne transversale de l'Apennin, agissent comme auxiliaires
des vents qui soufflent par l'Adriatique ; mais ils ne portent
plus la même température et les mêmes conditions hygrométriques qui les caractérisent dans les campagnes riveraines de la Méditerranée

Le climat de Milan est donc sous le joug des influences
froides. Malgré le rôle que remplissent les vents chauds, celui
des vents qui portent des qualités contraires, s'exerce avec
une grande prépondérance : ainsi le thermomètre est descendu, dans cette ville, jusqu'à un minimum de — 15 (1).
Cette condition est exceptionnelle ; mais la moyenne d'hiver

(1) Table des minima, *Physique terrestre*, de MM. Becquerel. Paris,
1847, in-8, fig.

est exprimée par 1,99 (1), tandis que celle de Venise est
de 3,35. Les météores d'hiver en contractent une fréquence
entièrement inconnue dans les plaines de la Basse-Italie.
Le nombre moyen des jours de neige, pendant une période
de 68 ans (2), est de près de 18 jours : le maximum a même
atteint 21 jours dans une période plus réduite, de 1820 à
1830. Cette démonstration de l'influence et surtout de la
fréquence des vents froids, se continue par les rapports des
jours pluvieux aux jours sereins. La pluie tombe plus abondamment à Milan qu'à Venise, et cependant la moyenne
des jours pluvieux n'est que de 62, et son maximum n'a
jamais atteint que 81, dans une période de 68 ans également. Je n'ai pas besoin de faire observer que si la plus
grande quantité de pluie tombe en automne, le chiffre n'en
est pas assez élevé pour en priver le printemps et l'été : sa
distribution se fait durant le cours des différentes saisons
sans présenter de grandes différences.

Il résulte de ces faits que le climat est déterminé par le concours des influences froides et sèches, et d'une humidité que
la température ne modifie pas comme dans d'autres régions
du territoire. L'humidité imprime à la population les caractères du lymphatisme ; quant aux influences septentrionales, elles succèdent à des états différents de l'atmosphère
avec assez de rapidité pour troubler vivement l'économie.
Il n'y a qu'à parcourir les rues de Milan pour être frappé des
signes morbides que les conditions hygrométriques de l'air
placent sur tant de fronts. L'histoire de la pathologie annuelle fait connaître les effets de ces transitions brusques
qui remplacent l'humidité, par la sécheresse et le froid ; les
apoplexies sont plus fréquentes à Milan qu'à Venise et dans
d'autres villes de la haute Italie (3). Le climat de cette

(1) Angelo Cesaris, *Del clima della Lombardia : Atti della Società ita-
liana*, tom. XVIII ; et d'autres auteurs.
(2) Schouw, *ouv. cit.*
(3) Dr Ferrario, *Statistica delle morti improvise*. Milano, 1834.

capitale ne saurait être recommandé aux malades ; on passe
à Milan, on n'y séjourne pas.

Les régions climatériques de cette partie de la plaine
lombarde sont les vallées à lacs adoptées par le luxe et qui
comptent de nombreux malades parmi leurs visiteurs. Ces
vallées se succèdent de l'est à l'ouest, depuis le lac de Guardia
jusqu'aux Alpes comprises entre le mont Rose et le Saint-
Gothard ; elles sont perpendiculaires à la direction du
Pô, et parallèles, par leur paroi orientale, au bord de l'A-
driatique, et, par leur paroi occidentale, à la chaîne imposante qui couvre le Milanais. Le lac de Guardia est très
grand et moins abrité que ceux qui occupent le sol dans la
direction des montagnes. Le lac d'Idro est très petit et
mieux protégé. Le lac d'Iséo, qui est situé entre Brescia
et Bergame, présente sur ses rives des découpures nombreuses qui ajoutent à la beauté de ses eaux. Les reliefs de
terrain qui couvrent ce lac au nord, vont tourner, en se
rapprochant du lac de Côme, une des parois de la vallée à
laquelle appartient cette nappe liquide. Les lacs de Lugano
et de Varèse séparent enfin le lac de Côme de ce lac Majeur qui mérite bien son nom pour son imposante grandeur,
et dont les bords sont dominés par les sommets hardis de
la chaîne des Alpes. Ce sont ces deux derniers, les plus
rapprochés des montagnes et les plus éloignés de la mer,
qui ont le privilége de servir de rendez-vous d'été à la société élégante, et d'être considérés en même temps, comme
de bonnes stations médicales. La beauté prestigieuse des
sites, la pompe des habitations, la grâce des jardins, la
transparence des eaux, expliquent une partie de la renommée
qui est fixée sur eux ; la science a livré en quelque sorte la
plus essentielle aux vagues interprétations de l'opinion publique. Il n'existe en effet, aucun travail important qui
détermine les conditions du climat de ces deux vallées ;
et la médecine n'a pas coordonné des témoignages assez

nombreux et assez concluants pour induire en faveur de
l'influence des lieux sur telle ou telle maladie. La science
a calculé les hauteurs des différents lacs du bassin lombard
relativement aux plages orientales ; les recherches de ce
genre se sont bornées en quelque sorte à ce point de départ.
Schouw, qui a colligé avec tant de soin toutes les observations météorologiques recueillies sur les divers points du
territoire, passe sous silence les lacs, comme si personne
n'eût jamais songé à y étudier les conditions de l'air, un
thermomètre ou un hygromètre à la main. Puisque les données précises font défaut, il est impossible, à plus forte
raison, d'établir rigoureusement pourquoi les lacs Majeur
et de Côme ont été investis, par exception, d'une influence
médicatrice qu'on n'accorde pas, en général, aux lacs
placés plus à l'orient. Il faut supposer que l'observation em-
pirique rend compte de la faveur dont on entoure les uns,
et de l'exclusion dont on a frappé les autres. Les conditions
générales de la climatologie du bassin lombard, et les analogies qu'il est permis d'en tirer, ne manqueront pas de
justifier ces préférences.

J'ai dit précédemment que tous les lacs, qui s'échelonnent à différentes hauteurs depuis les régions basses de la
plaine jusqu'au pied des montagnes, présentent une direction transversale. Encaissés entre des parois qui occupent
les rives orientales et occidentales, leurs deux extrémités
correspondent au midi et au nord. Il suit de cette orientation, qui varie, comme on le pense bien, d'une ouverture de
compas plus ou moins grande, de manière à tourner, pour
quelques lacs, au nord-ouest ou au nord-est, au lieu du nord
direct, et au sud-est ou au sud-ouest, au lieu du sud, des
influences qui sont loin, sans doute, de se montrer identiques, mais sont caractérisées par d'étroites ressemblances.
Ainsi le fond des vallées reste à l'abri des vents d'occident
et d'orient, et n'en reçoit ni ce surcroît de refroidissement

qui vient par les montagnes, ni les conditions contraires qui
lui parviennent par la mer. Ce sont les vents du midi et du
nord qui impriment à la ventilation ses caractères les plus
tranchés. Les premiers amollissent le ciel et lui font contracter une humidité plus ou moins grande ; les seconds le
refroidissent, déterminent la pluie et chassent par leur puissance, les brouillards qui troublent la transparence des couches de l'air. En hiver , cette prépondérance des influences
froides produit tous les météores de la froide saison , avec
plus d'intensité et de durée dans les bassins plus rapprochés
des montagnes , avec une durée et une intensité moindres
dans ceux qui sont moins éloignés des parages orientaux.
On n'ignore pas , en effet, que plus on avance vers les Alpes , plus le climat devient continental, car l'air est privé
de plus en plus des molles influences de l'Adriatique , et
reçoit en échange celles qui contractent leur principal caractère en passant sur les sommets glacés de la barrière
montagneuse de l'occident. La conséquence de cela , c'est
que s'il était question d'un climat d'hiver, il faudrait pro-
scrire précisément les mêmes lacs que la tradition médicale
recommande ; pour un climat d'été, il en est autrement. Durant cette saison, les influences chaudes ont nécessairement
moins d'action près des montagnes qu'au pied de leurs derniers embranchements ; la prépondérance appartient aux
causes contraires qui, ayant une lutte facile à soutenir contre les premières, entretiennent plus longtemps la fraîcheur
de l'atmosphère et la beauté des jours. Une cause de plus
de la modération de la température dans les bassins de
l'occident, c'est l'origine des eaux qui s'écoulent dans les
lacs ; car, sortant des glaciers ou des neiges à une faible distance, leur trajet n'est pas assez long pour qu'elles perdent
beaucoup de leur thermalité. Cette réunion d'influences attribue par exception, aux lacs du pied des Alpes, une moyenne
de température moins élevée que celle des autres lacs , et

un état du ciel qui se distingue par une pureté plus éclatante et plus soutenue. La pluie fournit peut-être des quantités plus grandes dans les bassins de l'occident que dans ceux de l'orient, comme l'exprime la loi générale de l'hyétographie du territoire lombard ; mais on sait que son influence sur la proportion des jours sereins, dépend moins du chiffre qu'elle atteint que de la manière dont elle tombe . Des détails, pris en dehors du cercle des généralités, feront mieux apprécier ces avantages , en les rattachant aux causes particulières dont ils dépendent directement.

Le lac de Côme est situé au nord-nord-est de Milan et à une courte distance de ses murs ; il s'étend de la Valteline jusqu'à Côme , d'une part, et Lecco , de l'autre, ce qui lui donne un développement de près de 10 lieues. La branche de la Valteline peut être considérée comme la branche-mère ; car, lorsqu'elle atteint le milieu de la longueur du lac , elle est divisée par un promontoire qui forme la pointe d'un triangle aux flancs écartés , et baignés l'un et l'autre par les deux embranchements secondaires. Celui de Côme se dirige du nord-est au sud-ouest ; celui de Lecco se dirige vers le sud-est et donne passage, par son extrémité méridionale, à l'Adda qui continue à descendre en serpentant, dans la plaine du Pô. Les reliefs du territoire ne forment pas une barrière continue sur les deux rives. La région où ils présentent la disposition la plus favorable, est celle qui correspond à la branche de Côme et aux parties les plus méridionales du bassin. Dans tout ce côté, qui se prolonge jusqu'au milieu de la longueur du lac, de hautes montagnes s'élèvent au-dessus du bord, et opposent un mur presque infranchissable aux influences qui viennent des Alpes. Des accidents de terrain d'une hauteur moindre , mais qui prennent, dans quelques points, l'aspect et le caractère de la chaîne voisine, traversent le promontoire du sommet à la base, et transportent en quelque sorte, sur la branche de Lecco, l'une des conditions importantes de l'anémologie de la branche de Côme. En remontant vers l'extrémité supérieure du lac, les montagnes du bord occidental s'écartent du bord et laissent entre elles et les eaux, des surfaces planes plus étendues ; elles ne cessent de conserver cependant une grande hauteur et de continuer, à quelques modifications près, la protection dont elles couvrent l'une des branches secondaires. Le bord oriental jusqu'à la sortie de l'Adda, est moins favorablement traité sous le rapport de l'hypsométrie. Les montagnes s'écartent, leur enchaînement se divise, le terrain s'affaisse et le bassin est ouvert, sur la plupart de ses points, aux influences qui viennent de ce côté. Quant aux régions septentrionale et méridionale, les hauts sommets qui couvrent la première, laissent passer les vents froids par les larges communications existant entre les vallées supérieures et les inférieures ; la plaine qui découvre la seconde, permet aux vents chauds le libre exercice de toute leur puissance d'action. Ainsi, les vents occidentaux ont la moindre fréquence dans le bassin, et suppriment l'influence réfrigérante du voisinage des Alpes. Les orientaux, en y parvenant facilement, lui apportent un reste des conditions particulières qu'ils contractent dans leur passage sur l'Adriatique. Les vents du nord et les vents du midi ont seuls le monopole de la prépondérance annuelle, et constituent spécialement les caractères anémologiques du climat. Cela est si vrai que les riverains du lac ne paraissent connaître que ces deux vents, auxquels ils ont donné des noms particuliers : ils appellent le premier le *Tirano* et le second la *Breva*. Celui-ci est le vent diurne, et il commence généralement à souffler à midi ; l'autre est le vent nocturne qui garde l'empire de l'air jusqu'au matin.

Sous l'influence du jeu alternatif de ces deux vents, voici ce qui se passe. Avec le règne des vents du nord, les nuits sont sereines, et il se fait un travail de rayonnement entre la surface du lac et les espaces du ciel qui doit abaisser sensiblement la température des couches superficielles des eaux. Au matin, si le vent d'orient se lève, les conditions hygrométriques qu'il porte, donnent lieu à la formation d'un brouillard plus ou moins épais, qui doit se dissiper ou se résoudre en pluie si le vent du nord reprend le dessus, ou persister jusqu'à ce que les vents méridionaux aient rendu la vapeur invisible, en élevant la température. Avec ces deux causes, l'intervention du vent du nord au matin, le souffle des vents du midi vers le milieu de la journée, la sérénité du ciel et une certaine douceur dans la thermalité de l'atmosphère, ont plus de chances que la durée du brouillard, et des oscillations plus ou moins vives entre une fraîcheur trop marquée et une chaleur trop intense. Il doit en résulter évidemment un caractère de climat à peu près égal, et qu'on pourrait presque dire incompatible avec ces grande écarts de thermomètre, qui s'observent même dans quelques unes des stations les plus tempérées. On comprend que ceci s'applique seulement à l'été qui doit présenter une moyenne de chaleur très modérée, s'il n'y a pas d'inexactitude dans les faits et les inductions qui précèdent. Quant à l'hiver, s'il doit être plus froid dans la partie septentrionale du lac, qui est découverte du côté de l'occident et près de l'origine des vallées supérieures, il présente nécessairement une moyenne plus élevée dans la partie méridionale où l'encaissement latéral est plus prononcé.

On retrouve en effet, dans cette région, l'Italie des latitudes les plus chaudes. La végétation y est représentée par l'oranger, l'olivier, le cactus et ces plantes des campagnes de la Grèce qui croissent dans les vallées étroites des Calabres et sur les rivages de la mer d'Ionie. En visitant toutes ces villas aux terrasses de marbre, et pleines d'objets d'art qui se succèdent depuis Côme jusqu'à la Tramezzine et se répètent dans la branche de Lecco, on a peine à se croire en Lombardie. L'air, adouci par cette humidité qui amollit la température et parfumé par les buissons de fleurs qui encombrent tous les jardins, paraît appartenir à l'Italie méridionale. Si on en a goûté les influences avant de visiter le lac, on ne les regrette pas, car on les ressent de nouveau avec les charmes d'une illusion que toutes les impressions justifient. Les souvenirs de Rome vivent sur l'ancien lac Laris par ceux qu'y a laissés Pline, qui possédait sur ces bords, deux maisons de campagne qu'il nommait la Comédie et la Tragédie, l'une assise mollement sur la rive plate et unie, et l'autre fièrement perchée sur des rochers qui la *chaussaient commme un cothurne*. Celui qui était le maître de tant de splendides maisons dans l'Italie méridionale, sur le golfe de Baies et la mer d'Ostie, devait bien aimer ce fragment de la Grèce perdu entre les grandes Alpes et leurs embranchements, pour paraître en préférer le séjour à celui des maisons plus rapprochées de Rome. Les Grecs, qui ont envoyé des émigrations jusque dans ces vallées, ont complété, par le prestige historique des souvenirs, l'effet produit par la nature : Nesso, Lecco, Lenno, Colonnia, Corenno, villages qui s'échelonnent sur les rives, laissent deviner les noms à peine altérés de Naxos, Leucade, Lemnos, Colonne et Corinthe. Cette scène toute méridionale, et qui parle à l'esprit par les souvenirs qu'elle éveille, et aux sens par les influences qu'elle fait éprouver, emprunte un caractère plus accentué au voisinage de la grande chaîne occidentale. Si le bord descend jusqu'aux eaux par de molles inclinaisons, si les collines présentent les pentes arrondies de quelques uns des accidents de la campagne de Rome, ou de la région septentrionale du golfe de Naples, sur d'autres points les rochers prédominent, les forêts se dressent sur des pentes rapides, et de bruyantes cascades se précipitent sur leurs lits de granit. C'est le seul trait de physionomie par lequel le bassin du lac de Côme se rapproche de l'Italie septentrio-

nale ; par les autres, il semble se confondre avec l'Italie péninsulaire. Au-delà de la Tramezzine, région de la rive
occidentale qui correspond à la naissance des deux embranchements, les conditions de la thermalité s'altèrent, et la
végétation porte l'empreinte de ce changement. La station
la plus agréable et la plus efficace est dépassée, car elle
n'est comprise que dans la moitié méridionale de l'espace
qui forme la circonscription du lac.

Le lac Majeur est situé à une plus grande distance de
Milan que celui de Côme; il est séparé de ce lac par une
vallée intermédiaire ou plutôt par un assemblage de petites
vallées où sont les lacs de Varèse et de Lugano. Contenu
dans une vallée à direction transversale comme le lac de Côme,
son orientation loin de différer de la sienne s'en rapproche
sensiblement. D'une plus grande étendue, car il mesure
près de douze lieues en longueur, son extrémité supérieure
est tournée vers le nord-est, tandis que son extrémité opposée se dirige au sud-ouest. La première, qui touche à
Bellinzona, ville assez considérable, aboutit à la naissance
d'embranchements montagneux, dominés depuis le nord-est
jusqu'au nord-ouest par le mont Saint-Gothard, le petit
Saint-Bernard et les sommets du même système ; la seconde
finit, au contraire, en plaine, sous les murs d'une ville
moins importante que celle de l'extrémité septentrionale
du lac, et qui se nomme Sesto Calende. Dans ce point, le
Tésin s'ouvre une route, et, comme l'Adda qui s'échappe
par une branche du lac de Côme, il sort du lac Majeur pour
finir comme lui, c'est-à-dire, en se jetant dans le grand
fleuve du bassin lombard. Le sol est découvert du côté par
où s'écoule le Tésin, comme il est découvert aussi dans la
région correspondante du lac moins éloigné de l'Adriatique.
Mais là, les analogies cessent, les différences commencent
à se prononcer. Le lac Majeur est libre d'embranchements ;
il se développe entre deux rives qui changent plusieurs fois

d'orientation, et augmentent ou diminuent, suivant les caprices de leurs contours, l'étendue de la nappe liquide. Cette disposition resserrerait la vallée, comparativement aux dimensions de celle du lac de Côme, au moins dans la partie méridionale ; c'est ce qui n'arrive pas. Les montagnes de la côte occidentale ne s'enchaînent pas régulièrement : d'abord isolées ou liées à de faibles mouvements de terrain, elles se rapprochent plus loin, pour constituer les sommets imposants qui forment les frontières suisses et piémontaises. Il résulte de cette condition topographique que la barrière occidentale du bassin n'a pas cette étroite solidarité qui ferme toute issue aux influences. Sur la côte orientale, les grandes montagnes ont disparu. Quelque nombreux et même quelque élevés que soient les différents mouvements du sol, il font opposition avec la rude sévérité des roches neigeuses de l'autre rive. D'une part, c'est tout le pittoresque et l'aspect tourmenté de la barrière de granit qui sépare l'Italie de la France ; de l'autre, la richesse des plaines lombardes et un commencement de cette régularité presque monotone qui en forme le trait principal. Ainsi, le bassin du lac Majeur est moins protégé sur sa paroi occidentale que le bassin du lac de Côme ; il a de plus que lui, le voisinage des glaciers qui entretiennent dans l'air, des centres permanents de réfrigération. La paroi orientale se trouve dans des conditions à peu près analogues ; seulement, les aspérités du sol, qui s'étendent dans cette direction jusqu'au lac le moins rapproché des Alpes, doivent modifier les influences qui ont traversé l'Adriatique avant d'aborder le bassin. Ces différences entre les deux lacs en introduisent de considérables dans la constitution des climats respectifs.

Il est inutile de revenir sur les caractères principaux du climat du lac de Côme ; j'ai à peine besoin de rappeler que la résultante des influences générales des rivages qui entourent la région méridionale du bassin, est exprimée par

la végétation de l'archipel grec et de la grande Grèce ; on
ne la retrouve pas dans le bassin du lac Majeur. Le ciel, qui
brille sur cette vallée, est pur pendant la belle saison,
car les vents du nord y conservent une grande prépondérance ; l'humidité un peu trop fraîche de son atmosphère
y est tempérée dans les commencements de l'été, et lorsque l'automne décline vers l'hiver, par la facilité d'accès
des vents du midi. Les vents orientaux influent faiblement
sur l'élévation de la température ; le plus souvent même
c'est un effet inverse qu'ils produisent. Quant aux vents
d'occident, qui soufflent avec une fréquence relative assez
marquée, ils agissent comme auxiliaires des septentrionaux,
pour refroidir le ciel et non pas pour le dégager des nuages
qui peuvent en troubler la transparence. Le climat du lac
Majeur est frais, sans cesser d'être doux, pendant le règne
des beaux jours, surtout si on le compare à celui des bassins
à lacs qui sont dans le cœur même des Alpes ; mais cette
douceur diffère essentiellement de celle qui caractérise l'air du
bassin plus oriental. Le lac de Côme conserve le même avantage pour la proportion des jours sereins : les conditions hypsométriques du sol, le jeu régulier des vents, la prépondérance presque absolue des uns dans leur rapport avec les
autres, expliquent clairement cette supériorité. La fréquence plus grande de la pluie pour le bassin du lac Majeur, doit être considérée comme la conséquence de ce qui
précède, en l'absence d'une certitude qui se fonderait sur des
observations. Malgré ces divergences, la belle saison est
très agréable dans cette longue vallée admirablement cultivée, sur ces rives du lac dominées par de magnifiques montagnes (1), et dont la magique décoration se complète par
le groupe d'îles qui flottent au milieu des eaux (2). Seule-

(1) Le mont Rose, qui domine le lac et se rattache au Simplon, au-
dessus de la vallée de Domo d'Ossola, mesure 4736 mètres.

(2) Les îles du lac Majeur sont au nombre de quatre. La plus septen-

ment elle n'atteint pas ces conditions de durée dans la beauté du ciel et d'égalité dans la température, qui distinguent l'été du lac de Côme. Il doit être à peine question de l'hiver autant pour le lac le plus oriental que pour celui qui est situé au pied des Alpes. La rudesse de cette saison, qui est neutralisée dans la partie méridionale du premier, puisque les plantes des climats chauds lui résistent, s'exerce sur le second avec une grande intensité. Lorsque les hauts sommets se sont enveloppés d'une épaisse couche de neige, et que le lac, dont la surface refroidie sous l'influence de l'immobilité des eaux et de l'abaissement de la température, est devenu lui-même un agent de réfrigération, tout le bassin semble appartenir aux zones septentrionales de l'Europe : comme aspect et comme conditions climatériques, il a subi une complète transformation.

Toute obscurité est désormais dissipée sur les causes de la préférence qu'on doit accorder au lac de Côme sur le lac le plus rapproché de la chaîne. La topographie tiendrait même lieu de toutes les autres, tant elle présente, pour le lac oriental, des conditions favorables que le lac occidental ne partage pas. Le lac Majeur est cependant une bonne station, bien qu'elle ne mérite pas la même faveur que le lac de Côme ; assez d'analogies les rapprochent, malgré les différences qui les séparent, pour former deux climats dont la médecine peut tirer un utile secours.

Les différences sont plus profondes entre les lacs de Côme et Majeur et ceux qui sont renfermés comme eux dans des vallées transversales, sur le chemin des montagnes à l'Adriatique. On les comprend sans avoir besoin de les signaler :

trionale est l'*Isolino* ; la seconde, en s'avançant vers le sud, est l'*Isola madre* : la troisième, qui fait suite, est l'*Isola superiore* ou *dei pescatori*, à cause des pêcheurs qui l'habitent ; la dernière, qui est la plus méridionale et celle qui se trouve en vue des rivages habités de préférence, porte le nom d'*Isola bella* qu'elle mérite bien pour le prestigieux effet qu'elle produit avec son riche amphithéâtre de monuments et de verdure.

Les reliefs du sol présentent des hauteurs insuffisantes ou des barrières montagneuses sans efficacité, qui, en laissant les vents agir librement, entretiennent dans l'atmosphère ces caprices d'influence incompatibles avec un bon climat médical. Les lacs de Côme et Majeur faisant exception à cette condition à peu près générale, ce sont les seuls dont le séjour mérite d'être recommandé.

Le lac de Côme peut rendre de grands services aux affections chroniques de la poitrine. Par l'état hygrométrique de l'air, par la modération que les eaux du lac et le voisinage des montagnes impriment à la température, le climat continue pendant l'été, la douce influence des stations d'hiver. On comprend quel service cet avantage doit rendre aux tuberculisations pulmonaires. Ce qu'il leur faut, c'est l'absence complète de secousses, la prolongation du même climat à travers les transitions inséparables de la succession des saisons. Le lac de Côme offre donc aux tuberculeux une précieuse ressource, puisqu'elle leur permet de ne pas interrompre leur séjour en Italie. Si des stations plus méridionales ou plus voisines des rivages maritimes les réunissent pendant la durée de l'hiver, ils peuvent les retrouver pendant l'été dans les stations de l'Italie continentale.

Le lac Majeur ne présenterait pas les mêmes avantages aux malades frappés de phthisie pulmonaire ; il a des variations qui ne se remarquent pas dans le lac de Côme, et ses conditions générales ne sont pas en rapport avec la douce température qui fait prospérer la végétation des rivages les plus méridionaux. L'influence de son atmosphère, plus agitée, plus changeante, plus fraîche et plus tonique, exercerait une action favorable sur les catarrhes chroniques, les débilités générales et celles des organes de la digestion ; elle conviendrait à toutes les affections qui craignent un air trop doux et trop débilitant, en même temps qu'une constitution contraire. L'indication est assez large pour admettre une

nombreuse catégorie d'états différents qui peuvent s'améliorer sous la même influence de climat. Il ne faut pas cependant, laisser ici une lacune en oubliant la folie sous les
formes paralytique et lypémaniaque. Les paralysés réclament un air qui ne présente ni des conditions de surexcitation vive, ni celles qui peuvent déterminer l'énervation :
dans l'un et l'autre cas des accidents pourraient se produire.
Le lac Majeur est placé dans des conditions mixtes qui excluent de pareils dangers, et il a pour lui les avantages d'une
scène magnifique bien faite pour revivifier la pensée, en régénérant cette faculté de l'attention qui semble à jamais
éteinte chez cette classe de malades. Les mélancoliques
trouveront, dans le spectacle de la campagne, cette dérivation salutaire qui peut les arracher aux funestes préoccupations dont le suicide devient le dénouement.

Les parties des rivages des lacs Majeur et de Côme qu'il
faut préférer à toutes les autres, correspondent à la zone la
plus ouverte aux influences méridionales, c'est-à-dire au
débouché de la vallée sur la plaine du Pô. Dans cette zone,
les effets du nord sont amoindris par l'intervention plus directe des vents du sud. Sur différents points de la côte, et
même dans les lieux les plus habités, il existe quelques
foyers circonscrits d'émanation marécageuse : c'est un voisinage qui n'est pas défavorable aux phthisiques, mais que
des renseignements pris sur les lieux permettent d'éviter.
Un soin plus important mérite de fixer les malades. Il est
prudent de se priver des promenades du soir sur les bords
des eaux, lorsque la vapeur retombe en rosée invisible; il
n'est pas moins nécessaire d'éviter les excursions matinales,
car le brouillard est fréquent sur les lacs et même dans
toute l'étendue du bassin, et ne se dissipe, lorsqu'il règne,
qu'après plusieurs heures d'influence solaire.

CHAPITRE III.

LE CLIMAT DE GÊNES.

Le climat ligurien fait opposition au climat de la Lombardie. Celui-ci est placé sous une zone isothermale différente de la zone sous laquelle se trouve l'autre ; c'est la branche transversale de l'Apennin qui trace la ligne de séparation (1). Au pied du versant septentrional de la chaîne, commencent la plaine du Pô et le climat de l'Italie supérieure ; sur le versant opposé, commencent le littoral de la Méditerranée et le climat de la partie péninsulaire du territoire. Dès qu'on a abordé cette région, on voit se prononcer, en effet, les caractères des campagnes de Rome ou de Naples. La végétation est toute méridionale ; la mer a la même transparence, le même genre de beauté que dans les golfes situés le plus au midi ; quant au ciel, il resplendit du même éclat que celui qui frappe la vue à l'extrémité méridionale de l'Italie. A l'exception de Venise, des bassins des lacs, et de quelques autres points circonscrits de la Lombardie, la zone septentrionale tranche vigoureusement avec la lisière ligurienne ; elles sont plus séparées par les contrastes que rapprochées par les analogies.

Le premier nom qui se présente à la pensée, en touchant cette terre nouvelle, est celui de la ville qui en occupe le point central. Gênes, assise au fond de la concavité du golfe, au pied des montagnes, sur la route qui relie par le rivage de la Méditerranée, l'Italie méridionale à la France, Gênes, ancienne république, riche encore de ses palais de

---

(1) L'Italie méridionale est comprise, comme on sait, dans l'isotherme de 15 à 20, et l'Italie continentale dans celui de 10 à 15.

marbre, et superbe autant par ses monuments que par l'effet pittoresque de son ensemble, a naturellement le privilége d'exciter la curiosité de préférence aux autres villes du littoral. Le voyageur suit le chemin de la Corniche pour visiter Gênes ; et il est rare que le malade, qui se rend à Pise par la voie de la terre, ne désire s'y arrêter. Mais si cette ville a de l'intérêt et du charme au point de vue de l'art, son influence ne s'étend pas plus loin : elle doit rester exclue du nombre des stations médicales qui peuvent servir la thérapeutique des affections chroniques. Cette capitale occupe cependant un rang trop important parmi les grandes cités de l'Italie pour ne pas analyser les conditions de son climat ; il faut du reste que les malades sachent à quelles époques de l'année il convient d'en éviter le séjour, et quelles sont celles où le danger en s'amoindrissant ou même en disparaissant, on peut se le permettre sans désavantage.

Gênes domine orgueilleusement la mer ; ses bas quartiers s'appuient sur la plage en encadrant la rade et le port, et ses quartiers supérieurs se superposent, en élevant au-dessus du niveau des habitations, les majestueux couronnements de ses palais. La dernière ligne des quartiers supérieurs est dominée elle-même par les crêtes de l'Apennin dont les pentes rapides semblent pousser la ville dans les eaux du golfe. L'intérieur de la cité ne correspond pas à l'effet produit par la vue de l'extérieur. A côté de rues bien percées, spacieuses et monumentales, sont des voies étroites, sinueuses et se coupant à angles différents, qui jettent de la confusion dans l'ensemble des communications. Ce vice de régularité ne nuit pas à l'existence des conditions hygiéniques. L'air circule librement sur la plupart des points, et la déclivité du sol ajoute à la salubrité, en favorisant le prompt écoulement des eaux par la rapidité des pentes. La configuration de l'espace occupé par la ville n'offre aucune régularité ; on ne peut la rapporter à aucun terme de com-

paraison un peu précis ; car elle est en pointe dans la partie
occidentale, et prend de l'ampleur à mesure qu'on se rapproche de l'orient, où elle finit par se dessiner en carré.
Gênes tout entière se trouve dans cette dernière région ; là
sont les quartiers les moins beaux et les plus populeux ; dans
ceux de l'occident, où s'élèvent les palais, sont tracées les rues
monumentales, et habitées, comme dans tous les quartiers
de luxe, par la partie la plus nombreuse de la population.
Les montagnes s'élèvent dans la direction du nord, et la mer
baigne le rivage au midi. Mais la forme du littoral, qui présente une courbe profonde, permet à la chaîne, et aux accidents de terrain qui en dépendent, de se prononcer vers le
nord-ouest d'une part, et de l'autre vers le nord-est. C'est sur
ces deux régions latérales que coulent les deux torrents entre
lesquels la ville est placée : le Bisagno se jette dans la mer
à l'orient de l'enceinte murale, et la Polcevera à l'occident.

Malgré la protection des montagnes, tous les vents agissent avec assez de force sur le ciel génois. Et d'abord, la
chaîne ne présente pas des sommets d'une grande élévation.
Le mont Poggio, qui domine tout le système, ne mesure que
1162 mètres ; puis les divers sommets sont séparés par des
cols assez déprimés, qui sont eux-mêmes l'origine de vallées
profondes, par lesquelles les vents font leur entrée dans le
bassin. Le vent du nord, qui vient directement de ce côté,
est d'ailleurs l'antagoniste naturel de ceux qui soufflent par
le golfe. Si, pendant l'hiver, il détermine la pluie par sa
sécheresse et sa basse température, en succédant aux vents
méridionaux, pendant l'été il les repousse et entretient la
durée des beaux jours, en conservant l'atmosphère sereine.
La côte occidentale n'a pas assez d'étendue pour barrer le
passage au nord-ouest qui est violent comme sur le quai
septentrional de Naples, et piquant comme dans les régions
plus rapprochées de la Provence. Le nord-est agit à peu
près comme le nord ; il reproduit presque la même in-

fluence. L'est et l'ouest sont les meilleurs vents qui soufflent
sur la ville. Le premier présente une plus grande humidité
et une température plus élevée que lorsqu'il parvient sur
l'Italie centrale et méridionale, ce qui se comprend par le
nouveau trajet qu'il fait à travers la Méditerranée; le second
est le vent par excellence pendant l'été, mais il contribue à
refroidir l'atmosphère pendant l'hiver, ce qui s'explique encore
comme pour le vent d'est, par les conditions de son itinéraire.
Voici comment s'exprime l'auteur d'une excellente monographie du climat de Gênes (1) sur le caractère du vent d'ouest
pendant la belle saison : « C'est avec la fleur printanière, écrit
» M. Cevasco, que son haleine parfumée commence à se
» faire sentir; il rafraîchit pendant la belle saison et il
» émigre en automne. C'est presque le seul vent qui ait un
» cours régulier et périodique. Si une chaleur excessive
» s'annonce, il disparaît et le thermomètre s'élève aussitôt.
» C'est lui qui dédommage des fortes chaleurs de juillet.
» Les *Ponentelli* réjouissent le marin et laissent respirer le
» campagnard fatigué. L'ouest est le zéphir, le véritable
» vent poétique de la Ligurie. » On retrouve dans le vent
d'ouest qui souffle à Gênes, celui dont les effets sont si bien
décrits par Pline l'ancien (2).

Les vents méridionaux conservent les caractères qu'on
leur connaît. Le vent du sud-est (scirocco) est chaud, humide, accablant, impétueux; il entraîne avec lui une sorte
de brouillard appelé *cuin*, qui brûle la fleur des récoltes; il
souffle principalement en automne comme dans d'autres
parties de l'Italie. Le midi plein est le vent des pluies;
mais quelque violent qu'il soit pendant l'hiver, il n'atteint
pas, sous ce rapport, le sud-ouest (libeccio) qui soulève la
lame et en répand l'écume sur les quais. Tous ces vents
sont plus ou moins humides et forment, par leurs alternatives

(1) Cevasco, *Statistique de la ville de Gênes.* Gênes, 1838 et 40, 2 vol.
(2) *Ouv. cit.*

avec les vents de terre, ces brusques perturbations ou ces tempêtes qui se précipitent avec fracas par les bouches des vallées et battent la mer jusque dans le port. Ces tempêtes éclatent généralement dans les passages de l'hiver à l'été ou de cette saison à l'automne. Les dernières sont électriques et se produisent sous la forme des orages à tonnerre et à grêle ; les autres présentent rarement ce caractère et dégénèrent quelquefois en transitions du genre de nos giboulées printanières qu'on appelle dans le pays *frasche di maio*, mignardises de mai. Quand le beau temps s'établit et qu'il présente des conditions de durée, les vents latéraux (d'est et l'ouest) prennent de la prépondérance et tournent légèrement au sud-est et au sud-ouest sans leur permettre de s'établir ; ils s'éteignent à la fin de la journée, pour laisser entrer le nord qui souffle pendant la nuit. On doit remarquer dans cette distribution générale, des ressemblances qui rapprochent les phénomènes de l'air ligurien de ceux qu'on observe à l'extrémité occidentale de l'Europe. La rive génoise est toujours le trait d'union qui relie la Péninsule italique aux territoires bordés par l'Océan (1).

La température présente une moyenne d'hiver assez élevée ; elle surpasse celle de Rome qui marque 8,1, puisqu'elle est exprimée par 8,49 (2). Mais ce chiffre absolu n'exclut pas les caprices thermométriques qui se répètent avec tant de fréquence pendant la froide saison, en faisant succéder une journée très douce à une journée très froide. On peut juger du reste de l'intensité que le froid atteint dans l'intérieur des murs, par les chiffres qu'il présente dans les montagnes du voisinage : le thermomètre y descend en effet jusqu'à — 12 ; il y conserve un maximum moyen de — 7,50 ou — 8 (3). Les époques où la congélation a frappé

____

(1) Les principaux détails qui précèdent sont tirés de l'excellent livre de M. Cevasco.

(2) Schouw, *ouv. cit.*

(3) Cevasco, *ouv. cit.*

les plantations de la campagne, et des jardins compris dans
l'enceinte de la cité, forment une autre source d'observations
moins précises, mais aussi concluantes. Dans notre siècle, la
mortalité des orangers, des citronniers et des autres espèces
méridionales n'a encore été observée qu'en 1820. Dans le siècle
précédent, le même désastre s'est renouvelé six fois, en 1709,
49, 62, 82, 89 et 92 (1). Ces congélations sont plus rares dans
les vallées occidentales de l'Italie moyenne. Quoique appartenant au même climat, la Ligurie, ou du moins la région circonscrite qui correspond à l'emplacement de Gênes, présente,
sous ce rapport, un désavantage prononcé, condition qui
dépend de la perméabilité des montagnes sur lesquelles la
ville s'appuie, et qui mettent presque en communication son
bassin avec le territoire placé sous le flanc opposé de l'A-
pennin. Les vents du nord sont déjà froids en entrant dans
la plaine du Pô, après avoir traversé les Alpes ; ils ne perdent ni leur impétuosité, ni leurs autres caractères en franchissant la branche transversale qui borde la Ligurie. Dans
les autres régions de la même rive, où les montagnes sont
plus hautes et les passages moins faciles, la température
est plus douce et moins capricieuse dans sa modération,
et la végétation est mieux protégée que dans la campagne
génoise.

La forme de la rive, qui se creuse en entonnoir et reçoit
comme dans un bas-fonds toute l'humidité portée par les
vents méridionaux, concourt, avec le voisinage des montagnes refroidies autant par les qualités des vents qu'elles
laissent passer, que par les conditions où elles sont maintenues pendant l'hiver, à entretenir dans l'air un état hygrométrique très marqué et à inonder le bassin d'une grande
masse d'eaux pluviales. La moyenne hygrométrique est de
81,6 (2). Quant au chiffre de la pluie, il est de 1280^{mm} d'a-

(1) Cevasco, ouv. cit.
(2) Guida di Genova e del Genovesato. 1846.

près M. Cevasco, et de 1380^{mm} d'après Schouw (1). Suivant la distribution par saisons, donnée par ce dernier auteur, l'été est relativement sec, sans doute à cause de l'intervention souvent répétée des vents du nord qui dégagent le ciel, et de la prépondérance des vents d'ouest, ces zéphirs de la Ligurie. Quant aux autres saisons elles sont très pluvieuses, surtout l'automne qui donne la plus grande masse d'eau, comme dans les stations plus méridionales où les pluies les plus abondantes tombent pendant le passage de la saison chaude à l'hiver.

Ces détails caractérisent suffisamment le climat de Gênes. Le ciel de cette ville est inclément. Quelque pur, quelque brillant qu'il soit pendant le règne des beaux jours, il est trop en butte à l'antagonisme des vents, trop tourmenté par la brusquerie des transitions, pour que la sensibilité n'y soit pas affectée par de vives secousses. Ces événements se produisent dans toutes les saisons, à l'exception de celle qui correspond au retour régulier de ces *ponentelli*, qui sont les vents calmants des chaleurs précoces du printemps et des ardeurs brûlantes de l'été. S'il y a donc une époque à choisir pour visiter Gênes, c'est celle qui correspond au commencement de l'été ou à la fin de la saison qui le précède. Les malades qui ont passé l'hiver à Pise, quittent alors cette station pour remonter dans la haute Italie ou regagner le nord de l'Europe ; au lieu de prendre la voie de mer ou le littoral de l'Adriatique, ils peuvent suivre avec avantage le chemin de la Ligurie et s'arrêter à Gênes sans rien craindre des effets du climat. On comprend que je parle principalement pour les affections pulmonaires et celles qui s'aggravent sous l'influence de la surexcitation de la sensibilité ; car les maladies qui occupent la première place dans le mouvement annuel de la pathologie gênoise, sont les pneumonies, les rhu-

(1) Le calcul est fait sur quatre ans d'observations empruntées à deux sources différentes.

matismes , les hémoptysies, les catarrhes et la phthisie (1).
Les affections qui , loin de redouter les causes productrices
de la surexcitation nerveuse , réclament au contraire les
influences qu'elles déterminent, se trouvent dans des conditions toutes différentes. Le climat de Gênes peut leur être
favorable, excepté pendant les époques où la pluie tombe
avec le plus d'abondance et le froid sévit avec le plus de rigueur. Cette période, qui s'étend depuis l'automne jusqu'aux
premiers mois de l'hiver, a des inconvénients qui font disparaître les avantages. Je compte au nombre des affections auxquelles le séjour de la grande cité ligurienne peut
rendre des services , certains états lymphatiques, quelques
paralysies indolores avec la complication du tempérament
scrofuleux, et, parmi les différents genres d'aliénation men-
tale , la paralysie générale sans imminence de congestion,
et la mélancolie, qui trouvera dans le bassin de la ville, dans
l'amphithéâtre des montagnes, et dans les riches jardins dont
les terrasses bordent la mer, cette variété d'impressions qui
conjure la tristesse en imprimant une nouvelle direction à la
pensée.

Gênes reçoit, à cause de sa situation, l'influence de tous
les vents qui soufflent des points différents de l'horizon. Les
deux rives de mer et l'écartement des montagnes dans les
deux directions , la rendent surtout accessible aux vents latéraux , ce qui constitue d'ailleurs le bon côté du climat. En
compensation , le nord-ouest se précipite sur le bassin et
y règne aussi tumultueusement peut-être, que sur la rive du
golfe de Naples. Le nord et le midi interviennent de leur côté,
le premier , avec moins de prépondérance, mais avec assez
de puissance et de durée pour former le principal élément
météorologique d'une saison. Dans les autres régions de la
rive, il n'en est pas de même. De Gênes à la Spezzia, dans

____

(1) Cevasco, ouv. cit.

la région orientale, le chemin traverse une série de villes ou de villages placés à un niveau plus ou moins élevé au-dessus du bord de la mer, abrités par de puissantes montagnes, et présentant des conditions plus favorables que la ville qui occupe le centre de toute cette lisière de pays. Nervi, Chiavari, Sestri, Moneglia, où les productions du sol, qui appartiennent toutes à la zone la plus méridionale du territoire, servent de démonstration aux inductions qu'on peut tirer de la topographie, se succèdent sur cette partie du littoral. Nervi est en effet considéré comme un climat d'une grande douceur; les villes plus voisines de la Spezzia ne sont pas trop au-dessous de la juste réputation de la première. En réfléchissant aux conditions de climat de ces différentes stations, on se demande pourquoi l'opinion ne leur a pas attribué des influences analogues à celles dont elle a si largement doté les stations de l'occident. Menton, Nice, Hyères, qui sont situés dans cette région, ont l'avantage d'être sur la route qui unit la France au sol italien, et de toucher à des centres de population considérables; ils doivent à cette situation exceptionnelle les observations nombreuses et les recherches attentives dont ils n'ont pas cessé d'être l'objet. Si des investigations sérieuses font connaître un jour la région orientale, nul doute qu'elle puisse être comparée sans trop de désavantage à celle qui se prolonge vers l'occident. Depuis longtemps déjà, les étrangers, guidés par leur goût pour la beauté du paysage et le vague sentiment des qualités du climat, y prennent en assez grand nombre leurs quartiers d'hiver. Il appartient à la science de dissiper les incertitudes, en fixant le caractère des influences dont la médecine peut tirer parti.

CHAPITRE IV.

La rivière d'occident est plus pittoresque et plus populeuse que la rivière d'orient et excite plus vivement la curiosité du touriste. Plus que celle-ci, elle présente les conditions caractéristiques d'un climat méridional. On se croirait dans les régions montagneuses de l'extrême Calabre, en voyageant sur les corniches de marbre ou de calcaire compacte qui portent le chemin. La distance cependant, est grande entre la pointe de la botte italienne et la bordure de la partie continentale du territoire; il se joint à cette différence, qui implique une différence de latitude, de profondes dissemblances dans l'orientation. Comment donc, les causes étant si loin de l'identité, les influences qui entretiennent la température et déterminent la végétation, paraissent-elles identiques! Il est nécessaire de répondre à cette question avec plus de développement et de précision que dans les généralités (1).

Les vents se modifiant suivant le trajet qu'ils font ou sur le continent ou sur la mer, ne conservent plus la même influence, bien qu'ils gardent le même nom. Ainsi, le vent d'est, qui agit sur le littoral de l'Adriatique comme l'ouest sur celui de la Méditerranée, change de nature lorsqu'il passe les Alpes pour souffler sur la rivière ligurienne : il apporte quelquefois la neige sur Gênes (2). L'ouest, qui est le zéphyr de la Ligurie pendant l'été, refroidit l'atmosphère pendant l'hiver à cause de son trajet continental, tandis qu'il produit un

---

(1) Voyez le chapitre qui traite de *la Climatologie générale de la région septentrionale de l'Italie*, pag. 433.

(2) Cevasco, *ouv. cit.*

effet contraire sur la rive occidentale de l'Italie péninsulaire à cause de son trajet maritime. Or, le vent qui se substitue à la fonction modératrice qui paraît leur faire défaut, c'est le vent du midi, si chaud dans les régions plus avancées. A Gênes, en effet, il élève le thermomètre en hiver et est peu sensible en été (1) ; cette négation d'action contribue à tempérer les chaleurs caniculaires. Dans les stations de la rivière d'occident, à Menton, par exemple, il détermine, avec le sud-est, une douce moiteur pendant la saison froide et une fraîcheur agréable pendant la chaude saison (2) ; ils reproduisent l'un et l'autre l'influence du vent d'ouest telle qu'elle s'exerce sur la bande occidentale de l'Apennin dans la presqu'île italienne. Il a été constaté à Nice, le thermomètre à la main, que la chaleur est moins forte, pendant l'été, dans les lieux exposés aux vents sciroccaux que dans ceux où frappent le plus directement les vents du nord ; la différence surpasse même quelquefois deux degrés (3). Le vent du midi et son auxiliaire le sud-est agissent donc sur la lisière ligurienne comme modérateurs des froids de l'hiver et des ardeurs de l'été. En rapprochant les extrêmes du thermomètre, ces influences atmosphériques transforment en quelque sorte le climat. Avec d'autres conditions qui les corroborent, elles font de tout le littoral, qui est resserré entre la ligne transversale de l'Apennin et la mer, un territoire comparable et même supérieur, sous le rapport thérapeutique, aux stations médicales les plus célèbres du reste de l'Italie.

La lisière de terrain comprise entre Gênes et Nice, qui n'est pas sans ressemblance avec la lisière opposée, se distingue, disais-je, par plus de caractère et de pittoresque. Quelque brillante que soit la végétation, elle disparaît dans quelques

(1) Cevasco, *ouv. cit.*

(2) Dr César Provençal, *Topographie médicale du comté de Nice.*

(3) Louis Roubaudi, *Nice et ses environs.*

parties pour laisser à découvert les puissantes stratifications
des montagnes. Le granit, les calcaires jurassiques, les
marbres, les calcaires spathiques et toutes les variétés des
formations secondaires se découpent à nu, surtout dans les
régions élevées. Quand le chemin est tracé près de la rive
et que la marge du sol est assez large pour former des
vallées, les plantations, qui s'élèvent jusqu'aux niveaux
où la terre manque, cachent le flanc des montagnes et ne
laissent poindre que leurs sommets; mais lorsqu'il est
suspendu sur les hautes corniches, il n'y a que la vue de la
mer et de la bordure de végétation, dont les sinuosités de
la rive sont couvertes, qui rappelle cette Italie dont on croit
être déjà bien loin. Dans ces alternatives d'élévation et
d'abaissement de la route qui tantôt côtoie la mer au milieu
des ombrages, et tantôt est tracée sur les saillies des calcaires, on traverse des villes et des villages qui, s'accom-
modant aux dispositions du sol, s'étendent en plaine lorsque les montagnes s'éloignent du bord, ou se groupent
pittoresquement sur les insfructuosités des pentes lorsque
l'Apennin rapproche sa base de la mer. Ainsi, l'analogie
qui règne entre les différentes régions de la bande ligurienne
n'exclut pas les oppositions les plus tranchées. La Méditerranée conserve les mêmes caractères, les montagnes gardent à peu près le même aspect. Les éléments de la variété sont dans les caprices de la rive, ceux de la topographie et les dispositions nom moins capricieuses que prennent
les centres de population et les cultures. Cette partie de la
rivière de Gênes mérite même d'être placée au-dessus de
la fameuse rive d'Amalfi sur le golfe de Salerne, à laquelle
on pourrait reprocher un peu trop d'uniformité dans le pittoresque et une végétation distribuée avec trop de parci-
monie.

Toutes les stations qui se succèdent sur la rivière occidentale, ne méritent pas l'intérêt du climatologiste, surtout

lorsqu'on doit se borner aux applications médicales. Il ne faut pas oublier, d'ailleurs, que si le climat de Gênes a été exclu du nombre de ceux qui peuvent produire de bons effets thérapeutiques, la même exclusion doit peser, à quelques modifications près, sur les villes de son voisinage. Il n'y a pas assurément identité entre les influences de l'atmosphère génoise et celle des longs faubourgs qui se relient entre eux sur un espace de plusieurs lieues, puisque la topographie présente presque les mêmes conditions, d'où il faut conclure que ces climats limitrophes ne sont pas sans ressemblance. Cette région offre cependant un avantage qu'il est important de noter. C'est celle où les zéphirs de la Ligurie se font le plus sentir lorsque s'opère leur retour annuel, et où les ardentes chaleurs de l'été sont le moins vives.

A mesure qu'on s'éloigne de Gênes, des intervalles plus longs se prononcent entre les divers centres de population. Rien n'est changé dans les conditions essentielles de la topographie; les roches prédominent et ne laissent qu'une importance accessoire à la nature végétale. Noli interrompt un instant la sévérité du paysage; bientôt les calcaires reparaissent, et le chemin, ne trouvant plus de corniche sur les pentes taillées à pic, s'insinue sous un tunnel creusé dans une puissante couche de marbre. Au sortir de la grotte, le paysage s'agrandit, les montagnes laissent plus d'espace entre elles et les eaux; et les cultures ne couvrent pas seulement le fond du bassin, elles envahissent encore les niveaux qui dominent la rive. Finale et Albenga occupent cette région : la première de ces deux villes, animée et industrieuse, la seconde, triste et silencieuse; celle-ci, insalubre parce qu'elle est ruinée et presque dans l'abandon, celle-là jouissant d'un air pur parce que le travail fait prospérer la production sur tous les points de son territoire. Aussi, Albenga est pauvre et Finale presque opulente des abondantes récoltes qu'elle tire de ses orangers et de ses oliviers. A quelques milles

d'Albenga, et dans des conditions de topographie assez semblables, est Alessio, très renommé pour la douceur de son
climat : il faudrait bien peu d'efforts pour faire de la ville insalubre une cité presque rivale de celle qui la suit de si près.
A Oneille, Port-Maurice et San-Rémo, et surtout dans ces
deux dernières stations, les influences méridionales, si caractérisées à Finale et à Alessio, se prononcent davantage.
J'ai vu pour la première fois depuis Gênes, à Port-Maurice,
de beaux palmiers croissant au hasard et sans culture sur le
bord du chemin; plus loin, à San-Rémo, ville entourée de
beaux jardins et de pompeuses habitations, le citronnier et
le palmier ne sont pas moins nombreux que l'olivier et l'o-
ranger qui n'ont pas besoin, pour produire, d'une aussi
douce température (1). Évidemment une nouvelle zone commence plus chaude et plus égale que celle qui forme la première partie de la rivière; elle comprend, avec le territoire
de Monaco, où se trouve Menton, Villefranche qui appartient aux mêmes conditions de climat.

La différence qui existe, sous le rapport des influences,
entre la section de la rivière la plus rapprochée de Nice et
celle qui se confond avec le territoire français, dépend en
grande partie de la disposition que présentent les montagnes. A la hauteur de Gênes et des stations qui lui succèdent de l'est à l'ouest, la chaîne transversale de l'Apennin
a une épaisseur moins grande que lorsqu'elle se rapproche
des Alpes. En se confondant avec la chaîne occidentale,
les sommets se groupent, se doublent plusieurs fois et forment un système d'une puissance telle qu'il n'y a pas en
Europe de barrière de montagnes qui puisse lui être com-

____

(1) San-Rémo est réellement la ville des palmiers. C'est elle qui a le
privilége de fournir des palmes à Rome, pour la cérémonie de la semaine
sainte. Chaque année, depuis 1587, un vaisseau part chargé des signes
allégoriques du triomphe; ce voyage n'a jamais été interrompu depuis
261 ans. Un voile de deuil couvre cette année les autels de la métropole
du catholicisme. Pour la première fois, le vaisseau ne partira pas.

parée. Il en résulte que si les vents septentrionaux peuvent franchir la section la plus orientale de la chaîne, ils franchissent moins facilement la plus occidentale. La résistance aux influences qui soufflent du septentrion est, du reste, d'autant plus forte que les sommets les plus rapprochés de Gênes sont les plus bas, et que ceux qui servent les climats de Menton et de Villefranche se distinguent par une hauteur qui grandit de plus en plus à mesure qu'on pénètre dans la région des Alpes centrales. D'autres causes naissent des dimensions de l'espace qui règne entre le pied des montagnes et la mer. A mesure que le littoral se courbe vers le sud-ouest, la chaîne suit une direction inverse; elle se retrousse pour se porter vers le nord-ouest et le nord. La lisière, en prenant progressivement une plus grande étendue, finit par dominer des vallées assez spacieuses. Ces changements successifs favorisent la douceur du climat; car les vents qui viennent de la mer ne subissent pas, dès leur arrivée, l'influence réfrigérante des montagnes, et ceux qui soufflent des régions glacées de la chaîne, se modèrent dans leurs conditions frigorifiques et leur violence, en traversant le bassin. La conséquence de ces modifications consiste dans la modération des rigueurs de l'hiver, l'entretien d'une douce humidité atmosphérique, et dans la diminution proportionnelle de la pluie qui entraîne l'augmentation du nombre des beaux jours. Les climats, qui se succèdent dans les bassins couverts d'arbres, arrosés par de limpides cours d'eau de la section la plus occidentale de la rivière, jouissent pleinement de tous ces avantages. Si une influence peut en troubler le règne, c'est celle du vent provençal, qui pénètre dans la région maritime du Piémont par la plaine du Var, et qu'affaiblit le concours des causes locales s'il ne la neutralise pas. Les stations les plus favorisées sous le double rapport de la forme hypsométrique de la vallée et de la disposition générale de la topographie, appartiennent à la province de Monaco et au territoire limitrophe : ce sont Menton et Villefranche.

Les beaux palmiers des collines de San-Rémo dénoncent les conditions méridionales du climat ; elles se continuent jusqu'à Vintimille, où le sol est moins riche parce qu'il est moins fécond. Les cultures des zones chauffées par le soleil reprennent toute leur splendeur à quelques milles de la Roya, rivière torrentueuse qui descend du col de Tende, et arrose la dernière vallée qu'on traverse avant d'entrer dans celle de Menton. La vallée de Vintimille ou de la Roya finit à l'occident, à la montagne qui sert de frontière à la province de Monaco. Le chemin la franchit, il passe sur un pont (le pont Saint-Louis) suspendu hardiment sur des rochers, et remonte vers l'intérieur des terres, en suivant le littoral qui forme une baie assez profonde. C'est au fond de ce golfe et au pied d'une basse colline qu'est situé Menton. Une première enceinte, très rapprochée des eaux, s'étend depuis le pont jusqu'au rocher contre lequel la ville est adossée ; elle forme la plus petite subdivision du val auquel ce centre de population donne son nom. Une seconde se prononce derrière la partie occidentale de Menton, et, se rapprochant davantage de la ligne des Alpes, comprend l'espace de terrain qui correspond de la seconde section du golfe au cap Martin, et au golfe limitrophe à l'extrémité duquel s'élève Monaco. Toutefois, les conditions hypsométriques du val de Menton ne se bornent pas à cette division en deux bassins secondaires, l'un comprenant la moitié orientale du premier golfe, l'autre tout l'espace compris entre la ville et l'extrémité occidentale du second. L'intervalle qui règne entre les hauts sommets et le rivage, est couvert d'accidents ; quelques uns ont même la forme et la hauteur de montagnes ; les plus rapprochés de la mer s'arrondissent en collines dont la culture a adouci les versants. La vigueur des plantations peut faire croire à une grande épaisseur des couches de terre végétale ; il n'en est pas ainsi. L'ossature générale, qui se prononce dans ces régions élevées et dans les aspérités qui bordent le rivage sur quelques points, ne porte pas cet humus gras et animalisé des vallées riveraines de la mer Tyrrhénienne. Le sable ou les débris des roches qui, dans cette partie des Alpes maritimes, offrent peu de résistance aux causes de destruction, forment les principaux éléments de ce terrain qui porte une végétation si brillante et si vigoureuse. On pourrait presque dire que l'atmosphère fournit aux plantations plus de produits nutritifs que le sol. Du reste, la rare industrie de l'habitant a triomphé complétement de cette insuffisance ; elle est parvenue à fixer la fécondité sur les pentes les plus difficiles, sur les aspérités les plus arides. Des gradins, qui retiennent des terres de transport, coupent en échelons les montagnes dont la nudité se dérobe sous une riche décoration que l'hiver même ne flétrit pas. C'est à partir de cette enceinte, ainsi transformée par la culture, que se prononcent les touffes magnifiques des orangers et des limoniers. Le caroubier, le pin, le palmier se montrent çà et là ou au sommet des coteaux ou au milieu des plantations dont ils varient l'uniformité en imprimant au site un caractère qui rappelle les beaux endroits de la campagne romaine ; mais les limoniers, les orangers et leurs variétés nombreuses forment la grande culture : Monaco et Mentone sont une orangerie sur un rocher (1).

Les deux golfes qui découpent cette ravissante campagne, et sont divisés par le cap Martin, présentent ensemble deux lieues et demie à peu près dans leur longueur ; le premier golfe mesure moins d'une lieue, le second a une ouverture plus grande d'un tiers, que le golfe oriental. Les extrémités des promontoires qui les terminent, les rochers Saint-Louis.

---

(1) **Valery**, *ouv. cit.*

le cap Martin, celui qui porte Monaco, ne présentent pas des montagnes assez hautes pour opposer une puissante barrière aux vents latéraux ; insuffisants pour les arrêter dans leur marche, tout au plus en modèrent-ils l'action. Les deux golfes, assez largement ouverts, comme on vient de le voir, sont orientés au midi et reçoivent directement le vent qui souffle de cette partie de l'horizon. Les rochers de Saint-Louis amortissent le sud-est sans l'empêcher de pénétrer dans le bassin. L'enceinte qui part de ce point pour aboutir à Menton, se fortifiant par les montagnes qui se prononcent derrière elles, défend la ville avec quelque efficacité principalement contre le nord-est ; quant au vent du nord, il trouve sur sa route, l'épais rempart que lui opposent les Alpes. En tournant la région, c'est-à-dire, en entrant dans le grand bassin, on devrait aborder la véritable région des influences ; la vallée étant plus ample et les accidents montueux perdant l'avantage de l'élévation par l'éloignement, les vents qui viennent de ce côté devraient agir avec plus de force et de fréquence que ceux qui soufflent en sens inverse : les inégalités nombreuses qui couvrent le sol et se prononcent sur les promontoires, neutralisent en partie l'intervention des vents occidentaux. Menton est même plus souvent frappé par les vents d'est et de sud-ouest que par les antagonistes. Les premiers tournent les rochers Saint-Louis ou pénètrent par les divers passages de l'enceinte, tandis que les seconds, rencontrant plus d'obstacles dans leur marche, règnent plus rarement et persistent moins longtemps. Fodéré dit que Villefranche, Monaco et Menton sont plus exposés aux vents d'est et de sud-est qu'aux différents vents qui soufflent par la terre (1). M. Provençal a confirmé ces résultats : il a observé que pendant le cours de la révolution annuelle, le vent du sud,

1 Voyage aux Alpes maritimes.

c'est-à-dire, le vent maritime, soufflait 125 jours, l'est 80, le nord 52, l'ouest 50, le sud-est 30, le sud-ouest 20 ainsi que le nord-ouest ; le règne des variations ne comprenait guère dans ce jeu de l'anémoscopie que 8 ou 10 jours de durée (1). En groupant les chiffres proportionnels de la prépondérance du sud-est et de l'est et ceux des vents antagonistes, on obtient 110 jours pour les vents sciroccaux et 70 seulement pour les autres ; les premiers sont séparés des seconds par une différence de 40 jours. Cette supériorité d'action de la part des vents qui sont les plus élevés en température, et corroborent l'influence du sud, le plus fréquent de tous, rend compte de la douceur particulière du climat ; elle explique aussi pourquoi le petit bassin, où les vents orientaux arrivent le plus directement, est toujours plus chaud que le bassin occidental (2). Il paraît surprenant que l'observateur ne fasse pas mention du nord-ouest (le mistral de la Provence), qui a assurément une part d'intervention dans les conditions générales de l'atmosphère. L'hypsométrie du terrain indique que ce vent contribue à produire l'abaissement de température de la vallée découverte à l'ouest. Ou M. Provençal a recueilli les faits pendant une année exceptionnelle, ou il a laissé une lacune importante dans ses observations.

On n'a pas relevé des observations thermométriques sur ce territoire avec le même soin que sur d'autres points de l'Italie : il en existe cependant, une série que M. le docteur Provençal rapporte dans son livre et dont le tableau a été dressé par un notable habitant du pays, M. de Montléon. Ce tableau comprend une période de 27 ans, depuis 1818 jusqu'en 1844. Quoiqu'il soit très incomplet, puisqu'il n'indique pas les moyennes des différentes saisons et ne permet pas d'apprécier les différences thermométriques qui les sé-

(1) *Topographie médicale du comté de Nice.*
(2) Provençal, ouv. cit.

parent, il présente cependant les éléments les plus essentiels. Il ne contient que deux termes pour chaque année, celui qui exprime la plus grande chaleur et le terme qui marque le froid le plus intense. Or, sur cette série de 27 années, le thermomètre n'est descendu que trois fois au-dessous de zéro, en 1820, 1838 et 1842, c'est-à-dire, pendant les époques qui correspondent aux hivers les plus rigoureux. Les autres années marquent des fractions de degré, ou même jusqu'à 8 degrés au-dessus du terme de la congélation, pour extrême du froid; il n'y en a que deux sur tout le tableau où l'extrême correspond à zéro. Il serait difficile assurément de trouver des hivers plus doux, même dans les régions les plus méridionales de la Péninsule. On n'a pas oublié que toute la partie de la presqu'île formée par les provinces de l'extrémité de la botte, présente tout au plus des conditions analogues. La chaleur est modérée comme le froid; les extrêmes gardent une limite inférieure sous l'influence sans doute du vent prépondérant qui vient par le golfe et dont la thermalité est moins élevée que lorsqu'on l'observe sur les côtes de la mer Tyrrhénienne. Le thermomètre n'est jamais parvenu en effet à 31 degrés; pendant trois années seulement, il est parvenu à 30, ou a surpassé ce terme de quelques fractions. Pendant les autres années de la période, c'est-à-dire, durant un intervalle de 24 ans, il a donné pour maximum de chaleur moins de 28 degrés. Les étés sont modérés comme les hivers doux, ainsi que le constate le rapprochement des extrêmes, qui exprime les conditions les plus efficaces des climats chauds.

L'état de la végétation mérite d'être remarqué, parce qu'il sert de terme de comparaison entre des stations limitrophes auxquelles on accorde des influences presque identiques. L'oranger et ses variétés atteignent un très haut degré de prospérité dans le bassin de Menton; ils réussissent également dans celui de Villefranche; ils donnent aussi de beaux produits, quoique leur culture exige plus de soins, dans les campagnes de Nice et d'Hyères. Mais le citronnier, qui fournit de si merveilleuses récoltes sur le territoire de Villefranche et surtout dans la vallée de Menton, ne compte, à Hyères et à Nice, que des individus isolés; en plein champ il y prospère peu ou n'y prospère pas. Cette différence aura toute sa signification lorsqu'on saura que cet arbre exige une température plus élevée et plus soutenue que celle qui est nécessaire pour la culture de l'oranger. Ses fleurs et ses fruits se renouvelant sans cesse, il est délicat, parce qu'en travail toute l'année, il semble privé de cette sorte de sommeil hivernal qui règne pendant toute une saison sur la nature végétale (1). Des inductions analogues peuvent se tirer de l'oranger, qui est plus précoce à Menton et dans ses alentours qu'à Nice et à Hyères, où ces arbres sont loin de présenter la même vigueur. L'olivier, qui est cultivé sur le territoire de Monaco jusqu'aux extrêmes limites de la Provence et du Languedoc, porte à son tour son tribut à la démonstration. Sa floraison, qui a lieu au mois d'avril, précède de quinze jours, dans cette station, celle des oliviers de la campagne de Nice. Ces faits confirment les résultats des observations thermométriques de M. de Montléon. Celles-ci n'existeraient pas que les conditions dans lesquelles se fait le développement des produits cultivés, prouveraient assez que les hivers y sont très modérés et ont pour principal caractère une égalité de température qui est favorable aux organisations débiles comme aux végétaux privés de force de résistance contre le froid.

Aucun document ne complète les principaux traits de caractère du climat, en fournissant les éléments hygrométriques

---

(1) Le citronnier a trois récoltes, qui correspondent à l'hiver, au printemps et à l'été : celle de l'hiver est la récolte de la première fleur ; celle du printemps la récolte de la seconde ; on nomme *verdame*, la troisième qui se fait en été.

et pluviométriques de la météorologie annuelle. « Le pays est » beau, le ciel est doux » dit l'auteur du *Voyage aux Alpes maritimes*. Il précise davantage son opinion en faisant observer que de Nice à Menton, c'est-à-dire, de l'ouest à l'est, la température devient plus chaude, plus sèche et en même temps plus égale. Ce qui précède donne des notions assez complètes sur les conditions et les limites de la chaleur. Quant à l'humidité, il paraîtrait, si Fodéré a bien observé, qu'elle est au-dessous de celle de l'atmosphère de Nice, circonstance qui ne nuit pas cependant à cette douceur de l'air indispensable pour produire une influence médicale. Il s'ensuivrait que s'il y a assez de vapeur d'eau en suspension pour priver l'atmosphère du ressort que lui communique la sécheresse, elle ne s'y trouve pas en grande proportion, et qu'ainsi le ciel de Menton est moins humide que celui de Nice, d'Hyères, de Pise et d'autres stations estimées de la Péninsule. La conséquence de cette condition, c'est que les pluies doivent y être relativement plus rares et les beaux jours plus nombreux. Ce résultat ne doit pas surprendre : les centres de réfrigération, que les montagnes portent dans les profondeurs aériennes, sont éloignés des côtes ; les sommets de l'enceinte du bassin oriental, les seuls qui soient près du bord, n'ont pas assez d'élévation pour agir sur la vapeur dissoute, dans l'hypothèse où l'air en serait fortement saturé.

Malgré ces modifications dans l'état hygrométrique, soit à l'état invisible, soit à l'état de pluie, l'influence qui règne appartient nécessairement aux influences énervantes. L'atmosphère fût-elle moins humide encore, l'égalité de la température, la modération si rare des hivers devraient produire la prédominance du système lymphatique sur le circulatoire. On ne tarde pas à se convaincre que les faits concordent avec les prévisions : il n'y a qu'à parcourir pendant quelques heures la ville et la campagne, pour reconnaitre

que la population porte en général, les caractères du tempérament qui abaisse la force musculaire et appauvrit le sang.
Mais la forme n'en reçoit rien de défectueux, et l'organisation rien de morbide ; l'embonpoint ne nuit ni à la facilité,
ni à la vivacité des mouvements, chez les hommes qui ne
sont pas sans quelque ressemblance avec la race entrepre-
nante de la Ligurie. Les riches cultures, qui couvrent les
vallées et même les flancs arides des montagnes, protestent
d'ailleurs, contre l'indolence des habitants en présentant la
preuve de leur industrieuse activité. L'harmonie et la beauté
des contours sont servies, chez les femmes, par la prédominance de la lymphe ; ces avantages se trouvent dans toutes
les classes, avec les différences que les habitudes leur font
contracter. Quoique Menton soit une petite ville (sa population n'est que de 6,000 âmes), elle a son aristocratie et
sa démocratie, ses classes élevées et ses classes bourgeoises
ou laborieuses. Dans la première fraction, le lymphatisme
se combine avec cet état de la sensibilité qui se forme bien
plus dans le climat tout moral des salons, que sous l'influence
directe des causes de l'ordre physique. On l'y remarque
quelquefois, avec cette complication de la chlorose que,
sur ce territoire et surtout avec le voisinage des montagnes
salubres et boisées, il n'est jamais difficile de guérir. La
fraction des classes laborieuses, dont la vie n'est ni sédentaire ni renfermée, ne se rapproche de la première que par la
communauté du tempérament ; elle s'en sépare entièrement
par les autres caractères, les mêmes qu'on remarque sur les
organisations habituées aux exercices et au travail en plein
air. J'ai assisté à la récolte des citrons de la seconde fleur,
et il m'a été permis de poursuivre mes observations sur un
grand nombre de types. L'ampleur des formes m'a toujours
frappé ; elle manquait rarement, chez les jeunes, de cette
correction pleine de fermeté qui est un indice de la supériorité et de la vigueur de la race ; j'admirais la souplesse de

la marche et l'élégance des poses des nombreuses troupes de femmes qui suivaient le chemin, la tête chargée de lourdes corbeilles de fruits. Ces correctifs du fond du tempérament n'en neutralisent pas assez les conditions pour qu'il ne soit pas nécessaire d'en tenir grand compte dans le traitement des maladies. Les praticiens de Menton savent qu'il faut rejeter, dans cette localité, les mêmes moyens thérapeutiques qu'il faut aussi repousser à Venise. Dans la capitale des lagunes, les inflammations dégénèrent sous l'influence de saignées répétées ; elles produisent, pour les maladies de poitrine, par exemple, des états chroniques et des épanchements séreux (1). Dans la ville piémontaise, la méthode antiphlogistique n'a pas moins de dangers, car elle amène des conséquences analogues (2).

On entrevoit sans doute les applications. La phthisie et les affections chroniques avec exaltation de la sensibilité et de la douleur, trouveront un climat excellent dans les campagnes de Menton. La phthisie surtout, qui mérite plus que toute autre maladie qu'on s'occupe d'elle, pourra éprouver une grande amélioration sous un ciel qui est doux sans être trop humide, qui est chaud sans cesser de rester tempéré, et dont les oscillations thermométriques sont si rares, si faibles, qu'elles ne peuvent jamais déterminer de fortes secousses sur les organisations les plus débilitées. Si Venise n'avait pour auxiliaire l'eau de ses lagunes et ses sources minérales, Menton serait préférable pour les phthisiques scrofuleux, parce que son atmosphère est moins humide. Pour les malades de cette catégorie, son séjour est assurément meilleur que celui de Pise. Un climat aussi humide et aussi triste réunit les influences morales aux causes physiques

(1) Voyez le *Climat de Venise*, chap. prem. de la quatrième partie de cet ouvrage.

(2) L'expérience des praticiens de Menton a résolu depuis longtemps cette question.

pour altérer de plus en plus la force, et presser l'époque du fatal dénouement. Celui de Menton, présente des influences de climat différentes et remplace les conditions morales du ciel pisan par d'autres qui sont de caractère tout opposé. Il est rare, en effet, de voir une vallée plus belle que celle qui commence au rocher contre lequel s'appuie la ville et se continue malgré tous les accidents du sol jusqu'au-delà de Monaco. Depuis le pied des montagnes jusqu'à la mer, et surtout dans le voisinage de la plage, les nombreuses plantations, qui se pressent, font de toute cette surface un magnifique jardin. L'oranger, le citronnier et leurs variétés nombreuses, l'olivier, le laurier et le palmier, qui en forment la population végétale, rappellent cette grasse Normandie du golfe de Naples représentée par la plaine de Sorrente. Il n'y a pas jusqu'aux montagnes dont les zones inférieures ne ressemblent, par les bois qui les couronnent, à la chaîne campanienne de l'Apennin. La vie, qui anime tout le bassin, continue la ressemblance. Comme à Sorrente, la fixité des préoccupations les plus tristes résiste difficilement aux impressions variées qu'on y trouve et qui, en réagissant sur le moral, ont pour effet de relever le ton de l'économie. Il devient inutile d'ajouter que la saison médicale de Menton ne doit pas être circonscrite aux quelques mois de la saison d'hiver. La permanence de la modération et de l'égalité de la température, qui efface même les transitions de l'automne à l'hiver et de l'hiver au printemps, permet d'habiter cette station du pied des Alpes, depuis le milieu de la première saison jusqu'à la moitié de la dernière. On pourrait y passer l'été dans les villages ou les maisons de campagne du fond de la vallée, qui sont plus exposées aux mouvements de l'air et conservent une atmosphère plus fraîche, à cause de leur élévation au-dessus des rivages.

Monaco, la capitale déchue de l'État qui vient **de perdre** son individualité , se dessine au-dessus des flots et à l'extrémité d'un cap, et cette situation la fait jouir d'une atmosphère moins douce, plus changeante et moins énervante que Menton , la ville du fond du golfe oriental. On n'a pas oublié que de Monaco au pont Saint-Louis , la rive se découpe profondément, de manière à former deux échancrures qui sont séparées par le cap Saint-Martin. Au centre de ce premier golfe se cache Menton sous un rocher armé d'une paisible citadelle et à l'ombre de ses magnifiques plantations. Au revers occidental du cap Saint-Martin, la côte, qui correspond au val de Menton , se continue jusqu'au cap d'Aglio dont la plate-forme assez étendue porte les fortifications et la ville de Monaco. Des montagnes s'élèvent au chevet de cette enceinte et la séparent de la vallée montueuse qui est elle-même dominée par les grands sommets de la chaîne. Monaco est donc protégé dans la direction du nord; mais hors ce point de l'horizon, qui ne comprend pas les points collatéraux par où pénètrent le nord-est et le nord-ouest, les vents parviennent librement de tous côtés sur la plate-forme. Le midi, arrêté dans sa marche par les accidents du sol qui relie l'extrémité du cap à la terre ferme, élève le thermomètre plus qu'à Menton qui est séparé du pied des Alpes par une spacieuse vallée. On comprend que ce soit avec moins de continuité qu'il y règne, les rôles se distribuant entre lui et les autres vents sur un pied d'égalité qui livre le ciel à de fréquentes alternatives. Une telle condition ne pourrait être favorable à la phthisie pendant l'hiver ; il n'est guère possible qu'elle pût le devenir pendant l'été. Il y a des règles contre lesquelles ne prévaut aucune exception ; celle qui établit que l'inconstance des états de l'air et de la température est inconciliable avec le traitement de la tuberculisation pulmonaire, rentre dans cette catégorie. Il est donc permis d'affirmer, malgré les témoignages de la pratique locale, trop sujette à s'égarer lorsqu'elle se pré-

occupe trop vivement d'intérêts qui ne sont pas ceux de la
science, que le climat de Monaco ne peut remplir, en aucune
saison, les exigences thérapeutiques de la maladie qui émigre
annuellement sur le sol italien. La conclusion diffère complétement pour les maladies intestinales qui présentent la
forme nerveuse ou résultent d'une inflammation chronique.
L'expérience, d'accord cette fois avec les principes, pro-
clame les services que le climat peut leur rendre au moyen
de cette atmosphère dont la sécheresse et la mobilité n'excluent pas la douceur. Cette influence, qui se produit en
hiver, s'exerce également en été.

Le cap d'Aglio, qui forme le promontoire où est construit
Monaco, représente la paroi orientale d'un golfe plus grand
que les deux petits golfes séparés par le cap Saint-Martin.
La courbe que ce golfe dessine, est terminée à l'occident
par un autre promontoire qui s'avance plus que les autres
dans la mer et porte le nom de Saint-Hospice. Des rochers
découpés bizarrement, que couronnent les plantations du
val de Menton, élèvent le bord au-dessus des eaux, et
donnent aux rivages, compris entre le cap Saint-Hospice
et le cap d'Aglio, un caractère pittoresque qui ne se retrouve
que dans les parties du littoral où les vallées ont disparu
par le rapprochement de la plage et des montagnes. La
campagne, qui s'étend jusqu'au pied de la chaîne, continue comme on sait, cette fertile surface à l'extrémité de
laquelle Menton est assis à l'abri de son rocher, et trace,
par sa position à l'orient de la vallée, la frontière qui sépare
la Ligurie de l'Apennin de celle des Alpes maritimes. Admirable pour le paysagiste et très curieuse pour l'antiquaire,
elle ne présente pas d'intérêt médical. Il faut se diriger vers
l'occident et franchir le promontoire de Saint-Hospice pour
trouver une des meilleures et peut-être la meilleure station
de cette côte qui en réunit de si justement renommées à de
si courts intervalles.

La ville que je viens de signaler, c'est Villefranche, qui peut être assurément considérée comme la rivale de Menton, et dont le climat paraît être mieux défendu contre les influences réfrigérantes. La topographie mérite d'abord quelques détails, car elle présente des conditions toutes particulières. Le promontoire de Saint-Hospice est une longue presqu'île, dont la surface, étranglée entre deux eaux, et privée d'inégalités prononcées, est couverte de plantations et de cultures qui la font ressembler à un brillant jardin. C'est en regard du bord oriental du promontoire, et au fond de l'étroite baie creusée dans les terres comme par une violente déchirure, que sont étagées les maisons de Villefranche sur un sol montagneux et tourmenté. La ville ne s'élève pas sur l'échancrure centrale de la baie, mais à l'extrémité de la paroi occidentale où elle est abritée à l'ouest par les monts Alban et Boron, assez importants pour faire obstacle au mistral et au vent direct, et au nord par les embranchements très prononcés dans cette région, qui vont se relier au système des grandes Alpes. La ville a donc vue sur la rade, sur la presqu'île dont la forme se rapproche de celle d'un *crocodile gigantesque* (1), et enfin sur les parages qui doublent cette langue de terrain. Comme on l'a déjà compris, les avantages du climat ne doivent pas être inférieurs aux qualités du territoire.

« Villefranche, dit Fodéré (2), petite ville d'environ 300 » âmes (la population a augmenté depuis), bâtie en amphi- » théâtre, à l'ouest de la rade de ce nom, au milieu de ro- » chers qui tapissent cette côte, est principalement remar- » quable par son climat, plus chaud que celui de Nice, puis- » que les citronniers y sont cultivés en plein champ, et que » les récoltes sont plus hâtives. » L'opinion d'un monographe plus récent, qui a traité du climat de Nice (3), s'ac-

(1) Comparaison de M. Roubaudi dans *Nice et ses environs.*
(2) *Voyage aux Alpes maritimes.*
(3) Roubaudi, *ouv. cit.*

corde avec celle de Fodéré, et précise davantage les conditions du climat. « Villefranche, dit-il, est renommée sur-
» tout pour son climat ; il n'en est pas de plus chaud et de
» plus sain sur toute la côte de la Provence et de la Ligurie.
» Aussi son terroir se ressent-il des avantages de la posi-
» tion : les citronniers y sont cultivés en plein champ, et
» l'on y a des récoltes plus hâtives que dans le bassin
» de Nice. » Ainsi, le climat est sain, et il est plus chaud
que celui de toutes les stations de l'orient et de l'occident.
Des observations thermométriques ne constatent pas cette
supériorité qui placerait la température du ciel de Villefranche
au-dessus de celle de Menton. Mais la culture en plein
champ de l'arbre qui résiste si difficilement aux transitions
du chaud au froid, et exige pour réussir une température
permanente assez prononcée, suppléerait au besoin aux
investigations directes, si l'hypsométrie n'établissait nettement la démonstration. Le nord trouve, en effet, une barrière doublée plusieurs fois, et ne franchit que par exception l'obstacle qu'elle lui présente. L'ouest et le nord-ouest
sont encore arrêtés avec plus d'efficacité que le vent septentrional, par les montagnes qui forment le chevet contre
lequel la ville s'appuie. La rade ouvre seulement la voie
au midi ; le sud-ouest, orageux et violent, va battre à l'orient
le grand golfe, et respecte les parages de Villefranche ; le
sud-est et l'est passent sur le dos de cet animal accroupi,
représenté par la configuration du promontoire ; parmi les
vents froids, enfin, le nord-est a par exception un accès
plus facile que les autres dans la vallée, à cause de la
disposition de la région orientale du territoire de Menton.
Il suit de ces détails que l'occident, assez froid pendant
l'hiver sur la côte de Gênes, et le mistral si redoutable en
Provence comme au-delà de la Méditerranée, sont supprimés en quelque sorte dans le bassin de Villefranche. Le
nord y occupe dans l'échelle des prédominances le même

rang que les vents occidentaux. Le nord-est y porte des influences moins réfrigérantes que modératrices ; la compensation s'opère de la manière la plus large sous l'influence des vents du midi, d'est et de sud-est, le second plus chaud que dans la Péninsule, à cause de son passage à travers le golfe italo-ibérien. Ces conditions, qui élèvent le thermomètre, exercent donc un empire à peu près absolu sur la baie et la ville, et en les comparant à la puissance et à la durée de celles qui agissent sur le bassin oriental, c'est-à-dire sur Menton et sa vallée, l'avantage appartient à Villefranche. Cette supériorité, au point de vue de la thermalité, s'accompagne-t-elle d'une qualité bien essentielle et qui distingue si particulièrement le climat de la ville voisine, l'absence presque absolue des grandes variations dans l'état de l'air? C'est vraisemblable, car le territoire est assez protégé pour ne pas être en butte à la durée comme à la violence des luttes entre les vents.

L'analogie est trop étroite entre le climat de Villefranche et celui de Menton, pour insister sur les ressources thérapeutiques que le premier présente. L'un et l'autre peuvent aider à traiter ou même à guérir les mêmes maladies. Mais les différences de température impliquent des différences analogues dans les effets. Le séjour de Villefranche convient mieux aux organisations les plus débilitées. La chaleur, lorsqu'elle n'est pas trop humide, a la propriété d'éveiller les forces. Le séjour de Menton est plus en rapport avec les commencements de la maladie, lorsqu'il faut travailler à affaiblir ou à éteindre la complication inflammatoire. Suivant les périodes et les caractères de l'affection, suivant les exigences du tempérament, on peut choisir entre deux stations limitrophes dont les climats correspondent aux principales nécessités du traitement.

CHAPITRE V.

Villefranche n'est séparée de Nice que par les montagnes qui la protégent à l'occident. Ces deux stations, dont l'une est si connue et l'autre mérite si bien de l'être, se touchent sans se ressembler, car elles sont bien différentes sous le rapport topographique comme sous celui du climat. On sait que Villefranche est resserrée entre des sommets qui la dominent et l'étroit bras de mer qui la baigne; Nice est située sur un territoire plus ample et plus découvert. Un large et profond bassin s'arrondit derrière elle, et la Méditerranée déroule à ses pieds la nappe de ses eaux dont la couleur se confond avec celle de l'air. La végétation, le ciel et la mer ont les mêmes caractères et la même beauté qu'à Villefranche ; là toute ressemblance finit , et plus l'analyse pénètre dans les conditions du climat, plus elle met à découvert les différences.

Le bassin de Nice peut être comparé à un immense éventail ouvert, dont l'arc serait formé par les montagnes, et la corde par le littoral que coupent à l'occident, l'embouchure du Var, et plus à l'orient, le monticule isolé autour duquel se groupent les rues et les monuments de Nice. Le rivage correspond au midi, et l'ellipse de montagnes défend le territoire depuis l'orient jusqu'à l'occident, en y comprenant les points intermédiaires. Cette fortification continue est formée par des systèmes différents qui commencent par des collines et se continuent par des chaînes, dont les derniers anneaux vont se confondre avec le puissant système des Alpes. Le bassin ne ressemble donc pas à ces plaines à

peine accidentées jusqu'au pied des montagnes qui les dominent, comme la campagne de Rome, par exemple. Il est
semé de monticules, sillonné de vallées où la culture a répandu ses richesses avec une profusion tout italienne.
Les premiers plans de l'enceinte participent à l'état de la
campagne ; les rochers ne tranchent vigoureusement sur
les couleurs vives de la végétation, que dans les niveaux
élevés.

Le mont Calvo, ou mont chauve, porte ses escarpements
plus haut que les montagnes de son voisinage, et frappe
d'abord la vue lorsqu'on la tourne vers le fond du bassin.
Il a 867 mètres d'élévation, et surpasse de plus de 150
mètres les plus hauts sommets qui l'entourent, ou sont disposés sur le même plan. Il se continue par le nord-nord-
est en donnant naissance à une succession de montagnes
qui couvrent le bassin jusqu'à la mer. Ce sont le mont
chauve de Tourrette, le col de Revel, le Tournon, le col de
Toart, et plus loin la montagne du Vinaigrier, qui précède
les monts Alban et Boron, dont les sommets protégent la
ville et la rade de Villefranche. Sur son flanc nord-ouest
le mont chauve devient le point de départ d'une chaîne de
collines régulièrement coupées, et dont les sommets, s'abaissant par un progrès insensible, vont s'interrompre à la ligne
du Var. La face occidentale, celle qui se rapproche le plus
du grand diamètre du bassin, sert de point de convergence
à des hauteurs détachées contre lesquelles s'appuient
d'autres monticules. Près de la mer, ceux-ci n'ont que
200 mètres à peu près ; et à mesure qu'ils se rapprochent
de leur centre originaire, leur élévation se prononce successivement jusqu'à 660 mètres. Ainsi, les vallées creusées
entre ces lignes saillantes sont d'autant plus profondes
qu'elles sont près de toucher à l'extrémité septentrionale
du bassin. Cette disposition, favorable au caractère de la
campagne, l'est moins à la stabilité des conditions de l'air.

Le sol, en s'élevant successivement à des niveaux supérieurs, affaiblit l'efficacité de l'enceinte montagneuse ; et
les vents, une fois qu'ils ont franchi les cols, trouvent un
chemin tout tracé dans les vallées étroites pour porter leur
influence jusqu'à la mer. Ce vice de protection est corrigé
par d'autres conditions hypsométriques. Une seconde enceinte, plus puissante que la première, s'élève derrière elle
et la défend contre les violences atmosphériques que celle-ci
n'aurait pu paralyser. Une chaîne se prononce au-delà du
col de Revel et des cimes voisines, au nord-nord-est du
mont chauve ; le Ferrion, l'un de ses sommets, mesure déjà
1400 mètres, c'est-à-dire 533 de plus que celui qui commande la première enceinte. Sur les derrières du mont Gros
et du Vinaigrier se prononcent à leur tour les montagnes
de Brauss, de Laution, de Millefourches, de Leuse, qui
atteignent même des niveaux plus élevés que le Ferrion.
Dans la direction du nord-nord-ouest, et cette fois au-delà
du Var, les collines du premier plan sont dominées jusqu'à
Antibes et au promontoire de Saint-Tropez par la chaîne
du Vial, le Scheron et le système qui ne finit qu'au rivage
maritime. Ce croissant d'un immense développement s'é-
tend presque sans interruption depuis le nord-ouest jusqu'au
sud-ouest, et présenterait aux vents une barrière à peu
près impénétrable, si l'inconvénient de la distance ne neu-
tralisait en partie les avantages de l'élévation. Ce dernier
côté de l'enceinte n'est pas cependant celui qui porte les plus
hauts sommets, car ils n'atteignent pas 1700 mètres ; les
plus puissants appartiennent au système du nord-ouest,
qui relie les Alpes aux montagnes voisines de la baie de
Villefranche, car il y en a qui mesurent près de 2,800 (1).
La superposition de ces deux barrières à demi circulaires
contribue à la beauté du bassin par l'opposition de couleurs

(1) Ces mesures sont empruntées à l'ouvrage intitulé : *Nice et ses environs*, de M. Roubaudi.

qui les fait trancher vigoureusement l'une sur l'autre. La moins éloignée est couverte de cultures ombragées par l'olivier, le pin, l'oranger et d'autres arbres des climats chauds, et continue sur les plans élevés le caractère des surfaces plus rapprochées du littoral maritime. Celle qui porte les sommets les plus hardis est revêtue de cette teinte bleue caractéristique dont l'éloignement couvre les montagnes des régions du midi.

La structure du bassin ne s'écarte pas essentiellement de celle qui constitue la lisière ligurienne. Les calcaires de différents âges forment, avec le granit et les variétés de cette formation, les principaux reliefs du sol; les régions qui comprennent les collines et les vallées portent un humus assez puissant pour alimenter une végétation magnifique. Les conditions hypsométriques de la surface comprise entre le pied des montagnes de la première enceinte et le rivage, sont favorables à l'entretien de la salubrité; la direction des vallées et la déclivité de leur fond font obstacle aux stagnations marécageuses, et impriment à tous les cours d'eau, torrents ou rivières, une marche rapide vers les points de leur déversement. Une seule exception se présente. Le Var, qui s'écoule vers l'ouest, a ses rives plates et un lit très élevé; aux moindres crues, il déborde, et il s'ensuit, comme dans les vallées maritimes de l'Italie, un travail miasmatique qui nuit à la pureté de l'air. Mais cette zone d'atmosphère insalubre est assez éloignée de la ville, bien qu'elle corresponde à une des régions de son bassin; et si son influence pénètre jusque dans ses murs, les effets qu'elle produit sont trop isolés ou passent trop inaperçus pour qu'il soit nécessaire d'en tenir compte. Toutefois, je ne dois pas négliger de faire observer, comme je l'ai déjà fait bien des fois, que les conditions de l'insalubrité agissent sur l'atmosphère d'une manière particulière, même lorsqu'elles ne sont pas assez caractérisées pour entretenir un état endémique. C'est cette donnée de plus qui s'ajoute à celles de la météorologie médicale ; elle paraît dans toutes les stations qui ont quelque renommée pour la curation de la phthisie pulmonaire : on l'a déjà vu pour l'Italie. La même condition se présente pour le bassin de Nice ; elle se répète aussi, comme on le verra plus loin, dans celui d'Hyères. Il y a assurément dans cette humidité grasse des lieux marécageux des éléments qui, en se mêlant à l'atmosphère, y introduisent des qualités favorables à l'amélioration de certaines classes de maladies. Il serait important de recueillir dans les divers climats des observations comparatives sur les influences qui règnent pendant l'existence de ces marais et lorsque l'industrie les a fait disparaître. Ce travail, qui a été commencé dans les maremmes italiennes, pourrait être poursuivi dans le bassin du Var. Depuis quelques années, en effet, on a mis la main à l'œuvre pour opérer l'encaissement du fleuve, et restituer à la culture les terrains qui le bordent dans une partie de son cours. En présence de cette amélioration, il y aurait à vérifier si l'air de Nice a gagné ou perdu de son influence sur la phthisie pulmonaire.

Je disais précédemment que la forme du bassin semblait mettre le territoire de Nice à l'abri des vents qui arrivent par le continent. Mais, quelque doublés que soient les plans des montagnes, ces accidents du sol ne présentent pas un système assez continu pour que les vents ne pénètrent pas à travers leurs écartements, et ne débouchent par quelques unes des vallées. Dans tous les cas, voici dans quelles proportions se prononce le rôle d'action de chacun d'eux. Les vents les plus fréquents seraient le sud-est, le nord, l'est et le nord-est ; les plus rares, l'ouest, le nord-nord-ouest, l'ouest-sud-ouest, le sud, le sud-sud-est et le sud-sud-ouest (1). Ceux qui n'entrent pas dans cette énumération

(1) Roubaudi, *ouv. cit.*

représenteraient une moyenne entre les vents rares et les
vents prédominants. Au premier abord on pourrait croire
que cette anémométrie n'est pas en rapport avec les conditions hypsométriques ; il suffit de quelques réflexions
pour mettre en lumière leur accord. Le sud-est et l'est parviennent à découvert par la mer et la rive ligurienne : aucun obstacle important ne s'oppose à leur entrée dans le
bassin. Le mont chauve n'est pas directement situé au
nord, dans le cercle montagneux formé par la première enceinte ; s'élevant au nord-nord-ouest, il laisse un libre passage entre ses pentes et les accidents qui se relient à sa
masse, aux vents latéraux qui sont le nord-ouest et le nord
direct. L'ouest peut être classé avec raison parmi les vents
les moins fréquents, car la barrière qui sépare la Provence
du bassin de Nice a une grande puissance, bien que ses
sommets ne soient ni assez hauts ni assez serrés pour fermer tout passage au nord-nord-ouest et aux autres vents
qui inclinent vers le nord et le sud. Il paraîtrait difficile
de s'expliquer pourquoi le sud ne se trouve pas compté parmi
les vents prépondérants, lorsque la mer lui ouvre une voie
facile jusqu'au rivage ; on peut même croire, d'après la disposition du bassin qui abrite la terre et découvre la mer, que
M. Roubaudi s'est trompé dans le rôle subalterne qu'il a
donné au vent méridional. Mais ni cet auteur ni Fodéré ne
se sont écartés de l'observation, bien que ce dernier présente
en apparence des faits contradictoires en distribuant comme
il suit l'action proportionnelle des principaux vents : le sud
aurait une durée annuelle de 125 jours, l'est de 80, le
nord de 52, l'ouest de 50 et le sud-est de 30 (1). La différence vient tout entière de ce que M. Roubaudi a fait
entrer dans ses appréciations le jeu de la ventilation pendant la nuit et le jour, tandis que Fodéré n'a calculé les pré-

____

(1) *Voyage aux Alpes maritimes.*

pondérances que sur la ventilation diurne. Il est probable aussi que si Richelmi (1), dont les observations ont été relevées trois fois par jour, ne les avait prises qu'une fois au milieu de la journée, il aurait trouvé plus de fréquence de la part des vents méridionaux que des antagonistes. Les chiffres le prouvent suffisamment ; car pendant les automnes de dix ans (de 1806 à 1815), ils constatent une grande supériorité d'action de la part des vents d'est , de sud et de leurs collatéraux sur ceux qui soufflent des parties septentrionales du territoire. Pendant les hivers de la même période, les proportions changent et les vents continentaux reprennent leur empire ; mais, dans le mouvement annuel de l'anémométrie, ils le perdent pour le céder complétement aux vents du littoral : le sud-est, pour ne citer qu'un seul exemple , présente un chiffre de fréquence de 1666, tandis que le nord-est n'atteint que celui de 1273.

Afin d'apprécier la signification toute pratique de ces rapports, il faut se reporter à ce qui a été dit touchant l'action des vents sur l'atmosphère des lacs : les vents septentrionaux, naissant le soir, régnant la nuit et disparaissant le matin , purifiaient le ciel et le cédaient aux influences douces du jour. C'est ainsi que les matinées et les soirées avaient un caractère de fraîcheur vive et d'humidité pénétrante, dont l'atmosphère ne présentait pas de traces quand le soleil avait brillé pendant quelques heures sur l'horizon. Un phénomène analogue se présente dans la campagne de Nice. Il y règne, comme sur les lacs, à quelques modifications près, une ventilation particulière qui appartient régulièrement à la nuit, et une autre qui appartient régulièrement au jour : la première , qui empiète sur le matin, est septentrionale ; la seconde, qui se dessine assez tard, est méridionale et s'affaiblit à mesure que le vent nocturne paraît se prononcer.

(1) *Essai sur la salubrité et les agrémens du climat de Nice* , Nice, 1822. 1 vol.

Ces observations, en réunissant l'anémométrie du matin et du soir à celle du milieu du jour, rapportent deux faits d'influence septentrionale avec un d'influence méridionale ; à cause du temps où chacun d'eux se montre, c'est le dernier qui détermine le vrai caractère du climat. Les matinées et les soirées ne doivent pas en effet compter au point de vue médical. Les malades ne sortant pas lorsque le temps est incertain ou mauvais, n'entreprenant, dans tous les cas, une excursion ou une promenade que lorsque le jour est avancé, les bonnes chances sont pour eux ; car l'influence qui doit prédominer alors dans l'atmosphère, est de la classe de celles qui soufflent par le travers de la côte orientale ou par la mer.

Au nombre des vents qui ne sont ni fréquents ni rares, il y en a un que la barrière de la Provence n'arrête pas, et dont l'influence est bien redoutable ; on m'a déjà compris, car je veux parler du nord-ouest, ce fléau des côtes méditerranéennes de l'Italie et de la France. M. Roubaudi le range parmi les plus impétueux, et lui donne la suprématie à cet égard ; il attribue la force avec laquelle il se déchaîne au peu d'élévation des collines de la première enceinte et à la coupe irrégulière, c'est-à-dire aux dépressions profondes et nombreuses qui découpent le système de la seconde. Sa durée est quelquefois, dit-il, de 3, 7 ou 9 jours, mais ordinairement il tombe au bout de 24 heures (1). Dans l'ordre des fréquences pendant les saisons, le mistral occupe un des premiers rangs. En hiver, il partage la prépondérance avec le nord-est, l'ouest-nord-ouest et le nord ; en automne il souffle plus fréquemment que les deux autres vents dominants, le nord et l'est. Exclu du printemps et de l'été, l'atmosphère n'est agitée pendant la première saison que par le sud, le sud-est, le sud-sud-est et l'ouest-nord-ouest qui se rapproche du nord-ouest pour son impé-

____

(1) *Ouv. cit.*

tuosité et sa basse température, et ne fait que de rares apparitions : le vent du sud-est règne à peu près à l'exclusion de tous les autres pendant la seconde. La prépondérance du nord-ouest en hiver et en automne constitue déjà une fâcheuse condition du climat ; elle est très défavorable aux malades qui vont demander au séjour de Nice, la douceur de la température et le calme de l'air. Les vents du nord et du nord-est qui sont fréquents pendant la froide saison n'ont pas l'impétuosité du mistral, mais ils partagent quelques uns de ses défauts. Celui du nord est sec et piquant le matin, surtout pendant le printemps, et va battre la mer sans se faire sentir dans les parties basses du territoire ; lorsqu'il s'atterrit par des conditions météorologiques particulières qui dépendent peut-être de son état d'humidité, il s'ouvre une voie par une gorge de l'enceinte, et déferle avec violence sur les derrières de la ville, en suivant la même direction que le torrent Paillon. Le nord-est n'a pas peut-être la même impétuosité ; il est aussi froid et peut-être plus redoutable, car il ne franchit pas le bassin comme le nord pour aller soulever les vagues loin du littoral.

L'est, qui est un vent d'automne, annonce en quelque sorte par ses qualités, son voisinage des vents siroccaux, et on peut dire qu'il s'exerce au point de vue des influences, en sens inverse de ceux qui soufflent des montagnes. Les vents méridionaux sont doux, humides, et ne troublent pas violemment l'atmosphère, à l'exception du sud-ouest (libeccio) qui se comporte à Nice comme sur la Péninsule italique. Le sud-sud-est et les vents analogues produisent, lorsqu'ils soufflent avec force, les mêmes effets qui résultent sur le territoire de Gênes du règne du vent sciroccal pendant la chaude saison. « Ces vents rares, heu-
» reusement, dit M. Roubaudi (1) à qui je dois ces docu-

(1) *Ouv. cit.*

» ments d'anémologie, sont aussi nuisibles aux hommes
» qu'aux plantes. Ils se font sentir de préférence aux per-
» sonnes d'un tempérament nerveux et délicat, aux femmes
» surtout et aux hypocondriaques. Ils relâchent les fibres,
» provoquent au sommeil, abattent la vivacité et chassent la
» bonne humeur. Dans l'hiver de 1838, ils firent beaucoup
» de mal aux olives, cautérisèrent le pédoncule au point
» d'insertion, interrompirent dans le fruit la circulation des
» fruits nourriciers, et l'olive se détacha de l'arbre.... » Le
vent d'ouest présente quelques unes des qualités de ces
ponentelli qui réjouissent au printemps la population
génoise et une partie de la rivière sub-apennine; celui du
sud produit aussi une influence analogue à celle qu'il détermine sur le reste du littoral. Le sud-est, semble tenir lieu de
l'ouest dans cette fonction modératrice qui lui fait rapprocher
les extrêmes de la chaleur et du froid sur la côte occidentale
de l'Italie. Le sud-est est le scirocco; et les modifications qu'il
éprouve durant sa traversée sur la Mediterranée, ce qui
n'arrive plus pour le vent d'ouest, dont le trajet est devenu
continental, ne paraissent pas pouvoir expliquer une aussi
complète métamorphose. « C'est ordinairement le sud-est,
» dit encore M. Roubaudi (1), qui ramène et fixe le beau
» temps, surtout dans la belle saison. Ce vent, toujours
» frais et calme, exerce sur le climat de Nice une action
» bienfaisante. En hiver, il fait monter le thermomètre. En
» été, il tempère la chaleur et la sécheresse de l'air. Durant
» cette dernière saison, le sud-est règne périodiquement
» à Nice. » D'après M. Risso, le même vent jouit d'une
prépondérance très marquée, fait régner le beau temps,
se caractérise à mesure que le soleil gagne la méridienne,
et s'éteint lorsque l'astre approche de son déclin. Un autre
auteur, enfin, pour ne pas citer tous ceux qui ont témoigné

(1) *Nouveau guide des étrangers à Nice, et Notice sur l'histoire civile
et naturelle de cette ville. 1844, 1 vol.*

en faveur de cette influence, Richelmi, s'exprime en ces termes : « Habitant l'endroit depuis longtemps, et obser-
» vant soigneusement la marche de nos météores, je puis
» assurer qu'il (le sud-est) est constant.... Ici mon esprit
» s'égare en courant sur les traces d'un fait si singulier et
» si bienfaisant.... Je dirai seulement, continue-t-il plus
» loin, que, quand le temps se trouble à Nice en quelque
» saison que ce soit, et que les santés s'y altèrent par l'effet
» d'une cause constitutionnelle, je ne suis jamais bien ras-
» suré pour la fin de ces désagréments que lorsqu'en regar-
» dant les girouettes et le cours des nuages, je les vois dans
» cette direction d'une manière fixe et permanente (1). »
L'attribution au scirocco des qualités particulières de l'ouest
est très singulière en effet, car l'esprit s'égare, comme le dit
Richelmi, en cherchant à pénétrer le mystère d'une telle influence. Y a-t-il erreur dans l'observation, et le vent, si favorable aux bonnes conditions du climat, n'est-il pas un
vent intermédiaire entre l'est et le sud-est, sinon l'est lui-
même ? Ou bien ce scirocco, qui est souvent si désastreux pour
la santé comme pour les récoltes, change-t-il assez complétement de caractère pour être tantôt un bon et tantôt un
mauvais vent ? Je ne m'engage pas davantage sur le terrain
de l'hypothèse ; mais il me semble qu'il ne serait pas impossible que les observateurs se fussent trompés malgré
leur accord.

La place que Nice occupe dans le bassin, ou sa topographie propre, fait subir aux vents des modifications
dans leur intensité et dans leurs qualités générales, qu'il sera
plus facile maintenant d'apprécier. On sait que Nice n'est
pas située au centre de la corde qui coupe de l'est à l'ouest,
l'arc dessiné par les montagnes ou les collines de la première enceinte ; elle est plus rapprochée des aspérités du

---

(1) *Essai sur les agréments et la salubrité du climat de Nice.*

sol qui couvrent la baie de Villefranche que des rives du
Var. A peu de distance du revers occidental du mont Boron, car elle y touche presque par un de ses quartiers, la
ville actuelle se groupe autour d'un promontoire dont la
plate-forme porta le berceau de la première Nice. Cette montagne, qui mesure 93 mètres de haut, et se dirige du rivage
vers le continent sur une base de 700 mètres de long sur
300 de large, touche à la mer par sa face méridionale, et
correspond par les flancs occidental et septentrional aux régions les plus importantes de la ville : le flanc oriental est formé
par un quartier où se trouve l'antique port de *Limpia* resserré entre le mont Boron et la montagne. La configuration
de Nice est à peu près triangulaire. Le côté le plus grand qui
limite la cité dans la direction de la campagne, est tracé par
une ligne irrégulière qui descend du nord-est au sud-ouest,
c'est-à-dire jusqu'à la mer. Le torrent Paillon dessine une
ligne semblable depuis la gorge d'où il sort, jusqu'à son
embouchure qui s'ouvre entre l'extrémité de la ville et les
faubourgs. Il était nécessaire d'indiquer la place de ce torrent, car on n'a pas oublié que c'est par le point de l'enceinte qui lui livre passage que se précipitent les vents septentrionaux lorsqu'ils troublent l'atmosphère paisible du
bassin. Cette condition condamne déjà les quartiers supérieurs ; les plus rapprochés de la mer se trouvent dans une
situation peu favorable. D'abord la position de la ville, à
l'extrémité orientale de la corde, donne au rivage une orientation qui n'est pas franchement méridionale ; le littoral
est tourné plus directement vers le sud-ouest : cette influence n'est pas bien bonne. Les effets produits par les
vents d'ouest et de nord-ouest qui règnent librement sur la
région occidentale de la ville, sont encore moins favorables,
surtout ceux du dernier. Il reste la partie orientale qui comprend le port et s'étend jusque vers la route de Turin ;
c'est surtout vers le fond des vallées qui touchent aux

montagnes qu'on doit placer la région des meilleurs vents. Les voyageurs n'ont pas cependant l'habitude d'aller y choisir leurs demeures. Les beaux quartiers sont compris dans la région occidentale, qui renferme le quai-promenade du bord de la mer, et plus loin le quartier de la Croix-de-Marbre, où s'établissent de préférence les étrangers.

Le promontoire qui contribue à varier l'aspect de Nice, détermine des conditions de climat différentes dans les quartiers au milieu desquels il s'élève. Sa direction étant du sud au nord, c'est-à-dire du rivage à la partie centrale du bassin, il partage la ville en deux régions : l'occidentale, qui est la plus étendue, et l'orientale, qui se trouve resserrée dans un étroit espace protégé par des hauteurs. Le vent du nord, descendant par le torrent Paillon, lorsqu'il agit comme vent bas, peut pénétrer dans les quartiers de l'occident, qui sont en outre exposés au sud-ouest, vent orageux, et au nord-ouest, vent impétueux et glacial. Ces influences s'arrêtent au pied du promontoire, et lorsqu'elles le tournent, leur puissance est assurément modifiée. Dans les quartiers de l'orient, le midi et les collatéraux jusqu'au sud-est règnent sans rencontrer d'antagonisme sérieux ; et si des vents froids descendent des Alpes par la route de Turin, ils ne soufflent pas avec assez de prépondérance pour neutraliser les effets qui caractérisent particulièrement les qualités du climat. Malgré ces différences entre les deux grandes divisions de la ville, en y comprenant la campagne du côté de l'orient, Nice forme en quelque sorte un climat à part, auprès de celui qui règne sur le reste du bassin ; c'est le torrent qui en trace la limite. Sur la rive gauche, où se trouve la ville, et surtout au fond des vallées qui touchent au pied des montagnes, si l'air est trop humide dans quelques points, il présente une température relativement élevée. Sur la rive droite, dans les régions où frappent les vents septentrionaux et où parvient l'influence du nord-ouest, l'air est violent, froid, et s'y caractérise souvent par une âpreté glaciale.

Les rapports des vents avec la température sont assez étroits pour que leur distribution annonce déjà la manière dont s'exercent les conditions thermométriques. Ce qui surprendra peut-être, c'est que la température soit plus élevée que ne pourrait le faire croire la prépondérance souvent très marquée des vents septentrionaux. En consultant les tables de Mahlmann (1), on trouve que Florence ayant une moyenne d'hiver de 6,8, Rome de 8,1, Nice en présente une de 9,3. Il en est à peu près de même pour les moyennes annuelles. Florence et Rome ont une température exprimée, la première par 15,3, la seconde par 15,4 ; Nice s'élève jusqu'à 15,6. Ces rapprochements justifient en partie l'opinion un peu exagérée de M. Roubaudi (2) : « Quoique situés plus au nord que Hyè-
» res, Toulon, Rome surtout et Naples, écrit cet auteur,
» Nice rivalise avec cette dernière ville et a une supériorité
» incontestable sur toutes les autres, pour la beauté du cli-
» mat et la douceur de la température.... C'est surtout en
» automne et en hiver qu'on peut réellement en juger....
» Rarement la neige se montre sur la plaine ; et, quand il
» en tombe, elle fond d'ordinaire ou en tombant, ou dès
» qu'elle a blanchi le sol. » M. Roubaudi est en effet tombé dans une exagération qui renferme une grave erreur, bien qu'il appuie son assertion sur des observations complètes. Il paraît impossible, même sans vérification préalable et avec la seule connaissance de l'anémométrie, que le thermomètre Réaumur descende deux ou trois fois seulement, au point ou au-dessous du point de la congélation, comme le dit l'auteur lui-même. Il n'est pas plus vraisemblable que

(1) MM. Becquerel, *Eléments de physique terrestre et de météorologie,* Paris, 1847, in-8.

(2) *Op. cit.*

ce degré de froid ne se prononce pas tous les ans, mais dans la proportion de deux sur trois. Quelque confiance que mérite M. Roubaudi, on ne peut pas dire comme lui que le minimum de la température, représenté par le froid de la nuit, n'ait jamais été plus bas de deux degrés au-dessous de zéro (1). Schouw, qui s'est entouré de tous les éléments empruntés aux meilleures sources, et calcule la température de Nice sur une base plus large que M. Roubaudi (2), donne 9,6 au-dessous de zéro du thermomètre centigrade, comme expression du froid le plus intense. Dans la table des minima de M. Becquerel, le même chiffre est reproduit (3); si on le rapproche des minima absolus de quelques unes des villes de la Péninsule, on verra qu'à Rome surtout la température ne descend pas si bas qu'à Nice : ainsi Florence, placée sous l'Apennin, présente un minimum de — 5,3, Pise de — 6,3, Venise de — 6,9, et Rome enfin de — 5,9 (4). La différence n'est pas à l'avantage de la ville piémontaise, malgré les affirmations d'un climatologiste qui a d'ailleurs traité la question avec le plus grand soin.

La succession de la température, pendant les différentes saisons, paraît être dans des conditions plus favorables. L'automne et l'hiver se succèdent sans déterminer de grandes variations dans la thermalité; la différence qui les sépare n'est que de 6,8. La moyenne différentielle des mois dans leur passage de l'un à l'autre, confirme également cette modération de la température; malgré les transitions qui sont en rapport avec l'ordre des événements météorologiques annuels, elle est seulement de 2,6. Quant à l'amplitude des oscillations mensuelles, elle s'accorde pleinement avec les chiffres qui précèdent; je trouve pour

(1) Je cite à peu près textuellement l'auteur de *Nice et ses environs.*
(2) M. Roubaudi opère sur une base de treize ans (de 1834 à 1842), Schouw sur une de vingt ans (de 1806 à 1825).
(3) *Ouv. cit.*
(4) Schouw, *Table des Minima.*

septembre, octobre, novembre et décembre, janvier et fé-.
vrier, c'est-à-dire pour les deux saisons d'automne et d'hiver, les moyennes suivantes : 21,6 pour le premier mois,
et successivement pour les autres, 16,8; 12,6; 9,2; 8,1 ;
9,5. Assurément la température se modifie depuis le commencement de l'hiver jusqu'à la naissance du printemps sans
grande secousse apparente. Mais les chiffres précédents expriment moins que la vérité tout entière ; ils ne disent pas le
nombre des inconstances et l'ampleur que prennent les transitions dans l'étendue de l'oscillation. Ce détail est d'une
grande importance. Les changements se répètent souvent avec
fréquence le soir et le matin, plus rarement dans le milieu de
la journée. Loin de s'opérer par cette voie de succession qui
fait régner les intermédiaires avant que se caractérise la
prépondérance du vent antagoniste, la transition se fait
brusquement. Par exemple : le sud-est et le sud passent
rapidement au nord-nord-est, au nord et au nord-ouest.
On comprend que les effets soient d'autant plus vifs, surtout
chez les malades, que la différence est énorme entre les
surfaces traversées par les vents, avant leur entrée dans le
bassin.

La topographie a établi qu'en face du golfe s'élevait le
massif de montagnes qui se prolonge très loin dans le nord,
et dont les sommets élevés portent des glaces éternelles.
Or la pureté du ciel, l'élévation de la température sont im-
puissantes à modérer l'âpreté des influences qu'une telle
disposition détermine, lorsqu'elles s'exercent dans les conditions les moins favorables. Ainsi, lorsque le temps est
beau, pendant le règne d'un vent septentrional, il fait froid
à l'ombre, tandis qu'il fait chaud au soleil, car la différence
de thermalité qui sépare les deux milieux représente une
transition violente dans le climat, lorsqu'on passe brusquement et sans précaution de l'un à l'autre. Les inconvénients
de cette classe sont des vices dans les conditions médicales

du ciel, car les ébranlements qu'ils produisent peuvent devenir funestes, et l'ont été trop fréquemment. Ce qui peut leur servir de compensation et les écarter jusqu'à un certain point, c'est l'époque ordinaire des phénomènes auxquels ils se rattachent et qui se passent principalement le soir et le matin, tandis que le reste de la journée appartient aux influences maritimes. Ces explications disent clairement pourquoi les hivers peuvent être doux, malgré l'abaissement considérable subi par le thermomètre, et jettent quelque lumière sur les contradictions trop nombreuses des auteurs qui se sont livrés à l'étude du climat.

D'après M. Roubaudi, la modération des étés ne serait pas sans analogie avec celle des hivers. Si, dans cette époque de l'année, le thermomètre garde une élévation qui tempère et neutralise même quelquefois les influences froides, dans l'autre il ne surpasserait pas la limite au-delà de laquelle la chaleur agit avec trop d'intensité. Cet auteur donne pour les moyennes de l'été, de l'automne et du printemps, les termes correspondants de 23,2; 12,8 et 18,0. Mahlmann présente dans ses tables des chiffres assez différents. Ainsi, l'été n'aurait qu'une moyenne de chaleur de 22,8, et l'automne et le printemps seraient exprimés par les nombres 17,2 et 13,3. Ces résultats prouveraient déjà que si l'été est plus tempéré que ne l'indiquent les observations de M. Roubaudi, l'automne est plus chaud et le printemps plus modéré; en d'autres termes, d'après Mahlmann, les chaleurs seraient moins précoces et empiéteraient davantage sur l'hiver. Schouw, qui paraît s'être servi des mêmes éléments, présente des résultats analogues. Les moyennes d'été, de printemps et d'automne, sont comme les nombres 23,55; 14,73; 17,74. Le déplacement de la belle saison qui arrive tard et se prolonge jusqu'au déclin de l'automne, d'après les observations recueillies par ces derniers auteurs, est un fait très important. Il contient un précieux avertissement à

l'adresse des malades qui, trompés par la sérénité du ciel,
pourraient prendre les belles journées du printemps pour le
commencement de l'été. Le printemps à Nice est la continuation de l'hiver, et il exige une prudente persistance dans
toutes les mesures de précaution que paraît réclamer plus impérieusement le temps de la saison rigoureuse. Quant à l'été,
quelque modéré qu'il soit à cause de l'influence des vents
rafraîchissants qui soufflent du golfe, il ne l'est pas assez
pour qu'on doive lui accorder une place exceptionnelle dans
le groupe des stations médicales de l'Italie. Sa moyenne
même, en adoptant le chiffre donné par M. Roubaudi, reste
au-dessous de celle de Venise et de Rome.

Malgré l'influence des vents qui soufflent du continent,
les vents de mer ont une prépondérance assez marquée,
surtout pendant le jour, pour porter beaucoup d'humidité
dans l'atmosphère. Le bassin, outre le torrent Paillon qui
le traverse en séparant la ville des faubourgs, et le Var
qui s'écoule à l'occident en présentant à l'air une grande
surface, le bassin compte de nombreux cours d'eau secondaires avec les sources dont l'agriculture tire parti. La végétation d'arbres qui remplit toute la vallée et gravit même
les flancs des montagnes, forme encore, dans des conditions
déterminées, une source assez abondante d'hygrométrie.
L'atmosphère doit nécessairement être en rapport avec
toutes ces causes qui agissent sur elle. Sa constitution hygrométrique n'est pas cependant bien prononcée. Elle ne
marque jamais l'extrême limite de la sécheresse, si elle arrive aux limites extrêmes de la saturation : le minimum
étant 15 et le maximum 90, la moyenne se maintient à 58,2.
Les oscillations les plus étendues concordent nécessairement avec les époques des grandes pluies qui tombent en
automne jusqu'à la fin de l'hiver et même à la naissance du
printemps; elles sont en rapport avec celles du baromètre
dont les limites extrêmes sont exprimées par 732 et 770 mil.

limètres (1), ce qui prouve que l'air de Nice ne mérite pas d'être considéré comme un air sec. Sans doute, il a quelque chose de cette qualité qui, poussée trop loin, n'en serait pas une, pour l'efficacité médicale qu'on attribue au climat. Afin d'écarter toute erreur sur ce point, il faut bien se rendre compte des époques où la sécheresse se caractérise et de celles où l'humidité prédomine. Les vents continentaux ont une prédominance nocturne, les vents méridionaux ou maritimes une prédominance diurne ; les premiers sont les vents secs, les seconds les vents hygrométriques. Lorsque ceux-là baissent et que le soleil paraît à l'horizon, l'humidité commence à se prononcer ; quand ceux-ci leur cèdent la place, c'est le tour de l'influence contraire ; en d'autres termes, le règne de la sécheresse est principalement dévolu à la nuit, celui de l'humidité appartient plus particulièrement au jour. On comprend que ce serait préparer l'erreur sur le caractère du climat, si l'expression de ses qualités et de son influence n'était pas prise sur cette dernière période.

La succession qui se remarque entre les vents froids et chauds et les modifications qui en résultent sous le rapport hygrométrique, expliquent même la formation régulière de ces nuages du soir qui accompagnent le coucher du soleil. Malgré les progrès de la saturation pendant le jour, l'état de diffusion qu'entretient la température et que conserve la vapeur, ne trouble pas la pureté de l'air ; il y a incorporation de l'élément étranger dans le fluide atmosphérique, et la transparence ne cesse pas de régner. Mais lorsque s'opère, le soir, un changement dans les conditions anémologiques au profit des vents qui soufflent des montagnes, une sorte de révolution se produit à son tour dans l'état du ciel ; la nou-

(1) Ces chiffres sont empruntées à M. Roubaudi ; j'ai fait les rapprochements et tiré les inductions, en partant des idées générales, que j'ai successivement émises sur les conditions du climat de la Péninsule.

velle influence, qui est froide, provoque la condensation de
l'eau vaporisée dont les masses s'étendent en zones, s'accumulent en nuages que les vents continentaux du soir
poussent naturellement vers les régions maritimes, dans
les espaces correspondant au midi et à l'ouest. La projection
de la lumière fait le reste, en peignant sur ce fond, la décoration la plus riche et la plus variée.

Les conditions de l'humidité pendant le jour dénoteraient
les proportions élevées et même la fréquence relative des
pluies ; d'un autre côté, le rôle purificateur et l'intervention
répétée des vents froids tendraient à produire des effets contraires : l'observation a recueilli là-dessus, de nombreux éléments. Schouw, dont les chiffres pluviométriques sont pris sur
une base de 20 ans (de 1806 à 1825)(1), donne pour moyenne
annuelle 1 mèt. 380 millim., quantité qui se rapproche, lorsqu'elle ne les surpasse pas, de celles des bassins où les pluies
sont les plus abondantes. M. Roubaudi, dont les observations sont faites sur une base plus réduite, évalue la moindre
pluie à 433 millim. (16 p.), la plus abondante à 1 mèt. 217
millim. (45 p.). et la moyenne à 703 (26 p.) (2). La différence est grande entre les moyennes des deux auteurs. Tout
porte à croire, d'après l'hypsométrie du bassin et les autres
conditions qui exercent une influence sur les phénomènes
météorologiques, que si M. Roubaudi avait pris sa moyenne
sur des éléments plus nombreux, elle présenterait un chiffre
plus élevé, et que Schouw n'ayant pas observé lui-même, il
est possible que la sienne soit empreinte d'exagération. Ce qui
implique cependant l'élévation probable de la pluie annuelle,
c'est la manière dont elle tombe, qui rappelle les grandes
pluies d'automne de Naples et de l'État romain. « Il n'est
« pas rare de voir tomber, à différentes époques de l'année,

1 D'après Risso, *Histoire naturelle des principales productions de l'Europe méridionale*. Paris, 1826, 5 vol. in-8.
2. *Ouv. cit.*

« surtout aux équinoxes, dit M. Roubaudi (1), des pluies
« considérables et continues, pouvant donner 5 p. d'eau
« (135 millim.) en moins de vingt-quatre heures. La pluie
« est, dans ce pays, quelquefois si grosse, si subite et abon-
« dante qu'il en tombe jusqu'à 1/2 pouce (14 millim.) en
« dix minutes de temps. Pendant l'hiver de 1837 à 1838,
« il est tombé, dans l'espace de cinquante jours jusqu'à
« 15 p. (406 millim.), quantité qui correspond quelquefois
« à celle d'une année entière. » Les vents continentaux,
lorsqu'ils n'empêchent pas la pluie en dissipant la vapeur,
en déterminent la chute par grandes averses, principalement
lorsqu'il y a lutte entre les influences antagonistes et qu'il
en résulte de violentes perturbations. Telle est leur fonction
dans la météorologie du bassin, et de quelque manière qu'on
l'apprécie, elle contribue directement à la sérénité des jours
et à l'élévation proportionnelle de leur nombre. Voici d'ailleurs dans quels rapports se succèdent les différents états
du ciel, d'après des chiffres empruntés à 13 années d'observations. Les jours pluvieux s'élèvent, au maximum, à 75,
au minimum, à 42 : leur moyenne est de 60 ; le nombre
moyen des jours de soleil pur est de 180, celui des jours
nuageux et à demi voilés se borne à 125 ; les jours de soleil
pur, qui présentent une atmosphère uniformément transparente, sont de 40 pour l'automne et de 40 également pour
l'hiver, de 44 pour le printemps et de 56 pour l'été. Ces
rapports entre les belles et les mauvaises journées sont caractéristiques, ils placent le ciel de la station du pied des
Alpes sur la ligne des plus favorisés.

La cause qui détermine et entretient la pureté du ciel,
condition dont Nice jouit si souvent, étant due à l'intervention nocturne des vents continentaux, cet avantage
n'est pas sans inconvénient, comme on ne l'ignore pas ; il

(1) Ouv. cit.

imprime aux matinées et aux soirées une température assez
basse pour trancher avec celle du milieu du jour. Mais
quelque grande que soit la transition entre le déclin du soleil
par exemple, au moment où les vents de terre commencent
à se lever et la naissance de la nuit, elle se produit de manière à ne pas présenter toujours les mêmes dangers. Tantôt
elle agit pacifiquement , si je puis m'exprimer ainsi, tantôt
elle se manifeste brusquement et avec violence. On peut
se prémunir contre la première forme en prenant quelques
précautions; la seconde trouble trop profondément la sensibilité pour qu'il ne soit pas nécessaire de se soustraire à
ses atteintes. Lorsque le changement procède sous la forme
pacifique , il se fait successivement sans secousses apparentes ; le vent continental fraîchit à mesure que l'influence
du vent chaud baisse ; et si l'humidité tombe à l'état de rosée
invisible , cet état météorologique ne dure pas longtemps.
Les malades doivent sans doute fuir les lieux découverts
dans ces moments de la journée ; ce n'est pas alors que
règnent les influences les plus dangereuses. Il y a souvent
lutte, combat entre les vents continentaux et les vents maritimes; cette lutte se renforce ou se complique du concours
des vents auxiliaires, et il en résulte des violences atmosphériques dont les effets ébranlent les profondeurs de l'air
et se font sentir dans la plupart des vallées du bassin. Le
thermomètre est aussi mobile que l'anémoscope, pendant
la durée du phénomène ; la température, capricieuse comme
les vents qui se disputent la prépondérance . accuse dans
un temps court le froid et le chaud. La transition prend
quelquefois plus de gravité ; les luttes deviennent des oura-
gans avec la forme électrique et toutes les complications
qu'elle entraîne ; les nuages se heurtent dans le ciel, la trombe
soulève les eaux et de terribles rafales balaient les régions déclives de la campagne. Le calme renaît, et le ciel
reprend sa sérénité, lorsque le vent septentrional a dominé

ses antagonistes. Cette dernière forme est trop visiblement dangereuse pour qu'on n'affronte pas ses effets; la forme précédente n'est pas moins grave à cause des impressions contraires et répétées qu'elle détermine sur les organisations débiles et principalement sur les malades. Une troisième n'est pas moins redoutable et mérite à son tour d'être signalée. Pendant les variations du froid au chaud et du chaud au froid, soit qu'elles se passent le matin, soit qu'elles se produisent le soir, l'humidité suspendue dans l'air ou baignant la terre se comporte d'une manière différente : le soir, la rosée qui tombe peut être très froide et même se faire sentir à travers les vêtements comme sur les rivages maritimes de l'Italie ; la gelée blanche et le grésil couvrent quelquefois la campagne pendant le premier mois de l'hiver, persistent jusqu'au matin, et imprégnent même longtemps après le lever du soleil, les couches inférieures de l'atmosphère d'un brouillard assez dense et le sol d'une grande humidité. Les excursions ne sont possibles que lorsque la température a fondu la gelée, desséché le sol et adouci l'âpreté de l'air Ainsi, à quelques exceptions près, et même lorsque le ciel paraît être dans les meilleures conditions, les matinées et les soirées sont perfides. Si les bonnes constitutions peuvent impunément affronter l'inclémence du temps, les malades doivent se montrer plus prudents; le grand air dans la ville ou dans la campagne détruirait en un instant, les effets des soins les mieux entendus ou renverserait peut-être pour jamais les espérances les plus légitimes.

Le caractère général du climat n'admet pas la sécheresse parmi ses éléments, d'après ce qu'on vient de voir, malgré l'opinion de quelques climatologistes qui ont groupé dans le même ensemble, l'expression climatérique de la journée et celle de la nuit. La sécheresse est affirmée par le baromètre, en tenant compte comme eux, de l'influence des vents continentaux ou nocturnes, c'est-à-dire des vents

secs qui règnent rarement comme vents diurnes, puisque la
prépondérance pendant le jour appartient aux vents maritimes et humides. On ne peut pas dire aussi d'une manière absolue que le climat de Nice soit un climat chaud ;
il l'est assurément si on le compare à celui de la France ;
il ne l'est pas si on le rapproche du climat des autres stations piémontaises et même de celui des stations du littoral
de la Provence : la différence serait bien plus considérable
si on le rapprochait du climat des stations maritimes et occidentales de l'Italie. La température de Nice est modérée
et présente, surtout si on l'étudie pendant les intervalles
horaires compris entre onze heures du matin et quatre
heures du soir, une sorte d'égalité dans les conditions thermométriques, qui ne fait pas soupçonner celles qui se dessinent au commencement ou sur le déclin de la journée. Ce
qui est vrai pour la température et qui s'applique à l'hiver
comme aux autres saisons, est également vrai pour l'humidité, car rarement la sécheresse existe vers le milieu du jour,
excepté que le vent continental ait gardé sa prépondérance et fait obstacle à l'entrée du vent maritime. Avec les
instruments de précision, si utiles pour déterminer chacun
des éléments d'un climat dans les proportions de son concours,
il y a un instrument qu'il faut consulter aussi et dont il faut
tenir grand compte, surtout en climatologie médicale, c'est
l'instrument vivant qui mesure et exprime avec sa sensibilité
les effets dont l'appréciation est de son domaine. Eh bien,
j'ai retrouvé à Nice des impressions que j'avais ressenties
dans les régions à température molle de l'Italie méridionale.
L'analogie me paraissait complète pendant ces journées humides qui arrosent par instants le sol d'une pluie fine dont
l'air a bientôt essuyé les traces. Lorsque, dans les moments de sérénité, je parcourais le littoral depuis le port de
Limpia et la corniche maritime du promontoire jusqu'aux
faubourgs de l'occident, je me croyais loin de ces vallées

du pied des Alpes qui séparent la France de l'Italie. L'illusion était facile, car mes sensations se recomposaient.

Nice, qui est une des stations les plus fréquentées par la phthisie pulmonaire, mérite-t-elle la renommée médicale qu'on lui a faite et que l'opinion lui conserve malgré tant de déceptions ? Elle la mérite sous des réserves qui déterminent le véritable caractère du climat, et à la condition d'une conformité aussi complète que possible entre l'état et le tempérament du malade et la nature des influences auxquelles il va demander la santé. Les déceptions viennent de ce qu'un phthisique est indifféremment envoyé à Nice comme on l'enverrait à Pise. Et cependant il existe entre les nombreuses stations de la Péninsule, propres à servir le même but, des nuances et même des différences si tranchées que rarement elles peuvent suppléer l'une à l'autre. Pourquoi ne pas comprendre qu'il faut savoir choisir entr'elles et non pas les adopter indifféremment ! L'air de Nice, ai-je dit, peut se comparer, jusqu'à un certain point, à cette douceur des stations plus méridionales, qu'il rappelle lorsque le soleil brille et que les influences maritimes ont éteint l'âpreté des vents continentaux ; ce n'est que par exception qu'il prend ce caractère. Rarement sa douceur porte avec elle une influence énervante ; en général, elle se relève par des qualités toniques qui sont un reste de l'influence nocturne des vents du nord dont les retours se font d'ailleurs assez sentir, et quelquefois même pendant le cours des journées les moins changeantes. Ainsi, les différences sont grandes entre l'atmosphère de Nice et celle de Pise ou de Menton, par exemple : à Pise, l'air est si doux, si saturé d'humidité qu'il provoque au sommeil et à l'inertie ; on sait qu'il produit d'excellents effets sur les tempéraments irritables et dans la période de surexcitation. A Menton, où le ciel est autrement brillant que dans la ville étrusque, l'influence se modifie ; elle se traduit sur la race dont le tempérament lymphatique se corrige par le concours du tempérament nerveux et du sanguin. Le climat de Nice est moins hygrométrique encore que ces deux climats : on pourrait moins dire qu'il est le plus sec des climats humides que le plus humide des climats classés parmi les secs. Cette interprétation désigne à l'avance la catégorie de phthisiques à laquelle il doit convenir. Ceux de tempérament scrofuleux qui ont besoin d'une action tonique sans cesser d'être douce, pour retrouver les forces déchues de leur organisation et les opposer aux effets débilitants de la maladie, doivent adopter Nice de préférence aux stations voisines.

Richelmi, après avoir préparé ses conclusions à la suite de développements souvent oiseux et un peu trop féconds en opinions erronées, s'exprime de la manière suivante (1) : « N'est-ce pas, dit-il, que ce moyen (l'air de Nice) ne devrait » pas manquer d'être d'une grande utilité dans le plus grand » nombre des phthisies pulmonaires et des sujets d'un tem- » pérament lymphatique, dans les phthisies qui viennent » de l'action débilitante et irritante à la fois d'un air gros- » sier, impur, humide, marécageux, froid et chargé de la » fumée des tourbes et des charbons de terre, etc. ? » L'expérience le confirme, et s'il faut ajouter encore une autre considération, le fait de la préférence que les Anglais accordent à Nice sur des stations où l'air est plus doux, le vent moins frais et le ciel non moins pur. On n'ignore pas que les phthisies qui règnent en Angleterre sont généralement de nature scrofuleuse ; et puisque la nation anglaise a contribué, plus qu'aucune autre, à fonder et à entretenir la réputation médicale de Nice, ne faut-il pas l'attribuer aux salutaires influences que les malades ont reçues du climat ? On comprend que les tempéraments nerveux s'y trouvent dans des conditions défavorables. Les organisations fran-

____

(1) *Essai sur les agréments et la salubrité du climat de Nice.* 1822, 1 vol.

çaises n'y rencontreraient pas en général les avantages qui peuvent être le partage des organisations anglaises, il leur faut les stations des régions avancées de l'Italie. Malgré ce bon côté du climat, Nice voit régner chaque année sur la colonie que lui envoient les Iles-Britanniques, une mortalité décourageante pour ceux qui seraient tentés d'imiter leurs devanciers. On ne peut tirer de ces événements aucune accusation contre les influences. Le ciel n'agit médicalement et ne peut amener quelque amélioration qu'à la condition de circonstances favorables soit sous le rapport du tempérament comme on le sait déjà, soit sous celui de la période de la maladie. Si la phthisie est trop avancée, l'excitation peut être trop forte et presser la marche de l'altération ; si elle se complique d'un état de surexcitation, malgré le caractère lymphatique du tempérament, le climat peut encore être défavorable lorsqu'on ne lutte pas contre la complication avec une thérapeutique appropriée ; si le médecin insiste sur des moyens trop débilitants pour combattre des symptômes qui paraissent les réclamer, l'organisation reste désarmée en présence des conditions de l'air qui peuvent lui faire éprouver de fâcheuses atteintes. On n'évite des accidents funestes aux malades et de graves erreurs touchant l'influence du climat, qu'en procédant avec sagesse et précaution.

Ce qui précède désigne les catégories de maladies qui peuvent recevoir de favorables influences sous le ciel de Nice ; l'analyse du caractère particulier du climat et l'indication du tempérament et de l'espèce de phthisie auxquels ce climat est approprié, servent de moyen d'induction pour parvenir à déterminer les maladies qui doivent y trouver des avantages analogues. Parmi les plus difficiles à guérir dans les régions septentrionales où elles sont très communes, et dont l'air de Nice peut avoir raison, il faut compter avec les catarrhes humides des scrofuleux et des vieillards qui

épuisent et maigrissent, des maladies autrement graves
dont l'issue manque rarement d'être funeste, c'est-à-dire
ces épanchements pleurétiques qui marchent de complication en complication si on tarde à les arrêter dans leur développement. Les climats de Paris et de Londres sont mor-
tels pour les altérations de cette espèce ; quelque soin qu'on
apporte à leur traitement, il est rare que la guérison couronne les soins de l'homme de l'art. A Nice, l'air possède,
pour les combattre, de puissantes qualités médicatrices ; il
n'a pas les qualités énervantes qui affaiblissent les forces et
font obstacle à une amélioration ; il présente, en compensation, assez de douceur, malgré ses propriétés toniques,
pour que la résolution s'opère dans des conditions semblables à celles qui produiraient les mêmes effets sur la
phthisie. Le séjour qui doit comprendre les saisons d'automne et d'hiver, exige une conduite prudente si on veut en
retirer quelque utilité ou y trouver, s'il se peut, la guérison.
Il faut se soustraire aux vicissitudes de l'atmosphère et ne
pas s'exposer à l'air libre, surtout en pleine campagne, pendant les changements anémométriques qui impriment à la
température de trop grandes variations. Là, gît le défaut ca-
pital du climat. Le climatologiste anglais Clarcke, qui en a
bien compris les effets, dit avec raison que l'irritabilité est
incompatible avec le séjour de Nice, et qu'il faut que la
phthisie ou les autres affections ne soient pas compliquées
d'un état inflammatoire pour que les influences ne produisent pas d'aggravation, au lieu d'un résultat opposé (1).
Il est surprenant que cet auteur n'ait pas parlé de l'influence favorable du climat, sur le spleen de ses compatriotes et les mélancolies de la même famille. La beauté du
ciel, les conditions variables de la journée, en les appréciant
sur tout le cours de la révolution diurne, la grâce de la cam-

____

(1) *The sanative influence of climate.* London, 1841, in-8.

pagne et la variété des sites qui comprennent une grande surface depuis la région des Alpes jusqu'aux rivages de la mer, doivent agir efficacement sur le physique en même temps que sur le moral. Ces effets ne sont pas probablement étrangers à la préférence un peu trop exclusive que les Anglais accordent à Nice.

Il n'est pas indifférent, comme on doit le penser, d'habiter telle ou telle région, qu'elle appartienne aux quartiers de la ville ou aux sites variés de la campagne. Le jeu annuel des vents répand, il est vrai, l'humidité, avec des différences qui naissent de la succession des divers états météorologiques, sur presque tous les points compris entre la ligne du littoral et le fond des terres. Cela n'empêche pas qu'il n'y ait des quartiers, des lieux circonscrits dont l'atmosphère soit relativement plus hygrométrique ou plus sèche, plus calme ou plus agitée, plus chaude ou moins tempérée. Voici à peu près comment on peut distribuer, dans le bassin de Nice, cette topographie de l'air. La région qui renferme le port de Limpia et se trouve resserrée entre la face orientale du promontoire central et le revers occidental des montagnes de Villefranche, étant sous l'influence plus directe des vents siroccaux, présente des conditions hygrométriques assez prononcées. En suivant le tour de la ville dans la direction suivie par le Paillon, on se trouve encore dans la zone des quartiers humides : cet état peut changer et se modifie souvent sous l'influence des vents du nord. Dans la direction nord-est, vers la route de Turin, règne plus de sécheresse ; dans les quartiers occidentaux, ceux qui s'étendent depuis le pied du promontoire jusqu'au faubourg de la Croix-de-Marbre, cette ville supplémentaire créée par les Anglais, l'humidité est forte aussi, car le libeccio y pénètre, et les vents qui soufflent de France y poussent la vapeur et les brouillards fumeux qui s'élèvent des bords du Var. Cet inconvénient de l'humidité est aggravé par un autre bien

plus redoutable pour les malades. Le faubourg de la Croix-
de-Marbre et les quartiers qui s'étendent jusqu'à la face
occidentale du promontoire sont directement exposés aux
fougueuses attaques du mistral. Ce vent n'épargne pas la
magnifique et longue terrasse construite pour les promeneurs
valétudinaires sur le rivage qui borde cette surface. L'emplacement de la terrasse et des faubourgs eût pu être mieux
choisi, réflexion que j'ai faite à propos du quai de Naples, où
les malades hivernent et où le même vent siffle pendant la
froide saison avec la violence de l'ouragan. Les quartiers
les plus chauds appartiennent à la campagne et non pas à
la ville. Au pied des montagnes les plus élevées de la région septentrionale, surtout en se rapprochant de l'orient,
il y a des vallées profondément encaissées, ombreuses, exposées aux vents méridionaux, et dont l'air reste paisible et
tempéré malgré l'agitation des zones supérieures, qui constituent un climat à part, comparable aux plus doux de la rivière génoise. Comme c'est la ville qu'on habite et non pas
les vallées du fond de la concavité du bassin, il faut créer
chez soi un climat analogue, en choisissant un logis abrité
contre les mauvais vents, et exposé à ceux qui font régner
le calme et élèvent la température. Les vents siroccaux,
c'est-à-dire les plus rapprochés du sud-est, possèdent le
privilége des bonnes influences; quand ils règnent on peut
ouvrir largement les fenêtres, se livrer aux promenades de
la terrasse, et entreprendre même des excursions sur le
territoire, qui est partout cultivé comme un jardin.

Les productions qui couvrent le sol appartiennent à la
nature méridionale, comme celles des campagnes de Villefranche, de Menton et des chaudes régions de l'Italie;
on les y trouve avec des changements qui traduisent de
profondes différences dans les conditions du ciel. Généralement, il y a moins de vigueur dans l'oranger et ses variétés nombreuses; on voit bientôt qu'il est moins l'arbre

des champs à l'air libre que des enclos abrités. Lorsqu'on manque de terme de comparaison et qu'on arrive à Nice sans avoir parcouru la Péninsule, on admire ces belles pépinières chargées de fruits aux enveloppes dorées, et l'on pense que leur taille, leur développement, sont partout les mêmes. Il suffit de franchir le ravin du mont Alban et de suivre la côte jusqu'à San-Rémo, pour s'assurer qu'au lieu de se maintenir, cette vigueur baisse sur le territoire de Nice. La comparaison devient plus frappante si on la continue sur le limonier, qui prospère en pleins champs dans les vallées orientales; à Nice, il ne réussit qu'en espalier, c'est-à-dire à l'aide d'un abri protecteur qui l'entretient dans un milieu plus tempéré que celui de l'air libre. Comme les produits du sol, la population porte aussi l'empreinte caractéristique du climat. Le type des Niçois, qui est beau sans briller par la régularité, se distingue par les signes d'une grande activité dans l'expression générale des hommes, et d'une vivacité très remarquable dans la physionomie mobile des femmes. Je n'ai pas observé les caractères de ce tempérament sec et nerveux que M. Roubaudi assigne aux premiers; j'ai été frappé seulement de cette nuance mitoyenne entre les tempéraments nerveux et sanguin, qui, d'après Richelmi (1), constitue le tempérement indigène. Le sexe a quelque chose de plus; moins livré au mouvement des affaires et aux agitations de la vie, il présente cette rondeur de formes qui se remarque chez les femmes des climats méridionaux, mais avec un état de couleur et de santé qui exclut toute trace de lymphatisme.

Je n'ai plus qu'à signaler, en terminant la monographie de la dernière ville de l'Italie, du côté de la France, les eaux minérales qui sourdent dans le bassin de Nice et dans les

(1) *Ouv. cit.*

régions limitrophes du massif montagneux qui commande les vallées piémontaises. Une seule source importante, celle de *Berthemont*, située à quelques lieues de la ville, fournit d'abondantes eaux sulfureuses qui paraissent avoir quelque efficacité. Hors du bassin et dans toute l'étendue des États sardes, les différentes sources minéro-thermales, froides ou chaudes, salines ou gazeuses, sulfureuses ou alcalines, s'élèvent à plus de 60 et à plus de 70, en y comprenant celles de l'île de Sardaigne (1). Elles sont décrites avec soin dans un ouvrage du docteur Bertini (2), auquel je n'emprunte aucun renseignement ni aucune analyse, car les plus efficaces de ces eaux que je croirais devoir recommander aux malades sont éloignées des stations médicales de la rivière ligurienne et de celles que j'ai signalées dans l'étendue du bassin lombard.

(1) D'après le baron d'Espine, médecin des eaux d'Aix, en Savoie.
(2) *Idrologia minerale, ossia descrizione di tutte le sorgenti d'acque minerali note sinora, negli stati di S. M. il re di Sardegna.*

CHAPITRE VI.

Le Var marque la limite qui sépare la lisière de Gênes et le bassin de Nice de cette région méridionale de la France, qui garde encore quelques traits de ressemblance avec l'Italie. Le Var est toujours digne de son nom (1). Variant fréquemment dans sa profondeur et sa surface, ou il roule majestueusement de grandes masses d'eau, ou subdivisé en bras partiels, à peine couvre-t-il une petite partie de son lit. Dans le premier cas, l'air est humide et se charge, surtout le matin, des brouillards que les vents occidentaux poussent vers le bassin de Nice. Dans le second, sans cesser d'être humide, il devient insalubre, sous l'influence de la température qui s'exerce directement sur les vases laissées à découvert. La population de la rive piémontaise paraît être plus frappée par l'endémie que celle de la rive française. Elle paraît moins vigoureuse, elle est moins colorée ; elle porte même quelque chose de cette inertie maladive qu'on observe sur les habitants des maremmes italiennes. A Saint-Laurent-du-Var, cette sentinelle avancée des centres de population qui se succèdent dans la circonscription territoriale à laquelle le fleuve donne son nom, le tableau change. Déjà cette physionomie française dont les Niçois portent les principaux caractères se dessine sans aucune de ces altérations que le mauvais air aurait pu lui faire contracter.

On est en France, mais les changements ne se font que par nuances insensibles sur cette lisière de la Méditerranée ;

(1) De *Varius.*

le même paysage suit le voyageur qui vient d'admirer le
bassin de Nice. La ressemblance ne paraît pas même altérée si, au lieu de suivre la route, on ne quitte pas le littoral.
Des golfes, des promontoires, capricieuses découpures du
sol qui se compliquent encore de ces groupes d'îles, masses
détachées du continent et flottant dans son voisinage, portent
Antibes qu'on aperçoit de Nice, Fréjus, Cannes, Saint-Tropez, villes qui relient l'extrémité occidentale de l'Italie au territoire d'Hyères. Plus près des montagnes de la Provence,
le paysage n'est plus embelli par la vue de la mer, mais la végétation n'est pas essentiellement changée. Des orangers
croissent encore dans les jardins, et avec eux les plantes
exotiques qu'on ne peut plus retrouver en France, lorsqu'on
a quitté cette zone pour remonter vers le nord. La route,
qui est coupée par une série de populeux villages, s'engage
dans une suite de vallées où les graminées couvrent les
champs, les vignes grimpent sur les coteaux, et les oliviers se
détachent avec leur feuillage brun sur ces riches cultures. On
voit que c'est l'arbre de l'olive qui va succéder à celui qui
produit l'orange, et qu'il forme la dernière transition entre
la nature méridionale et celle des climats septentrionaux.

Les Alpes reculent de plus en plus ; on a cessé d'apercevoir leurs cimes neigeuses. Ce sont les montagnes de la
Provence qui les remplacent en présentant comme elles une
barrière aux vents qui viennent du continent. La défense
qu'elles opposent toutes à cet ordre d'influences est moins
efficace, car les montagnes ou les chaînes qui les composent
s'interrompent assez fréquemment dans leur continuité, pour
mettre en communication plus ou moins directe les vallées
continentales avec celles qui se rapprochent du bord des
eaux. La lisière française est donc moins abritée que la
lisière piémontaise, où sont Nice, Villefranche et Menton.
La température n'y perd pas autant qu'on pourrait le croire.
Les vents du nord arrivant moins froids sous l'influence

des conditions nouvelles de leur itinéraire, l'hiver y conserve une moyenne assez élevée. L'analogie qui règne sous
le rapport du climat et des cultures ne cesse pas de régner
sous celui de la constitution du sol. Le granit alpin se
montre dans les plus hautes montagnes du système ; les
schistes avec quartz continuent la formation primitive, et
les grès réunis aux calcaires forment les accidents qui dominent les vallées inférieures ou les roches qui se découpent bizarrement sur les points les plus pittoresques du littoral. Les schistes déliquescents et les grès marneux, faciles
aussi à désunir, alimentent cette poussière des chemins qui,
comme le mistral, caractérise la terre de Provence. Cet inconvénient existe aussi dans le bassin de Nice ; il disparaît seulement sur la lisière de Gênes, où les calcaires solides dominent et les formations schisteuses se montrent
plus rarement. Si j'insiste sur les conditions géologiques,
c'est principalement à cause de l'effet qu'elles produisent
au point de vue du paysage. La facilité avec laquelle certaines roches s'altèrent, lorsque d'autres, juxtaposées ou
même pénétrant dans la masse, résistent à la décomposition, donne lieu à des formes, à des profils extrêmement
bizarres. C'est un élément qui ajoute un trait de plus à la
beauté du pays. En présence de tous ces avantages qui
parlent à l'imagination ou qui font appel à la science, pourquoi ne s'est-on pas occupé de ce pays comme on l'a fait
pour des lieux moins séduisants et moins favorisés de la
Péninsule ? Il est impossible, lorsqu'on le parcourt, de ne
pas se poser cette question.

On l'a étudié, mais on n'a fait qu'effleurer ce sujet.
Fodéré en a traité dans son ouvrage sur la lisière piémontaise et française (1). Dans l'autre siècle, Angerstein a fait
de curieuses remarques sur les montagnes provençales (2).

(1) *Voyage aux Alpes maritimes.*
(2) *Voyages des savants étrangers,* t. II, p. 557.

Dans ces derniers temps , M. Pareto a décrit avec soin la nature minéralogique et l'économie générale du territoire (1). La médecine, enfin, n'a pas entièrement oublié cette surface intéressante ; une topographie médicale de la Provence a été publiée (2). C'est assez pour établir les conditions de structure du sol ; c'est insuffisant pour ce qui concerne la médecine. Il a fallu que l'instinct servît d'avant-coureur à la science, qu'il lui préparât la route où celle-ci tardait trop à entrer. Ceux qui ont eu cet instinct, ce sont les Anglais. Pendant les époques de leur séjour périodique à Nice et à Hyères, ils ont parcouru sur tous les points les campagnes limitrophes, et leur ont bientôt reconnu des avantages assez rares pour les réunir dans une même sympathie. Depuis longtemps déjà, ces régions sont devenues des quartiers d'hiver pour un grand nombre de ces touristes. Non contents d'y séjourner une saison, ils y ont fondé des établissements permanents ; lord Brougham y possède une terre et une élégante habitation près de Cannes. Son exemple n'a pas manqué d'imitateurs dont le nombre ne fera que s'accroître assurément, si la science vient au secours de cette bonne volonté, bien facile à comprendre, pour peu qu'on ait visité la côte et vécu quelques jours sous un ciel aussi beau. Je regrette de ne pas avoir eu assez de temps pour préparer un travail de climatologie médicale sur cette partie de la lisière méridionale de la France. J'espère pouvoir un jour remplir cette tâche, qu'on me permettra de considérer comme un patriotique devoir.

Lorsqu'on est à Toulon, on touche à Hyères, car ces deux villes ne sont séparées l'une de l'autre, que par une courte distance de quatre lieues. Les deux golfes sont limitrophes ; celui de Toulon recule vers le nord , comparativement à ce-

(1) *Notice sur la géologie du département du Var*.
(2) **Buret**, *Journal de médecine militaire*, t. II, p. 13.

lui d'Hyères qui s'avance davantage vers le midi. Le littoral d'Hyères forme l'extrémité de la branche occidentale de l'angle au fond duquel se trouve Gênes ; et l'on sait que depuis son point d'intersection cette branche s'abaisse dans la direction du sud-ouest. On s'explique ainsi la latitude de la petite ville française qui est plus méridionale que les stations échelonnées au pied des Alpes maritimes, et de la branche transversale de l'Apennin. De Toulon à Hyères, la route passe entre les contours sinueux du rivage, et les accidents montueux, collines ou montagnes, qui sont des prolongements des grandes chaînes du territoire. Le pic de Fenouillet, plus rapproché d'Hyères que de Toulon, est l'un des points les plus importants de cette ligne hypsométrique. La presqu'île de Giens, rattachée au continent par un terrain bas et marécageux, constitue l'une des branches du golfe d'Hyères. Longtemps avant de l'avoir dépassée, on a vu paraître les débris du château de l'ancienne ville au sommet de la montagne qui domine le bassin ; quelques minutes de plus, et l'on découvre, en traversant les clos d'orangers, la partie visible de ce côté des constructions de la ville moderne. Comme le promontoire de Nice, la montagne d'Hyères est un observatoire admirablement placé pour embrasser d'un coup d'œil les principaux détails de la disposition du bassin. Du milieu des débris qui la couronnent, rien n'é-- chappe des conditions les plus importantes qui contribuent à déterminer le caractère général de la météorologie.

La montagne, qui est composée, comme celle de Fenouillet, de masses de quartz subordonnées à des schistes, et forme avec elle la région la plus avancée du terrain primitif, peut être considérée comme le point central des deux arcs de cercle irréguliers de montagnes ou d'accidents montueux qui marquent les limites continentales du bassin. La mer coupe le territoire sur lequel empiètent les deux extrémités de ces chaînes latérales, et limite une vallée spacieuse, dont

les plans, disposés d'abord en pente douce, et puis se terminant en plaine, se confondent au loin avec la lisière baignée par les eaux. Cette vallée se prolonge à l'ouest du côté
de Toulon, à l'est dans la direction contraire, et au nord dans
la direction de la montagne, qui est comme la clef de tout
le système protecteur. Les montagnes qui couvrent le
côté occidental ne sont pas très élevées ; à l'exception de
celles de Fenouillet et du pic de Coudon, les autres présentent
une disposition assez irrégulière, et des écartements suffisants
pour ne pas agir avec beaucoup d'efficacité. Au nord , derrière la montagne centrale, les inégalités du sol se rapprochent, se fortifient, et protégent mieux la vallée dans cette
région. Vers l'est, les collines s'élèvent ou s'abaissent ca-
pricieusement, et présentent un système moins puissant que
celui qui domine la région occidentale. La ville n'a pas quitté
la montagne, elle s'est seulement éloignée de son sommet.
Autrefois, dans les premiers siècles de son existence, lorsque
les Sarrasins d'Espagne faisaient de fréquentes descentes
vers les côtes, elle était groupée autour du château qui formait sa force et sa protection ; maintenant elle occupe la
zone inférieure du versant méridional et l'origine de la vallée
dans la direction du sud et de l'est , et en partie dans celle
de l'ouest. D'Hyères, on a donc avec la vue de la mer,
dont elle est séparée par une distance de 400 mètres, celle
d'une grande étendue de campagne. Des terrasses de la ville
ou des rampes qui la dominent , l'œil parcourt cette plaine
coupée de cultures d'orangers, où percent de distance en distance les frêles tiges des palmiers , les touffes de quelques
autres arbres des régions méridionales, et qu'arrosent deux
petites rivières, le Roubaud et le Gapeau. Il suit le dessin
du littoral, qui décrit une baie plus large que profonde,
bornée à l'ouest par la presqu'île de Giens, et à l'est, au delà
des marais salants, par une saillie du sol qui s'avance dans
la mer ; il se repose enfin sur les îles aux contours irrégu-

liers et aux couleurs indécises , qui ferment le golfe et concourent à protéger ses eaux.

La vue est belle, assurément , et la vallée qui commande
la ville d'Hyères est une de celles qui représentent le mieux
en France les campagnes italiennes. Elle reste malgré cela
au-dessous des éloges qu'on lui a prodigués sans mesure
par excès de reconnaissance, ou par défaut de termes de
comparaison. Non, les jardins qui couvrent une partie du
territoire ne méritent pas tant d'enthousiasme. Les plantations d'orangers en pleine terre surprennent sans doute les
personnes qui n'ont jamais vu ces arbres qu'en serre chaude;
celles qui ont parcouru l'Italie ou visité du moins les bassins qui se succèdent entre la Méditerranée et les Alpes
maritimes trouvent qu'Hyères est, au point de vue de la
nature végétale, la dernière nuance qui sépare les climats
méridionaux des climats froids. Le plus complet et le plus
sincère historien d'Hyères , M. Denis(1), dit lui-même que
pour acclimater ces arbres exotiques, pour les mettre en valeur, il faut beaucoup de peines et de soins. On le reconnaît
bientôt soi-même, sans avoir besoin d'interroger les habitants du pays. C'est plus qu'un phénomène de voir un de ces
orangers , au feuillage vigoureux, au tronc puissant, à la
taille haute qu'on admire dans les campagnes de Villefranche
et de Menton, et même dans la vallée de Nice. Les troncs
sont frêles , les feuillages sans vigueur, les tailles rabou-
gries ; par mesure de précaution, autant pour concentrer la
sève que pour borner la surface exposée aux influences
froides, on cultive l'oranger de manière à imposer d'étroites
limites à son développement. La plupart de ceux que j'ai
vus n'avaient pas plus de 3 mètres; M. Denis dit qu'il y
en a dont la taille s'élève jusqu'à 8 ou 9 mètres : ce sont les
arbres qui font exception. Les citronniers ou les bigaradiers

(1) *Promenade pittoresque à Hyères, ou Notice historique et statistique
sur cette ville.*

ont à peu près le même sort qu'à Nice, ou même une condition plus précaire ; arbres d'agrément et de curiosité, et
non pas de rapport, ils font partie de cette petite horticul-
ture qui triomphe du climat à l'aide du milieu factice
qu'on lui crée.

L'enthousiasme, qui a trop exalté l'état de la végétation, a aussi trop exalté l'éclat du ciel et les qualités de
l'air. « Au dire des voyageurs, » dit M. Denis (1), qui, sans
être médecin, a fort habilement groupé les données d'une
bonne monographie médicale..... « le ciel à Hyères serait
» toujours pur, la terre embaumée et rafraîchie par le zé-
» phyr; les autres vents craindraient de troubler un instant
» cette sérénité classique de l'atmosphère ; les neiges et les
» frimats seraient inconnus des habitants de la contrée. On
» ne sait comment, en vérité, ces exagérations ont été dites
» et répétées. Un printemps perpétuel ne règne pas dans no-
» tre vallée. » Ce jugement paraîtra peut-être d'une grande
sévérité, mais il ne condamne pas le climat d'Hyères à être
déclassé du nombre des bonnes stations médicales. Il lui prépare la place qu'il doit justement occuper, et rien de plus.

Les conditions hypsométriques de l'enceinte qui embrasse
la vallée jusqu'au rivage ont déjà prouvé que les vents
doivent avoir assez d'action sur toutes les parties du territoire, à l'exception du vent du nord qui trouverait sur
sa route un obstacle moins facile à franchir. Quant au
nord-ouest, cette influence est d'autant plus redoutable,
qu'on se rapproche davantage de la vallée du Rhône;
les communications qui existent entre la côte de Toulon et la campagne d'Hyères, et qui sont visibles du
flanc de la colline du château, suffisent à démontrer qu'elle
doit remplir un rôle actif dans le jeu de l'anémologie. Les
observations suivantes vont confirmer complétement ces inductions ; elles sont tirées de l'ouvrage remarquable de

(1) *Ouv. cit.*

M. Denis. Les vents ont présenté cette distribution pendant le cours de la période annuelle. Le sud a soufflé 120 jours, l'est 65, l'ouest 40, le nord-ouest 27, le nord-est et le sud-est ont régné chacun 20 jours, le sud-ouest a régné 18, et le nord enfin n'a eu que 12 jours de durée. On voit clairement que si le côté du nord est fortifié contre le vent qui vient de ce côté, il n'en est pas de même des autres parties de l'enceinte. Quelque serrées que soient les collines entre elles, leurs sommets sont assez bas, ou leurs intervalles assez déprimés, pour qu'un effet suffisant puisse être produit; les vents latéraux soufflent avec une prépondérance marquée. Dans ce nombre le nord-ouest, loin d'occuper un rang inférieur, est le quatrième dans l'ordre de fréquence, proportion qui donne la mesure de son intervention dans les conditions diverses de l'air. Les changements qui s'opèrent dans la distribution des vents suivant les saisons, sont dignes de remarque et très importants à connaître au point de vue de la climatologie médicale; en exprimant le caractère atmosphérique de chaque époque, ils font prévoir en quelque sorte l'influence qui régnera.

Au printemps, les vents qui soufflent sont l'est, le sud-est et le nord-est. La prépondérance de ces vents, à l'égard des autres, permet d'induire que si l'humidité et la chaleur règnent pendant cette saison, et si surtout la température est précoce, le règne du vent septentrional lutte contre la fréquence des pluies en entretenant la transparence du ciel. Le vent d'orient est en effet celui qui, d'après l'observation, entretient l'humidité ou détermine la pluie, et contribue le plus à activer le développement de la végétation. Humide et doux, c'est le vent caractéristique du printemps, sur les côtes de la France, comme le vent d'ouest caractérise la même période sur les rivages occidentaux de l'Italie. J'ai déjà souvent constaté cet échange d'action entre les deux vents antagonistes, suivant les régions où on les observe; je ne crois pas inutile d'insister de nouveau là-dessus. Pendant le cours de l'été, l'atmosphère appartient aux vents qui soufflent de la mer, ou des points latéraux et maritimes de la vallée : ce sont le sud, le sud-est, le sud-ouest, et quelquefois le nord-ouest après les grands orages. On pourrait croire, d'après le caractère général des influences, que le thermomètre doit atteindre une grande élévation pendant l'été ; les brises de mer humides et fraîches agissent comme modératrices, et adoucissent, par leur retour régulier, la sécheresse et l'ardeur de la température. En automne, le sud-est, l'ouest et le nord-est sont les vents prépondérants ; ils expriment un été prolongé et non pas un hiver précoce, mais avec des conditions qui font des automnes d'Hyères, ces automnes violemment orageux des zones méridionales de la Péninsule. « Le sud et le sud-ouest, dit en effet M. Denis (1), » roulent des nuages gros et épais qui, en octobre et en no- » vembre, fondent sur le sol. » Toutefois, l'intervention du nord-est dans cette saison, comme dans celle du printemps, s'exerce contre les mêmes causes pour déterminer des effets analogues, c'est-à-dire pour ramener le beau temps et en entretenir la durée. L'hiver est l'époque de l'année qui doit intéresser le plus les malades. Il ne faut pas croire, comme le dit M. Denis lui-même, que les mois si rigoureux de cette saison dans quelques parties de la France, et surtout de la France du nord, se succèdent doux et paisibles dans le bassin de la station provençale. Les vents qui viennent des Alpes ou du continent portent assez fréquemment leur influence dans l'atmosphère, et ne le cèdent pas à celle des vents relativement chauds qui soufflent de la mer. Ainsi, le nord-nord-est occupe le premier rang. On sait qu'il est rapide et froid ; par opposition aux brises de mer, on pourrait l'appeler la bise des Alpes. Après lui, viennent le sud-est et le sud, le premier remplissant une fonction analogue

(1) *Ouv. cit.*

à celle qui est attribuée au même vent dans le bassin de Nice ; le second, modérant l'âpreté de l'hiver par l'élévation de la température, comme il éteint les ardeurs de l'été par la fraîcheur qu'il porte avec lui. Quoique placé en première ligne, le mistral a une influence caractéristique sur les conditions de la saison froide : non seulement il trouble l'air par la violence avec laquelle il se déchaîne, il produit aussi de grandes et subites variations dans les conditions de la thermalité. Il fait courir plus de dangers que le règne du nord-nord-est, car celui-ci procède par alternances régulières avec les vents maritimes, à peu près comme dans l'atmosphère de Nice, tandis que l'autre garde la prépondérance pendant plusieurs jours.

La proportion relativement forte, pendant le cours de l'année, des vents maritimes, c'est-à-dire des vents tièdes et doux, sur ceux qui présentent des qualités contraires, indiquerait par anticipation que la constitution de l'air doit être humide ; elle l'est moins qu'on ne pourrait le croire. Ainsi, l'hygromètre marque 56,47, lorsque celui de Nice marque 58,2 (1). L'exactitude manque à la comparaison, puisque les observations d'Hyères ne comprennent que deux années, et celles de la ville piémontaise ont été relevées sur treize. Toutefois, malgré la réputation de sécheresse que quelques climatologistes ont faite à Nice, et la difficulté de décider d'après un rapprochement dont les termes sont inégaux, on peut adopter les conclusions tirées de l'hygromètre, car le baromètre les confirme complétement. La colonne de mercure oscille entre les deux limites extrêmes de 748^{mm},94 et de 782^{mm},77, et se maintient en moyenne entre 762 et 766^{mm} (2). A Nice, les termes de l'oscillation annuelle sont exprimés par 732 et 770^{mm} (1). La différence

____

(1) Obs. du doct. Honoraty, dans la *Notice topographique et médicale de la ville d'Hyères*, par le doct. Barth.

(2) Honoraty, dans l'*ouv. cit.*

est assez grande entre l'élasticité atmosphérique des deux
villes pour attribuer à Hyères une suprématie marquée sur sa
rivale du Piémont. Il faut rapporter la sécheresse de l'air de
la station française à deux causes. Les vents continentaux qui
parviennent dans le ravin de Nice modifient profondément la
pesanteur de l'air ; mais le nord-est , qui est plus fréquent
à Hyères, joint au nord-nord-ouest, qui a la prépondérance
en hiver, doit la modifier bien plus encore. Il paraîtrait
aussi que la proportion des journées pluvieuses serait plus
élevée à Nice que dans la ville française. Dans la première,
elle présenterait une moyenne annuelle de 60 jours (2) ; dans
la seconde, de 40 (3) et même de 27, d'après M. Barth (4) ,
qui d'ailleurs reconnaît l'exagération dans laquelle on est
tombé en adoptant un chiffre aussi minime. Ces deux circonstances établissent donc la raison de cette différence d'élasticité atmosphérique , qui fait de l'air d'Hyères un air plus
sec que celui de la station du territoire piémontais. Pourtant, je le répète, les climatologistes parlent à l'envi de la
sécheresse de l'air de Nice ; d'après eux , ce serait celui qui
présenterait cette qualité au plus haut degré (5). Avec la
comparaison, et la comparaison basée sur des observations
précises , cette interprétation tombe comme toutes celles
qu'on tire de faits absolus.

La pluviométrie donne, comme on le présume, des résultats qui cadrent avec les conditions de ressort de l'atmosphère. La moyenne de la pluie de Nice est très élevée d'a-
près les observations de Risso, rapportées par Schouw (6) ;
elle l'est moins d'après les observations de Roubaudi qui

(1) Voy. le chapitre précédent.
(2) M. Roubaudi, *ouv. cit.*
(3) M. Denis, *ouv. cit.*
(4) *Notice topographique et médicale sur la ville d'Hyères.* Paris, 1846.
(5) A la faveur d'une erreur qui s'est glissée chap. IV, page 506, le climat d'Hyères a été cité au nombre des climats humides ; on sait de quelle
classe il se rapproche le plus.
(6) *Ouv. cit.*

ont été faites sur une base beaucoup moins large. La moyenne de la pluie d'Hyères serait de 746ᵐᵐ (1), chiffre un peu au-dessus de celui du climatologiste de Nice, mais bien inférieur à la quantité constatée par Risso. Cette modération dans les proportions annuelles de la pluie s'explique par la manière dont elle tombe, si l'état de l'hygromètre et du baromètre n'en rendait déjà compte. A Nice, il pleut en hiver, au printemps et en automne ; la pluie prend, en tombant, la forme météorologique qu'elle présente sur les territoires continentaux. A Hyères, il n'en est pas ainsi : les pluies d'automne donnent de si féconds résultats en peu de temps, qu'elles permettent la succession des belles journées pendant l'hiver, et annoncent par anticipation la beauté sereine du printemps et la sécheresse relative de l'été. Le nombre des belles journées serait si considérable à cette latitude, proportionnellement à celui des jours couverts et pluvieux, qu'il devrait mettre en défiance les esprits les plus prévenus. Sur quatre années, de 1832 à 1834, et de 1838 à 1840, la répartition du nombre des beaux jours donnerait un chiffre de 56 pour l'hiver (2), ce qui, même en se bornant à répéter quatre fois le même nombre pour les autres saisons de l'année, donnerait un total de 224. A Nice, où le ciel est si souvent pur, le nombre de belles journées n'atteint que 180 (3). L'inexactitude est flagrante, mais la vérité se découvre à travers l'erreur ou l'exagération ; et l'on peut admettre comme un fait acquis, que la proportion des jours de beau soleil est élevée, en la comparant même à celle qui distingue le climat de la ville piémontaise. Ici, j'ai besoin de le dire encore, l'exagération ou l'erreur qu'on rencontre si souvent dans les monographies qui traitent de la climatologie italienne sont loin d'être le fruit d'une partialité qui pa-

(1) *Observ. de M. de Beauregard ;* ouv. de M. Denis.
(2) Doct. Honoraly.
(3) Roubaudi, *ouv. cit.*

raît trop souvent volontaire. Les observations varient suivant les moments de la journée où on les recueille. Lorsque, par exemple, les vents maritimes ont succédé aux vents continentaux, que l'air présente une température suffisante pour maintenir la vapeur à l'état invisible, et que ce moment-là concorde avec celui de l'observation, il est évident qu'on pourra noter un beau jour, tandis qu'il deviendra nuageux ou mauvais pour le reste de la journée. Il semble que M. Honoraty, l'auteur cité par M. Barth, n'a pas procédé autrement; de là l'erreur dans laquelle il est tombé. Tout porte à croire, d'après cela, qu'en admettant une proportion aussi élevée de jours de soleil pour le territoire d'Hyères, les jours nuageux sont fréquents, précisément à cause de la différence qu'il y a entre ses conditions anémométriques et celles qui caractérisent l'atmosphère de Nice, et auxquelles on doit rapporter, comme on sait, la cause de cette brillante pureté du ciel qui fait ressembler son azur au bleu vif et éblouissant des atmosphères les plus méridionales.

On s'est exagéré un peu trop aussi les conditions annuelles de la température. Elle est douce à la sensation pendant les belles journées d'hiver; il n'y a rien d'âpre dans l'impression qu'elle produit, surtout lorsque l'hiver commence à incliner vers le printemps. Mais il ne faut pas croire à cette chaleur tiède qui se continuerait presque sans trouble, comme au fond du golfe de Baïes ou dans d'autres stations de la basse Italie. Pour la France, Hyères est un bassin très abrité, très chaud, qui mérite toutes les préférences. Si on prend les termes de comparaison dans les différentes parties de la Péninsule, l'appréciation doit changer, car ces rapprochements affaiblissent son mérite. D'après des observations de 30 ans (de 1810 à 40) [1], le thermomètre descend jusqu'à un minimum qui se rapproche, sans l'égaler, de celui de Nice. On sait que le minimum de

____

[1] Obs. de M. de Beauregard.

Nice est de — 9 ; il surpasse même ce chiffre à Hyères, malgré l'opinion de M. Barth, qui s'est borné à indiquer — 5. Le maximum est presque comme celui de la ville piémontaise ; il surpasse 30 et parvient même, dans les étés exceptionnels, à quelques degrés au-dessus. Pendant la série d'années qui précède et dont les observations ont été prises sur le thermomètre Réaumur, 23 ont présenté des abaissements jusqu'à zéro ou au-dessous de cette limite : les plus favorisées par la modération de la température se sont maintenues à des degrés supérieurs. Ce résultat prouve, moins d'une manière absolue que d'une manière relative, les conditions réelles de la chaleur. Il est probable en effet que, même dans les meilleures années, le thermomètre soit descendu pendant la nuit à zéro et au-dessous. L'important ne consiste pas en cela, surtout en climatologie médicale, comme bien des fois je l'ai fait observer ; tout l'intérêt doit se reporter sur la température diurne.

Les époques de la journée qui correspondent aux plus grands froids sont le matin et le soir, comme dans le bassin de Nice. Alors soufflent les vents continentaux dont le règne précède et suit celui des vents maritimes. On n'a pas oublié qu'à Nice cette succession se fait régulièrement ; elle ne présente pas la même régularité dans la ville française. A cause de la perméabilité de l'enceinte qui part des deux côtés de la montagne d'Hyères, les vents continentaux traversent quelquefois la journée, et troublent le calme de l'air en même temps qu'ils en abaissent la température. Parmi ces vents, le mistral, qui présente ces conditions plus que tous les autres, a un accès plus facile dans le bassin de la ville française que dans celui de Nice. C'est le plus tumultueux, le plus sec, et souvent le plus froid, puisqu'il fait baisser brusquement le thermomètre de 6 à 8 degrés (1). Lorsqu'il succède à un vent doux et qu'il agit

____

(1) M. Denis , *ouv. cit.*

sur une température déjà élevée, le froid produit n'est pas intense, quelque violente et subite que soit la transition. Mais pendant les journées d'hiver les moins favorables, l'influence qu'il détermine peut précipiter le thermomètre au-dessous du terme de zéro. Ces moments sont très mauvais pour les malades, qui ne doivent jamais les affronter et devraient même s'y soustraire en les prévoyant.

En général, la saison d'hiver présente, malgré ces inconvénients et ceux qui s'y rattachent, une bonne et douce température. Il est rare que lorsque le ciel est pur et dévoilé, ce qui arrive assez fréquemment depuis les derniers mois de l'automne jusqu'au printemps, la promenade ne soit pas aussi agréable que salutaire pendant les deux ou trois heures qui suivent le milieu du jour. Alors les vents maritimes dominent et la sécheresse de l'air est tempérée par une humidité insensible qui rappelle celle des campagnes riveraines des parages méridionaux de l'Italie. Ces explications sont en rapport exact, comme on le suppose sans doute, avec les faits observés. « D'après les relevés du docteur Honoraty, et » pendant les mois les plus froids de l'année (décembre, » janvier et février), dit le docteur Barth (1), le thermomètre » placé à l'ombre, au nord, n'a pas vers le milieu du jour dé- » passé inférieurement 7 au-dessus de 0, tandis qu'il s'éle- » vait souvent à 12 et 15, et atteignait même 18 et 20 cen- » tigrades ; au soleil au contraire, il ne s'est pas abaissé » au-dessous de 17, et il montait quelquefois jusqu'à 30 et » 40. Mais le plus généralement, la chaleur moyenne va- » riait de 10 à 15 degrés à l'ombre, et de 25 à 30 au so- » leil. » Ces considérations établissent une autre analogie entre le ciel de Nice et celui d'Hyères. La différence qui existe dans le bassin de la ville française entre la température de l'ombre et celle du soleil, est assez forte pour impressionner vivement les organisations délicates et les ma-

(1) Ouv. cit.

lades en traitement. Ainsi, comme pour Nice, ce n'est pas sans user de précautions qu'on doit se livrer à la promenade dans la campagne pendant les belles journées d'hiver. Ce fait de la température exige une réflexion qui n'est pas sans intérêt et surtout sans utilité pratique en climatologie médicale. L'influence solaire est plus générale dans les climats méridionaux que dans les septentrionaux. Dans les premiers, l'ombre représente encore l'élévation de la température ; le contraire arrive dans les seconds. En d'autres termes, qu'on soit à l'ombre ou au soleil dans les zones méridionales, l'impression qu'on éprouve est toujours en rapport avec une chaleur plus ou moins intense ; dans les zones tempérées le soleil et l'ombre constituent en quelque sorte les climats extrêmes dont ces zones présentent l'expression : les parties éclairées rappellent les chaleurs du midi, les parties dans l'ombre, les froides impressions du nord. Donc, la transition est moins forte dans les climats méridionaux, et beaucoup plus dans les climats tempérés, malgré même les indications contraires que présenterait le thermomètre. On voit pourquoi les malades, pendant leurs excursions, sont moins obligés aux précautions lorsqu'ils hivernent dans les stations méridionales, que dans celles qui se rapprochent des climats septentrionaux.

La manière dont se comporte le thermomètre pendant les mois les plus froids, décembre, janvier et février, prouve que les oscillations ne sont pas très étendues entre chacun de ces mois. La température se soutient à quelques différences près (en prenant celle du milieu du jour), et ne subit de grandes variations que dans les circonstances météorologiques qui livrent l'air à une influence réfrigérante comme le nord-nord-est ou le nord-ouest. C'est dans ces conditions que la neige tombe. Mais quelque fréquents que soient les brusques passages des vents maritimes aux vents continentaux, ce phénomène est rare. On ne voit la neige qu'une

fois sur trois ans. Ordinairement elle ne reste sur le sol que
pendant quelques heures ; les bons vents l'ont bientôt essuyée. Il y a des exemples d'une persistance autrement
longue, comme pendant l'hiver de 1820, où elle ne fondit
qu'après 24 heures, et pendant celui de 1829, où elle ne
fondit qu'après 2 jours. Ces traverses ne s'observent jamais après février, car la chaleur commence à poindre en
mars, pour s'élever insensiblement en avril et annoncer la
précocité des chaleurs pendant les premières semaines du
mois suivant. Il est rare que le mois de mai ne présente pas
une assez grande élévation thermométrique. Il sert de point
de départ à l'été, qui trouve un correctif à l'élévation de la
température dans les vents de mer, dont le mode d'influence est changé : modérateurs du froid en hiver, ils servent le climat en sens contraire pendant la chaude saison.
Comme à Nice, l'été ne manque donc pas d'une certaine
fraîcheur. Plus sec à Hyères que dans la station plus orientale, il est loin d'exprimer des conditions analogues pour
l'automne. Cette saison donne de grandes pluies, se rapproche du printemps par de fréquentes apparitions de
brouillards, qui traversent le bassin depuis la lisière maritime où ils se forment, jusqu'aux montagnes et jusqu'à la
ville. Le soleil du matin a bientôt essuyé ces nuages de
terre ; et quant aux pluies, si elles tombent avec cette
abondance des pluies d'automne de quelques unes des stations péninsulaires, elles ne se compliquent pas souvent
de ce tumulte électrique qui porte le trouble dans l'atmosphère et imprime de vives secousses à l'économie. Lorsque
le ciel a payé son tribut pluviométrique au bassin, que les
pluies d'automne sont épuisées, la saison d'hiver s'ouvre
et fournit une longue succession de jours sereins, moins
brillants mais plus doux que ceux de Nice, si le mistral ou
ses analogues ne prennent qu'une faible part d'influence
dans les conditions météorologiques du temps.

Hyères, dont la population s'élève tout au plus à 9,000 habitants, est trop paisible pour que les malades qui l'habitent ne cherchent pas à combattre par de fréquentes excursions dans la campagne, l'ennui qui ne manquerait pas de les atteindre chez eux. Quel que soit l'état de leur santé ou leurs habitudes, ils savent difficilement résister à ces tentations qui leur viennent du dehors, sous la forme d'un brillant rayon de soleil, ou à l'aspect de ces touffes d'orangers dont les allées vont se perdre auprès de la lisière maritime. Il est donc nécessaire de tracer en quelque sorte. la topographie de la thermalité, car le choix d'une excursion n'est pas indifférent, et la promenade la plus agréable à la fantaisie pourrait ne pas être en rapport avec les conditions hygiéniques du promeneur. L'air ne conserve pas partout, en effet, le même calme et la même température. Le bassin n'est pas très étendu, il est vrai ; mais la barrière qui le circonscrit dans sa région continentale n'est ni assez haute, ni assez serrée pour s'opposer à l'intervention d'influences plus ou moins fâcheuses. Cela a été dit assez souvent pour qu'il ne soit pas nécessaire de le rappeler de nouveau. Si on n'a pas oublié la topographie de la ville qui est assise au pied d'une montagne située au nord, et s'enchaînant aux accidents qui contribuent à former la barrière de protection du bassin, on comprendra que l'emplacement d'Hyères soit le plus favorisé par la température : là, le nord ne se fait pas sentir, et le nord-nord-est, qui souffle avec fréquence, agit avec moins de force que dans les autres régions de la vallée. Les jardins, qui forment depuis le sud jusqu'au nord-est de la ville une large zone de verdure, participent aux mêmes avantages ; à couvert contre le vent direct qui est arrêté par la montagne, ils sont moins à l'abri du vent collatéral. Cette région, qui réunit les jardins et la ville et que la montagne du Château serait impuissante à défendre si elle ne se reliait avec celles de Fenouillet, de Fourches et de Coudon, est celle où la température est la plus prononcée. Une seconde commence à la limite des jardins, c'est-à-dire vers le milieu de la plaine et comprend toute la lisière de mer depuis la limite orientale du bassin jusqu'à l'occidentale. Les vents qui passent au-dessus de la région la plus rapprochée des montagnes, se font sentir avec force dans celle qui en est plus éloignée ; aussi la différence est telle que la température de la première s'élève toujours d'un degré et demi ou deux, au-dessus de la température de la seconde. Une dernière région, qui serait en dehors du bassin et dont la montagne d'Hyères formerait la limite méridionale, comprendrait les territoires de Collobrières, de Pierrefeu et de Pignan qui présentent des sites assez intéressants pour compter au nombre des excursions les plus suivies. Cette partie du territoire ne mérite pas d'être distinguée, et veut qu'on mette de la sobriété à la parcourir de préférence ; car les qualités du climat n'y sont plus les mêmes : on y constate des différences de deux à quatre degrés, entre sa température et celle de la lisière maritime du vallon, qui est elle-même de deux degrés au-dessous de la température ordinaire de la région la plus chaude.

Cette topographie de la thermalité, rapportée par M. Denis (1), laisse une lacune importante que la climatologie médicale doit remplir. Il ne faut pas oublier que le nord-ouest est le vent défavorable de la station ; il forme le défaut dominant des conditions du climat ; par lui de graves inconvénients contrebalancent quelquefois les avantages du ciel d'Hyères qui, sans lui, serait un ciel privilégié. Il y a donc une surface plus ou moins étendue dans l'une des trois régions que ce vent frappe avec plus de fréquence et de force, et où la promenade expose à des dangers qui n'existeraient pas sur d'autres points du sol. Elle correspond à une partie de cette première région si favorisée de la tempéra-

1. Ouv. cit.

ture puisque l'extrémité occidentale de la ville, et les jardins ou les cultures qui s'avancent vers la presqu'île de Giens et le territoire de Toulon, se trouvent sur le passage du nord-ouest lorsqu'il fait invasion dans la vallée. On n'a pas relevé des observations comparatives entre les conditions thermales de la région occidentale des jardins et de la ville, et celles de la région orientale moins élevée que l'autre et beaucoup mieux abritée. L'hypsométrie confirme à elle seule les inductions que je tire et que le malade doit mettre à profit pour le choix de son habitation, et pour celui de ses excursions journalières lorsque le temps inclinera vers un changement.

Jusqu'ici, le caractère général du climat n'a pas été tracé; il a été indiqué seulement par les observations que j'ai fait connaître et les réflexions dont je les ai fait suivre. L'air est doux assurément, mais il ne l'est pas plus que celui de Nice : l'un et l'autre présentent des minima qu'on peut considérer comme à peu près semblables. Faudrait-il donner un curieux exemple à l'appui? En 1820, la neige resta pendant trois jours en permanence sur le sol, et le thermomètre (celui de Réaumur) descendit jusqu'à — 9; les orangers furent tous atteints par cette révolution thermale, mais ceux de Nice ne subirent qu'en partie le même sort, parce qu'étant plus ventilés, dit l'historien de ce fait, que ceux des jardins d'Hyères, ils sont beaucoup moins sensibles aux changements de température (1). L'interprétation eût été différente par la comparaison du minimum de Nice avec celui du bassin limitrophe pendant le même hiver, car elle eût montré que l'expression de celui-ci accusait un plus grand froid que le chiffre de l'autre (2). Mais c'est à l'aide d'interprétations

---

(1) Gensolen, *Essai historique sur le climat d'Hyères*, 1 vol., 1820.

(2) Le minimum de Nice étant de — 9 centigrades, terme tiré d'observations dans lesquelles l'hiver de 1820 est compris, ce chiffre est inférieur de près de 2 degrés, au minimum d'Hyères, qui est exprimé par — 9 Réaumur.

fausses qu'on affaiblit la signification réelle des phénomènes
et qu'on parvient à faire accepter l'erreur. L'air est sec ,
surtout dans la région septentrionale du bassin, c'est-à-dire
dans les parties de la vallée qui touchent aux accidents du
terrain ; naturellement il l'est moins sur les rives des cours
d'eau, près des terrains marécageux et sur cette zone de la
plaine qui forme la lisière du littoral. Tout compensé cependant , il a plus d'élasticité que l'air de Nice, bien que, par
un concours de circonstances toutes locales, l'azur du ciel
soit plus éclatant dans la station du pied des Alpes maritimes. Il serait exact de dire que les vents ne sont pas capricieux à Hyères , et que l'atmosphère de la station française ne présente pas la variabilité de celle de la ville du
Piémont. Il faut distinguer, pour s'entendre et ne pas s'exposer à égarer les intéressés , en s'abstenant d'entrer
dans des explications nécessaires. Assurément le ciel de
Nice est capricieux, mais il acquiert de la fixité dans le
milieu de la journée à cause de l'alternance régulière des
vents maritimes qui sont les vents du jour, avec les continentaux qui sont ceux de la nuit , des soirées et des
matinées. Cette variabilité se fait sentir d'autant plus que
les vents continentaux perdent tout leur calorique en passant sur les Alpes dont les cimes se multiplient derrière le
territoire de Nice , tandis que les maritimes conservent
et corroborent toutes leurs qualités, par l'itinéraire qu'ils
suivent avant de parvenir dans le bassin. Les vents continentaux sont beaucoup moins froids à Hyères ; les changements de température que leur entrée détermine affectent moins vivement la sensibilité ; le nord-ouest forme seul
exception : non seulement il produit une révolution profonde dans les conditions thermométriques, il souffle encore
avec assez de fréquence, soit pendant le milieu du jour, soit
pendant la nuit, pour transporter aux heures de la promenade une variabilité qui, pendant le même temps, est moins

prononcée dans l'atmosphère de la ville piémontaise. C'est à cause de cette influence et de la manière dont elle s'exerce que le ciel d'Hyères ne mérite pas cette réputation de perpétuité printanière dont on a essayé de l'investir. M. Denis, dans son impartialité, en a fait justice ; il eût été à désirer que les climatologistes, et principalement ceux qui ont étudié le climat au point de vue médical, l'eussent imité.

Ainsi, Hyères se recommande par une température modérée qui, malgré la rigueur des minima, se soutient assez haut pour ne pas arrêter brusquement la fructification de ses importantes plantations d'orangers et des variétés de l'espèce qui sont également en culture. Il est sec et, on peut le dire, le plus sec de toutes les stations péninsulaires et du littoral de la Ligurie, dont l'hivernation est prescrite aux affections tuberculeuses du système respiratoire. Il est changeant et même redoutable sous l'influence d'une cause la plus active de celles qui troublent l'atmosphère du bassin, et contre laquelle il importe d'user de prévoyance pour ne pas perdre en un seul jour, les fruits d'un traitement vigilant. La population hyèroise exprime-t-elle physiologiquement les conditions du ciel ! Traduit-elle plus ou moins fidèlement les qualités de cet air sec, modérément chaud, et troublé assez fréquemment par le déchaînement des vents froids ? Il n'est pas permis de poursuivre sur la France aussi facilement que sur l'Italie les observations de cette nature. Sur le territoire péninsulaire, les données se présentent avec une netteté qu'on ne retrouve pas sur le nôtre. Quelle différence, en effet, entre l'Italie et la France sous le rapport de la facilité et du nombre de ces communications qui mêlent constamment les populations les unes aux autres, et usent en quelque sorte, sur elles, le cachet de leur individualité morale et même de leur forme organique ! En Italie, il y a des Florentins, des Pisans, des Romains ; en France, il n'y a que des Français. Et si la population de quelque province de notre sol a conservé des caractères tranchés sur ceux qui distinguent la race, ils ne s'observent que sur de grandes surfaces, et non pas sur d'étroites circonscriptions. Ainsi les Hyèrois ne présentent ni un type ni un tempérament qui les isole de la province dont ils font partie; ils appartiennent à la race provençale, partout la même sur le territoire qu'elle occupe, à l'exception d'Arles, la seule ville qui doive rester en dehors de cette assimilation. L'observation n'est possible qu'à la condition d'une base ainsi élargie. Les relations entre l'état moral et les influences météorologiques deviennent alors plus visibles, et se dessinent avec netteté. En Provence, rien n'est plus frappant : la fougueuse impétuosité de ceux qui en habitent les campagnes fécondes semble traduire l'impétuosité non moins fougueuse de ce mistral qui balaie et emporte tout sur son passage, renversant les hommes et courbant les arbres, comme le dit Strabon.

Le climat d'Hyères présente des qualités qui peuvent rendre de grands services. Il peut agir efficacement sur les tempéraments et les maladies qui réclament un air sec et modérément chaud, en admettant les conditions essentielles de prudence, qui écartent de l'économie les malencontreux effets du nord-ouest et de ses analogues. Ce caractère défini, on voit qu'il doit s'exercer avec efficacité sur la phthisie pulmonaire, et que son mode d'action n'est pas sans ressemblance avec celui que produit l'air de Nice. Seulement, celui-ci est moins sec, et présente des transitions vives lorsqu'on s'y expose le matin ou le soir, ces époques de la journée qui signalent le retour des influences continentales. Ils conviennent donc, à quelques modifications près, à la même catégorie de malades et de tempéraments, c'est-à-dire aux phthisies de nature scrofuleuse et aux tempéraments lymphatiques. Mais, quel est celui des deux qui présente le plus d'avantages, et peut faire prévoir

la plus prompte efficacité ! Quels que soient les changements
favorables qu'ils déterminent sur des altérations analogues,
leurs effets varient suivant la constitution personnelle des
malades ou leur idiosyncrasie. Il n'est pas rare qu'à choses
égales du côté des individus, du moins en apparence, le
climat d'Hyères paraisse excellent aux uns, tandis que le
climat de Nice est jugé très mauvais, et que d'autres célèbrent la supériorité de la station piémontaise en abaissant
le valeur de celle de notre territoire. Ces réputations en
sens inverse prouvent que des analogies trop étroites conduisent trop souvent à une sorte de confusion. Le vague
qui en résulte doit cesser cependant, pour peu qu'on se
souvienne des conditions météorologiques qui caractérisent
les deux climats. L'âpreté des vents continentaux du bassin
de Nice, est sans doute modérée par les vents maritimes;
mais lorsque ce changement ne s'opère pas d'une manière
assez complète, l'air reste excitant et ne devient pas doux.
La phthisie, dans ce cas, ne peut qu'y trouver un aliment
pour l'excitation qui la complique si celle-ci existe à un certain degré. Dans le bassin d'Hyères, l'âpreté des vents
continentaux est moins vive, à l'exception du nord-ouest
qu'il faut placer hors ligne sous le rapport de ces qualités
particulières; et cette différence qui rend l'influence moins
excitante, est généralement assez marquée pour la rendre
plus calmante. Ce qui est vrai pour l'état inflammatoire
s'applique aussi à la sensibilité. Les sensibilités délicates
s'impressionnent plus aisément à Nice qu'à Hyères. Le caractère particulier des vents continentaux en forme la cause
principale, je l'ai dit plus haut; il faut y joindre la topographie particulière de Nice, dont l'emplacement est éloigné des montagnes et rapproché de la mer, tandis qu'Hyères
est placée à l'abri du vent du nord, au fond de son bassin et
à distance de la côte. Les précautions qu'on doit prendre à
Hyères, pour éviter le mistral, à Nice, pour ne s'engager

dans la ville ou la campagne, que pendant le règne des vents maritimes, écartent l'action des influences mauvaises. C'est à cause de cela qu'on peut plutôt réunir ces deux stations par les analogies que les séparer par les différences. Ces analogies, je les ai fait connaître en établissant que Nice et Hyères étaient des climats favorables à la phthisie scrofuleuse et aux tempéraments lymphatiques ; j'ajouterai, pour les compléter, que ces deux villes conviennent, aux nuances près, aux malades de cette classe qui appartiennent à l'Angleterre et aux zones septentrionales de l'Europe, ainsi qu'à la France du nord. Les malades du midi dont les affections chroniques se compliquent en général, d'un état de surexcitation nerveuse, doivent aller se soumettre au traitement par le climat, dans les stations méridionales de l'Italie.

Avec la phthisie qui peut éprouver des changements salutaires sous l'influence d'un air caractérisé par la sécheresse et la douceur, de nombreuses maladies, pour la plupart moins dangereuses que la première, y trouvent un prompt amendement et même une complète guérison. La phthisie laryngée doit être assimilée à la phthisie pulmonaire ; si elle y guérit difficilement, elle s'y amende dans la plupart des cas. La guérison s'opère quelquefois dans le court espace d'une saison, pour ces affections chroniques, opiniâtres, des muqueuses des voies aériennes. Lorsque ces états morbides sont entretenus par un défaut d'énergie dans les organes, comme chez les vieillards, ou par une condition particulière de tempérament, comme sur les scrofuleux le progrès s'opère rapidement pour peu que le calme de l'air ne soit pas traversé par les vicissitudes atmosphériques, et que la constitution sèche ne soit pas modifiée par un surcroît d'humidité. Les mêmes effets se produisent sur ces épanchements pleurétiques dont la terminaison est si fréquemment funeste dans les climats septentrionaux. Avec une certaine permanence dans cette égalité météorologique, si nécessaire pour déterminer de salutaires influences, quelques névralgies, celles qui ont moins besoin d'une humidité chaude qui combatte la douleur, que d'une action doucement tonique qui régénère les forces, se calmeront et même disparaîtront entièrement, comme on en a vu bien des exemples. De semblables conditions s'opèrent sur les affections rhumatismales, les troubles de de la circulation provenant de lésions du cœur ou des gros vaisseaux, dans tous les états morbides enfin qui se développent sous l'influence répétée de l'humidité de l'air, et de troubles plus ou moins violents dans les conditions météorologiques. J'ajouterai que les plaies anciennes, les suppurations opiniâtres, dont la cicatrisation trouve un obstacle dans le milieu des températures froides et humides, changent de caractère sous le ciel de la station provençale, et tardent rarement à y guérir.

Tous les médecins qui ont écrit sur le climat d'Hyères, jusqu'à M. Barth qui en a fait, il y a quelques années, une monographie pleine de détails, s'accordent sur cette variété d'avantages thérapeutiques que peut en retirer l'art de guérir. Quelque confiance qu'ils méritent cependant, surtout le dernier, dont le travail est si consciencieux, on y trouve, dans la part que chacun d'eux attribue à ce climat d'une des vallées de la France, une exagération qui laisse percer la rivalité, entretenue depuis bien longtemps entre Hyères et la ville du pied des Alpes. On y reconnaît une sorte d'oubli d'un des inconvénients les plus graves de la météorologie pendant la saison d'hiver, et aux heures les plus favorables à la promenade, c'est-à-dire la variabilité qui traverse l'apparition diurne des vents maritimes, et dont l'influence peut devenir funeste lorsqu'elle est produite par le déchaînement du nord-ouest. Si des questions méritent d'être traitées complétement, et même avec un soin poussé jusqu'à la minutie, ce sont celles de climatologie médicale. Il est

important que les malades ne gardent aucune illusion sur
les qualités du ciel qui leur est recommandé ; il faut qu'ils
sachent tout. Lorsqu'ils ne connaissent que le bon côté du
lieu où ils séjournent, le désenchantement ne tarde pas à
envahir l'esprit et à faire abandonner une station dont l'influence aurait pu rendre des services.

Pendant le temps de la froide saison, c'est-à-dire pendant le séjour des malades qui doit commencer après la
saison des pluies, et finir lorsque le mois de mai annonce
les précoces chaleurs de l'été, la campagne a perdu une
grande partie de son charme. La vigne est dépouillée ; les
champs cultivés en céréales laissent à découvert la couleur
brune du sol ; et il y a des parties de la vallée, dans la
direction de la route de Toulon, et au-dessous de la zone
des jardins, au sud-est d'Hyères, qui rappellent la nudité
des terres du nord pendant l'hiver. La nature méridionale reprend l'avantage sur tous les autres points, et fait
oublier ce que celle-ci a de triste ou de monotone. A l'ouest,
entre les montagnes et la presqu'île de Giens, sont quelques
prairies arrosées par le Béal et les canaux qu'il alimente ;
le Roubaud, petit cours d'eau aux rives plantées et couvertes de gazon, forme à la fois, dans une région plus avancée vers le sud un doux abri et un agréable lieu de promenade ; non loin de là sont situés enfin les jardins d'orangers
de MM. Farnous et de Beauregard, où l'originaire du nord,
qui n'a pas visité l'Italie, peut croire qu'il respire sous le
ciel de la Péninsule en voyant prospérer en pleine terre les
arbres des pays chauds. En remontant vers le fond du bassin, on peut trouver, renfermées entre des collines, des
vallées richement abritées ou des sites exceptionnels qui
l'emportent sur Hyères pour le calme de l'air et la douceur
des influences. Coste-belle, à qui on attribue cette supériorité, la mérite à tous égards. En présence de ces avantages, il ne faut pas fermer les yeux à la compensation

donnée avec trop de prodigalité, peut-être, par les inconvénients du climat. Non loin des sites favorisés, se trouve cette
lisière de l'ouest qui s'étend jusqu'à ces jardins où la prudence de l'agriculteur réprime l'expansion trop grande des
orangers et des arbres qui ont les mêmes exigences organiques ; c'est par là que parviennent le nord-ouest et ses collatéraux, là qu'existe le danger. Derrière la montagne du
château, où les vallées alternent avec les montagnes jusqu'à
la chaîne plus continentale de la Provence, la campagne est
agréable. Si les orangers n'y sont plus cultivés, les arbres à fruits et l'olivier témoignent encore de la nature méridionale ; mais le climat n'y correspond plus aux nécessités
qu'implique un traitement médical. Quelque curieuses que
soient les excursions dans les îles du golfe aux rochers sour-
cilleux, à l'aspect sauvage, contraste de cette vallée charmante, aujourd'hui couverte de plantations, autrefois submergée par les eaux, et que les événements géologiques ont
séparée de l'archipel des Stœchades, il n'y a que les organisations valides ou les convalescents qui peuvent les tenter.
Excepté par un de ces beaux jours où tout est calme sur la
côte comme au large, on doit craindre, pendant ce court
voyage, les atteintes des vents ou de l'humidité.

La région orientale du bassin offre de précieuses ressources au promeneur. La vallée plus déclive, plus profonde de ce
côté, finit en plaine basse vers le littoral, et laisse apercevoir au loin une surface inondée qui n'est autre chose que
l'établissement des salines. Autrefois le territoire limitrophe
était en proie à l'invasion marécageuse. Comme dans quelques stations de l'Italie, les cours d'eau n'étaient pas régu-
larisés, et cette négligence, jointe aux conditions défavorables
du sol, entretenait le développement des causes matérielles
de l'insalubrité. L'influence ne restait pas circonscrite ; elle
s'étendait sur tous les points de la vallée, autant à cause
de la position des marécages qui les plaçait sous le vent du

sud-est, qu'à cause de l'intensité des miasmes. Il se développait des fièvres jusque dans la ville et dans les parties plus occidentales du bassin. Cet état de choses ne remonte pas aux temps les plus reculés ; il date de trente ans à peine : c'est à l'initiative de M. Louis Auran, et plus tard à l'association de ce citoyen d'Hyères avec M. d'Ivernois (de Genève) qu'est dû le changement radical opéré par le dévouement de ces deux hommes de bien. Aujourd'hui, la culture a remplacé le marécage, et des routes qui n'étaient que des sentiers tracés au milieu des vases, passent consolidées et bien entretenues sous de brillantes plantations, et conduisent à des sites ravissants. Les bords du Gapeau vers l'est, dans la direction du nord-est la vallée de Sauvebonne, et celles qui se succèdent à peu de distance du littoral, en formant les bassins de la lisière orientale de la Méditerranée, continuent le même paysage, et reproduisent, avec toutes les surprises de la variété, cette nature italienne dont Hyères donne à l'occident la dernière expression. Le malade qui va y prendre ses quartiers d'hiver n'est pas exposé à trouver de la monotonie dans ses excursions de chaque jour, lorsque le soleil et l'état de l'air l'inviteront à la promenade. Comme à Nice et dans les autres stations où la campagne est riche en sites variés, il lui sera souvent permis de choisir.

Autant j'avais abordé avec joie le continent italien au commencement de mon exploration climatologique, autant je quittai avec regret Hyères, la dernière station que je visitai. Cette ville des orangers depuis bien longtemps, car en 1553, jour de la Toussaint, elle recevait Charles IX et sa cour, en l'aspergeant de l'eau parfumée des fleurs de ses arbres, continuait pour moi la péninsule. Le Var ne m'avait paru qu'une frontière politique, et non point une division géographique établissant une limite de démarcation entre des climats différents. Les stations médicales se succèdent, en effet, sur la côte méditerranéenne et occidentale avec des traits de ressemblance qui les rapprochent de celles de la côte tyrrhénienne et de la Ligurie. La pensée qu'un jour on les étudierait, on les décrirait avec soin, si moi-même je ne remplissais ce but que je me propose, me permit de partir avec moins de regret. Quand on emporte avec soi un désir ou une espérance, on part comme on quitte un ami qu'on est assuré de bientôt revoir.

CONCLUSION.

Parvenu au bout de ma tâche, et regardant derrière moi pour mesurer la distance que j'ai parcourue, je n'ai pas le désir de résumer les différentes indications qui forment le résultat principal et important de ces études. Après avoir posé des idées générales associées le plus étroitement possible aux faits connus et admis, j'ai tracé les monographies, j'ai dressé le tableau des climats partiels ; en d'autres termes, des vues d'ensemble je suis descendu aux vues de détail.

Cette méthode est la seule qui permette d'éviter l'erreur, et de se rapprocher le plus de la vérité ; en la suivant je crois être resté fidèle aux lois de la logique. C'est ainsi que j'espère avoir fait une œuvre sérieuse, si j'en juge par la conscience que j'ai mise à la préparer, et le soin que j'ai consacré à la conduire à son terme. Du reste, les lecteurs jugeront.

L'impossibilité de dresser un inventaire de ce qui précède, ce qui ne serait d'ailleurs qu'une longue répétition, m'impose au moins le devoir de signaler ce qu'on ne verrait peut-être pas assez clairement à la lecture du livre.

Les médecins et les malades comprennent l'importance de la durée de l'établissement en Italie, pour compléter ou du moins pour ne pas interrompre le traitement par le climat. De là, les séjours pendant l'hiver dans les stations du midi, et les émigrations dans le nord pour s'y fixer pendant la saison d'été : pendant la mauvaise saison, on vit à Rome, à Pise ou à Naples ; pendant le règne de la chaleur, on va vivre sur les bords des lacs de la Lombardie.

Les longues traversées sont pénibles pour de nombreuses classes de malades ; elles peuvent détruire, en quelques jours, l'œuvre laborieuse de toute une saison : il était important de les épargner.

J'ai signalé dans la région la plus méridionale, celle des golfes de Naples et de Salerne, des stations qui peuvent servir en été et en hiver. Dans le bassin de Rome j'ai montré les mêmes avantages. Je l'ai fait aussi pour la région du Milanais, où les malades peuvent hiverner à Venise et passer l'été sur les bords des lacs. Je l'ai indiqué implicitement pour la rivière ligurienne, jusqu'à la station la plus occidentale, en désignant des parties du territoire dont le mode d'exposition change les conditions générales de l'air.

Cette géographie climatologique a une grande importance, car elle a pour objet, de faire éviter les conditions défavorables, c'est-à-dire d'augmenter les chances qui peuvent produire et consolider le bien.

FIN.

TABLE DES MATIÈRES.

TROISIÈME PARTIE.

QUATRIÈME PARTIE.

FIN DE LA TABLE DES MATIÈRES.